图书在版编目（CIP）数据

临床肿瘤规范化诊疗实践与进展 . 肺癌分册 / 王洁
主编 . —北京：人民卫生出版社，2022.7（2024.8重印）
ISBN 978-7-117-32550-9

Ⅰ. ①临…　Ⅱ. ①王…　Ⅲ. ①肿瘤—诊疗②肺癌—诊
疗　Ⅳ. ①R73 ②R734.2

中国版本图书馆 CIP 数据核字（2021）第 263738 号

| 人卫智网 | www.ipmph.com | 医学教育、学术、考试、健康，购书智慧智能综合服务平台 |
| 人卫官网 | www.pmph.com | 人卫官方资讯发布平台 |

临床肿瘤规范化诊疗实践与进展——肺癌分册
Linchuang Zhongliu Guifanhua Zhenliao
Shijian yu Jinzhan——Feiai Fence

主　　编：王　洁
出版发行：人民卫生出版社（中继线 010-59780011）
地　　址：北京市朝阳区潘家园南里 19 号
邮　　编：100021
E - mail：pmph @ pmph.com
购书热线：010-59787592　010-59787584　010-65264830
印　　刷：北京建宏印刷有限公司
经　　销：新华书店
开　　本：889×1194　1/16　印张：20.5
字　　数：664 千字
版　　次：2022 年 7 月第 1 版
印　　次：2024 年 8 月第 3 次印刷
标准书号：ISBN 978-7-117-32550-9
定　　价：128.00 元

打击盗版举报电话：**010-59787491**　E-mail：**WQ @ pmph.com**
质量问题联系电话：**010-59787234**　E-mail：**zhiliang @ pmph.com**

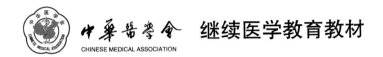

中华医学会 继续医学教育教材

Practice and Progress of Standardized Diagnosis and Treatment of Tumors

Subvolume of Lung Cancer

临床肿瘤规范化诊疗实践与进展
——肺癌分册

主　编　王　洁
副主编　陈克能　宋启斌

人民卫生出版社
·北京·

编写工作组名单

编委名单（按姓氏笔画排序）

王　洁	中国医学科学院肿瘤医院	宋　勇	东部战区总医院
王志杰	中国医学科学院肿瘤医院	宋启斌	武汉大学人民医院
王丽萍	郑州大学第一附属医院	张　蕾	中国医学科学院肿瘤医院
王启鸣	河南省肿瘤医院	陈　昶	上海市肺科医院
王建卫	中国医学科学院肿瘤医院	陈克能	北京大学肿瘤医院
史美祺	江苏省肿瘤医院	陈颖兰	江西省肿瘤医院
丛明华	中国医学科学院肿瘤医院	林　根	福建省肿瘤医院
冯　利	中国医学科学院肿瘤医院	赵新汉	西安交通大学第一附属医院
冯继锋	江苏省肿瘤医院	胡　毅	中国人民解放军总医院
朱广迎	中日友好医院	段建春	中国医学科学院肿瘤医院
仲　佳	中国医学科学院肿瘤医院	姚文秀	四川省肿瘤医院
齐丽萍	北京大学肿瘤医院	袁双虎	山东省肿瘤医院
李晓玲	辽宁省肿瘤医院	唐丽丽	北京大学肿瘤医院
束永前	江苏省人民医院	董晓荣	华中科技大学同济医学院附属协和医院
应建明	中国医学科学院肿瘤医院	褚　倩	华中科技大学同济医学院附属同济医院

工作组成员名单（按姓氏笔画排序）

于韶荣	江苏省肿瘤医院	金美子	辽宁省肿瘤医院
马子骁	中国医学科学院肿瘤医院	郑晓彬	福建省肿瘤医院
王国欣	东部战区总医院	赵 芬	山东省肿瘤医院
王金林	华中科技大学同济医学院附属同济医院	赵世俊	中国医学科学院肿瘤医院
付振明	武汉大学人民医院	胡珍珍	江西省肿瘤医院
吕镗烽	东部战区总医院	侯佳宝	河南省肿瘤医院
朱向帜	江苏省肿瘤医院	顾 畅	上海市肺科医院
刘文举	山东省肿瘤医院	徐晓虹	中日友好医院
齐琳琳	中国医学科学院肿瘤医院	高振华	山东省肿瘤医院
许 斌	武汉大学人民医院	唐 威	中国医学科学院肿瘤医院
许阳阳	东部战区总医院	浩利丹	河南省肿瘤医院
李祥攀	武汉大学人民医院	展 平	东部战区总医院
邹俊韬	江西省肿瘤医院	陶海涛	中国人民解放军总医院
汪进良	中国人民解放军总医院	黄海花	四川汇宇制药股份有限公司
张 帆	中国人民解放军总医院	黄紫微	中国人民解放军总医院
张国庆	中国人民解放军总医院	章必成	武汉大学人民医院
陈 凯	中国医学科学院肿瘤医院	蒋爱军	山东省肿瘤医院
陈舒晨	辽宁省肿瘤医院	蒋继宗	华中科技大学同济医学院附属同济医院
岳冬丽	郑州大学第一附属医院	谢晓慧	四川省肿瘤医院
金 伟	中国医学科学院肿瘤医院	魏 阳	四川省人民医院

主编简介

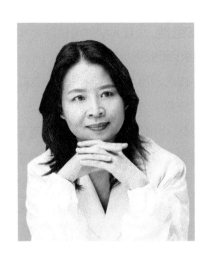

  王洁,中国医学科学院肿瘤医院内科主任,主任医师,博士生导师。北京协和医学院长聘教授,中国临床肿瘤学会副理事长,中国医师协会肿瘤多学科专委会主任委员。

  近30年来一直致力于肺癌分子分型基础上的精准诊治及其转化研究,在国际上率先建立外周血分子分型的肺癌精准诊疗理论与临床应用体系,使分子分型进入无创时代,引领液体活检精准诊治的国内国际走向。作为首席科学家及项目负责人主持国家自然科学基金、科技部专项、国家"863"科技支撑项目等20余项。相关系列研究发表于 *J Clin Oncol、Lancet Oncol、Lancet Respir Med、JAMA Oncol、PNAS* 等著名期刊。是国家杰出青年基金获得者。以第一完成人获得国家科技进步二等奖,获全国创新争先奖、何梁何利基金科学与技术进步奖、吴阶平医药创新奖等荣誉。

副主编简介

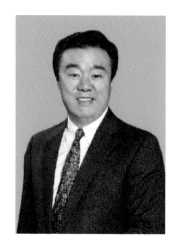

陈克能,北京大学肿瘤医院肿瘤科、胸外科主任医师。北京大学二级教授,博士研究生导师。

中国医师协会胸外科医师分会副会长,中国抗癌协会食管癌专业委员会副主任委员、青年委员会主任委员,中国抗癌协会纵隔肿瘤专业委员会副主任委员,中国抗癌协会肺癌专业委员会委员,中国抗癌协会肿瘤营养专业委员会常务委员,CSCO 纵隔肿瘤专家委员会副主任委员,CSCO 非小细胞肺癌专家委员会常务委员。吴阶平医学基金会模拟医学部胸外科专业委员会副主任委员,世界华人医师协会胸部肿瘤专业委员会副主任委员,中国转化医学联盟胸部肿瘤外科副主任委员,海峡两岸医药卫生交流协会胸外科专业委员会副主任委员。

美国胸外科协会(American Association for Thoracic Surgery,AATS)成员,英国皇家外科学院(Royal College of Surgeons of England,FRCS)院士。

担任《中国肺癌杂志》《肿瘤综合治疗电子杂志》等副主编,*The Journal of Thoracic and Cardiovascular Surgery*、*The Annals of Thoracic Surgery*、*Journal of Thoracic Disease*、《中华胃肠外科杂志》《中华实验外科杂志》编委。

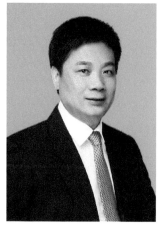

宋启斌,武汉大学人民医院肿瘤中心主任兼肿瘤学教研室主任。主任医师,教授,博士研究生导师。

国家教育部学位评审专家,国家自然科学基金项目和国家科技奖评审专家,国家癌症中心肺癌质控专家委员会委员。中国医师协会肿瘤多学科诊疗专业委员会副主任委员兼总干事,中国医疗保健国际交流促进会胸部肿瘤分会副主任委员,世界华人肿瘤医师协会胸部肿瘤分会副主任委员,CSCO 常务理事,CSCO 非小细胞肺癌和大数据专家委员会常务委员,湖北省 ESCO 理事长兼肺癌专业委员会主任委员,武汉医学会放射肿瘤学分会主任委员。

担任 *Frontiers in Oncology* 客座主编,《中华放射肿瘤学》杂志编委,《肿瘤学》杂志副主编等多项学术职务。发表论文 100 余篇,其中在 *Nature Communications*、*The EMBO Journal*、*British Medical Journal* 等杂志发表 SCI 收录论文 60 余篇。

序言一

全国政协十三届四次会议中强调，要聚焦影响人民健康的重大疾病和主要问题，加快实施健康中国行动。恶性肿瘤是全国发病率最高的疾病之一，严重影响人民的健康。因此，如何提升肿瘤诊疗的同质化和均质化，最大限度让肿瘤患者获益具有重要的意义。

国家癌症中心早在 2013 年就在国家卫生和计划生育委员会的领导下成立了国家肿瘤规范化诊治质控中心。通过抗肿瘤药物临床应用监测网的落实以及多个癌种专业委员会的成立，肿瘤单病种质量控制工作已从试点阶段进入全面推进阶段。

我国肺癌的发病率和病死率居众癌之首。近年来肺癌的新理念、新进展、新方法日新月异，尤其是内科药物不断取得突破性进展，诊治手段也发生了颠覆性变革。在这信息量巨大又在不断更迭的时代，专业领域的继续教育培训更应该与时俱进，以提高临床医生的专业知识水平，同时满足临床诊疗需求。

本书由我国肺癌各学科的权威专家编写，内容从肺癌国内外流行病学资料、持续发展的诊断手段、局部及全身治疗到转化研究，非常系统地汇集了临床所需的多学科诊疗信息与知识框架。除学科前沿进展外，更注重实用性，通过实战病例展示及诊疗规范的详解，为临床工作者在实际工作中提供最新的指导与最实用的帮助。

感谢本书所有编写人员做出的贡献，期待本书顺利出版，为中国肺癌的规范化诊疗奠定基础。

国家癌症中心主任

中国医学科学院肿瘤医院院长

2022 年 2 月 9 日

序言二

近一百多年来，癌症已经成为全世界的多发病、常见病，严重威胁人民的健康。我国改革开放以来，随着经济的发展、医学的进步，癌症的治疗水平已经有所改善和提高。根据国家癌症中心的统计，2005—2015 年我国癌症的总体生存率已经从 30% 提高到 40.1%，这和国家极力推行癌症规范化诊断和治疗是息息相关的。我们常常称多学科规范化诊疗为"当前最新最好的诊疗选择"。在国家卫生健康委员会的指导下，中国临床肿瘤学会每年召集各科专家制定和更新《常见肿瘤诊疗指南》，2021 年所涉及的肿瘤已经达到 31 种。

治疗水平的提高，规范化培训是基础。目前我国各省（自治区、直辖市）都建立了肿瘤专科医院，地市级以及区县级的肿瘤防治体系也加速构建中。

但在这其中，人才的培养是关键。设施的建设必须辅以人才团队的搭建，所以新一代肿瘤医生人才的培养是重中之重。只有提升基本临床素养与丰富知识储备并与时俱进，才能转化到具体临床工作中，更好地为肿瘤患者服务，提高治愈率。

医学技术的发展没有坦途，更没有捷径。人们对客观事物的认识经历着渐进积累和不断提高的过程。令人欣慰的是，本书作为前辈们的实践经验和理论归纳的载体，是这一过程中分子生物科学的璀璨结晶，也将成为靶向治疗和免疫治疗深厚的诊疗基础。

此外，本书从临床实用性的角度系统、全面地阐释了肺癌的诊治现状及进展。希望全国肿瘤医生们能通过此书在前辈总结的经验基础上得以在业务水平上有所提升和收获。

最后，作为一位"90 后"，我特别期盼年轻同行迅速成长。在新时代不负韶华，同具新使命与担当。只有不断传承创新、团结协作、和谐发展，才能使我国临床肿瘤学更上一个台阶，为健康中国的早日实现助力添彩。

2022 年 2 月 9 日

序言三

近二十年,肿瘤诊疗的发展有两大亮点,一是精准,二是多学科的联合。目前,肿瘤多学科诊疗模式的开展,已逐渐由单一的会诊模式向建立围绕单病种的多学科诊疗小组以及多学科常态化诊疗过渡。而临床跨学科的交流与融合更是打破了单一技术的局限性,促进了肿瘤学科的发展。

过去,肺癌的治疗手段相对简单,最早是手术治疗,后来有了放射治疗和内科治疗。随着医学的发展,肺癌诊疗领域的变化可谓翻天覆地。放射治疗从过去的二维放疗到现在的图像引导下的三维适形调强放疗以及大数据时代人工智能介入的放疗;手术也正快速发展各种腔镜技术和机器人手术;内科治疗则更是丰富多彩,从单一化疗到现在的靶向和免疫治疗,各种联合治疗模式也在不断探索。这些如井喷式的信息与变革都给肺癌的诊疗团队带来挑战,这意味着临床医生不仅要在本专业进行纵深研究,夯实临床基础,同时还需对其他治疗领域触类旁通,才可综合考量,作出诊疗决策。

本书正是顺应目前临床所需,汇集了肺癌多学科领域的智慧与实践经验,深入浅出。读者既可以从理论知识中了解到该治疗领域的基本概要与前沿发展,也可以从多学科经典病例中获取实战信息及诊疗思路。借知识要点精益求精,前沿信息拓宽视野,同时密切结合临床,才能真正做到多学科下的肺癌精准治疗。

衷心祝贺本书顺利出版,也非常高兴向医学同道们推荐此书。

2022 年 2 月 20 日

前　言

恶性肿瘤是全球发病率最高的疾病之一。随着我国医疗质量和诊疗能力的提升，恶性肿瘤五年生存率已提升十个百分点，但与美国等发达国家相比仍有提升空间。在国家卫生健康委员会的领导下，我国正在探索更符合中国特色的癌症防治、慢病管理等策略，并大力推行肿瘤规范化诊疗以提升各级医疗机构的肿瘤诊疗能力。

肺癌是我国发病率和死亡率均居首位的恶性肿瘤。随着对肺癌病因学及发病机制的深入探索，许多分子生物学研究成果应用于临床，特别是针对表皮生长因子受体等驱动基因及免疫检查点治疗药物的问世，肺癌整体迈向个体化、精准化的多学科综合治疗时代。近十年来，各种新进展、新理念、新方法更是日新月异，百花齐放，既为肺癌诊疗领域注入活力，又给均质化、规范化的诊疗提出了新的挑战与思考。

基于此，实践中的规范化诊疗是一个非常复杂且需要不断跟踪完善的系统工程。而作为临床医生，尤其是肺癌专业的医生，在具备扎实的理论知识外，还更需注重知识的不断迭代以及基于循证医学所制定的指南、诊疗共识做出诊疗决策时，综合考量多学科的技术与信息。

本书是针对二级及以上医院肿瘤领域尤其是肺癌专业医生的继续医学教育教材，系统涵盖肺癌流行病学、病因学、最新诊断及治疗手段。同时从外科手术、放疗、靶向、免疫、介入、营养等多学科维度深入浅出，以更具实用价值的诊疗规范入手，配以实战病例，再拓展至前沿进展及未来研究方向。希望可以随着继续医学教育培训，为临床医生在实际工作中提高肺癌诊疗技能提供最新和最实用的帮助，为肺癌患者获得更好的医疗服务尽绵薄之力。

本书的编写人员是来自胸外科、肿瘤内科、放疗科、介入科、病理科等多个学科的肺癌领域专家，均长期工作在医、教、研的第一线，为教材的专业及权威性提供保障的同时，结合自身丰富的临床经验，对内容进行了提炼总结，以期给读者带来收获。

对于全体编写及工作人员为本教材的辛勤付出，在此致以衷心的感谢。书中不尽完善之处，恳请广大读者不吝赐教，敬祈指正。

王洁

2022 年元月 1 日

目　录

第一章 肺癌概述

第一节 肺癌流行病学和病因学

原发性支气管肺癌,简称肺癌,是来源于支气管黏膜或腺体的恶性肿瘤。目前,肺癌是全球发病率居第二位的恶性肿瘤,是我国发病率和死亡率最高的恶性肿瘤,严重威胁人类健康和生命。

一、流行病学

世界卫生组织国际癌症研究机构(IARC)发布了 2020 年全球最新癌症统计数据。2020 年全球新发癌症约 1 929 万例。女性乳腺癌(226 万例)首次超过肺癌(220 万例),成为最常见的恶性肿瘤,占全球癌症发病率的 11.7%,其次是肺癌,占 11.4%。2020 年全球癌症死亡人数 996 万例,其中肺癌死亡 180 万例,远超其他癌症类型,居全球癌症死亡人数第一位。

2020 年我国新发癌症病例约 457 万例,占全球新发癌症的 23.7%,居全球第一位;我国癌症死亡人数约 300 万例,占全球癌症死亡总人数的 30%,居全球第一位。

在我国,肺癌仍是发病率最高的恶性肿瘤,2020 年我国肺癌新发病例 82 万例,而乳腺癌(42 万例)在肺癌、结直肠癌、胃癌之后,居第四位。2020 年我国肺癌死亡人数达 71 万例,远高于其他癌症,占我国癌症死亡人数的 23.8%,是造成我国死亡人数最多的癌症。

二、病因学

在过去几十年中,随着吸烟模式的改变、对肺癌遗传学研究的突破性进展及精准医疗的发展,肺癌的流行病学及预防发生了显著改变。尽管在肺癌治疗方面取得了一些进展,但其仍是癌症死亡的主要原因。1980—2012 年间随着吸烟者人数增加,全球范围内肺癌病例和死亡人数仍持续增加,发展中国家的肺癌发病率与吸烟率同时攀升。美国癌症协会发布最新一期癌症年报,在所有死亡病例中,约 1/4 由肺癌引起,其中 82% 由吸烟直接所致。

随着肺癌病因学研究的深入及精准医学的开展,肺癌的发病率和死亡率得到了一定的控制。尤其在某些发达国家,由于吸烟率的持续下降,肺癌的发病率和死亡率已逐渐稳定,甚至呈下降趋势。随着禁烟运动的开展、癌症早期筛查的普及、医疗水平的提高,加快了肺癌死亡率的下降趋势。2014—2018 年,肺癌死亡率年均下降 5%,几乎一半的癌症死亡率下降的原因是肺癌死亡率下降。

肺癌的病因尚未完全明确,目前认为肺癌的发生与以下因素有关。

(一)吸烟

吸烟作为一种单一的病因,是迄今为止肺癌发生的最重要的危险因素。吸烟男性患肺癌的风险是不吸烟男性的 9~10 倍,而重度吸烟的风险更高。目前,许多发达国家已经度过烟草流行的高峰期,肺癌的发病率和死亡率都在下降。据估计,全球每年 80% 的男性肺癌和 50% 的女性肺癌由吸烟引起。被动吸烟(即所谓的二手烟)和肺癌之间也存在同样的关系。

吸烟者患肺癌的风险随着吸烟时间的延长而增加,吸烟持续时间的影响比每天吸烟量的影响更大。禁烟运动在降低肺癌风险方面是很有必要并且有效的,在任何时候戒烟都可以降低吸烟者患肺癌的风险。

(二)职业暴露

目前已确认多种职业接触因素对人类肺部具有致癌性,包括石棉、铝生产、砷、二氯甲醚、铍、镉、铬、焦炭和煤的燃烧产物、结晶二氧化硅、镍、氡、烟尘、钚和硫芥。石棉是引起肺癌最公认的职业致癌物之一,吸烟和石棉暴露有协同作用,与未石棉暴露的吸烟者相比,石棉暴露的吸烟者患肺癌的相对风险高达 59 倍。

（三）空气污染

室外或室内空气污染是导致肺癌的一个重要环境风险因素。室外空气污染主要来源于汽车尾气、供暖系统和工业燃烧废物；室内空气污染包括烹饪烟雾、装饰材料和建筑材料产生的甲醛和苯及被动吸烟等。长期暴露于工厂和汽车所致的污染空气、烹饪烟雾或室内装修产生的甲醛，将增加患肺癌的风险。早期研究发现，超过 50% 的肺癌发生在城市地区，而不是农村地区，可能与城市地区的工业污染源和汽车尾气有关。大量研究证明，肺癌与空气污染之间存在显著的关联。

（四）其他因素

流行病学研究发现高剂量的电离辐射与肺癌有关。电离辐射包括两种类型：低线性能量转移辐射（如 X 射线、伽马射线）和高线性能量转移辐射（如中子、氡）。

经过几十年对饮食与肺癌的研究，发现视黄醇和 β 胡萝卜素等微量元素具有抗癌活性，多食新鲜水果和蔬菜可以降低患肺癌的风险。

此外，慢性阻塞性肺疾病和其他肺部疾病、病毒感染、真菌感染、肥胖及家族遗传等因素，可能也在肺癌的发生中起一定的作用。

知识要点

吸烟是迄今为止肺癌发生的最重要的危险因素。

石棉是引起肺癌公认的职业致癌物，吸烟和石棉暴露有协同作用。

第二节　肺癌遗传易感性

肺癌的发生发展是基因与环境共同作用的复杂过程。肺癌的病因与吸烟关系极为密切，吸烟者的肺癌发病率比不吸烟者高达 10 倍。但是研究发现，在相似的烟草暴露环境下，仅有不到 20% 的吸烟者会发展为肺癌，说明不同个体对烟草中致癌物的敏感性不同。流行病学研究发现，肺癌存在家族集聚现象。这些发现提示个体的遗传因素可能影响肺癌的发生，个体对肺癌存在遗传易感性。随着遗传学和表观遗传学研究的进步，这种现象逐渐被解释。

一、单核苷酸多态性相关遗传易感性

单核苷酸多态性（single nucleotide polymorphism，SNP）是指在基因组水平上由单个核苷酸的变异所引起的 DNA 序列多态性。SNP 广泛存在于人类基因组，平均每 1 000 个碱基对就有 1 个，可出现在基因序列的不同位置。大量的研究表明，SNP 与多种疾病（包括恶性肿瘤）密切相关。

（一）代谢酶基因多态性

大部分化学致癌物需经过氧化代谢活化后才能与细胞的生物分子结合进而致癌，经过解毒作用而失活。在化学毒物的代谢过程中主要包括两类代谢酶：Ⅰ 相代谢酶（CYP 家族），介导氧化代谢；Ⅱ 相代谢酶（GST 家族、NAT 家族），具有结合解毒效应。因此，编码这些代谢酶的基因多态性可能决定了个体对环境致癌物的易感性。

CYP 家族是重要的 Ⅰ 相代谢酶，参与生物转化相反应，研究证明其成员 CYP1A1、CYP2A6、CYP2D6、CYP2E1、CYP2A13 等与肺癌易感性关系密切。GST 是一个多功能二聚蛋白家族，属于 Ⅱ 相代谢酶，催化谷胱甘肽和许多包括环境致癌物等化合物间的反应。GST 同工酶的表达，在于机体对致癌物等有害物质去毒。Wang 等研究发现，GSTT1 缺陷型使肺癌发病风险增加，而 Lee 等分析表明 GSTT1 缺陷型与肺癌发病风险不存在显著相关性。Li 等证明 *MPO* 基因 G463A 多态性显著降低亚洲和高加索曾吸烟人群的肺癌发病风险。

（二）DNA 修复基因多态性

DNA 损伤修复是使受损的 DNA 恢复正常的序列结构并维持遗传信息的相对稳定。目前大量研究

笔记

表明,DNA 修复基因多态性所决定的 DNA 修复酶多态性会引起 DNA 修复能力的差异,从而在一定程度上影响不同个体的肺癌易感性。Guan 等的研究结果表明,*hOGG1* 基因的 ser326cy 多态性与肺癌发生有关,并增加亚洲人群非小细胞肺癌(non-small cell lung carcinoma,NSCLC)的发生风险。Huang 等通过荟萃分析表明 *XRCC1* 基因 Arg194Trp 多态性是中国内地人口的癌症易感基因。Kim 等发现,*XRCC1* 基因 rs1001581 多态性会增加肺癌的患病风险。

(三)癌基因、抑癌基因多态性

肺癌的发生过程中涉及众多癌基因的激活及抑癌基因的失活。肿瘤相关基因的多态性如果影响了基因的表达及其产物的功能,必然会影响到个体的肿瘤易感性。

TP53 基因是研究最透彻、功能最强大的一种抑癌基因。野生型 p53 对细胞周期和凋亡起关键性作用,突变型 p53 蛋白不仅会失去原有的抑癌生物学活性,而且还影响野生型的功能,并与癌蛋白形成稳定复合物,在细胞内积聚,致使癌细胞恶性度增高,更具有侵袭性。其他认为与肺癌有关联的抑癌基因还有 *p21*、*p16*、*p74*、*PPAR*、*PTEN*、*MDM2*。癌基因 *KRAS* 属于 *RAS* 基因家族,研究证明其多态性与肺癌易感性相关。

二、表观遗传学相关遗传易感性

表观遗传学是指基因的核苷酸序列不发生改变的情况下,基因功能发生了可遗传的变化并最终导致了表型的变化。主要包括 DNA 甲基化、组蛋白修饰、非编码 RNA 调控和染色质重塑等机制。

(一)DNA 甲基化

高甲基化状态意味着基因表达的失活、抑制或沉默,而低甲基化状态意味着基因表达的激活或活化。肿瘤细胞基因的高甲基化多发生于启动子区的 CpG 岛,抑癌基因、修复基因等启动子区的甲基化状态升高后,相应抑癌基因等的表达会受到抑制。研究表明,*SOCS3* 基因的甲基化失活可激活 JAK/STAT 通路,从而导致肺癌的发生。*F2RL3* 可作为吸烟的生物标志物,吸烟与 *F2RL3* 低甲基化有关,而 *F2RL3* 与肺癌的发生和致死有显著相关。

(二)组蛋白修饰

组蛋白氨基端的氨基酸残基可以被共价修饰,最常见的方式是乙酰化和去乙酰化,进而改变染色质构型,导致基因的沉默或转录激活。组蛋白的乙酰化程度由组蛋白乙酰基转移酶(HATs)和组蛋白去乙酰化酶(HDACs)共同催化和控制,两者在动态平衡下调控基因的表达,一旦打破这种平衡,会导致细胞异常增殖分化,最终导致肿瘤的发生发展。HDACs 与上皮间质转化有关,而上皮间质转化是肺癌早期发生发展与侵袭的原因。HDAC7 在肺癌高达表,通过 STAT3 乙酰化,与肺癌的不良预后相关。

> **知识要点**
>
> 单核苷酸多态性(SNP)是指在基因组水平上由单个核苷酸的变异所引起的 DNA 序列多态性。
> 表观遗传学调控主要有 DNA 甲基化、组蛋白修饰、非编码 RNA 调控和染色质重塑等机制。

第三节 肺癌分子生物学特征

高通量二代测序技术的发展,推动了肺癌分子生物学的研究。近年来,对肺癌基因组及转录组变异特征的研究取得了很大进步。

一、染色质和基因拷贝数变异

肺癌患者存在一种或多种染色体异常。染色体部分结构的缺失或重排,可能导致某些基因拷贝数的变化,原癌基因的扩增及抑癌基因的缺失。*TP53* 抑癌基因位于 17p13,*VHL* 抑癌基因位于 3p25,*Rb* 抑癌基因位于 13q14,这些基因的缺失或异常参与了肺癌的发生。通过肺癌患者基因拷贝数的分析发现,有些变异是所有类型肺癌共有,有些变异常见于特定的病理类型。

端粒是真核生物染色体末端的一段特殊结构,由富含鸟嘌呤的序列及相关蛋白质组成,具有种属特异性,可防止染色体的异常重组、端 - 端融合及保护不被核酸外切酶及连接酶所破坏。大多数体细胞不显示端粒酶活性,少数分裂旺盛的细胞呈现端粒酶活性,如干细胞、生殖细胞和肿瘤细胞。端粒酶与肿瘤的恶性增殖有关。端粒酶在肺癌中有较高的阳性表达,非小细胞肺癌(NSCLC)端粒酶阳性率 62%~94%,小细胞肺癌(small cell lung carcinoma,SCLC)阳性率达 90%~100%。大量研究显示,端粒酶活性测定在肺癌的诊断及预后方面具有较高的价值。

二、基因突变

随着二代测序技术的发展,现在已经能精确地识别编码序列单碱基的改变。NSCLC 的驱动基因研究取得了显著进步,尤其是肺腺癌,约 70% 的驱动基因被确定。越来越多的 NSCLC 的驱动基因被发现,常见的驱动基因包括 *EGFR*、*KRAS*、*ALK*、*ROS1*、*MET*、*RET*、*HER2*、*PI3KA*、*BRAF* 等。

EGFR 基因突变与肿瘤细胞增殖、血管生长、肿瘤浸润转移和细胞凋亡抑制相关。据统计,在非鳞状 NSCLC 患者中,约 17% 的西方人群携带 *EGFR* 突变基因,而这一比例在亚洲人群中约为其 3 倍,其中大部分为从不抽烟的腺癌患者。其中 *EGFR* 基因第 19 号外显子缺失(19de1)及第 21 号外显子(L858 R)点突变是两种主要突变形式,占所有突变的 90%,NSCLC 患者已从 EGFR-TKI(吉非替尼、厄洛替尼、埃克替尼、奥希替尼等)治疗中获益,而 *EGFR* 其他少见突变占 10%,临床意义尚不明确。

RAS 是 NSCLC 中最常见的原癌基因突变,*KRAS* 突变占 RAS 突变的 90%。欧美国家肺腺癌患者 *KRAS* 突变率约为 25%,我国肺腺癌人群突变率较低,为 2%~10%。由于 *KRAS* 是 *EGFR* 的下游调节因子,*KRAS* 突变激活可引起 EGFR-TKI 耐药。

2007 年,日本学者 SODA 等首次在 NSCLC 患者的肿瘤标本中发现棘皮动物微管相关类蛋白 4(*EML4*)和间变性淋巴瘤激酶(*ALK*)的融合基因,发现 *EML4-ALK* 可以诱导肿瘤生成,而 ALK 抑制药可以抑制肿瘤增殖,诱导肿瘤凋亡。目前,临床有 3%~11% 的 NSCLC 患者的 *ALK* 融合基因表达阳性,年轻、不吸烟或少吸烟的肺腺癌患者的阳性率更高。

在 NSCLC 中 *ROS1* 重排检出率为 1%~2%,多见于不吸烟或轻度吸烟的年轻患者。目前已发现 *SLC34A2-ROS1*、*CD74-ROS1*、*TPM3-ROS1*、*SDC4-ROS1*、*EZR-ROS1*、*FIG-ROS1* 等多种融合基因,其中 *CD74-ROS1* 最为常见。

在 NSCLC 中,*BRAF* 突变占 2%~3%,存在多种突变位点,最常见的是 V600E。大多数 *BRAF* 突变的患者既往有吸烟史、腺癌。

其他常见的驱动基因如 *MET* 扩增 / 突变、*RET* 基因重组、*HER2* 扩增 / 突变、*PI3KA*、*FGFR1* 等。*MET* 扩增及 *HER2* 扩增也是引起 EGFR-TKI 耐药的常见机制。随着大样本研究的开展,更多肺癌驱动基因逐渐被发现。Paik 等研究发现,*PI3K* 异常的Ⅳ期鳞状细胞癌患者预后更差,有更高的转移负荷,且更容易发生脑部转移。

在小细胞肺癌(SCLC)中抑癌基因 *TP53* 和 *RB1* 的失活普遍存在,表明这两个抑癌基因的失活是 SCLC 发生所必需的。然而,SCLC 中有效的靶点尚未找到,靶向治疗面临巨大挑战。

三、信号通路变异

信号转导是各类信号通过细胞膜或胞内信使分子引起细胞基因表达改变的过程。因此,当细胞信号转导过程发生障碍或异常,必然会导致细胞生长、分化、代谢及生物学特征异常,从而引起各种疾病甚至肿瘤的发生。肺癌的发生是一个多因素、多阶段、多步骤的复杂过程,信号通路在肺癌的发生发展中起重要作用,目前已知与肺癌相关的细胞信号转导通路有 Wnt、Notch、酪氨酸激酶、Hedgehog、mTOR 等。因此,抑制信号转导通路成为肺癌的重要策略。然而,不同信号转导通路间广泛交叉形成复杂网络,当体内存在阻断一条通路级联效应后,另一条信号通路将出现代偿性激活,继而出现耐药。多条信号转导通路的联合阻断有望获得更好的抑瘤效果。

笔记

> **知识要点**
>
> 　　肺癌的发生是一个多因素、多阶段、多步骤的复杂过程,分子生物学特征包括染色质和基因拷贝数变异、基因突变、信号通路异常等。
>
> 　　70%以上肺腺癌的驱动基因已经明确,包括 *EGFR*、*KRAS*、*ALK*、*ROS1*、*MET*、*RET*、*HER2*、*BRAF* 等。
>
> 　　与肺癌相关的细胞信号转导通路有 Wnt、Notch、酪氨酸激酶、Hedgehog、mTOR 等。

第四节　肺癌相关基本概念

一、辅助化疗

恶性肿瘤在局部有效治疗(手术或放疗)后给予的化疗。

二、新辅助化疗

局限性肿瘤在手术或放疗前给予的化疗。

三、无进展生存期

无进展生存期(progression-free-survival,PFS):由随机开始至第一次发生疾病进展或任何原因死亡的时间。

四、总生存期

总生存期(overall survival,OS):从随机化开始至因任何原因引起死亡的时间。

五、客观缓解率

客观缓解率(objective response rate,ORR):肿瘤体积缩小达到预先规定值并能维持最低时限要求的患者比例,为完全缓解率和部分缓解率之和。

六、循证医学证据级别

循证医学证据是指以患者为研究对象的各种临床研究所得到的结果和结论。循证医学证据级别越高,证据强度越低。

Ⅰ级:收集所有质量可靠的随机对照试验(randomized controlled trial,RCT)后作出的系统评价或荟萃分析结果,大样本多中心随机对照试验。

Ⅱ级:单个大样本的 RCT 结果。

Ⅲ级:设有对照组但未用随机方法分组的研究;病例对照研究和队列研究。

Ⅳ级:无对照的系统病例观察。

Ⅴ级:专家意见、描述性研究、病例报告。

七、一线、二线、三线治疗

一线治疗指疾病诊断后的首次治疗,一般是经过循证医学验证的,国际上公认的效果最好的方案。二线治疗指一线治疗后,患者再次出现肿瘤进展后的治疗。三线治疗指二线治疗失败后,再次换用其他方案的治疗。

(王丽萍　岳冬丽)

● 推荐阅读文献

［1］SUNG H,FERLAY J,SIEGEL R L,et al. Global cancer statistics 2020:GLOBOCAN estimates of incidence and mortality worldwide for 36 cancers in 185 countries. CA Cancer J Clin,2021,71(3):209-249.

［2］SIEGEL R L,MILLER K D,FUCHS H E,et al. Cancer Statistics,2021. CA Cancer J Clin,2021,71(1):7-33.

［3］BARTA J A,POWELL C A,WISNIVESKY J P. Global epidemiology of lung cancer. Ann Glob Health,2019,85(1): 8,1-16.

［4］DE GROOT P M,WU C C,CARTER B W,et al. The epidemiology of lung cancer. Transl Lung Cancer Res,2018,7 (3):220-233.

［5］PEIFFER G,UNDERNER M,PERRIOT J,et al. Smoking cessation and lung cancer screening. Rev Mal Respir, 2020,37(9):722-734.

［6］KOOP C E,LUOTO J. "The Health Consequences of Smoking:Cancer," overview of a report of the Surgeon General. Public Health Rep,1982,97(4):318-324.

［7］LOOMIS D,GUHA N,HALL A L,et al. Identifying occupational carcinogens:an update from the IARC Monographs. Occup Environ Med,2018,75(8):593-603.

［8］NIELSEN L S,BæLUM J,RASMUSSEN J,et al. Occupational asbestos exposure and lung cancer:a systematic review of the literature. Arch Environ Occup Health,2014,69(4):191-206.

［9］LARSEN J E,MINNA J D. Molecular biology of lung cancer:clinical implications. Clin Chest Med,2011,32(4): 703-740.

［10］COURTWRIGHT A M,EL-CHEMALY S. Telomeres in interstitial lung disease:the short and the long of it. Ann Am Thorac Soc,2019,16(2):175-181.

［11］CATARINO R,ARAúJO A,COELHO A,et al. Prognostic significance of telomerase polymorphism in non-small cell lung cancer. Clin Cancer Res,2010,16(14):3706-3712.

［12］SWANTON C,GOVINDAN R. Clinical implications of genomic discoveries in lung cancer. N Engl J Med,2016, 374(19):1864-1873.

［13］BRENNAN P,HAINAUT P,BOFFETTA P. Genetics of lung-cancer susceptibility. Lancet Oncol,2011,12(4): 399-408.

［14］代水平,汪周峰,李为民.肺癌分子生物学研究进展.肿瘤防治研究,2018,45(10):800-804.

［15］HE B,YOU L,UEMATSU K,et al. SOCS-3 is frequently silenced by hypermethylation and suppresses cell growth in human lung cancer. Proc Natl Acad Sci U S A,2003,100(24):14133-14138.

［16］刘春来,李永文,董云龙,等. H2228细胞和ML4-ALK阳性肺组织中SOCS3基因启动子区甲基化状态的研究.中国肺癌杂志,2016,19(9):565-570.

［17］ZHANG Y,SCHöTTKER B,ORDóñEZ-MENA J,et al. F2RL3 methylation,lung cancer incidence and mortality. Int J Cancer,2015,137(7):1739-1748.

［18］SONG J S,KIM Y S,KIM D K,et al. Global histone modification pattern associated with recurrence and disease-free survival in non-small cell lung cancer patients. Pathol Int,2012,62(3):182-190.

［19］MI W,GUAN H,LYU J,et al. YEATS2 links histone acetylation to tumorigenesis of non-small cell lung cancer. Nat Commun,2017,8(1):1088.

［20］钱晓燕,石远凯,韩晓红.中国肺癌的驱动基因研究进展.科技导报,2014,32(26):42-46.

第二章 肺癌早期筛查和危险因素预防

我国烟草流行率全球最高,工业化不断发展导致空气污染日益加重及老龄化等因素影响,肺癌发病率和死亡率越来越高。今后,肺癌早期筛查和危险因素预防将是我国癌症防治的重中之重。

第一节 肺癌预防及高危人群

世界卫生组织(WHO)将肿瘤预防划分为三级:一级预防,主要针对危险因素进行干预;二级预防,注重早期发现、早期诊断和早期治疗;三级预防,主要是改善患者生活质量和预后。本节将重点介绍肺癌的一级预防,即病因学预防。针对高危人群进行肺癌筛查是一种有效的预防肺癌的措施。

一、肺癌预防

(一)控制吸烟及远离二手烟

在肺癌的病因中,吸烟是目前公认的最重要的危险因素。研究显示,对吸烟危害的认知越高,越不容易产生吸烟行为,提高全体人群吸烟危害认知水平是有效的控烟干预措施。戒烟可显著降低肺癌风险,即使重度吸烟者,戒烟后发生肺癌风险也低于正在吸烟的人群,且在戒烟 5 年后效果最明显,可将肺癌发生风险降低 39%。

对不吸烟人群,需要尽量避免二手烟和三手烟的危害。

(二)改善室内与室外环境

氡是仅次于吸烟导致肺癌的第二大高危因素。家庭房屋装修时应注意查看建筑材料是否符合放射安全标准,同时通过自然或机械通风、空气净化系统等方法,降低室内的氡浓度。

空气污染也会增加患肺癌风险,雾霾天外出时应佩戴口罩,做好防护。

(三)减少职业性暴露

石棉、氡、砷、焦油和烟尘等化学物质的职业暴露,会增加患癌风险。相关工种的工作人员应做好防护,同时全社会也应给予重视,共同努力减少工作场所的致癌物质。

(四)健康生活方式

合理的体育锻炼和新鲜蔬菜、水果摄入是肺癌的保护因素。研究表明,运动可降低 25.0% 的肺癌发病风险。一项荟萃分析结果显示,与水果和蔬菜摄入量最低的人群相比,摄入量最高者患肺癌风险降低了 14.0%。

二、肺癌高危人群

筛查人群的确定是决定筛查效率的关键。2013 年,*Cancer* 文献显示,如果对符合筛查条件的美国人实施肺癌筛查,年可挽救约 12 250 例肺癌死亡病例。

(一)国外肺癌高危人群的定义

国外不同指南、研究、组织对肺癌高危人群的定义有所不同,但重要的风险因素均主要是年龄、总累积烟草暴露量、戒烟时间(表 2-1-1)。

表 2-1-1　国外不同研究、组织对肺癌高危人群的定义

指南	发表年份	年龄/岁	吸烟史/包年	戒烟时间/年	其他
美国国家综合癌症网络（NCCN）	2021	55~77	≥30	<15	—
		≥50	≥20	—	存在除二手烟外的其他危险因素（使肺癌发生风险增加至 1.3% 以上）
国际早期肺癌行动计划（I-ELCAP）	2021	—	—	—	不同组织对肺癌筛查人群的定义各有不同，尤其在年龄和吸烟史方面存在差异。制订筛查条件时应该根据情况详细说明
美国放射学会（ACR）	2018	55~80	≥30	<15	—
美国预防服务工作组（USPSTF）	2014	55~80	≥30	<15	—
美国全国性肺癌筛查试验（NLST）	2013	55~74	≥30	<15	—
		≥50	≥20	—	合并以下任一危险因素：肿瘤病史、肺病史、住所氡暴露、致癌物质的职业性暴露
美国胸外科协会（ATS）	2012	55~79	≥30		—
		≥50	≥20	—	合并 COPD、环境或职业暴露、既往罹患恶性肿瘤、接受过放射治疗、遗传或家族史

注：—为证据不充分或未提及；包年为吸烟包年数，即每天吸烟的包数（每包 20 支）× 吸烟年数；COPD，慢性阻塞性肺疾病。

（二）国内肺癌高危人群的定义

与欧美国家相比，国内具有吸烟及被动吸烟人群比例较高、大气污染较严重、肺癌发病年轻化而诊断普遍偏晚的现状。因此，定义高危人群时既要参考国际指南，更要考虑我国的实际情况（表 2-1-2）。

表 2-1-2　国内指南、共识对肺癌高危人群的定义

指南	发表年份	年龄/岁	吸烟史/包年	戒烟时间/年	其他
国家癌症中心《中国肺癌筛查与早诊早治指南》	2021	50~74	≥30	<15	与吸烟者共同生活或同室工作≥20 年；患有 COPD；有职业暴露史（石棉、氡、铍、铬、镉、镍、硅、煤烟和煤烟尘）至少 1 年；有直系亲属确诊肺癌
中华预防医学会《中国肺癌筛查标准（T/CPMA 013—2020）》	2021	50~74	≥30	<15	与吸烟者共同生活或同室被动吸烟 >20 年；患有 COPD；有职业暴露史（石棉、氡、铍、铬、镉、镍、硅、煤烟和煤烟尘）至少 1 年；有一级亲属确诊肺癌
中国肺癌防治联盟《肺癌筛查与管理中国专家共识》	2019	≥40	≥20	<15	有环境或高风险职业暴露史（石棉、铍、铀或氡等接触者）；合并 COPD、弥漫性肺纤维化，既往有肺结核病史者；既往患恶性肿瘤或有肺癌家族史者，尤其近亲属家族史。对于不吸烟的女性还需考虑被动吸烟、烹饪油烟及空气污染等因素
中国肺癌早诊早治专家组《中国肺癌低剂量螺旋 CT 筛查指南》	2018	50~74	≥20	<5	某些高发地区有其他重要的肺癌危险因素也可作为筛选高风险人群的条件，如云南宣威无通风或通风较差室内燃煤年数

笔记

指南	发表 年份	年龄/岁	吸烟史/ 包年	戒烟时间/ 年	其他
					≥15年;云南个旧项目点有10年或更长的坑下作业或冶炼史。近5年有恶性肿瘤病史(非黑色素性皮肤癌、宫颈原位癌、局限性前列腺癌除外)、不能耐受可能的肺癌切除手术或患有严重疾病影响生命的个体则不建议进行低剂量螺旋CT筛查
中华医学会放射学分会心胸学组《低剂量螺旋CT肺癌筛查专家共识》	2015	50~75	≥20	<15	职业暴露史(石棉、铍、铀或氡等接触者);有恶性肿瘤病史或肺癌家族史;有COPD或弥漫性肺纤维化病史

注:包年为吸烟包年数,即每天吸烟的包数(每包20支)×吸烟年数;COPD,慢性阻塞性肺疾病。

国内不同指南对高危人群定义的差别主要在患者年龄的下限、最低的吸烟包年数及其他风险因素的确认。2011年全国肿瘤登记数据显示,肺癌发病率在50岁之后显著增加,因而大部分指南建议肺癌筛查的起始年龄为50岁。但一项荟萃分析对纳入26项肺癌筛查研究,结果显示如果从40岁而不是50岁开始筛查,筛查出的肺癌患者中Ⅰ期肺癌的比例显著增加($P<0.001$),这对提高肺癌治愈率有重要意义。

第二节　早期筛查及诊断方法

提高肺癌患者生存率最有效的方法是早期发现、早期诊断和早期治疗。筛查是早期发现肺癌和癌前病变的重要途径。随着科学技术的快速发展,肺癌筛查技术也取得了一定进展,作为常规筛查技术,应满足以下条件:敏感性和特异性高;创伤小、辐射低;简便易行,成本效益高。

一、痰细胞学

痰细胞学检查是一种特异性高、敏感性低的手段,不作为常规肺癌筛查。但因其较为便捷、经济,易被患者接受,可作为肺癌筛查的补充。

二、胸部X线检查

胸部X线检查曾是肺癌筛查手段之一,可发现早期周围型肺癌。然而荟萃分析显示,胸部X线检查诊断肺癌的敏感性低(25%),漏诊率高(75%)。多项研究还显示,胸部X线检查筛查可以提高肺癌的早期检出率,但不能降低死亡率,因而目前大部分指南不推荐采用胸部X线检查进行肺癌筛查。

三、低剂量螺旋CT

(一)概述

低剂量螺旋CT(low-dose computed tomography,LDCT)发现早期肺癌的敏感性是常规胸部X线检查的4~10倍,可以检出早期周围型肺癌。美国肺癌筛查试验证明,与胸部X线检查相比,在高危人群中进行LDCT筛查可降低20.3%的肺癌病死率。总之,LDCT筛查技术具有简便、易行、价廉、损伤少、敏感性高、患者参与性高和易普及等优点,可作为高危人群肺癌筛查可靠的基础检查手段。

(二)肺结节的定义和分类

肺结节是指肺内直径≤3cm的圆形或不规则病灶,影像学表现为密度增高的阴影,可单发或多发。不同密度的肺结节恶性率不同。依据结节密度将肺结节分为三类,分别为实性结节、部分实性结节(又称混合磨玻璃密度结节)和非实性结节[又称磨玻璃结节(ground-glass nodule,GGN)]。其中,部分实性结节的恶性率最高,其次为GGN及实性结节。

笔记

GGN 是指肺内模糊的结节影,结节密度较周围肺实质略增加,但其内血管及支气管的轮廓尚可见。实性结节是指全部是软组织密度的结节,密度较均匀,其内血管及支气管影像被掩盖。部分实性结节是指既包含磨玻璃密度又包含实性软组织密度的结节,密度不均匀。

国内外对 LDCT 筛查中阳性结节的定义存在差异(表 2-2-1)。

(三)肺结节基线及年度筛查流程和管理

根据中华预防医学会 2021 年发布的《中国肺癌筛查标准(T/CPMA 013—2020)》,筛查流程及管理见图 2-2-1 和图 2-2-2。

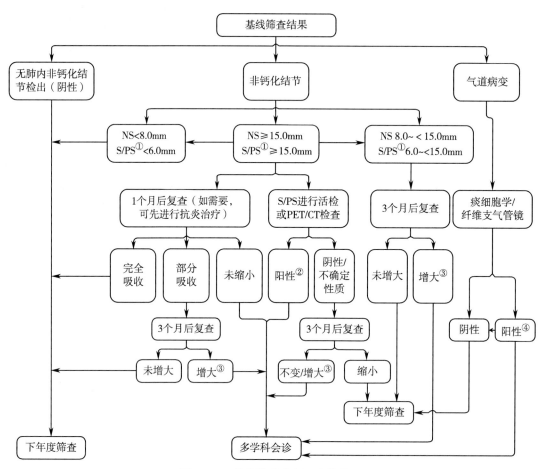

图 2-2-1 基线筛查流程及结节管理

S,实性结节;PS,部分实性结节;NS,非实性结节(纯磨玻璃密度结节)。
①实性结节或部分实性结节的实性成分;②阳性指代谢增高(放射性摄取高于肺本底);③结节增大指径线增大≥2.0mm;④痰细胞学阳性指痰液中发现可疑恶性肿瘤细胞,纤维支气管镜检查阳性指支气管下见新生物、黏膜异常或取样结果怀疑或提示肿瘤。

在制订筛查和随访策略时,应根据患者的实际情况将风险和获益做好评估和决策,避免不必要的经济和心理负担及可能发生的并发症。

四、正电子发射计算机体层显像

正电子发射计算机体层显像(positron emission tomography and computed tomography,PET/CT)检查在肺癌诊断、分期、治疗评价中有较高的敏感性和特异性。LDCT 筛查发现的可疑肺结节,PET/CT 检查是良好的补充,能协助鉴别诊断和避免患者接受不必要的有创检查。但其价格昂贵、辐射量大,不建议作为常规肺癌初筛手段。PET/CT 可以发现 CT 阴性的早期中央型肺癌,是高度怀疑肺癌而计算机体层摄影(computed tomography,CT)检查阴性患者的良好补充。

表 2-2-1　基线筛查中对于结节状态的判定标准

指南	发表年份	阳性			不确定			阴性		
		实性结节	部分实性结节	非实性结节	实性结节	部分实性结节	非实性结节	实性结节	部分实性结节	非实性结节
美国国家综合癌症网络 (NCCN)	2021	≥8mm	≥6mm 且实性部分 ≥6mm	—	6~7mm	≥6mm 但实性部分 <6mm	≥20mm	≤5mm	≤5mm	≤19mm
国际早期肺癌行动计划 (I-ELCAP)	2021	≥15mm	≥15mm	—	<6mm 或 6-14.9mm	<6mm 或 6~14.9mm	任意大小	没有非钙化的结节	—	—
肺部影像报告和数据系统 (Lung-RADS)	2019	≥8mm	≥6mm	—	6~<8mm	<6mm	≥30mm	<6mm	—	<30mm
欧盟对肺癌筛查的立场声明 (EUPS)	2017	≥300mm³	—	—	100~<300mm³	≥5mm	<100mm³	<5mm	—	—
英国胸科学会 (BTS)	2015	≥300mm³ 和 Brock ≥10%	—	—	≥300mm³ 和 Brock<10%; 80~<300mm³	≥5mm	<80mm³	<5mm	—	—
中华预防医学会	2021	≥15mm	≥15mm	≥15mm	6~<15mm	6~<15mm	8~<15mm	<6mm	<6mm	<8mm
中国肺癌早诊早治专家组 (CLCEDTEG)	2016	≥5mm	≥5mm	≥8mm	—	—	—	<5mm	<5mm	<8mm

注：一为证据不充分或未提及；BTS 建议对≥300mm³的结节使用 Brock 风险模型评估。

笔记

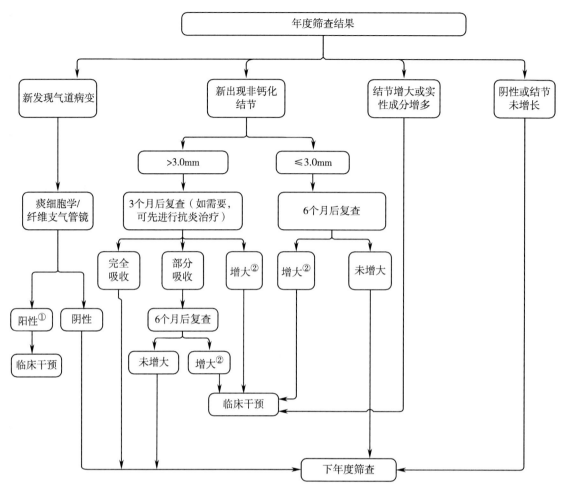

图 2-2-2 年度筛查流程及结节管理

①痰细胞学阳性指痰液中发现可疑恶性肿瘤细胞,纤维支气管镜检查阳性指支气管下见新生物、黏膜异常或取样结果怀疑或提示肿瘤;②结节增大指径线增大≥2.0mm。

五、弥散加权成像

弥散加权成像(diffusion weighted imaging,DWI)对肿瘤筛查和诊断比 PET/CT 起步晚,但有无放射污染和核素污染的优势。越来越多的证据表明,对直径 >5mm 的实性结节且难以接受放射性检查的患者,DWI 可作为 LDCT 或 PET/CT 的替代检查手段。

六、纤维支气管镜检查

纤维支气管镜检查属微创操作,不作为常规筛查手段,但对痰脱落细胞阳性及影像学未见异常又高度怀疑肺癌者,临床医师需要根据患者要求,权衡可及性、风险和成本效益等酌情选择纤维支气管镜下活检作为辅助筛查方法。研究显示,自体荧光支气管镜(auto fluorescence bronchoscopy,AFB)与痰脱落细胞检查联合可有效提高中央型肺癌的检出率,也可将 AFB 与白光支气管镜或支气管内超声检查联合应用。

七、肿瘤标志物检测

肿瘤标志物是细胞癌变时所分泌的活性物质,存在于癌组织及宿主体液内,异常升高对肺癌早期筛查和诊断具有一定价值。

(一)常规肿瘤标志物

肺癌常用标志物包括:①癌胚抗原(CEA),肺癌常出现 CEA 水平升高;②细胞角质蛋白 19 片段抗原

12

21-1(CYFRA21-1),对 NSCLC 特别是肺鳞状细胞癌诊断具有参考价值;③神经元特异性烯醇化酶(NSE),可用于小细胞肺癌(SCLC)的诊断和治疗反应监测。上述标志物等联用时肺癌检测的阳性率明显增高。

(二)新型肿瘤标志物

1. 肿瘤相关抗原自身抗体　多个证据表明,肿瘤患者体内存在针对肿瘤相关抗原的抗体,在肿瘤出现临床表现之前可从血清中检测出这些抗体。单个自身抗体的检测可能缺乏敏感性和特异性,需要采用联合分析的策略。2015 年,我国批准了首个早期肺癌血液检测肺部结节良恶性辅助诊断项目——肺癌 7 种自身抗体的检测。通过检测血液中与肺癌发生发展最相关的 7 个靶点的肿瘤免疫抗体分子指标(MAGE A1、SOX2、p53、GAGE 7、PGP9.5、CAGE、GBU4-5)来早期发现肺癌。

针对中国人群进行肺癌 7 种自身抗体筛查的多中心、前瞻性临床研究,首次确认单独使用 7 种抗体谱诊断肺癌的敏感性达 61%,特异性达 90%;将胸部 CT 与肺癌 7 种自身抗体谱联合,诊断肺癌的阳性预测值可达 95.0%。

2. 循环肿瘤细胞(circulating tumor cell,CTC)及循环肿瘤 DNA(circulating tumor DNA,ctDNA)　CTC 是指从原发肿瘤或转移部位脱离进入血液循环的肿瘤细胞。采用无创方式进行 CTC 检测可替代或部分替代组织样本进行疾病诊断、分子测序、动态监测肿瘤变化及判断预后等。我国多中心大规模临床试验表明,通过叶酸受体靶向聚合酶链反应(polymerase chain reaction,PCR)的 CTC 检测技术,肺癌检测的敏感性和特异性分别为 80.2% 和 88.2%,其中 I 期 NSCLC 诊断敏感性达 67.2%。

ctDNA 是指血液中由肿瘤细胞坏死、凋亡或分泌产生的循环游离 DNA(circulating free DNA,cfDNA)片段,ctDNA 在指导晚期肺癌精准治疗的价值已被研究证实,并有包括二代测序(NGS)技术在内的多个检测试剂盒被美国食品和药品管理局(Food and Drug Administration,FDA)批准用于检测 ctDNA 基因突变指导 NSCLC 临床用药。但在肺癌筛查和早期诊断中的作用仍不确定。

DNA 甲基化异常是肺癌发生中的早期分子事件,基于 DNA 甲基化检测有望作为肿瘤早期筛查和早期诊断的新技术。研究发现,痰液 SHOX2 基因的超甲基化可以区别肺癌及其他良性肺部疾病,敏感性及特异性分别达到 68% 及 95%,SHOX2/RASSF1A 甲基化检测对 I 期的肺癌患者检出率为 85.7%。世界肺癌大会(WCLC)2020 年报道了基于 cfDNA 靶向甲基化检测用于肺癌早期筛查研究,结果显示 10- 甲基化标志物套餐(panel)的总体敏感性为 73%,特异性为 90%;I 期的检测敏感可达 73%。CCGA(NCT02889978)是一项多中心前瞻性大样本(15 254 例)观察性临床研究,以开发无创的癌症检测方法,其中的一部分是通过比较癌症患者和健康志愿者的 cfDNA 甲基化图谱,结合机器学习,构建基于癌症甲基化特征的液体活检测试,实现癌症检测并预测其来源组织。研究者通过血液检测,分析来自 50 多种不同类型癌症的信号,结果表明 cfDNA 甲基化检测癌症特异性为 99.5%,总体敏感性为 51.5%,该方法有助于促进从筛查单个癌症过渡到筛查多种癌症类型。FDA 已批准此项基于 DNA 甲基化的液体活检测试技术进行干预性的 PATHFINDER 临床研究,美国临床肿瘤学会(American Society of Clinical Oncology,ASCO)2021 年报道了该研究的中期数据,阳性预测值为 44.6%,与 CCGA 的数据一致;预测组织来源的准确率为 96.3%。

3. 其他血液组分　除 CTC 和 ctDNA 外,液态活检技术还涉及补体片段、miRNA、蛋白质、外泌体、血清蛋白质谱等,但大多处于研究阶段。

总体而言,将生物标志物、影像组学和人工智能相结合,建立肺癌筛查预测综合模型,将是未来提升肺癌筛查能力,实现肺癌早诊早治的发展方向。

知识要点

肺癌一级预防最重要的是控制吸烟,其次是努力改善室内外环境、减少职业性暴露等。

肺癌高危人群开展肺癌筛查有益于早期发现肺癌,提高治愈率。

高危人群肺癌筛查最有效的手段是 LDCT,推荐筛查周期每年一次。高度怀疑中央型肺癌患者可结合痰细胞学检查、纤维支气管镜检查等提高检出率。

将生物标志物、影像组学和人工智能相结合,建立肺癌筛查预测综合模型,是未来的发展方向。

笔记

知识拓展

风险预测模型法和人工智能在肺癌筛查中的应用

风险预测模型是选择筛查目标人群的另一方法。常用的高危人群风险预测模型有利物浦肺癌项目模型（LLP）、Bach 模型、PLCOm2012 模型、Tammemgi 肺癌风险计算器等。不同模型纳入的预测因子各有差异,常见的预测因子有年龄、性别、种族、教育水平、身体质量指数、家族史、吸烟史等,有些模型还考虑了性别种族间的交互作用和职业暴露。

随着科技发展,人工智能在医学影像中的应用得到了广泛关注。人工智能在肺癌筛查中常见的功能包括肺结节的识别、定位与标记;肺结节的评级与良恶性分析;肺结节的精准随访。人工智能技术可有效提高筛查的准确率和效率、减少医务工作者的工作量、避免患者受到不必要的辐射,未来应用前景广阔。

（史美祺）

● 推荐阅读文献

［1］WOOD D E,KAZEROONI E A,BAUM S L,et al. Lung Cancer Screening version 1.2021,NCCN Clinical Practice Guidelines in Oncology.（2020-12-17）［2021-03-26］. http://www.nccn.org/professionals/physician_gls/default.aspx#lung_screening/.

［2］HENSCHKE C I. International early lung cancer action program investigators//International early lung cancer action program:Screening Protocol.（2021-01-15）［2021-03-26］. http://www.ielcap.org/sites/default/files/I-ELCAP-protocol.pdf.

［3］DONNELLY E F,KAZEROONI E A,LEE E,et al. ACR appropriateness criteria® lung cancer screening. J Am Coll Radiol,2018,15（11S）:S341-S346.

［4］SIU A L. Screening for Breast Cancer:U. S. Preventive Services Task Force Recommendation Statement. Ann Intern Med,2016,164（4）:279-296.

［5］KOVALCHIK S A,TAMMEMAGI M,BERG C D,et al. Targeting of low-dose CT screening according to the risk of lung-cancer death. N Engl J Med,2013,369（3）:245-254.

［6］JAKLITSCH M T,JACOBSON F L,AUSTIN J H,et al. The American Association for Thoracic Surgery guidelines for lung cancer screening using low-dose computed tomography scans for lung cancer survivors and other high-risk groups. J Thorac Cardiovasc Surg,2012,144（1）:33-38.

［7］赫捷,李霓,陈万青,等. 中国肺癌筛查与早诊早治指南（2021,北京）. 中国肿瘤,2021,30（2）:81-111.

［8］中华预防医学会. 中国肺癌筛查标准（T/CPMA 013-2020）. 中华肿瘤杂志,2021,43（1）:1-7.

［9］中国肺癌防治联盟,中华医学会呼吸病学分会肺癌学组. 肺癌筛查与管理中国专家共识. 国际呼吸杂志,2019,39（21）:1604-1615.

［10］周清华,范亚光,王颖,等. 中国肺癌低剂量螺旋 CT 筛查指南（2018 年版）. 中国肺癌杂志,2018,21（2）:67-75.

［11］中华医学会放射学分会心胸学组. 低剂量螺旋 CT 肺癌筛查专家共识. 中华放射学杂志,2015（5）:328-335.

［12］American College of Radiology. Lung CT Screening reporting and data system（Lung-RADS）.（2018-11-01）［2020-12-02］. https://www.jacr.org/article/S1546-1440（18）31167-0/fulltext.

［13］OUDKERK M,DEVARAJ A,VLIEGENTHART R,et al. European position statement on lung cancer screening. Lancet Oncol,2017,18（12）:E754-E766.

［14］CALLISTER M E,BALDWIN D R,AKRAM A R,et al. British Thoracic Society guidelines for the investigation and management of pulmonary nodules. Thorax,2015,70（Suppl 2）:ii1-ii54.

［15］周清华,范亚光,王颖,等. 中国肺部结节分类、诊断与治疗指南（2016 年版）. 中国肺癌杂志,2016,19（12）:793-798.

［16］SCHMIDT B,LIEBENBERG V,DIETRICH D,et al. SHOX2 DNA methylation is a biomarker for the diagnosis of

笔记

lung cancer based on bronchial aspirates. BMC Cancer,2010,10:600.

［17］ZHANG C,YU W,WANG L,et al. DNA methylation analysis of the SHOX2 and RASSF1A panel in bronchoalveolar lavage fluid for lung cancer diagnosis. J Cancer,2017,8（17）:3585-3591.

［18］KLEIN E A,RICHARDS D,COHN A,et al. Clinical validation of a targeted methylation-based multi-cancer early detection test using an independent validation set. Ann Oncol,2021,32（9）:1167-1177.

第三章 肺癌的临床表现、诊断与分期

肺癌的诊断是治疗的前提,早期发现、早期诊断才能指导正确的治疗方案,获得好的治疗效果。肺癌的诊断过程包括病史采集、体格检查、实验室检查、特殊检查和肺癌分期等几个方面。

第一节 肺癌临床表现

肺癌临床表现较复杂,症状和体征取决于肿瘤发生部位、病理类型、有无转移及有无并发症等。中央型肺癌症状出现早且重,周围型肺癌症状出现晚且较轻,常在体检时被发现。肺癌的症状大致分为局部症状、肺外症状、转移相关症状等。

一、局部症状

局部症状是指由肿瘤本身在局部生长时刺激、阻塞、浸润和压迫组织所引起的症状。

（一）咳嗽

咳嗽是肺癌最常见的症状,以咳嗽为首发症状者占 35%~75%。肺癌所致的咳嗽可能与支气管黏液分泌的改变、阻塞性肺炎、胸膜侵犯、肺不张及其他胸内合并症有关。肿瘤生长在段以下较细小支气管黏膜时,咳嗽多不明显,甚至无咳嗽。肿瘤生长于管径较大、对外来刺激敏感的段以上支气管黏膜时,可产生类似异物样刺激引起的咳嗽,典型的表现为阵发性刺激性干咳,一般止咳药不易控制。因此,对于吸烟或患慢性支气管炎的患者,如咳嗽症状加重,次数变频,咳嗽性质改变如呈高音调金属音时,尤其老年人,要高度警惕肺癌的可能性。

（二）痰中带血或咯血

痰中带血或咯血亦是肺癌的常见症状,以此为首发症状者约占 30%。由于肿瘤组织血供丰富,质地脆,剧烈咳嗽时血管破裂而致出血,咯血亦可能由肿瘤局部坏死或血管炎引起。肺癌咯血的特征为间断性或持续性、反复少量的痰中带血丝,或少量咯血,偶因较大血管破裂、大的空洞形成或肿瘤破溃入支气管和肺血管而导致难以控制的大咯血。

（三）胸痛

以胸痛为首发症状者约占 25%,常表现为胸部不规则的隐痛或钝痛。大多数情况下,难以定位的轻度胸部不适时与中央型肺癌侵犯纵隔或累及血管、支气管周围神经有关;周围型肺癌侵犯壁层胸膜或胸壁,可引起尖锐而断续的胸膜性疼痛,若继续发展,则演变为恒定的钻痛;而恶性胸腔积液患者有 25% 诉胸部钝痛。

（四）胸闷、气急

约有 10% 的患者以此为首发症状,多见于中央型肺癌,特别是肺功能较差的患者。引起呼吸困难的原因主要包括:①纵隔淋巴结广泛转移,压迫气管、气管隆嵴或主支气管时,可出现气急,甚至窒息症状;②大量胸腔积液时压迫肺组织并使纵隔严重移位,或有心包积液时,也可出现胸闷、气急、呼吸困难,但抽液后症状可缓解;③弥漫性细支气管肺泡癌和支气管播散性腺癌,导致气体弥散功能障碍和严重的通气/血流比值失调,引起呼吸困难逐渐加重,常伴有发绀;④其他,包括阻塞性肺炎、肺不张、淋巴管炎性肺癌、肿瘤微栓塞、上气道阻塞、自发性气胸及合并慢性肺疾病,如 COPD。

（五）声音嘶哑

有 5%~18% 的肺癌患者以声音嘶哑为第一主诉,通常伴随有咳嗽。声音嘶哑一般提示直接的纵隔侵犯或淋巴结肿大压迫同侧喉返神经而致声带麻痹。

（六）淋巴结转移

最常见的是纵隔淋巴结和锁骨上淋巴结转移,多在病灶同侧,少数可在对侧,多为较坚硬的单个或多个结节,有时可为首诊主诉。气管旁或气管隆嵴下淋巴结肿大可压迫气道,出现胸闷、气急甚至窒息,压迫食管可出现吞咽困难。

（七）胸膜受侵和 / 或转移

胸膜是肺癌常见的侵犯和转移部位,包括直接侵犯和种植性转移。临床表现因有无胸腔积液及其量的多少而异,胸腔积液的成因除直接侵犯和转移外,还包括淋巴结的阻塞及伴发的阻塞性肺炎和肺不张。常见的症状有呼吸困难、咳嗽、胸闷和胸痛等,亦可完全无任何症状。查体时可有肋间隙增宽、呼吸音减低、语颤减弱、叩诊实音、纵隔移位等阳性体征,胸腔积液可为浆液性、浆液血性或血性,多为渗出液。恶性胸腔积液的特点为增长速度快,多呈血性。发生自发性气胸的肺癌病例较罕见,其机制为胸膜的直接侵犯和阻塞性肺气肿破裂,多见于鳞状细胞癌,提示预后不良。

（八）上腔静脉综合征

肿瘤直接侵犯或纵隔淋巴结转移压迫上腔静脉,或腔内的栓塞使其狭窄或闭塞,从而造成血液回流障碍,出现一系列症状和体征,如头痛、颜面部浮肿、颈胸部静脉曲张、压力增高、呼吸困难、咳嗽、胸痛及吞咽困难,称为上腔静脉综合征(superior vena cava syndrome,SVCS)。其症状和体征与阻塞部位有关,若一侧无名静脉阻塞,头面部、颈部的血流可通过对侧无名静脉回流至心脏,临床症状较轻;若上腔静脉阻塞发生在奇静脉入口以下部位,除了上述静脉扩张,尚有腹部静脉怒张,血液以此途径流入下腔静脉;若阻塞发展迅速,可出现脑水肿而有头痛、嗜睡和意识状态的改变。

二、肺外症状

（一）发热

该全身症状发生者占 20%~30%。肺癌所致的发热原因有两种,一为炎性发热,中央型肺癌肿瘤生长时,常先阻塞段支气管或支气管开口,引起相应的肺叶或肺段阻塞性肺炎或不张而出现发热,但多在 38℃左右,很少超过 39℃,抗生素治疗可能有效,但因分泌物引流不畅常反复发作;二为癌性发热,多由肿瘤坏死组织被机体吸收所致,此种发热抗炎药物治疗无效,激素类或吲哚类药物有一定效果。

（二）消瘦和恶病质

肺癌晚期由于感染、疼痛所致食欲减退,肿瘤生长和毒素引起消耗增加,以及体内 TNF、Leptin 等细胞因子水平增高,可引起严重的消瘦、贫血和恶病质。

（三）肺源性骨关节增生症

临床上主要表现为杵状指 / 趾,长骨远端骨膜增生,新骨形成,受累关节肿胀、疼痛和触痛。长骨以胫腓骨、肱骨和掌骨,关节以膝、踝、腕等大关节较多见。杵状指 / 趾的发生率约为 30%,主要见于鳞状细胞癌;增生性骨关节病发生率 1%~10%,主要见于腺癌,小细胞癌很少有此种表现。确切的病因尚不完全清楚,可能与雌激素、生长激素或神经功能有关,手术切除癌肿后上述症状可缓解或消退,复发时又可出现。

（四）与肿瘤有关的异位激素分泌综合征

约 10% 患者可出现此类症状,亦可作为首发症状出现,另有一些患者虽无临床症状,但可检测出一种或几种血浆异位激素增高。此类症状多见于小细胞肺癌。临床可表现为类癌综合征、抗利尿激素分泌异常综合征、异位促肾上腺皮质激素(adrenocorticotropic hormone,ACTH)分泌综合征、异位促性腺激素分泌综合征、异位甲状旁腺激素分泌综合征、异位胰岛素分泌综合征等。

（五）其他表现

1. 皮肤病变　黑棘皮病和皮肤炎多见于腺癌,皮肤色素沉着是由于肿瘤分泌黑素细胞刺激素所致,多见于小细胞癌。其他尚有硬皮病、掌跖皮肤过度角化症等。

2. 心血管系统　各种类型的肺癌均可致凝血机制异常,出现游走性静脉栓塞、静脉炎和非细菌性栓塞性心内膜炎,可在肺癌确诊前数月出现。

3. 血液系统　可有慢性贫血、紫癜、红细胞增多、类白血病样反应。此外,各种细胞类型的肺癌均可出现弥散性血管内凝血,可能与肿瘤释放促凝血因子有关。

三、转移相关症状

(一)骨转移

肺癌骨转移的常见部位有肋骨、椎骨、髂骨、股骨等,但以同侧肋骨和椎骨较多见,表现为局部疼痛并有定点压痛、叩痛,部分患者可有病理性骨折。脊柱转移可压迫椎管导致阻塞或压迫症状。关节受累可出现关节腔积液,穿刺可能查到癌细胞。

(二)中枢神经系统症状

1. 脑、脑膜和脊髓转移　发生率约10%,其症状可因转移部位不同而异。常见的症状为颅内压增高表现,如头痛、恶心、呕吐及精神状态改变等,少见的症状有癫痫发作、脑神经受累、偏瘫、共济失调、失语和突然昏厥等。脑膜转移不如脑转移常见,常发生于小细胞肺癌患者,其症状与脑转移相似。

2. 脑病和小脑皮质变性　脑病的主要表现为痴呆、精神病和器质性病变,小脑皮质变性表现为急性或亚急性肢体功能障碍,四肢行动困难、动作震颤、发音困难、眩晕等。

(三)周围神经系统症状

癌肿压迫或侵犯颈交感神经引起霍纳(Horner)综合征,其特点为患侧瞳孔缩小,上睑下垂、眼球内陷和颜面部无汗等;压迫或侵犯臂丛神经时引起臂丛神经压迫征,表现为同侧上肢烧灼样放射性疼痛、局部感觉异常和营养性萎缩;肿瘤侵犯膈神经时,可造成膈肌麻痹,出现胸闷、气急、X线透视下可见有膈肌矛盾运动;压迫或侵犯喉返神经时,可致声带麻痹出现声音嘶哑;肺尖部肿瘤(肺上沟瘤)侵犯 C_8 和 T_1 神经、臂丛神经、交感神经节及邻近的肋骨时,可引起剧烈肩臂疼痛、感觉异常,一侧臂轻瘫或无力、肌肉萎缩,即Pancoast 综合征。

(四)腹腔转移

最常见肝转移。肝转移可表现为食欲减退、肝区疼痛,有时伴有恶心,体格检查可发现肝大,质硬,有结节感。腹膜后淋巴结转移临床多无症状,也有出现腹部或腰背部疼痛。肾/肾上腺转移大多无临床症状,有时可表现为腰痛及肾功能不全。

(五)心脏受侵和转移

肺癌累及心脏并不少见,常见于中央型肺癌。肿瘤可直接侵及心脏,亦可经淋巴管逆行播散,阻塞心脏的引流淋巴管引起心包积液,发展较慢者可无症状,或仅有心前区、肋弓下或上腹部疼痛;发展较快者可呈典型的心包填塞症状,如心悸、颈面部静脉怒张、心界扩大、心音低远、肝大、腹水等。

知识要点

　　肺癌临床症状可以分为局部症状、肺外症状、转移相关症状三个方面。局部症状的出现早晚与肿瘤的大小、位置密切相关,常见咳嗽、咯血、胸痛、胸闷气喘、声音嘶哑等;肺外症状包括发热、消瘦、肺源性骨关节增生症、异位激素分泌综合征、皮肤改变等;远处转移常见器官有骨、中枢神经系统、肝脏、肾上腺、腹腔淋巴结等。

第二节　肺癌副肿瘤综合征

　　副肿瘤综合征(paraneoplastic syndromes,PNS)是指由于肿瘤的产物导致异常的免疫反应或其他不明原因,可引起内分泌、神经、消化、造血、骨关节、肾脏及皮肤等系统发生病变,出现相应的临床表现。这些表现不是由原发肿瘤或转移灶直接引起,而是通过上述途径间接引起,故称为 PNS。

　　肺癌 PNS 通过内分泌系统或诱导机体免疫系统对癌细胞的攻击,引起一系列身体其他器官的疾病,属于肺癌非转移性肺外表现。肺癌病变切除后或有效治疗后,症状可以达到控制或消失,但是复发后症状会再次出现。临床较常见的是与肿瘤相关的异位激素分泌综合征。

笔记

一、类癌综合征

由于肿瘤分泌 5- 羟色胺所致,表现为支气管痉挛性哮喘、皮肤潮红、阵发性心动过速和水样腹泻等。多见于腺癌和燕麦细胞癌。

二、异位促肾上腺皮质激素分泌综合征

由于肿瘤分泌促肾上腺皮质激素(ACTH)或类肾上腺皮质激素释放因子活性物质,使血浆皮质醇增高。临床症状与库欣综合征(Cushing syndrome,CS)相似,可有进行性肌无力、周围性水肿、高血压、糖尿病、低钾性碱中毒等,其特点为病程进展快,可出现严重的精神障碍,伴有皮肤色素沉着,而向心性肥胖、多血质、紫纹多不明显。该综合征多见于肺腺癌及小细胞肺癌。

三、异位促性腺激素分泌综合征

由于肿瘤自主性分泌黄体生成素(luteinizing hormone,LH)及人绒毛膜促性腺激素(human chorionic gonadotropin,HCG)而刺激性腺类固醇分泌所致。多表现为男性双侧或单侧乳腺发育,可发生于各种细胞类型的肺癌,以未分化癌和小细胞癌多见。

四、抗利尿激素分泌异常综合征

由于癌组织分泌大量的抗利尿激素(antidiuretic hormone,ADH)或具有抗利尿作用的多肽物质所致。其主要临床特点为低钠血症,伴有血清和细胞外液低渗透压(<270mOsm/L)、肾脏持续排钠、尿渗透压大于血浆渗透压(尿比重 >1.200)和水中毒。多见于小细胞肺癌。

五、异位甲状旁腺激素分泌综合征

由于肿瘤分泌甲状旁腺激素或溶骨物质(多肽)所致。临床上以高血钙、低血磷为特点,临床症状包括食欲减退、恶心、呕吐、腹痛、烦渴、便秘、多尿、体重下降、心动过速、心律不齐、烦躁不安和精神错乱等。多见于鳞状细胞癌。

六、异位胰岛素分泌综合征

临床表现为亚急性低血糖症状,如精神错乱、幻觉、头痛等。其原因可能与肿瘤大量消耗葡萄糖、分泌类似胰岛素活性的体液物质或分泌胰岛素释放多肽等有关。

七、异位生长激素综合征

临床表现为肥大性骨关节病。多见于腺癌和未分化癌。

八、神经 - 肌肉综合征

神经 - 肌肉综合征亦称 Eaton-Lambert 综合征,是因肿瘤分泌箭毒性样物质所致。表现为骨骼肌肌力减退和极易疲劳。多见于小细胞未分化癌。其他尚有周围性神经病、脊根节细胞与神经退行性变、亚急性小脑变性、皮质变性、多发性肌炎等,可出现肢端疼痛无力、眩晕、眼球震颤、共济失调、步履困难及痴呆。

> **知识要点**
>
> 　　副肿瘤综合征(PNS)是指由肿瘤产物导致异常的免疫反应或其他不明原因引起的内分泌、神经、消化、造血、骨关节、肾脏及皮肤等系统发生病变,出现相应的临床表现。肺癌 PNS 常见的有类癌综合征、异位促肾上腺皮质激素分泌综合征、异位促性腺激素分泌综合征、抗利尿激素分泌异常综合征、异位甲状旁腺激素分泌综合征、异位胰岛素分泌综合征、异位生长激素综合征、神经 - 肌肉综合征等。

笔记

第三节 肺癌相关检查及病理活检手段

肺癌相关检查包括体格检查和辅助检查,辅助检查又包括血液学检查、影像学检查、病理学检查等。其中以影像学和病理学检查应用广泛,且是确诊肺癌的"金标准"。

一、X 线检查

过去胸部 X 线检查是发现、诊断肺癌的基本方法。它能清楚地显示病变的形态、轮廓和密度,气管、主支气管和叶支气管有无管腔狭窄、阻塞、压迫等情况,还能显示肺门、气管隆嵴下和纵隔淋巴结有无增大等。但胸部 X 线检查对于发现较小病灶的早期肺癌存在漏诊的缺陷,故在肺癌筛查上,现在已基本被胸部 CT 检查所取代。

二、计算机体层摄影检查

胸部计算机体层摄影(CT)检查目前已成为判断肺癌胸内侵犯程度及范围的常规方法,尤其在肺癌的分期上,更有其无可替代的作用。与胸部 X 线检查比较,胸部 CT 检查的优点在于能发现小于 1cm 和常规胸部 X 线检查难以发现的位于重叠解剖部位的肺部病变,容易判断肺癌与周围组织器官的关系,对肺门尤其是纵隔淋巴结的显示也比常规胸部 X 线检查要好。其他部位包括脑、肝、肾上腺的 CT 检查,主要的目的是排除肺癌相关部位的远处转移。

三、磁共振成像检查

胸部磁共振成像(magnetic resonance imaging,MRI)检查的最大特点是较 CT 更容易鉴别实质性肿块与血管的关系,而且能显示气管、支气管和血管的受压、移位与阻塞。但对肺部小结节的检查效果不如 CT 好。其他部位,如肝脏 MRI 检查和脊柱 MRI 检查对于明确有无肝转移或肿瘤骨转移具有较好的临床应用价值。

四、正电子发射计算机体层显像

正电子发射计算机体层显像(PET/CT)的机制是利用正常细胞和肺癌细胞对荧光氟脱氧葡萄糖(fluorodeoxyglucose,FDG)的代谢不同而有不同的显像,通过全身扫描,可以同时获得 CT 解剖图像和 PET 功能代谢图像,通过定性和定量分析,能提供有价值的功能和代谢方面的信息,同时提供精确的解剖信息,能帮助确定和查找肿瘤的精确位置,特别是显著提高了对小病灶的诊断能力,从而有利于医生对疾病作出全面、准确的判断。

其他的影像学检查还有超声和发射计算机断层显像(emission computed tomography,ECT)检查等,后者用于排除肿瘤骨转移。

五、肺癌的组织学或细胞学检查

肺癌的确诊必须有组织学或细胞学依据,此为临床诊断的"金标准"。医生可根据每例患者不同的情况做不同的选择。

(一)痰细胞学检查

为传统的方法,已大部分被纤维支气管镜检查取代,60%~80% 的中央型肺癌及 15%~20% 的外周型肺癌患者可通过重复的痰细胞学检查发现阳性结果。

(二)纤维支气管镜检查

除很小的肺癌及大多数外周型肺癌外均应进行纤维支气管镜检查,约 2/3 患者可有阳性结果。其优势是定性诊断,通过对病变初活检、刷检、灌洗获得组织学或细胞学标本,纤维支气管镜对气道近端肿瘤的诊断阳性率达 90% 以上,是中央型肺癌的首选病理诊断方法。

笔记

（三）超声支气管镜

一些位于气管或支气管外的病变是常规纤维支气管镜检查的"盲区"，因为常规纤维支气管镜只能看到位于气管、支气管内的病变，而对气管、支气管外的病变常难以诊断，此时就需要超声支气管镜（endobronchial ultra-sound，EBUS），即在纤维支气管镜的前端配置超声探头，进而可定位支气管外的病变，如肿大的淋巴结，并在彩色多普勒的引导下避开血管，在超声探头"直视"下通过穿刺活检获得相应部位的细胞和组织，进而明确肿物性质。所以，EBUS 也是术前评估肺癌淋巴结转移分期的有效手段。

（四）骨髓穿刺和骨髓活检

骨髓穿刺和骨髓活检适用于以骨破坏和骨转移为首诊症状的患者，可进一步行病理及免疫组化检查可以帮助确诊肿瘤原发灶。另外，肺癌患者如果出现血清乳酸脱氢酶、碱性磷酸酶等明显升高，明显的贫血或骨髓抑制，也可以行上述检查明确是否有骨髓转移。

（五）胸腔积液/心包积液细胞学检查

胸腔积液或心包积液穿刺引流，送细胞学检查。

（六）胸腔镜

胸腔镜一般用于仅有胸膜结节的患者，行胸膜活检。

（七）淋巴结活检

增大变硬的外周淋巴结常提示远处转移，可进行活检，多用于锁骨上淋巴结穿刺或切除活检。

（八）纵隔镜检查

临床上纵隔镜检查可用于以下情况：常规的手术前分期；体质差的患者行纵隔镜检查如结果阳性，可避免不必要的胸腔手术；有纵隔肿物，但痰细胞学检查、纤维支气管镜检查均阴性的患者；淋巴结增大的评价，如中央型肺癌由于阻塞继发感染所致的淋巴结增生并不少见，纵隔镜检查有助于明确此类患者的病情。

（九）经皮肺穿刺细针活检

经皮肺穿刺活检现已广泛应用于临床，与经纤维支气管镜检查、纵隔镜检查等在明确肺内病灶性质、病理或细胞学类型、基因或免疫治疗相关检测等方面发挥了越来越重要的作用。在临床诊疗过程中应根据患者一般情况、肺内病灶位置及周围结构的分布评估风险后选择应用。按照穿刺针的作用原理分为粗针切割活检和细针抽吸活检两种。由于临床标本组织量需求的增加，粗针切割活检已在一定程度上取代了细针抽吸活检。随着穿刺技术的成熟、活检器械的进步与革新，经皮穿刺活检的阳性率大大提升，如同轴活检技术的应用，使得一次穿刺，多次取材成为可能；同时，其并发症包括出血、气胸等的出现率也在明显下降。更重要的是，由于同轴活检采用套管保护，既往由于穿刺活检可能带来的种植转移的可能性也大大降低。但由于肿瘤异质性等原因造成的穿刺活检"假阴性"也应该受到足够的重视与评估。经皮肺穿刺细针活检一般建议在下列情况应用。

1. 鉴别病灶性质（影像表现上难以区分良/恶性）。
2. 区分肺癌病理亚型（包括合并第二或多原发肿瘤肺内病灶来源）
3. 靶向治疗或免疫治疗前的分子检测。
4. 肺癌经治后耐药的二次活检。

（十）手术探查或手术切除

适用于临床高度怀疑肺癌且具有手术适应证的患者，或不适合以上几种确诊手段的患者。

知识要点

临床诊断肺癌时，影像学和病理学检查应用最为广泛，且病理学检查是确诊肺癌的"金标准"。肺癌特有的病理学检查手段有纤维支气管镜检查、超声支气管镜（EBUS）、痰细胞学检查、胸腔积液/心包积液细胞学检查、胸腔镜/纵隔镜检查、经皮肺穿刺细针活检、淋巴结活检、骨髓穿刺和骨髓活检、手术探查等。

笔记

第四节　肺癌国际分期系统

采用 2017 年美国癌症联合委员会（AJCC）分期系统第 8 版肺癌国际分期，分期适用于非小细胞肺癌（NSCLC）和小细胞肺癌（SCLC）。在此基础上还应进行病理组织学分型。

一、非小细胞肺癌

T、N、M 的定义

T，原发性肿瘤。

T_x，无法评估原发性肿瘤，或通过痰液或支气管冲洗液中存在恶性肿瘤细胞证实肿瘤，但影像学或支气管镜检查不可见。

T_0，无原发性肿瘤证据。

T_{is}，原位癌。原位鳞状细胞癌（SCIS）。原位腺癌（AIS）：腺癌，呈纯鳞屑状，最大直径 ≤3cm。

T_1，肿瘤最大直径 ≤3cm，被肺或脏层胸膜包绕，无支气管镜下浸润证据近端大于肺叶支气管（即不在主支气管中）。

T_{1mi}，微创腺癌，腺癌（最大尺寸 ≤3cm），主要为鳞屑型，最大直径 ≤5mm。

T_{1a}，肿瘤最大直径 ≤1cm。任何大小的浅表、扩散性肿瘤，其侵袭性成分仅限于支气管壁，并可延伸至主支气管近端，也被归类为 T_{1a}，但这些肿瘤并不常见。

T_{1b}，肿瘤最大直径 1~2cm。

T_{1c}，肿瘤最大直径 2~3cm。

T_2，肿瘤最大直径 3~5cm 或具有以下任何特征：①累及主支气管，与气管隆嵴的距离无关，但不累及气管隆嵴；②侵犯脏层胸膜（PL1 或 PL2）；③伴有肺不张或阻塞性肺炎，并扩展至肺门区，累及部分或全部肺。

T_{2a}，肿瘤最大直径 3~4cm。

T_{2b}，肿瘤最大直径 4~5cm。

T_3，肿瘤最大直径 5~7cm 或直接侵犯以下任何一项，包括壁层胸膜（PL3）、胸壁（包括肺上沟肿瘤）、膈神经、壁层心包；或与原发病灶在同一肺叶的单独肿瘤结节。

T_4，肿瘤最大直径 >7cm 或任何大小的肿瘤侵犯以下一项或多项，包括膈肌、纵隔、心脏、大血管、气管、喉返神经、食管、椎体、气管隆嵴；在同侧肺叶中分离出与原发肿瘤不同的肿瘤结节。

N，局部淋巴结

N_x，局部淋巴结无法评估。

N_0，无局部淋巴结转移。

N_1，同侧支气管周围和 / 或同侧转移肺门淋巴结和肺内淋巴结，包括直接侵犯。

N_2，同侧纵隔和 / 或气管隆嵴下淋巴结转移。

N_3，对侧纵隔、对侧肺门、同侧或对侧斜角肌或锁骨上淋巴结转移。

M，远处转移。

M_0，无远处转移。

M_1，远处转移。

M_{1a}，对侧肺叶中的单独肿瘤结节；肿瘤伴胸膜或心包结节或恶性胸膜或心包液。

M_{1b}，单个器官的单个胸外转移（包括单个非区域淋巴结受累）。

M_{1c}，单个器官或多个器官的多发性胸外转移。

二、小细胞肺癌

（一）小细胞肺癌的临床分期

1. 局限期　Ⅰ~Ⅲ期（T 任何、N 任何、M_0），可通过确定的辐射剂量安全治疗。由于多发性肺结节，排除 $T_{3~4}$ 肿瘤 / 淋巴结体积太大，无法包含在可耐受的放疗计划中。

2. 广泛期　Ⅳ期（T 任何、N 任何、$M_{1a/b}$）或 $T_{3\sim4}$ 期，由于多个肺结节太广泛或肿瘤/淋巴结体积太大而无法包含在可耐受的放疗计划中。

（二）小细胞肺癌的美国癌症联合委员会预后分期

美国癌症联合委员会（AJCC）对 T、N、M 的定义及分期参见 NSCLC 分期（表 3-4-1）。

表 3-4-1　非小细胞肺癌美国癌症联合委员会（AJCC）预后分期

分期	T	N	M
隐匿性癌	T_x	N_0	M_0
0 期	T_{is}	N_0	M_0
Ⅰ A1 期	T_{1mi}	N_0	M_0
	T_{1a}	N_0	M_0
Ⅰ A2 期	T_{1b}	N_0	M_0
Ⅰ A3 期	T_{1c}	N_0	M_0
Ⅰ B 期	T_{2a}	N_0	M_0
Ⅱ A 期	T_{2b}	N_0	M_0
Ⅱ B 期	$T_{1a\sim2b}$	N_1	M_0
	T_3	N_0	M_0
Ⅲ A 期	$T_{1a\sim2b}$	N_2	M_0
	T_3	N_1	M_0
	T_4	$N_{0\sim1}$	M_0
Ⅲ B 期	$T_{1a\sim2b}$	N_3	M_0
	$T_{3\sim4}$	N_2	M_0
Ⅲ C 期	$T_{3\sim4}$	N_3	M_0
Ⅳ A 期	任何 T	任何 N	$M_{1a\sim1b}$
Ⅳ B 期	任何 T	任何 N	M_{1c}

（王　蓉　束永前）

● 推荐阅读文献

［1］孙燕,临床肿瘤学高级教程.北京:中华医学电子音像出版社,2017.

［2］周清华.肺癌（2020-10-15）［2021-03-28］.https://baike.baidu.com/item/%E8%82%BA%E7%99%8C/428115?fr=aladdin#3.

［3］ASCO. Signs and symptoms of lung cancer［2016-02-18］. https://www.cancer.org/cancer/lung-cancer/prevention-and-early-detection/Signs-and-Symptoms.html.

［4］KANAJI N,WATANABE N,KITA N,et al. Paraneoplastic syndromes associated with lung cancer. World J Clin Oncol,2014,5（3）:197-223.

［5］ETTINGER D S,WOOD D E,AGGARWAL C,et al. NCCN Guidelines Insights:non-small cell lung cancer,version 1.2020. J Natl Compr Canc Netw,2019,17（12）:1464-1472.

［6］NCCN clinical practice guidelines in oncology:small cell lung cancer,Version 3,2020.

第四章 肺癌的病理诊断进展

第一节 肺癌病理分型

一、肺癌大体分型

肺癌病理分型包括大体分型、显微镜下分型,以及有分子分型。大体分型主要根据肿瘤在肺内分布部位,分为中央型、周围型和弥漫型三个主要类型,较多用于影像学及术后大体标本中肿瘤定位。中央型又称肺门型,是指肺癌发生于主支气管或叶支气管,在肺门部形成肿块。周围型,起源于肺段或其远端支气管,在靠近脏层胸膜的周边部形成孤立的结节状或球形癌结节,直径通常为 2~8cm,与支气管关系不明显。弥漫型,较少见,占肺癌总数的 2%~5%,癌组织主要沿肺泡管及肺泡弥漫性浸润生长。

二、肺癌组织学分型

根据显微镜下形态特征进行的组织学分型,主要依据于世界卫生组织(WHO)分类标准,主要包括非小细胞肺癌(NSCLC)、小细胞肺癌(SCLC)及其他少见类型肿瘤。其中 NSCLC 占全部肺癌的 85% 左右,包括腺癌、鳞状细胞癌、腺鳞癌、大细胞癌及未分类的非小细胞肺癌等。肺癌组织学分型最新 WHO 分类已于 2021 年 4 月发布,详见图 4-1-1。

(一)肺癌主要亚型特点

1. 腺癌 肺腺癌组织细胞学多样,分为腺体前驱病变(包括非典型腺瘤样增生、原位腺癌)、微小浸润性腺癌和浸润性腺癌。其中浸润性腺癌主要包括附壁型腺癌、腺泡型腺癌、乳头型腺癌、微乳头型腺癌及实体型腺癌,另外的少见类型还包括浸润性黏液腺癌、胶样腺癌、胎儿型腺癌、肠型腺癌等。肺腺癌中,约 80% 以上属混合型腺癌,即含有上述两种以上组织学类型。2021 年第 5 版 WHO 分类在常见的五型腺癌分类中,按照主要类型占比,提出分级概念:1 级为附壁为主型腺癌,2 级为腺泡型或乳头型为主的腺癌,3 级为实体型或微乳头为主的腺癌,分别对应高、中、低分化程度。

2. 鳞状细胞癌 来源于支气管上皮或肺泡上皮,显示角化和 / 或细胞间桥的恶性上皮性肿瘤。与发生于其他器官和部位的鳞状细胞癌无明显差别。多位于肺门部,近年来周围型肺癌中鳞状细胞癌也呈逐渐增多趋势,约占 53%,部分表现为肺泡间隙充填特征。按照 WHO 分类诊断标准分为角化型鳞状细胞癌、非角化型鳞状细胞癌和基底细胞样亚型,基底细胞样亚型显示瘤细胞巢周边呈明显栅栏状排列。

3. 肺神经内分泌肿瘤 包括癌侵袭前病变(弥漫性特发性肺神经内分泌细胞增生)及类癌、不典型类癌、小细胞癌和大细胞神经内分泌癌等,其中类癌和不典型类癌分别归类为低级别神经内分泌癌,而小细胞癌和大细胞神经内分泌癌归类为高级别神经内分泌癌,其主要鉴别点在于细胞形态、核分裂象和有无坏死等特征。

类癌和不典型类癌属于低级别神经内分泌癌,显示神经内分泌分化的特征性生长方式,包括器官样、小梁状、岛状、栅栏状、带状或菊形团样结构。瘤细胞具有一致的细胞学特点:中度嗜酸性细颗粒状胞质,核染色质细颗粒状。类癌缺乏坏死,核分裂象少于 2 个 /10HPF。不典型类癌核分裂象一般 2~10 个 /10HPF,可伴灶状坏死。

小细胞癌是一类胞质少、染色质呈细颗粒状、核仁小或不明显的低分化神经内分泌癌。常有大片坏死和高的核分裂计数(10 个 /10HPF)。复合型小细胞癌定义为小细胞癌中合并任何一种组织类型的非小细胞癌成分,常是腺癌、鳞状细胞癌或大细胞癌,在复合型小细胞和大细胞神经内分泌癌中,一般要求大细胞成分至少大于 10%。在免疫组化表型方面,大多数病例 CD56、嗜铬颗粒蛋白 A 和突触素及胰岛素瘤样生

笔记

24

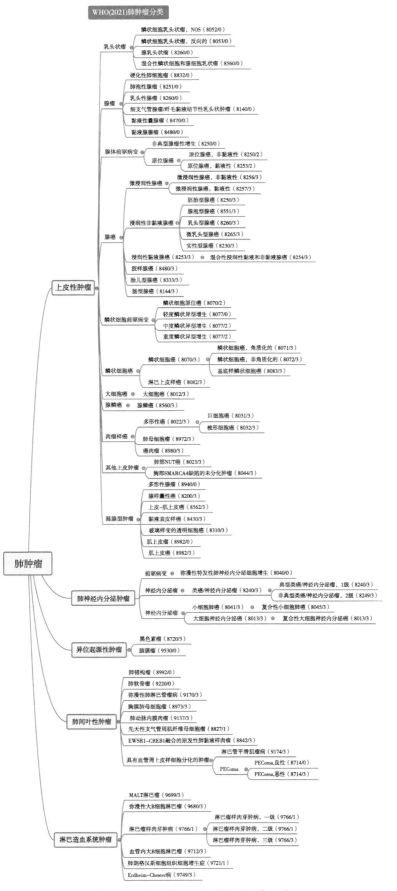

图 4-1-1 第 5 版 WHO 肺肿瘤分类示意图

长因子(INSM1)呈阳性表达;约 90% 的小细胞癌 TTF-1 阳性。其主要鉴别诊断包括淋巴细胞浸润、其他神经内分泌肿瘤、其他"小圆蓝细胞肿瘤"和原发或转移性癌等。

大细胞神经内分泌癌也属于高级别神经内分泌癌,显示神经内分泌特征(核栅栏状排列、核型较一致),与小细胞癌的主要区别在于出现明显的核仁,并且细胞核大于静止期小淋巴细胞直径的 3 倍。免疫组化上皮分化特征即角蛋白标记阳性程度通常高于小细胞癌,内分泌标志物表达情况同小细胞癌。

4. 大细胞癌　是一种分化差的非小细胞癌,光学显微镜下缺乏腺癌或鳞状细胞癌分化特征,超微结构上可以显示腺样或鳞状分化特点。按照此定义,应避免出现"大细胞癌合并腺癌或鳞状细胞癌"的不恰当诊断。免疫组化染色对大细胞癌的诊断无意义,为排除性诊断。

5. 胸部 SMARCA4 缺陷型未分化肿瘤　为 2021 年新版 WHO 定义的一种新的罕见肿瘤亚型。该亚型主要表现为高度恶性未分化特征,多发生于重度吸烟者,发病年龄较小(年龄范围 27~90 岁,中位年龄 48),男性多于女性。通常累及纵隔、肺及肺门,伴或不伴有胸膜 / 胸壁侵犯。特有的临床病理学特征包括 *SMARCA4* 突变(主要为无意义 / 移码突变),以及 *TP53*、*KRAS*、*STK11*、*KEAP1* 和 *NF1* 基因突变。鉴别诊断包括淋巴瘤、NUT 癌、生殖细胞肿瘤、神经内分泌癌、大细胞癌、黑色素瘤及其他肉瘤等。

(二)肺癌分子分型

肺癌的分子分型主要基于近十余年来临床分子靶向药物和精准诊疗模式的进步。目前肺癌分子分型主要集中在腺癌或含腺癌成分的肺癌。根据美国国家综合癌症网络(NCCN)和中国临床肿瘤学会(CSCO)等权威指南要求,肺癌的分子分型目前具有与组织学分型同样重要的地位。在腺癌或含腺癌成分的肺癌分子分型方面,主要包括 EGFR、ALK、ROS1、RET、MET、BRAF、NTRK 等。随着高通量测序技术的应用,越来越多的分子亚型正在被发现。

同时,近几年对肺神经内分泌肿瘤也提出了分子分型的概念,如肺小细胞癌根据关键转录因子 ASCL1、NEUROD1、YAP1 和 POU2F3 的表达可被分为四个分子亚型,分别为 SCLC-A、SCLC-N、SCLC-Y、SCLC-P,其中 SCLC-A 和 SCLC-N 亚型神经内分泌标志物高表达(也被称为 NE-High 或 NE 亚型或所谓经典型 SCLC),且肿瘤微环境中肿瘤浸润淋巴细胞较少;反之,SCLC-Y 和 SCLC-P 亚型神经内分泌标志物低表达且肿瘤浸润淋巴细胞相对较多,部分研究认为可能对免疫抑制剂相对敏感。尽管肺神经内分泌癌的分子分型尚在起步阶段,目前多量相关机制研究已表明该分子分型模式势必引导相应的靶向药物研发,并拓宽精准诊疗模式在肺癌中的应用。

第二节　肺癌免疫组化辅助诊断

肺癌的病理学诊断主要基于 HE 染色的光镜特征。1999 年肺癌 WHO 分类中首次引入免疫组化染色技术,2004 年 WHO 分类也仅限于对大细胞神经内分泌癌和肉瘤样癌的诊断。自 2015 年 WHO 组织学分类始,免疫组化及黏蛋白染色被要求用于肺癌细分类,包括手术切除肿瘤及晚期不可切除的肺肿瘤病理诊断,均需尽可能明确组织学类型,尤其是非小细胞肺癌,需准确鉴别腺癌或鳞状细胞癌,以指导选择不同的治疗方案。

对于晚期不可切除的肺肿瘤,2015 年 WHO 肺癌分类首次特别强调了上述组织学分型标准及诊断名词的合理运用。借助免疫组化技术,可减少"非小细胞肺癌,不能分类"的诊断。针对肺癌组织学分型的常用免疫组化标志物包括腺癌(TTF-1、NapsinA)和鳞状细胞癌(CK5/6、p63、p40)及内分泌标志物(ChrA、Syn、CD56)等。TTF-1 和 NapsinA 对肺腺癌诊断敏感性均为 80% 以上,TTF-1 为细胞核着色,NapsinA 为胞质着色。针对鳞状细胞癌,WHO 推荐的免疫组化指标主要为 p40、p63 和 CK5/6,三个指标中,p40 的特异性和敏感性最好,其次为 CK5/6;据报道,p63 可在约 1/3 肺腺癌中呈阳性表达,因而特异性和敏感性最低。

对于形态学有鳞状或腺样分化特征的病例,TTF-1 和 p40 两个指标染色可能就足够区分亚型。通常情况下,TTF-1 和 p40 两个标志物是互斥的,如果非小细胞癌形态特征的肿瘤表现为标志物 TTF-1 阳性,则可归类为"非小细胞肺癌,倾向腺癌",而不论其鳞状细胞癌标志物表达情况。如果腺癌和鳞状细胞癌标志物分别表达于不同癌细胞群体,需考虑腺鳞癌的病理诊断。少数情况下,还需增加其他免疫组化标志物

笔记

如 S100、LCA、CD31 等来除外其他上皮样形态的肿瘤,如恶性黑色素瘤、淋巴瘤、恶性间皮瘤或上皮样血管内皮细胞瘤等。同时,肺癌鉴别诊断还包括来自消化道或乳腺的转移性癌,如 CDX2、CK20、ER、PR 等免疫组化指标结合临床病史是有效的鉴别依据。

关于神经内分泌标志物的使用,一定是基于肿瘤具有神经内分泌肿瘤的形态特征。缺乏神经内分泌肿瘤特征的情况下,不做常规推荐。如大细胞神经内分泌癌的诊断,首要特征是神经内分泌癌的形态学特点,结合 ChrA、CD56、Syn 全部或部分阳性即可确诊。另外,免疫组化用于鉴别诊断时,还需注意切片染色质量控制、抗体克隆号及不同着色强度的解读。

第三节　肺癌基因检测常用方法及结果判读

目前肺癌基因检测应用较多的分子生物学诊断技术平台主要包括免疫组织化学(immunohistochemistry,IHC)、荧光原位杂交(fluorescence in situ hybridization,FISH)、实时荧光聚合酶链反应(real-time fluorescence PCR,RT-PCR)、Sanger 测序、二代测序技术(next-generation sequencing,NGS)等。其他技术平台,如数字 PCR、Nanostring 等也逐渐成熟,有待进入临床应用,积累更多的实践经验。所有分子病理检测方法均具有优缺点,也受所检基因变异类型和数量、标本类型、标本数量和质量、实验室条件等影响。有时需要行多平台检测互补和验证。这些技术在用药指导、疗效监测、预后评估等肺癌诊疗全周期中都有不同程度的应用。

一、肺癌基因检测常用方法

(一)免疫组织化学

免疫组织化学(IHC)主要是利用抗原 - 抗体特异性结合的原理,检测细胞中某种多肽、蛋白质等大分子的分布,该方法先将这种蛋白质(或多肽)作为抗原,注入某种动物体内,使其体内产生与所注入抗原相应的抗体;而后自其血清中提取该抗体,并以荧光染料或铁蛋白或辣根过氧化物酶等标记,用标记后的抗体来处理组织切片,标记抗体与切片上相应抗原特异性结合。因此,切片中有标记物呈现的部位,从而显示该物质在组织中的分布。近年来,全自动 IHC 染色平台以其快速、高效、重复性好、自动化程度高、标准化程度高的优势,在临床病理诊断中广泛应用。

(二)荧光原位杂交

利用荧光标记的特异核酸探针与细胞内相应的靶 DNA 分子或 RNA 分子杂交,通过在荧光显微镜或共聚焦激光扫描仪下观察荧光信号,来确定与特异探针杂交后被染色的某种基因的状态或分布,此方法多用于 *MET* 基因扩增或 *ALK*、*ROS1*、*RET* 基因异位的检测。

(三)Sanger 测序

Sanger 测序较早地应用于肺癌靶向治疗相关的基因突变检测,然而随着科学的发展,由于其敏感性较低,操作步骤较为复杂,Sanger 法已不能完全满足临床和科研的需求。目前在 NSCLC 分子分型检测临床应用较少。常用于手术根治样本 *EGFR* 基因突变的检测,以及用于其他方法检测基因突变有争议时的验证或比对。

(四)二代测序技术

二代测序(NGS)是一种高通量测序技术,能够同时对上百万甚至数十亿个 DNA 分子进行测序,该技术可以用于基因突变检测分析、非编码小分子 RNA 的鉴定、DNA 甲基化等相关分析。近年来,NGS 在分子诊断、遗传分析等方面发挥了极大的作用。在临床肿瘤诊断中,NGS 主要应用于驱动基因检测,可以一次性高通量测序,得到多种基因变异的丰度,为疾病的诊断和治疗提供强有力的工具。随着新一代测序技术的不断开发,生物信息学的发展,测序时间不断缩短,测序成本不断降低,将进一步推动疾病的精准诊疗,为个体化早期诊断和个体化医疗提供依据。

(五)实时荧光聚合酶链反应

实时荧光 PCR(RT-PCR)技术是在 PCR 扩增过程中,通过染料或探针释放荧光信号,实时监控每一个 PCR 循环的荧光变化,最后生成扩增曲线,如果是染料法,最后还可以生成熔解曲线,分析产物的特异性。

笔记

RT-PCR 技术具有操作简单、重复性好、无需对 PCR 产物进行操作,在很大程度上避免了扩增产物的污染,并易于自动化等优点,常用于肿瘤基因突变检测。

（六）其他检测平台

新的检测技术平台,如数字 PCR 技术具有很高的敏感性,荧光标记条形码（Nanostring Counter）技术和数字空间构象（digital spatial profiler,DSP）等也能实现高通量检测,同时还可定位于病理切片,对免疫治疗时代评估复杂的肿瘤免疫微环境有很好的帮助。

二、肺癌基因检测结果判读

（一）免疫组织化学检测结果判读

ALK Ventana-D5F3 IHC 检测方法是目前最快速、经济的方法,并且二元结果判读标准简便易行。根据我国 2019 版的《中国非小细胞肺癌 ALK 检测临床实践专家共识》,在进行 ALK Ventana-D5F3 IHC 检测结果判读时,对于检测结果不能确定的患者,应建议使用其他技术平台进行复检。

在临床实践中要警惕结果判读中存在的一些陷阱,避免假阳性或假阴性。①富含胞内黏液的实体型肺腺癌中易出现 *ALK* 融合基因,一方面由于细胞内黏液非特异性吸附,易被误判为假阳性的可能,另一方面,由于黏液挤压细胞胞质,真实阳性信号易被忽视,而被错判为阴性,因此在判读富含黏液分泌的病例时,要格外留意阳性信号的部位及真假;②假阳性着色可出现于肺泡内巨噬细胞、神经纤维及神经节细胞、呼吸道上皮细胞、坏死组织碎片及细胞外黏液吸附,在判读时要加以区分。

在全国多中心研究质控数据分析中也发现了很多染色不典型、结果判读不确定的病例,针对此类情况,需再次强调标本规范化处理、室内质控、室间质评的重要性。判读时要注意以下几个要点,尤其是信号较浅、信号分布不均的情况:①整体染色情况（间质背景是否干净）;②关注亚细胞定位,信号位于胞质或胞质和胞膜（细胞核不应着色）;③染色相对均匀（ALK 异质性少见）,胞质内的着色也相对均匀（信号点大小较为均匀）;④注意腔缘效应及黏液、坏死等导致的非特异度着色。

非小细胞肺癌（NPCLC）中程序性死亡配体 -1（programmed death ligand-1 PD-L1）蛋白表达水平与程序性死亡受体 -1（programmed death-1,PD-1）和 / 或 PD-L1 抑制剂疗效呈正相关,是重要的预测标志物之一。PD-L1 检测试剂主要包括 22C3、28-8、SP142 和 SP263 商业试剂盒,22C3 作为帕博利珠单抗一线单药的伴随诊断,SP142 作为阿替利珠单抗一线单药的伴随诊断（TC≥50% 或 IC≥10%）,28-8 和 SP263 分别作为对应 PD-1 和 / 或 PD-L1 单抗的补充诊断。PD-L1 检测主要包括 DAKO 和 Ventana 平台,其中 22C3、28-8 和 73-10 检测为 DAKO 平台;SP142 和 SP263 检测为 Ventana 平台。PD-L1 检测所用抗体克隆不同,其阳性阈值不同。PD-L1 染色阳性定义:22C3、28-8 和 SP263 抗体的阳性定义为任何强度完整或部分肿瘤细胞膜染色,SP142 抗体将阳性的肿瘤细胞和免疫细胞均纳入阳性标准中,具体判读标准可参照《中国非小细胞肺癌 PD-L1 表达检测临床病理专家共识》。

（二）荧光原位杂交检测结果判读

FISH 目前临床应用比较多的有两种,一种是检测遗传物质的得与失,即在单个细胞核内针对某个特定靶分子检测到的数目多少,如检测 *MET* 基因扩增;另一种是利用荧光标记的特异核酸探针与细胞内相应的靶 DNA 分子杂交,通过观察荧光信号,来确定目的基因分离或融合状态,是检测基因易位 / 融合的"金标准",如检测 *ALK*、*ROS1*、*RET* 基因易位。

FISH 是检测 *MET* 扩增的标准方法。目前临床研究中不同的 FISH 判读标准（Cappuzzo 和 UCCC）均有使用,在实践中建议尽可能采用能够区分出定点扩增和多倍体的 UCCC 标准。相较于 FISH,二代测序（NGS）可用于 *MET* 扩增检测,但与 FISH 检测的对应性比较复杂,并可能遗漏 *MET* 多体,但是 NGS 可同时检测 *MET* 突变和融合等其他变异,且能实现多基因共检,在临床应用更广。

根据《中国非小细胞肺癌 *ALK* 检测临床实践专家共识》推荐,在进行 *ALK* 基因 FISH 结果判读时,对于分离信号肿瘤细胞比例在临界值附近的病例,判读应谨慎,必要时加备注,并建议使用其他技术平台进行复检。对于存在不典型信号时,如单绿信号（5′ 端荧光信号）或伴扩增等,应定义为不典型病例,并建议使用其他技术平台进行复检。FISH 检测 *ALK* 基因易位是经典的检测方法。由于 *EML4-ALK* 易位是倒置易位,有些病例荧光分离信号距离较近,且断裂点附近不稳定,会产生染色体崩塌导致距离更近,加上立体空间位置,可造成假阴性判读结果。另外,在试剂盒判读标准中,*ALK* 单绿信号(5′ 端荧光信号)是被判为阴性的,但有研究显示,部分此类病例经其他技术平台证实存在 *ALK* 基因融合表达,且显示出对 ALK 抑制剂治疗有效。因此,专家共识推荐,对于 FISH 信号不典型病例,应推荐其他技术平台进行复检。

　　ROS1 基因重排 / 融合表达检测各种方法学与 *ALK* 相似,但 IHC 抗体特异性不佳,目前不能直接用于检测 *ROS1* 基因重排 / 融合表达,仅可用于 *ROS1* 基因融合初筛。另外,*ROS1* 融合类型没有出现如 *EML4-ALK* 特别集中的融合形式。基于 qRT-PCR 方法的 *ROS1* 融合基因检测具有较高的灵敏度和特异度,且可与 *ALK* 联合检查。FISH 是检测 *ROS1* 重排的“金标准”。NGS 检测 *ROS1* 基因变异同样可在 DNA 水平上检测重排序列,也可在 mRNA 水平检测融合序列,但由于 *ROS1* 基因序列的特殊性,基于 DNA 水平的 NGS 检测灵敏度受文库探针设计及生物信息分析能力影响较大,应注意假阴性。

　　在 FISH 检测 *RET* 融合时存在以下几点限制:① FISH 检测不能提供关于融合伴侣基因的充分信息,需进一步明确定义阳性结果的临界值(cut-off 值);② FISH 检测对于操作和判读要求相对较高,需有经验丰富的医师判定结果;③有文献报道,FISH 是一种敏感但是非特异的 *RET* 融合检测方法,对于发生了 *RET* 基因重排但未产生实质性基因融合的病例,FISH 可能会出现假阳性的情况,因此对于非典型的 FISH 结果(如单色、伴有信号扩增等),建议使用 RT-PCR 或 RNA NGS 进行进一步验证。除上述因素外,FISH 检测经典 *RET* 融合(*KIF5B-RET*,*CCDC6-RET*)的敏感性最高,分别为 100% 和 95%,其他非经典融合如 *NCOA4-RET* 敏感性仅为 66.7%。这些因素检测时均应引起关注。

(三)二代测序检测结果判读

　　二代测序(NGS)技术能够在 DNA 及 RNA 水平进行更多基因、多位点检测,是近年来应用较多的测序技术。在进行 NGS 检测结果判读时,应充分掌握 NGS 检测平台及试剂的特点和局限性,结合标本情况、检测质控及测序数据等进行综合判读。对于质控不合格或结果不典型病例,报告时应加备注,并建议使用其他技术平台进行复检。NGS 在基因检测中的地位越来越高,除了点突变,也可以检测基因易位,同时可以检测 *EGFR*、*KRAS*、*MET* 等几个乃至几百个基因。根据建库平台不同,其检测的基因分子类型不同。一般情况下,基因融合通过捕获平台在 DNA 水平或扩增子平台在 RNA 水平上进行检测。基于捕获平台检测结果的灵敏度和特异度均很高,而且能够检测到包括已知和未知位点在内的所有易位类型,但是其准确性可能会受捕获探针的覆盖度、标本 DNA 质量,以及生物信息学分析等因素影响。

　　另外,极少数情况下,在 DNA 水平上检测到的基因易位可能并不会引起融合蛋白的表达。在 RNA 水平上采用扩增子的测序方式具有很高的检测灵敏度和特异度,而且极少的 RNA 投入量就能够在转录水平检测到融合基因表达。但是,其检测范围一般仅局限于特定的常见位点,罕见融合可能会漏检。另外,与 RT-PCR 相似,其对于检测环境和标本质量的要求都比较高。

　　鉴于以上两种常用的 NGS 方法均存在一些不足,近年来出现了使用捕获平台同时在 DNA 和 RNA 水平上进行测序的方法,可以在一定程度上提高 ALK 融合检测的准确性和灵敏度,但是,该方法成本较高,RNA 的投入量也比扩增子平台更多。NGS 检测流程复杂,影响因素多。在进行结果判读时,应充分掌握 NGS 检测平台及试剂的特点和局限性,并结合标本情况、检测质控及测序数据等进行综合判读。

(四)实时荧光聚合酶链反应检测结果判读

　　RT-PCR 检测基因的灵敏度和特异度均较强,但其只能检测已知基因类型,所以存在假阴性可能。在进行 RT-PCR 结果判读时,依据每个基因检测试剂盒的特点具体分析检测结果曲线。对于 Ct 值在阈值范围附近的病例,在进行结果判读时需要谨慎对待,需结合标本质量、肿瘤细胞含量、质控情况等综合分析。必要时加备注,并建议使用其他技术平台进行进一步复检。

　　肺癌中 RT-PCR 检测基因变异可以是基于 DNA 的基因突变(如 *EGFR*、*KRAS*、*BRAF*、*ERBB2* 等)和基于 mRNA 的基因融合(如 *ALK*、*ROS1*、*RET*、*NTRK*、*MET* 等)。由于 RT-PCR 基于 PCR 扩增技术,因此实验室内质控与室间质控应制定最严格的技术标准,防止污染。室内质控除了常规设立阳性及阴性对照,还包括不同检测方法比对、不同检测人员比对、新试剂性能验证及定期抽检等,以及定期进行人员培训及数据总结和分析。

(应建明)

笔记

知识要点

肺癌分子分型已成为非小细胞肺癌个体化诊治的重要组成部分,目前已发现的驱动基因变异包括 *EGFR*、*KRAS*、*ALK*、*ROS1*、*RET*、*MET*、*BRAF*、*HER2*、*NTRK1/2/3*、*NRG1/2* 等,并均已有相关靶向药物上市或正在进行临床研究。驱动基因的变异类型包括基因突变、易位/融合、扩增等。不同的驱动基因变异类型需要有相应的检测方法。PD-L1 蛋白表达检测是免疫治疗疗效的预测标记物。准确的基因检测结果是精准治疗的前提。

知识拓展

随着高通量测序技术的发展和普及,越来越多的罕见变异被发现,并研发出新的靶向药物用于临床,同时,新的检测技术也不断涌现,包括液体活检等。肺癌分子分型的需求也逐渐从晚期患者逐渐向术后辅助和术前新辅助患者延伸。新的疗效预测标记物、预后评估及疗效监测标记物也逐渐在临床研究中发现并应用。

● 推荐阅读文献

[1] 陈杰,步宏.临床病理学.北京:人民卫生出版社,2015.

[2] 唐军民,张雷.组织学与胚胎学.3 版.北京:北京大学医学出版社,2014.

[3] TRAVIS W D,BRAMBILLA E,BURKE A P,et al. WHO classification of tumours of the lung,pleura,thymus and heart. 4th. Lyon:IARC Press,2015.

[4] Chinese Society of Clinical Oncology(CSCO)diagnosis and treatment guidelines for head and neck cancer 2018(English version). Chin J Cancer Res,2019,31(1):84-98.

[5] SEEBER A,LEITNER C,PHILIPP-ABBREDERIS K,et al. What's new in small cell lung cancer - extensive disease? An overview on advances of systemic treatment in 2016. Future Oncol,2017,13(16):1427-1435.

[6] 中国非小细胞肺癌 ALK 检测模式真实世界多中心研究专家组,中华医学会病理学分会分子病理学组.中国非小细胞肺癌 ALK 检测临床实践专家共识.中华病理学杂志,2019,48(12):913-920.

[7] 中国抗癌协会肿瘤病理专业委员会,中国临床肿瘤学会肿瘤病理专家委员会,中国临床肿瘤学会非小细胞肺癌专家委员会.中国非小细胞肺癌 PD-L1 表达检测临床病理专家共识.中华肿瘤杂志,2020,42(7):513-521.

[8]《乳腺癌 HER2 检测指南(2019 版)》编写组.乳腺癌 HER2 检测指南(2019 版).中华病理学杂志,2019,48(3):169-175.

[9] 中华医学会病理学分会,国家病理质控中心,中华医学会肿瘤学分会肺癌学组,等.非小细胞肺癌分子病理检测临床实践指南(2021 版).中华病理学杂志,2021,50(4):323-332.

[10] 中国抗癌协会肿瘤病理专业委员会分子病理协作组,中华医学会病理学分会分子病理学组,国家病理质控中心.中国非小细胞肺癌 RET 基因融合临床检测专家共识.中华病理学杂志,2021,50(6):583-591.

笔记

第五章　肺癌的影像诊断及疗效评价

第一节　肺癌影像学特征及鉴别诊断

　　肺癌的影像表现主要因肿瘤部位和大小而异；不同组织学类型的肺癌其生物学行为各异，导致其影像学表现也有所不同。在大体病理形态上肺癌主要分为中央型和周围型。中央型肺癌发生于主支气管及叶、段支气管，多数为鳞状细胞癌、小细胞癌、大细胞癌及类癌等，部分腺癌也可为中央型，影像学检查可表现为肺门肿块或支气管阻塞性改变等。周围型肺癌发生在段以下的支气管，可见于各种组织学类型的肺癌，但以腺癌多见，影像学检查可显示原发肿瘤的形态、轮廓及边缘等。

一、中央型肺癌的影像学表现

（一）X 线表现

　　早期肿瘤局限于支气管腔内，当支气管狭窄程度尚不足以引起通气障碍前，不发生阻塞性改变，胸片上可无异常发现。当支气管进一步狭窄引起通气障碍时，就会引起阻塞性改变。阻塞性肺气肿是最早的改变，表现为透过度增高及肺纹理稀疏。阻塞性肺炎呈局限性斑片状影或肺段、肺叶实变影。阻塞性肺不张导致肺体积缩小、密度增高。肺癌发展到中晚期后，肿瘤向腔外生长和 / 或伴有肺门淋巴结转移时，则可在肺门形成肿块。肺门肿块使肺不张阴影在肺门部密度增高或有肿块突出。发生于右上叶支气管的肺癌，肺门肿块与右肺上叶不张可形成"反 S 征"（图 5-1-1）。

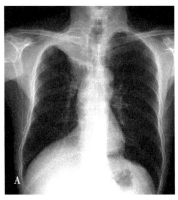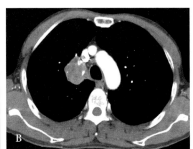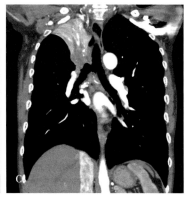

图 5-1-1　右肺上叶中央型肺癌

患者，男，64 岁，干咳伴气短 1 年。胸部正位片（A）示右肺上叶根部肿块与远端不张肺组织相连形成"反 S 征"。增强 CT 轴位（B）及冠状位（C）重建示右肺上叶支气管截断，局部形成软组织肿物，伴远端肺不张，肿物强化程度低于远端肺不张。术后病理为右肺上叶中央型中分化鳞状细胞癌。

（二）CT 表现

　　1. 早期中央型肺癌　CT 可显示支气管轻度狭窄、管壁增厚或腔内结节，也可出现支气管阻塞性改变（图 5-1-2）。

　　2. 中晚期中央型肺癌

　　（1）支气管异常：包括管壁增厚、狭窄、阻塞及腔内结节等。

　　（2）肺门肿块：表现为分叶状或边缘不规则的肿块，可位于某一肺叶支气管周围或附近，常同时伴有远端的阻塞性肺炎或肺不张等改变。阻塞性肺炎表现为受累支气管远端肺组织实变或斑片状模糊影，多

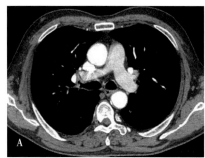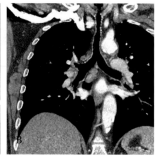

图 5-1-2　右肺上叶早期中央型肺癌

患者,男,61 岁,咳嗽半月余。CT 增强扫描轴位(A)及冠状位(B)重建示右肺上叶支气管管壁稍增厚,管腔略狭窄。术中探查见右肺上叶支气管管壁僵硬,术后病理为中央型高分化鳞状细胞癌。

为散在分布。阻塞性肺不张时则表现为肺叶或肺段的均匀性密度增高并伴有容积缩小。增强扫描可见肺不张近端的肿块轮廓,其强化程度弱于肺不张,密度较肺不张低(图 5-1-1)。

（3）侵犯纵隔结构:中央型肺癌常直接侵犯纵隔结构,特别是受侵犯的血管可表现受压移位、管腔变窄或闭塞、管壁不规则等改变。

（4）纵隔、肺门淋巴结转移:通常以淋巴结短径≥1.0cm 作为诊断转移淋巴结的阈值。平扫 CT 对淋巴结密度评价有利,均匀高密度淋巴结提示良性,增强 CT 可显示肺门淋巴结并评价淋巴结强化特征。NSCLC 常转移至同侧肺门和 / 或相应纵隔引流区淋巴结。SCLC 常引起肺门、纵隔淋巴结广泛转移,并可相互融合成不规则团块状。

（三）磁共振成像表现

肺门肿块在 T_1WI 上呈中等均匀信号,在 T_2WI 多表现为不均匀中高信号。中央型肺癌继发阻塞性肺不张及阻塞性肺炎时,可以通过 T_2WI、弥散加权成像(DWI)及动态增强扫描来区分肺癌与肺不张的分界,有利于中央型肺癌的放疗靶区勾画。T_2WI 上肺不张的信号较肿块信号高,这是由于肺不张可为胆固醇型或在肺不张内有支气管黏液潴留。DWI 技术在鉴别中央型肺癌与肺不张方面具有优势,可以通过信号强度及表观弥散系数(ADC)对两种组织进行区分,肺癌组织 DWI 信号高于肺不张,而 ADC 值低于肺不张。动态增强扫描较易显示肺不张中的肿瘤(图 5-1-3),增强扫描时多数患者肿瘤的 T_1WI 信号低于肺不张,这是由于肺不张内有较多的血流通过。对于肺门、纵隔肿大淋巴结,MRI 易于识别,T_1WI 呈中等信号,T_2WI 呈略高信号。

（四）正电子发射计算机体层显像表现

肺门区肿块表现为团块状、结节状或不规则形放射性浓聚,放射性摄取增高程度与肿瘤恶性程度相关,最大标准摄取值(maximum standard uptake value,SUV_{max})多高于 2.5(图 5-1-4),分化好的肺癌 SUV_{max} 可低于 2.5。较大肿瘤中心可因坏死或空洞形成,表现为环形放射性浓聚或不均匀性放射性浓聚。当中央型肺癌伴阻塞性肺不张或肺炎时,可形成"彗星征",即明显放射性浓聚的肿块伴远端有放射性摄取但程度远低于肿瘤的阻塞性改变。转移淋巴结呈单发结节状或融合团块状放射性浓聚。

二、周围型肺癌的影像学表现

（一）X 线表现

早期常表现为结节状或无一定形态的小片状阴影,少数可呈空洞、条索状,边缘多毛糙、模糊,只有少数分化好、生长慢的肿瘤边缘才较清晰,靠近胸膜者可侵及胸膜形成胸膜凹陷征。肿瘤逐渐发展可形成分叶状肿块,如呈浸润性生长则边缘毛糙常有短毛刺。如肿块较大,中心可坏死形成空洞,一般为厚壁空洞,内缘凹凸不平。胸片显示肿瘤有钙化者占 1%~2%。

（二）CT 表现

病灶大小、形态、密度、内部结构、瘤 - 肺界面、强化特征及倍增时间等是重要的诊断指征。放射学上通常将肺内直径≤3cm 的局限性病灶称为结节,直径 >3cm 者称为肿块,而孤立性肺结节(solitary

笔记

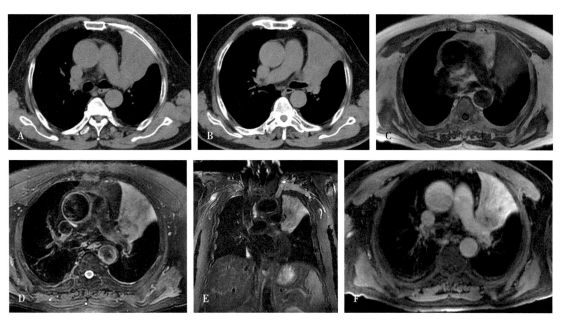

图 5-1-3 左肺上叶中央型肺癌

患者,男,71 岁,咳嗽、痰中带血 1 个月。CT 平扫轴位(A、B)示左肺上叶支气管截断,局部形成软组织肿物,伴远端阻塞性肺不张,肿物与不张肺组织分界不清。MRI 平扫和增强扫描示左肺上叶根部肿物,轴位 T_1WI(C)呈等信号,轴位 T_2WI(D)、冠状位脂肪抑制 T_2WI(E)及轴位增强扫描(F)图像上在阻塞性肺不张中显示肿瘤瘤体的轮廓,其信号强度及强化程度低于肺不张。术后病理为中央型中分化鳞状细胞癌。

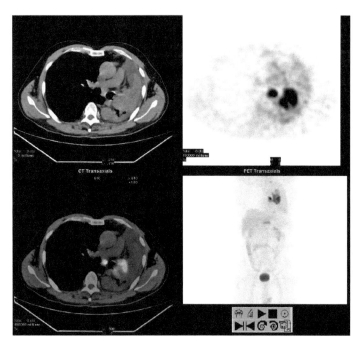

图 5-1-4 左肺中央型肺癌

患者,男,68 岁,外院 CT 发现左肺门肿物半年。PET/CT 示左主支气管根部肿物,放射性摄取增高,SUV_{max} 8.1,左主支气管截断,远端肺不张。纵隔 7 区淋巴结放射性摄取增高,SUV_{max} 9.5(左上图为 CT,右上图为 PET,左下图为 PET/CT 融合图像,右下图为 PET 最大密度投影)。术后病理为左肺中央型中分化鳞状细胞癌,纵隔 7 区淋巴结转移。

笔记

pulmonary nodule,SPN)是指肺实质内直径≤3cm 的单发圆形或类圆形病灶。肿瘤直径 >3cm 者 93%~99% 为恶性。随着近年来低剂量螺旋 CT(LDCT)广泛应用于肺癌筛查,肺内小结节的检出率明显增高。

1. 结节密度　通常将肺内非钙化结节分为三大类(图 5-1-5),即实性结节、部分实性结节(又称混合磨玻璃密度结节)及非实性结节(又称纯磨玻璃密度结节),后两者又统称为亚实性结节。实性结节定义为病灶完全掩盖肺实质;部分实性结节为病灶遮蔽部分肺实质;非实性结节为病灶没有遮盖肺实质,支气管和血管可以辨认(图 5-1-5)。结节密度与其恶性风险密切相关,在 LDCT 肺癌筛查检出的肺结节中,部分实性结节恶性概率最高,达 60% 以上。

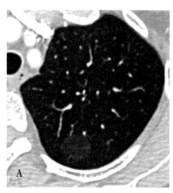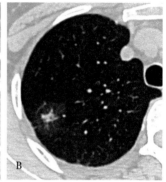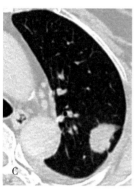

图 5-1-5　肺结节三种密度类型
A. 非实性结节(纯磨玻璃密度结节);B. 部分实性结节(混合磨玻璃密度结节);C. 实性结节。

2. 结节内部征象

(1)细支气管充气征:为病灶内细条状空气密度影,或呈小泡状空气密度影,见于连续数个相邻的层面,为扩张的细支气管,多见于分化程度较高的腺癌。

(2)空泡征:一般指结节内 1~3mm 的小灶性透光区,通常认为是未被肿瘤充填的残余含气肺泡,或充气支气管的轴位相。常见于腺癌,常与支气管充气征同时存在。

(3)空洞与囊腔:指病灶内较大的圆形或类圆形含气透亮区,空洞多系肿瘤组织坏死液化物与支气管相通、排出而形成,多见于直径 >3cm 的肿块,在鳞状细胞癌中占 7%~15%,腺癌中占 2%,极少有小细胞癌出现空洞的报道。空洞可为中心性,也可为偏心性,空洞壁厚度多为 0.5~3cm,偏心厚壁空洞和内壁凹凸不平多支持肺癌的诊断。囊腔通常认为一部分是肺大疱或肺囊肿壁上发生的癌,一部分为肿瘤内部形成活瓣效应所致,病变可以位于囊腔一侧生长,也可以围绕囊腔生长,囊腔壁多不均匀,肿瘤的主要成分可以是实性,也可以磨玻璃成分为主。

(4)钙化:6%~10% 肺癌内可出现钙化。钙化位于结节 / 肿块中央,呈网状、弥漫小点"胡椒末"状及不定形者多为恶性;位于边缘的结节状钙化可能是原有的良性钙化被肿瘤包入;弥漫性致密钙化、分层样或爆米花状钙化时几乎全部为良性。

3. 结节边缘征象

(1)分叶征:表现为肿瘤边缘具有切迹,凹凸不平,在周围型肺癌的出现率达 80% 以上(图 5-1-6)。

(2)毛刺征:表现为自瘤体边缘向周围肺野伸展、呈放射状、无分支的线状影,近瘤体处可略粗(图 5-1-6)。HRCT 图像上肺腺癌毛刺征出现率可达 90% 以上。孤立性转移瘤和良性病变也可有毛刺,但远较肺癌少见。炎性病变多表现为粗长毛刺。

4. 结节周围征象

(1)胸膜凹陷征:表现为结节边缘的 1 条或 2 条以上线状影,以小三角形或喇叭口状影止于邻近胸膜,主要由肿瘤内成纤维反应造成的瘢痕收缩牵拉局部胸膜所致,但前提条件是胸膜没有粘连,以腺癌最为常见。

(2)血管集中征 / 集束征:表现为一支或几支血管到达瘤体内或穿过瘤体、肺血管被牵拉向肿瘤移位、血管到达瘤体边缘截止。反映了肿瘤结节与肺内血管之间的密切关系,动静脉均可累及,以腺癌发生

笔记

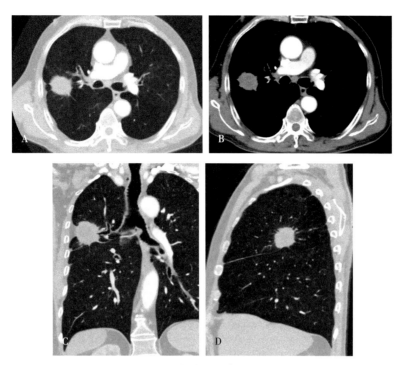

图 5-1-6　右肺上叶高分化腺癌

患者,男,77 岁,阵发性咳嗽伴咳痰 5 个月。CT 增强扫描轴位(A、B)及冠状位(C)、矢状位(D)示右肺上叶后段结节,浅分叶,边缘可见毛刺及胸膜牵拉凹陷,侵及水平叶间胸膜。肺穿刺活检病理为高分化腺癌。

率较高。

(3)与小支气管的关系:可见局部小支气管截断、狭窄及不规则等改变。

5. 强化特征　强化程度与病变内的微血管密度和对比剂进入细胞外液的多少有关,通常恶性结节的强化程度高于良性结节。CT 净强化值低于 15Hu 高度提示为良性结节;肺癌净强化值多在 20~40Hu;高强化可见于肺良性病变,如炎症、硬化性肺泡细胞瘤,也可见于类癌。鉴于良恶性病变强化值有很大重叠,强化程度对肺 SPN 的诊断价值需要综合评价。

6. 倍增时间　是指肿瘤体积增长 1 倍(直径增长约 26%)所需的时间。肺癌的倍增时间差异较大,实性结节的倍增时间一般在 30~400 天(图 5-1-7),而磨玻璃结节(GGN)具有鲜明的惰性生物学行为,其倍增时间大于 400 天,通常在 800 天以上。倍增时间小于 30 天者多为良性(炎性病变)。

(三)MRI 表现

1. 肺外周结节或肿块 T_1WI 呈等信号,T_2WI 呈中高信号,信号多不均匀。

2. MRI 也可显示肿瘤结节的边缘毛糙、分叶征和胸膜凹陷征(图 5-1-8)。

3. MR 增强扫描及动态增强扫描对鉴别孤立性肺结节有一定的价值

(1)肺癌结节边缘强化为主,同时内部也有强化。

(2)肺脓肿和结核瘤呈环状强化,错构瘤强化不明显或内部呈网格状强化。

(四)PET/CT 表现

1. 表现为肺外周的放射性高摄取灶,SUV_{max} 一般高于 2.5(图 5-1-9、图 5-1-10)。

2. 少数生长缓慢的肿瘤如磨玻璃结节(GGN)类型的腺癌、部分类癌、分化较好的腺癌可因代谢活性较低而呈假阴性。

3. 纵隔、肺门转移淋巴结呈单发结节状或融合团块状放射性摄取。良性陈旧淋巴结或肉芽肿淋巴结也可呈高摄取,此时应结合平扫 CT 淋巴结的密度,鉴别困难的需要进一步进行经支气管针吸活检术(TBNA)或纵隔镜活检。

笔记

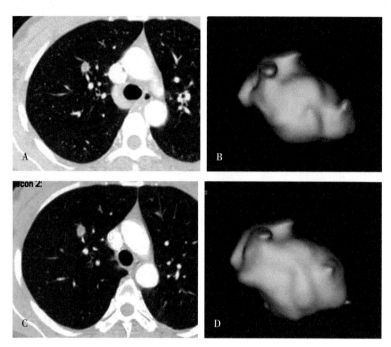

图 5-1-7 右肺上叶腺癌

患者,女,36 岁,查体发现右肺上叶结节。CT 轴位(A)和三维重建(B)示右肺上叶前段结节,边缘可见短毛刺,体积为 632mm³。5 个月后复查,CT 轴位(C)示病灶无明显变化,三维重建(D)示体积增大,为 868mm³,与第一次 CT 比较,体积增长 37%,倍增时间为 327 天。术后病理为中分化腺癌。

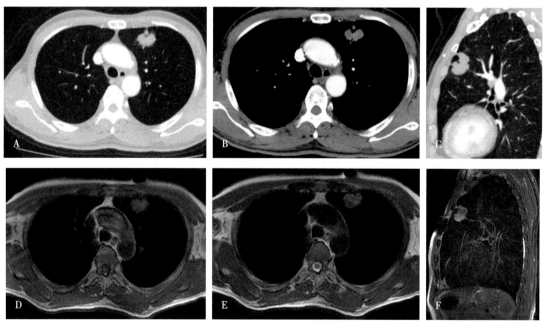

图 5-1-8 左肺上叶鳞状细胞癌

患者,男,66 岁,体检发现左肺上叶肿物 1 周。CT 轴位(A、B)及矢状位(C)示左肺上叶前段结节,深分叶,牵拉前胸壁胸膜。MRI 中,T_1WI(D)呈等信号,T_2WI(E)及脂肪抑制 T_2WI(F)呈不均匀中高信号,可见分叶征及胸膜牵拉征。术后病理为低分化鳞状细胞癌。

笔记

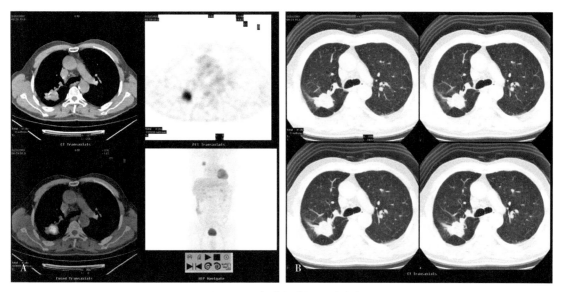

图5-1-9　右肺上叶周围型腺癌

患者,男,65岁,查体发现右肺上叶肿物5年。PET/CT(A)示右肺上叶后段肿物,放射性摄取增高,SUV_{max} 4.6。CT(B)示肿物呈分叶状,边缘可见多发毛刺,牵拉局部侧胸膜及斜裂胸膜,内部可见散在粗大钙化。术后病理为中分化腺癌。

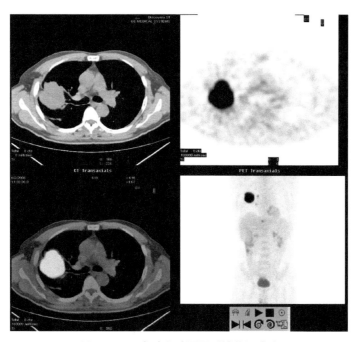

图5-1-10　右肺上叶周围型鳞状细胞癌

患者,男,62岁,咳嗽、咳痰、痰血1月余。PET/CT示右肺上叶前段分叶状肿物,放射性摄取增高,SUV_{max} 14.2。术后病理为低分化鳞状细胞癌。

三、不同组织学类型肺癌的影像学表现

不同组织学类型的肺癌具有各自的生物学行为及病理特征,其影像学表现也有相应的特点。熟悉不同组织学类型肺癌的影像学表现特点有助于对其进行初步判断,可为临床进一步诊断、治疗提供有价值的线索。需要指出的是,肺癌的临床诊治必须以活检获得组织病理学或细胞学诊断为依据。

(一)腺癌

典型表现为周围肺野的孤立性肺结节或肿块(见图 5-1-6),可为实性、部分实性或非实性,实性病灶常有分叶、毛刺、胸膜凹陷、支气管充气征及空泡等征象。不典型表现包括:①空腔,少见,囊腔多见。如为空洞,则表现为偏心、壁厚薄不均,与鳞状细胞癌相比其特点是空洞较小,多小于1cm,可多发,无液平,少见典型壁结节;如为囊腔,则表现为囊腔壁一侧生长或围绕囊腔生长,多不均匀,肿瘤的主要成分可以是实性,也可以是以 GGN 为主。②中央型或支气管内肿瘤伴气道阻塞性改变。③肺实变 / 肺炎样改变,腺癌如黏液腺癌可有此表现,增强扫描可见血管造影征(图 5-1-11)。④弥漫浸润性病变,可累及整个肺叶,表现为肺叶内多发结节和条索影,亦可合并癌性淋巴管炎。⑤沿胸膜弥漫浸润形成假间皮瘤样表现。此外,腺癌常见肺门及纵隔淋巴结转移,一方面实性肺腺癌即使原发灶很小也可发生明显的淋巴结转移及全身转移,另一方面即使很小的淋巴结也可能为转移淋巴结。

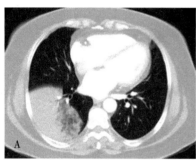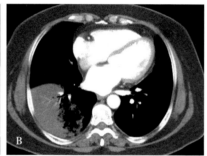

图 5-1-11 右肺下叶腺癌

患者,女,68 岁,咳嗽半年。CT 增强扫描(A、B)示右肺下叶实变影,其内可见支气管充气征及蜂窝状影及血管造影征。术后病理为浸润性黏液腺癌。

(二)鳞状细胞癌

约 2/3 为中央型肺癌,肿瘤多为局限性生长,直接侵犯邻近结构,并可引起远端各种不同程度的阻塞性改变,增强扫描肿瘤可有中度强化。早期中央型鳞状细胞癌表现为支气管偏心性增厚,无阻塞性改变,胸部 X 线检查难以检出,CT 扫描可以发现支气管管壁增厚并可有强化。肿瘤逐渐长大呈息肉样突入支气管腔内,呈杯口状或截然中断,远端出现阻塞性肺炎或肺不张。有时肺不张的支气管内可充满黏液,CT 表现为低密度的分支状阴影。肿瘤进一步向管壁外生长侵犯肺门及纵隔内结构。

约 1/3 的鳞状细胞癌为周围型,初诊时肿块常已较大,呈圆形或分叶状,也可呈不规则形。边缘清楚或有长的毛刺,与腺癌的放射状短毛刺有所不同。肿瘤远端常可见到阻塞性炎症,亚段或亚段以下肺不张。周围型鳞状细胞癌常直接侵犯邻近结构如胸膜、胸壁软组织、肋骨、脊椎、纵隔等,靠近叶间裂者可跨叶生长。

鳞状细胞癌常发生角化坏死,是最易产生空洞的类型(图 5-1-12)。洞壁厚薄不均,有时洞内可见少量液体。钙化可沉积于坏死组织中,呈小的散在无定形钙化。原有的肺内钙化被肿瘤吞噬者多呈粗颗粒状,位于肿瘤的外围。

(三)小细胞肺癌

多表现为中央型(图 5-1-13),发生在肺门附近的大支气管,浸润性强,早期即沿黏膜下生长并常侵犯管壁外肺实质,呈长段侵犯,与鳞状细胞癌向支气管腔内生长形成阻塞性改变有所不同,并易与肺门、纵隔肿大淋巴结融合成团块,极少有空洞形成。约 5% 小细胞肺癌表现为周围型。小细胞肺癌 CT 扫描可有如

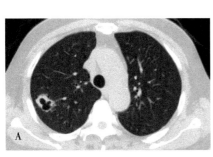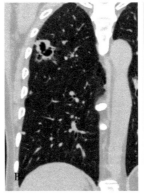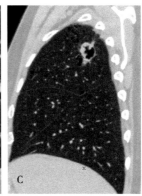

图 5-1-12　右肺上叶鳞状细胞癌

患者,男,70 岁,咳嗽 4 月余。CT 轴位(A)、冠状位(B)及矢状位(C)示右肺上叶尖段空洞样病灶,约 1.8cm × 2.2cm,空洞壁厚薄不均,最厚处约 6mm,内壁不光滑,病灶边缘见索条影。术后病理为中 - 低分化鳞状细胞癌。

下表现:①支气管管壁增厚,如肿瘤沿叶及多段支气管浸润而又未出现肺不张时,可呈多环形改变,为较早期的中央型小细胞肺癌特有的征象。②以肺门及纵隔淋巴结肿大为主,而无明显周围肿物。③肺实质内的结节或肿块,伴有不同程度的肺门淋巴结肿大。如肿瘤围绕邻近多支细支气管生长可呈相邻的多个结节。约 4% 的小细胞肺癌表现为孤立性肺结节,约 4% 表现为孤立性肺结节的是小细胞肺癌(图 5-1-14)。④以阻塞性肺炎及肺不张表现为主。

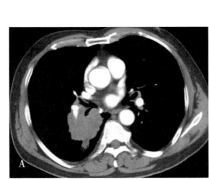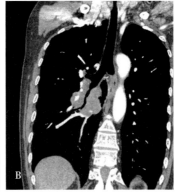

图 5-1-13　右肺下叶小细胞肺癌

患者,男,58 岁,刺激性咳嗽 1 年余。CT 增强扫描轴位(A)及冠状位(B)图像示右肺下叶根部较大肿物,包绕支气管生长。术后病理为小细胞肺癌。

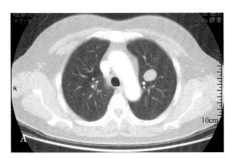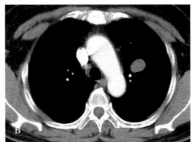

图 5-1-14　左肺上叶小细胞肺癌

患者,女,57 岁,查体发现左肺肿物 3 天。CT 增强扫描轴位(A、B)示左肺上叶前段孤立性肺结节,密度均匀,浅分叶,边缘光滑无毛刺。术后病理为小细胞肺癌。

 笔记

（四）大细胞癌

肿瘤生长快,可在短期内迅速增大,易早期转移至纵隔、脑。大多数为周围型,少数为中央型,就诊时肿瘤往往很大(直径多 >4cm),呈圆形或卵圆形,边缘分叶,轮廓光整,罕见毛刺,很少有空洞形成,瘤内可有钙化(图 5-1-15)。CT 扫描有时可见肿瘤中有斑片状的较低密度坏死区。

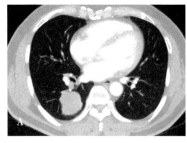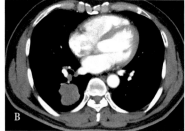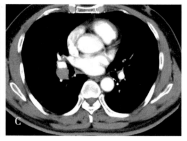

图 5-1-15　右肺下叶大细胞癌

患者,男,49 岁,间断咳嗽 1 个月。CT 增强扫描(A~C)示右肺下叶肿物,分叶状,边缘尚光整,未见毛刺,伴右肺门淋巴结肿大。术后病理为大细胞神经内分泌癌。

（五）类癌

类癌分典型类癌和不典型类癌两种。中央型类癌表现为支气管腔内生长的肿瘤,伴不同程度的阻塞性改变,CT 增强扫描常有明显强化(图 5-1-16)。周围型类癌表现为边缘光滑的结节或肿物,密度均匀,空洞形成及不规则边缘少见,钙化少见,有时与肺内良性肿瘤如错构瘤、硬化性肺泡细胞瘤难以鉴别。不典型类癌影像学表现无特征性,往往与一般常见类型的肺癌难以区别(图 5-1-17)。

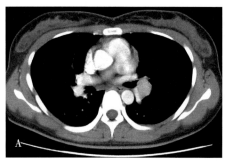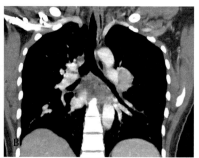

图 5-1-16　左肺上叶类癌

患者,女,33 岁,间断痰中带血 3 年余,胸痛 1 个月余。CT 增强扫描轴位(A)和冠状位(B)示左肺上叶支气管腔内结节,均匀强化,阻塞左肺上叶支气管,并侵及支气管壁外。术后病理为类癌。

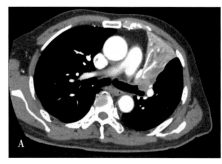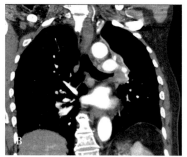

图 5-1-17　左肺上叶不典型类癌

患者,男,73 岁,间断咳嗽 1 个月。CT 增强扫描轴位(A)和冠状位(B)示左肺上叶支气管腔内结节,中度强化,凸入左主支气管,阻塞左肺上叶支气管,与远端肺不张分界欠清楚。术后病理为不典型类癌,淋巴结转移 2/34(气管隆嵴下)。

笔记

（六）腺鳞癌

由腺癌和鳞状细胞癌两种成分组成,根据 WHO 诊断标准每种成分至少占 10% 才可诊断。以周围型多见,肿瘤无特征性影像表现,与腺癌、鳞状细胞癌等难以鉴别(图 5-1-18)。

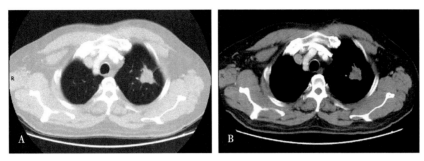

图 5-1-18　左肺上叶腺鳞癌

患者,男,66 岁,咳嗽伴痰中带血半个月。CT 增强扫描(A、B)示左肺上叶不规则结节,边缘可见多发长毛刺,牵拉邻近胸膜。术后病理为中 - 低分化腺鳞癌。

（七）肉瘤样癌

影像表现常为较大肿物,密度不均匀,有坏死,容易侵犯胸膜或胸壁,多有肺门和纵隔淋巴结转移,很难与其他非小细胞肺癌区分(图 5-1-19)。

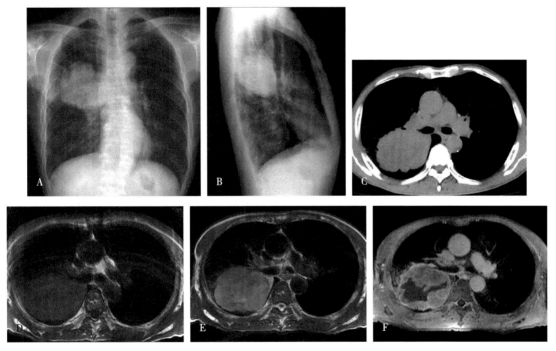

图 5-1-19　右肺上叶肉瘤样癌

患者,男性,71 岁,咳嗽、痰中带血 1 月余。胸部正位(A)和侧位(B)示右肺上叶后段巨大分叶状肿物。CT 平扫(C)示肿物呈软组织密度,其内密度欠均匀,边缘明显分叶。MRI 平扫 T_1WI(D)呈低信号,T_2WI(E)呈不均匀高信号,增强扫描(F)呈不均匀强化,其内可见无强化的坏死区。术后病理为肉瘤样癌。

（八）小涎腺来源的肿瘤

主要类型为腺样囊性癌和黏液表皮样癌。腺样囊性癌多位于气管、主支气管和叶支气管腔内,好发于气管侧壁或侧后壁邻近软骨与膜部交界处,也常呈环周浸润性生长,可在管腔外形成较明显肿物,CT 扫描密度常较低,平扫密度低于或与肌肉基本相同,增强后强化不明显,一般低于肌肉(图 5-1-20)。黏液表皮样癌多位于主支气管、叶支气管、段支气管,有时骑跨在气管隆嵴处,少部分位于外周肺内,CT 增强扫描病变常明显强化,密度高于肌肉,钙化相对常见(图 5-1-21)。

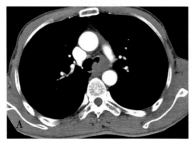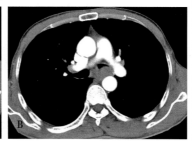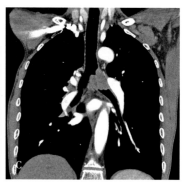

图 5-1-20　左主支气管腺样囊性癌

患者,男,55 岁,刺激性咳嗽、痰中带血 1 月余。CT 轴位(A、B)及冠状位(C)重组示左主支气管起始处肿物,轻 - 中度强化,起源于后壁,累及管壁 3/4 周以上,向管壁内外生长,突向腔内为主。术后病理为腺样囊性癌。

四、鉴别诊断

(一)中央型肺癌

中央型肺癌的诊断要点是发现段以上支气管腔内结节或肿块,支气管壁增厚、狭窄与阻塞,以及肺门肿块和并发的阻塞性肺炎和肺不张。纵隔结构受侵及淋巴结肿大也是诊断的重要依据。

1. 中央型肺癌的阻塞性肺炎需与一般肺炎或肺结核的浸润病灶鉴别。

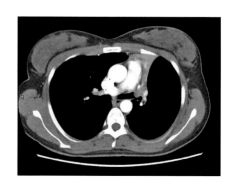

图 5-1-21　左肺上叶支气管黏液表皮样癌

患者,女,22 岁,咳嗽、气短 2 月余。CT 增强扫描轴位示左肺上叶支气管腔内结节,中度以上强化,伴左肺上叶不张。术后病理为黏液表皮样癌。

(1)阻塞性肺炎临床症状较轻,经抗炎治疗不易吸收,或在同一位置病变反复出现。一般肺炎急性感染症状较重,抗炎 1~2 周后即有好转。

(2)肺结核病变可表现为多节段或多叶受累,病变分布相邻或不相邻,无肺门肿块或“反 S 征”,并且临床上常伴结核中毒症状。

2. 中央型肺癌引起的肺不张应与结核及慢性肺炎的肺不张鉴别。

(1)结核及肺炎肺不张均无肺门肿块,肺叶、肺段支气管通畅,可见支气管充气征。结核性肺不张常见支气管扩张和钙化灶,周围有卫星灶。

(2)肺癌所致的支气管狭窄较局限,呈杯口状或鼠尾状狭窄或中断,而支气管结核的狭窄范围较长,常见病变段支气管的狭窄与扩张相间,一般管壁增厚较轻,不形成管壁肿块,有时管壁可见到钙化。

(3)结核所致的肿大淋巴结其发病部位与淋巴引流区通常无明显相关性,可有钙化或边缘环形强化。

(4)肺癌的转移淋巴结与引流区分布有关,淋巴结边缘环形强化偶可见于鳞状细胞癌的转移,但罕见于腺癌、小细胞癌。

3. 与支气管腔内良性肿瘤进行鉴别。

(1)支气管腔内良性肿瘤,如血管瘤、纤维瘤、脂肪瘤、错构瘤等,较为罕见,亦可引起支气管的狭窄与阻塞,但病变常较小而局限,不向腔外生长,CT 薄层扫描可见瘤内有脂肪(脂肪瘤)或脂肪及钙化(错构瘤)或软组织密度,表面光滑。

(2)肺癌主要表现为管壁增厚、管腔向心性狭窄及瘤表面凹凸不平,相对容易鉴别。发生于气管、支气管的类癌、黏液表皮样癌的影像学表现有时与中央型鳞状细胞癌鉴别有一定困难,后者诊断时多有较大

笔记

肿物向腔外侵犯,类癌常明显强化。

（二）周围型肺癌

周围型肺癌的诊断要点是外围肺组织内发现结节或肿块,直径3cm以下者多有空泡征、支气管充气征、分叶征、毛刺征及胸膜凹陷征。直径较大者可有分叶征,肿块内可发现癌性空洞。CT增强扫描时,肿块可有中等以上强化。如果同时发现肺门和纵隔淋巴结肿大,则更有助于肺癌的诊断。

1. 与结核球、炎性假瘤、肺隔离症、球形肺不张等进行鉴别。

（1）结核球边缘清楚,无毛刺,无分叶,肿块内可有点状或斑片状钙化,病变周围常有"卫星灶",如有空洞形成,多为中心性空洞,洞壁规则、较薄。

（2）炎性假瘤一般形态不规则,边缘可有粗长毛刺,邻近胸膜可明显增厚、粘连,抗炎治疗后可缩小。

（3）肺隔离症属少见的先天性肺发育异常,其血供来自体循环系统动脉。发生在成人的肺隔离症多为肺内隔离肺,好发生在肺的基底部,发生在左下叶后基底段者约占75%,其影像学表现取决于隔离肺的体积及有无感染,影像学检查显示异常供血血管时即可确诊。

（4）球形肺不张常见于胸膜炎及积液吸收后,由于局部胸膜粘连,限制了肺的扩张所致的特殊类型肺不张,多位于肺底或肺的后部,呈圆形或类圆形边缘清楚的肿物。CT扫描可显示支气管、血管束呈弧形向肿物中心卷入,呈"彗星尾状"改变,并有邻近肿物的局限性胸膜增厚。

2. 与错构瘤、硬化性肺泡细胞瘤等肺良性肿瘤进行鉴别。

（1）错构瘤边缘光滑、清楚,有浅分叶或无分叶,瘤内可有脂肪及钙化,典型者呈"爆米花"状钙化。

（2）硬化性肺泡细胞瘤过去曾被认为是炎性假瘤的一种,而实际上是来源于肺泡上皮的良性肿瘤。其好发于中年女性,呈圆形或卵圆形,边缘光整,平扫密度均匀,有时有小低密度区和粗大点状钙化,偶尔可见囊性变,增强后有中度至明显强化。

3. 与其他恶性肺肿瘤如孤立性肺转移瘤、肺肉瘤、类癌等进行鉴别。

（1）孤立性肺转移瘤病变边缘光滑,可有浅分叶,少数也可有毛刺,尤其是原发肿瘤为腺癌(如乳腺癌、结肠癌)者,影像学表现有时很难与原发性肺癌鉴别,主要应结合原发肿瘤病史,提出鉴别诊断。

（2）肺肉瘤较少见,多见于肺周边部,发现时常已很大,1/3患者的瘤体直径在10cm以上,常有明显分叶,边缘一般光整,无毛刺征,密度多均匀,少数可坏死形成厚壁空洞,可伴瘤内钙化,少数有肺门、纵隔淋巴结转移。

（3）类癌一般体积较小,边缘光整,不易形成坏死空洞。

> **知识要点**
>
> 中央型肺癌发生在主支气管及叶、段支气管,表现为支气管腔内结节或肿块,支气管壁增厚、狭窄与阻塞,以及肺门区肿块和并发的阻塞性改变。
>
> 周围型肺癌发生在段以下的支气管,表现为肺外周结节或肿块,常为单发,分叶状,边缘有毛刺,胸膜牵拉,远端可有阻塞性改变。
>
> 胸内直接侵犯、胸内转移和/或远处转移是诊断肺癌的重要依据。

> **知识拓展**
>
> **人工智能在肺癌影像诊断中的应用**
>
> 影像组学概念于2010年被引入,是将医学影像学数据转化为大量的定量特征,用来描述肿瘤的形态、大小和纹理等,用于肿瘤的诊断、疗效评估等方面。影像组学分析主要包括图像分割和定量特征提取两个步骤。目前,影像组学分析结果存在的主要问题是一致性较差。
>
> 深度学习是机器学习的一种,也称为深度神经网络学习,由多层级联的非线性处理单元构成,能够进行多层次特征学习。在医学影像领域,卷积神经网络(CNN)最为常用,如AlexNet、GoogLeNet和ResNet等。深度学习应用于影像分析是在给定任务的条件下,由模型自主学习图像、同时完成模

笔记

式识别或推理计算,特征提取的过程是自动且任务依赖的,算法既扮演"特征的创造者",又扮演"特征的学习者"。

人工智能在肺癌中的应用领先于其他肿瘤,在肺结节的检出、自动分割方面已相对比较成熟,超过了影像医生的平均水平,已成为辅助影像医生工作的有力工具。在肺结节的良恶性分类诊断方面,进展很快,已接近或达到影像医生的平均水平。此外,人工智能在肺癌影像科研领域中,对肺癌分期、磨玻璃结节(GGN)侵袭性的判断、GGN 自然生长史的预测、肺癌疗效预测和评估等都取得了一定的研究成果。海量、标准化的图像数据是保证人工智能可靠性和准确性的关键因素,但人工智能中间过程的"黑盒"制约着其发展和临床应用,还需进行深入研究和探讨。

(赵世俊　王建卫)

● 推荐阅读文献

[1] 伍建林,王云华,吴宁.肺癌综合影像诊断学.北京:科学出版社,2019.

[2] 周纯武,赵心明.肿瘤影像诊断图谱.2 版.北京:人民卫生出版社,2018.

[3] 刘士远.中华临床医学影像学胸部分册.北京:北京大学医学出版社,2015.

[4] 刘士远,陈起航,吴宁.实用胸部影像诊断学.北京:人民军医出版社,2012.

[5] TRAVIS W D,BRAMBILLA E,BURKE A P,et al. WHO classification of tumours of the lung,pleura,thymus and heart. 4th. Lyon:IARC Press,2015.

[6] KLIGERMAN S,WHITE C. Imaging characteristics of lung cancer. Semin Roentgenol,2011,46(3):194-207.

第二节　肺磨玻璃结节的鉴别

随着胸部薄层 CT 的广泛应用,肺磨玻璃结节(ground-glass nodule,GGN)的检出率显著提高。由于持续存在的肺 GGN 具有恶性概率高而生物学行为惰性的特征,故困扰着广大医务工作者及患者,成为近十余年来研究的一大热点。本节重点介绍肺 GGN 的影像学定义及分类、病理基础及其影像表现与病理亚型的相关性。

一、肺磨玻璃结节的影像学定义及分类

磨玻璃密度影(ground-glass opacity,GGO)是指在高分辨率 CT 上,局部肺组织呈模糊的轻度密度增高影,但未掩盖其内的支气管血管结构,犹如"磨砂玻璃"而得名,与其相对应,掩盖支气管血管结构则为实性。根据 GGN 内是否含有实性成分,将其分为仅含有磨玻璃成分的纯磨玻璃结节(pure ground-glass nodule,pGGN)和同时含有磨玻璃成分与实性成分的部分实性结节(part-solid nodule,PSN)两大类。需指出,肺 GGN 又称为亚实性结节(subsolid nodule,SSN);pGGN(图 5-2-1)又称为非实性结节(non-solid nodule,NSN);PSN(图 5-2-2)又称为混合磨玻璃结节(mixed ground-glass nodule,mGGN)。

然而,在实际临床工作中,不同影像诊断医师或同一影像诊断医师不同时间对肺结节的分类会存在差异,造成差异的主要原因在于判断结节内是否含有实性成分具有一定主观性。大多数学者认为应于胸部高分辨率 CT 多平面重组、肺窗条件下观察 SSN 内是否存在掩盖肺纹理的实性密度区,若存在则为部分实性结节,若不存在则为 pGGN。有些难以确定是否有实性成分的情况下,可以参考 CT 值,通常认为 CT 值 −300Hu 以上认为有实性成分。

二、肺磨玻璃结节的病理基础

GGO 的形成原理是肺泡腔内的含气量减少但肺泡腔没有完全闭塞,形成机制包括以下几种可能:一是肿瘤细胞以贴壁方式沿肺泡壁蔓延生长,导致肺泡壁均匀或不均匀增厚;二是肺间质增厚、水肿、纤维化;三是肺泡部分塌陷;四是局部毛细血管的血容量增加;五是正常呼气末状态。

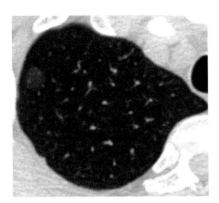

图 5-2-1　纯磨玻璃结节

右肺上叶结节,表现为局灶性肺组织密度轻度增高,但未掩盖其内正常走行的支气管血管结构,其内未见实性密度,故为纯磨玻璃结节,或称为非实性结节。

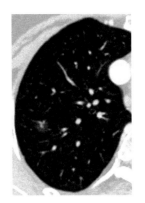

图 5-2-2　部分实性结节

右肺上叶结节,其内同时含有磨玻璃密度及实性密度,故为部分实性结节,或称为混合磨玻璃结节。

　　GGN 是一类 CT 征象的描述用语,其本身代表一种非特异性 CT 表现,多种病理生理过程或疾病均可在 CT 上表现为这种征象。短暂存在的肺 GGN 病理上多为局灶性出血、间质水肿、感染性病变等。而持续存在的肺 GGN 病理上多为肺腺癌或癌前病变,其生长遵循从不典型腺瘤性增生(atypical adenomatous hyperplasia,AAH)、原位腺癌(adenocarcinoma in situ,AIS)、微浸润腺癌(minimally invasive adenocarcinoma,MIA)到浸润性腺癌(invasive adenocarcinoma,IAC)的自然进展规律;少数为良性病变,如机化性炎症、局灶性纤维化或细支气管腺瘤等。

三、肺磨玻璃结节影像学表现与病理亚型的相关性

　　不同病理类型的肺 GGN 的影像表现不同,但也有重叠。目前认为,肺 GGN 的存在时间、结节类型、大小、密度、体积、质量、形态学特征及随访期间的变化对其良恶性及侵袭性的鉴别具有重要参考价值。形态学特征包括病灶形状、边缘、瘤 - 肺界面、内部结构及邻近结构,如圆形或类圆形、分叶、毛刺、空泡征、充气支气管征及胸膜牵拉征等。

(一)肺磨玻璃结节的良恶性鉴别

　　首先,肺 GGN 是否持续存在为良恶性鉴别的关键。目前推荐至少间隔 3 个月复查以确定 GGN 是否持续存在。短暂存在的肺 GGN 为良性,而持续存在的肺 GGN 多数(约 80%)为肺腺癌或癌前病变。

　　其次,首次发现的肺 GGN 的瘤 - 肺界面、形状、边缘等特征是其良恶性鉴别的重要参考因素。若肺 GGN 的瘤 - 肺界面模糊不清、形状不规则,其为良性病变如局灶性炎症或出血的概率较高。若肺 GGN 的边界清晰、再同时具有分叶征、空泡征或胸膜牵拉征等征象时则需警惕为恶性病变。

　　最后,肺 GGN 在随访期间的变化规律能帮助其定性。若肺 GGN 在短期内迅速增大或缩小,或部分实性结节内实性成分逐渐消散,则其为感染性病变的概率较大。影像上表现为 GGN 的肺腺癌或癌前病变具有鲜明的惰性生物学行为,其在长期随访过程中可稳定存在或缓慢生长数年甚至数十年,仅少数表现出快速生长,其倍增时间大于 400 天,通常在 800 天以上。

　　肺 GGN 的良恶性鉴别需综合以上因素综合分析。

(二)肺磨玻璃结节浸润程度的鉴别

　　持续存在的肺 GGN 病理上多为肺腺癌(包括 IAC 和 MIA)或癌前病变(包括 AIS 和 AAH)。这四种病理亚型的肺 GGN 的影像学表现不同,但也会有重叠,现阶段其鉴别仍主要依据肺 GGN 的结节类型、大小、密度、体积、质量及其形态学特征。

　　AAH 是薄层 CT 可以发现的最早的浸润前病变,表现为 pGGN,通常直径≤10mm,密度极淡,可以为单发或多发。AIS 在薄层 CT 上可以清晰显示,有时胸部 X 线检查也可显示,也可以为单发或多发,非黏液型 AIS 典型表现为 pGGN,可有空泡,少数可表现为 PSN;黏液型 AIS 可以表现为实性结节或局限性肺实

笔记

变。AAH 和 AIS 典型表现均为 pGGN,但 AIS 结节相对更大或密度略高。MIA 以 GGO 成分为主,非黏液性 MIA 多表现为实性成分小于 5mm 的 PSN 或 pGGN;有研究报道,由于有时存在 CT 分辨率及检查者呼吸控制的影响,实性成分往往不能显示,所以典型 CT 多表现为直径 >10mm 的 pGGN。黏液型 MIA 较少见,可表现为实性或部分实性结节。AAH、AIS 和 MIA 的影像学表现可有重叠。IAC 多表现为实性成分直径 >5mm 的部分实性结节或实性结节,部分 IAC 由于一些区域肿瘤细胞增生区域比较稀少,被气体所代替,因此在 CT 上可表现为 pGGN。

多项研究表明,肺 GGN 的大小及其内实性成分的大小是鉴别浸润腺癌与浸润前病变的可靠指标。病理类型为 IAC 的肺 GGN 的直径、体积和质量多大于 MIA/AIS/AAH。直径 <10mm 的肺 GGN 中很难发现 IAC。此外,GGN 的形态学特征对预判其侵袭性亦有提示作用,出现分叶征、毛刺征或胸膜牵拉征时需警惕为 IAC。

> **知识要点**
>
> 磨玻璃密度影(GGO)是指在薄层高分辨率 CT 上,局部肺组织呈模糊的轻度密度增高影,但未掩盖其内的支气管血管结构。
>
> 根据结节内是否含有实性成分,将肺磨玻璃结节(GGN)分为部分实性结节和纯磨玻璃结节两大类。
>
> GGN 是一类 CT 征象的描述用语,其本身代表一种非特异性 CT 表现,多种病理生理过程或疾病均可在 CT 上表现为这种征象,包括肺腺癌或癌前病变、局灶性出血、水肿、感染性病变、局灶性纤维化或细支气管腺瘤等。
>
> 肺 GGN 的存在时间、结节类型、大小、密度、体积、质量、形态学特征及随访期间的变化对其良恶性及侵袭性的鉴别具有重要参考价值。持续存在的 GGN 恶性概率高。

(齐琳琳　王建卫)

● 推荐阅读文献

[1] MACMAHON H, NAIDICH D P, GOO J M, et al. Guidelines for management of incidental pulmonary nodules detected on CT images: from the Fleischner Society 2017. Radiology, 2017, 284(1): 228-243.

[2] TRAVIS W D, BRAMBILLA E, NICHOLSON A G, et al. The 2015 World Health Organization classification of lung tumors: impact of genetic, clinical and radiologic advances since the 2004 classification. J Thorac Oncol, 2015, 10(9): 1243-1260.

[3] TRAVIS W D, ASAMURA H, BANKIER A A, et al. The IASLC Lung Cancer Staging Project: proposals for coding T categories for subsolid nodules and assessment of tumor size in part-solid tumors in the for the coming eighth edition of the TNM classification of lung cancer. J Thorac Oncol, 2016, 11(8): 1204-1223.

[4] KAKINUMA R, NOGUCHI M, ASHIZAWA K, et al. Natural history of pulmonary subsolid nodules: a prospective multicenter study. J Thorac Oncol, 2016, 11(7): 1012-1028.

[5] LEE S M, PARK C M, GOO J M, et al. Invasive pulmonary adenocarcinomas versus preinvasive lesions appearing as ground-glass nodules: differentiation by using CT features. Radiology, 2013, 268(1): 265-273.

[6] LIU Y, SUN H, ZHOU F, et al. Imaging features of TSCT predict the classification of pulmonary preinvasive lesion, minimally and invasive adenocarcinoma presented as ground glass nodules. Lung Cancer, 2017, 108: 192-197.

[7] QI L L, WANG J W, YANG L, et al. Natural history of pathologically confirmed pulmonary subsolid nodules with deep learning-assisted nodule segmentation. Eur Radiol, 2021, 31(6): 3884-3897.

[8] 齐琳琳, 王建卫. 持续存在的肺纯磨玻璃结节研究新进展. 中国医刊, 2017, 52(10): 16-20.

第三节　肺癌影像评价

进展期肺癌接受化疗、放疗、酪氨酸激酶抑制剂（tyrosine kinase inhibitor，TKI）靶向及免疫等治疗，疗效评价以实体肿瘤的疗效评价标准（response evaluation criteria in solid tumor，RECIST）1.1 版为标准。免疫治疗疗效评价采用 RECIST1.1 为基础免疫治疗 RECIST 标准，即实体瘤免疫治疗疗效评价标准（immune response evaluation criteria in solid tumor，iRECIST）。

一、实体肿瘤的疗效评价标准

（一）基线肿瘤的可测性

基线肿瘤病灶及淋巴结划分为可测量病灶和不可测量病灶。

1. 可测量病灶　肿瘤病灶：在层厚不超过 5mm 的 CT 上，至少在一个径线能准确测量且最长径 ≥10mm；恶性淋巴结：短径必须 ≥15mm。

2. 不可测量病灶　所有最长径 <10mm 病灶或淋巴结短径 ≥10mm 而 <15mm 及真正不可测量病灶。真正不可测量的病灶包括软脑膜转移、腹水、胸腔积液、心包积液和肺的癌性淋巴管炎等。

3. 关于病灶可测量性的特别考虑　骨病灶：溶骨性病灶或溶骨 - 成骨混合性病灶伴有软组织肿块，如果软组织成分满足可测量病灶标准并在横断面 CT 或 MRI 上可以评价，可以作为可测量病灶。成骨性病灶是不可测量病灶。

以前治疗过的病灶：肿瘤病灶位于既往放疗野或接受其他局部治疗，通常不作为可测量病灶，除非显示病灶进展。

所有基线测量尽可能接近治疗开始，不要超过开始治疗前 4 周。

（二）评价方法

1. 胸部 X 线检查　由于胸部 CT 优于 X 线检查，能更好识别新病灶，胸部 X 线检查基本不用于肺癌疗效评价。

2. CT 及 MRI　CT 是目前可重复性最好的病灶疗效评估的方法。指南规定在 ≤5mm 层厚图像确定病灶可测量性。当层厚 >5mm，可测量病灶最小值是层厚的 2 倍。

3. 超声　由于超声有操作者依赖性，不能保证很好的可重复性，超声不应被用作测量方法。如果超声证实有新病灶，需要进行 CT 或 MRI 确认。

4. 内镜和腹腔镜　活检可以用于确认完全的病理反应，或用于确定复发。

5. 肿瘤标志物　肿瘤标志物单独不用于客观反应的疗效评估。如果开始的时候标志物高于正常上限，则标志物水平必须恢复正常才能考虑完全缓解（CR）。

6. 细胞学和组织学　少见情况下，如果可测量的肿瘤符合缓解或稳定的标准，需要进行细胞学检查明确出现或恶化的积液的病理，以排除疾病进展。

（三）肿瘤治疗缓解评价

必须对基线总体肿瘤负荷评估并作为后续评价的参照。如客观反应作为主要终点，则只能纳入基线有可测量病变的患者。如研究终点是肿瘤进展［如进展时间（TTP）］，方案必须详细规定入组，即局限于具有可测量病变的患者或只有不可测量病变的患者。

1. 靶病灶和非靶病灶的基线记录　基线可测量病灶总数不超过 5 个（每个器官最多 2 个）。

靶病灶选择应以大小为基础，可重复测量，同时代表所有受累器官。偶尔会出现最大的病灶不可重复测量（如中央型肺癌合并肺不张，瘤 - 肺界面不清楚），可重复测量的次大病灶应被选为靶病灶。

淋巴结短径 ≥15mm 被确认为靶病灶，短径 ≥10mm 而 <15mm 应作为非靶病灶。短径 <10mm 的淋巴结应作为正常淋巴结。身体所有部位的淋巴结只作为一个器官，只能选择 2 枚作为靶病灶。

基线径线和是计算所有靶病灶径线和，并记录为基线径线和。

所有其他病灶包括转移淋巴结应作为非靶病灶的基线记录。非靶病灶不需要测量，后续随访中记录"存在"或"消失"。累及同一器官的多发病变可作为多发非靶病灶，如多发肿大淋巴结，多发肺转移等。

2. 治疗缓解评估标准 每个访视点疗效评估基于靶病灶、非靶病灶和新病灶。

（1）靶病灶疗效评价：完全缓解（complete response，CR）：所有靶病灶消失，所有淋巴结（靶或非靶）短径均<10mm。部分缓解（partial response，PR）：靶病灶径线总和比基线减少≥30%。疾病进展（progressive disease，PD）：靶病灶径线和比研究中径线和最小值至少增加≥20%，并且径线和绝对值至少增加5mm；或出现1个或多个新病灶。疾病稳定（stable disease，SD）：靶病灶径线和缩小既未达PR，或最小径线和增加未达PD。

治疗中病灶分裂或融合的测量：如果一个病灶分为几个部分，测量每个部分最大径，所有部分相加为靶病灶总和。如果几个病灶融合，选取中间层面获得每个病灶最大径测量；如果真正融合不可分割，则测量融合病灶的最大径。

（2）非靶病灶疗效评价：CR：所有非靶病灶消失，肿瘤标记物正常。所有淋巴结大小必须正常，短径<10mm；非CR/非PD（non-CR/non-PD）：存在一个或多个非靶病灶，和/或肿瘤标记物高于正常上限；PD：非靶病灶明确进展，或出现一个或多个新病灶。具有靶病灶和非靶病灶的访视点疗效评估见表5-3-1，仅具有非靶病灶的访视点疗效评估见表5-3-2。

表 5-3-1 靶病灶（+/- 非靶病灶）访视点疗效评估

靶病灶	非靶病灶	新病灶	总体反应
CR	CR	无	CR
CR	非CR/非PD	无	PR
CR	未评估	无	PR
PR	非PD或未全评估	无	PR
SD	非PD或未全评估	无	SD
未全评估	非PD	无	NE
PD	任何	有或无	PD
任何	PD	有或无	PD
任何	任何	有	PD

注：CR，完全缓解；PR，部分缓解；SD，疾病稳定；PD，疾病进展；NE，不可评估。

表 5-3-2 仅有非靶病灶的访视点疗效评估

非靶病灶	新病灶	总体反应
CR	无	CR
非CR/非PD	无	非CR/非PD[①]
未全评估	无	NE
明确PD	有或无	PD
任何	有	PD

注：①对于非靶病灶更倾向使用"非CR/非PD"取代疾病稳定（SD）。因为在一些试验中"疾病稳定"作为终点评效的分类，使用逐渐增多，当无可测量病灶时不建议使用。

CR，完全缓解；PD，疾病进展；NE，不可评估。

（3）肿瘤再评估的频率：通常每6~8周（2个周期）随访一次是合理的。需要在基线评估肿瘤最可能发生转移的部位。特别情况下，对非靶病灶不必频繁复查，如靶病灶为CR或怀疑骨转移进展时才进行骨扫描。

二、实体瘤免疫治疗疗效评价标准

免疫治疗的疗效评估指南是在RECIST1.1基础上进行的改进，称为iRECIST。一般建议实体瘤免疫

笔记

治疗疗效评价标准（iRECIST）每 6~12 周随访评估一次。

iRECIST 分类在 RECIST1.1 分类基础上加前缀"i"：iCR 为免疫治疗完全缓解；iPR 为免疫治疗部分缓解；iSD 为免疫治疗疾病稳定；iUPD 为免疫治疗未确认进展；非 iCR/ 非 iUPD 为免疫治疗既不满足 CR 也不满足 PD；iCPD 为免疫治疗确认进展。

iRECIST 的主要变化是按照 RECIST1.1 评价疾病进展，如果随后评估为肿瘤缩小，则要重置标尺。这种方法可以识别非典型缓解，如假性进展后发生的延迟缓解。

iUPD 只要下次评估时未确认为 iCPD，iUPD 可以被多次分配。如果 iUPD 后 4~8 周后证实靶病灶测量径线和较 iUPD 进一步增加，且最少增加 5mm，则确认为 iCPD。非靶病变的评估遵循类似的原则，非靶病灶 iUPD 由 RECIST1.1 标准定义，只要未确认 iCPD，iUPD 可以被多次分配。

iRECIST 对新病灶评估的许多方面是独特的。新病灶分为新病灶 - 靶病灶或新病灶 - 非靶病灶。应测量 5 个病灶（每个器官不超过 2 个）并记录为一个新的靶病灶，其他病灶记录为新非靶病灶。如果 iUPD 后 4~8 周影像评估证实出现更多新病灶或新病灶大小进一步增加（新靶病灶测量和 >5mm，新非靶病灶任何增加），新病灶被确认为进展性疾病（iCPD）。

iRECIST 主要适用于临床试验方案，而不是指导临床实践。只有在患者症状稳定（或改善），才能考虑基于 RECIST1.1 进展之外的治疗。iRECIST 评估见表 5-3-3。

表 5-3-3　iRECIST 的访视点评估标准

病灶情况	在任何类别中无先前 iUPD 的访视点反应	在任何类别中有先前 iUPD 的访视点反应
靶病灶：iCR；非靶病灶：iCR；新病灶：无	iCR	iCR
靶病灶：iCR；非靶病灶：非 iCR/ 非 iUPD；新病灶：无	iPR	iPR
靶病灶：iPR；非靶病灶：非 iCR/ 非 iUPD；新病灶：无	iPR	iPR
靶病灶：iSD；非靶病灶：非 CR/ 非 iUPD；新病灶：无	iSD	iSD
靶病灶：iUPD 无改变或较上个访视点缩小；非靶病灶：iUPD 无改变或较上个访视点缩小；新病灶：有	不适用	如果以前发现的新病灶增大（新靶病灶径线和 ≥5mm 或新非靶病灶增加）或数量增加，则新病灶确认为 iCPD；如果与上个访视点比较，新病灶（大小或数量）没有变化，则保持 iUPD
靶病灶：iSD，iPR，iCR；非靶病灶：iUPD；新病灶：无	iUPD	除非非靶病灶大小进一步增加（不必满足 RECIST1.1 明确进展标准）确认为 iCPD，否则保持 iUPD
靶病灶：iUPD；非靶病灶：非 iCR/ 非 iUPD，或 iCR；新病灶：无	iUPD	除非靶病灶径线和进一步增加 ≥5mm 确认为 iCPD；否则保持 iUPD
靶病灶：iUPD；非靶病灶：iUPD；新病灶：无	iUPD	除非以前发现的 iUPD 靶病灶径线和进一步增加 ≥5mm 或 iUPD 非靶病灶进一步增加重，确认为 iCPD（以前的评估不需要显示明确进展）；否则保持 iUPD
靶病灶：iUPD；非靶病灶：iUPD；新病灶：有	iUPD	除非以前发现的 iUPD 靶病灶径线和较之前进一步增加 ≥5mm，以前发现的 iUPD 非靶病灶（不需要明确）；或以前发现的新病灶大小和数目增加，确认为 iCPD；否则保持 iUPD
靶病灶：非 iUPD 或进展；非靶病灶：非 iUPD 或进展；新病灶：有	iUPD	除非基于以前发现的新病灶大小和数目增加，证实为 iCPD；否则保持 iUPD

注：iCR，免疫治疗完全缓解；iPR，免疫治疗部分缓解；iSD，免疫治疗疾病稳定；iUPD，免疫治疗未确认进展；iCPD，免疫治疗确认进展。

笔记

按照 RECIST1.1 原则定义靶病灶、非靶病灶和新病灶。如果没有发生假性进展，RECIST1.1 和 iRECIST 的 CR、PR 和 SD 的分类应相同。

> **知识要点**
> 　1. 进展期肺癌治疗疗效评价以 RECIST1.1 为标准。肿瘤病灶划分为可测量病灶和不可测量病灶，基线从可测量病灶中选取靶病灶总数不超过 5 个（每个器官不超过 2 个），其余作为非靶病灶。疗效评估根据靶病灶、非靶病灶及新病灶情况综合评估。
> 　2. 免疫治疗疗效评价采用 RECIST1.1 为基础的 iRECIST。主要变化是按照 RECIST1.1 评价疾病进展即 iUPD，需要通过随后的评估确认进展即 iCPD。如果接下来的评估为肿瘤缩小，则要重置标尺，只要未确认为 iCPD，iUPD 可以被多次分配。这种方法可以识别非典型缓解，如假性进展后发生的延迟缓解。

（齐丽萍）

● 推荐阅读文献

［1］EISENHAUER E A，THERASSE P，BOGAERTS J，et al. New response evaluation criteria in solid tumours：revised RECIST guideline（version 1.1）. Eur J Cancer，2009，45（2）：228-247.

［2］SEYMOUR L，BOGAERTS J，PERRONE A，et al. iRECIST：guidelines for response criteria for use in trials testing immunotherapeutics. Lancet Oncol，2017，18（3）：E143-E152.

［3］THERASSE P，ARBUCK S G，EISENHAUER E A，et al. New guidelines to evaluate the response to treatment in solid tumors. European Organization for Research and Treatment of Cancer，National Cancer Institute of the United States，National Cancer Institute of Canada. J Natl Cancer Inst，2000，92（3）：205-216.

第四节　肺癌治疗相关肺损伤的影像表现及鉴别

一、肺癌全身化疗、靶向治疗及免疫治疗诱发的肺损伤

对肺癌患者进行全身化疗、靶向治疗及免疫治疗可能对肺产生毒性作用，诱发肺损伤。另外，恶性肿瘤如淋巴瘤、黑色素瘤、乳腺癌及胃肠癌等全身化疗、靶向治疗或免疫治疗过程中，也会诱发肺损伤。

（一）肿瘤治疗药物引起肺损伤的机制

多种化疗药如紫杉醇类药物、吉西他滨或培美曲塞等，由于直接的药理作用、持续在肺组织存留或代谢，或通过活性代谢物或代谢物的产生导致肺损伤；结果导致细胞功能障碍，细胞死亡（凋亡），改变了组织重要的修复机制。

表皮生长因子受体酪氨酸激酶抑制剂（epidermal growth factor receptor-TKI，EGFR-EKI）靶向药吉非替尼引起急性肺损伤可能继发各种细胞因子、氧化剂和生长因子的产物。表皮生长因子（EGF）家族成员参与肺损伤的修复。吉非替尼抑制 EGF 介导的信号通路，可能损害细支气管肺泡上皮的修复从而加重肺部损伤。

免疫检查点抑制剂（immune checkpoint inhibitors，ICI）引起免疫相关不良事件，是免疫系统过度激活的结果。

（二）病理学肺损伤改变

药物性肺损伤组织病理改变主要分为间质性肺炎伴 / 不伴纤维化、弥漫性肺泡损伤（diffuse alveolar damage，DAD）、机化性肺炎（organized pneumonia，OP）反应、过敏反应（hypersensitive reaction，HP）或嗜酸性肺炎等。

（三）药物性肺损伤高分辨率 CT 表现

CT 尤其是高分辨率 CT（HRCT）对药物性肺损伤的诊断有重要价值：①用药前风险评估；②发现肺部病变和范围；③决定临床类型；④帮助鉴别诊断；⑤帮助选择活检的方式，确定活检位置；⑥监测病情变化。

药物性肺损伤引起的改变主要引起间质性肺炎改变,常见 HRCT 表现包括磨玻璃密度影(GGO)、实变影、小叶间隔增厚、网格影等。药物诱发肺损伤 HRCT 根据病变分布、影像特征主要分为四种类型,分别为间质性肺炎或纤维化、DAD、OP 反应或 HP。

1. 非特异性间质性肺炎(nonspecific interstitial pneumonia,NSIP) 最常见表现为 GGO 和网格影,下叶好发,相对均匀双侧对称分布。实变少见,可与 OP 鉴别。

2. OP 多发生于中下肺,双肺外周、胸膜下或支气管血管周围好发斑片状影、实变影,可含支气管充气征伴 / 不伴支气管扩张。反晕征(reversed halo)是 OP 相对特异的征象。

3. DAD 广泛双侧 GGO 伴或不伴实变,低垂部位好发,小叶间隔增厚和小叶内间隔增厚(铺路石征)表现,机化及纤维化期可伴有支气管扩张或肺结构扭曲。

4. HP 弥漫或以肺上叶为主,小叶中心 GGO 可伴有空气滞留,与呼吸性、腺泡性细支气管炎相似(吸烟、自身免疫病患者多见),一般症状轻微,与其他变应原引起的 HP 不能鉴别。

肺损伤 HRCT 各个类型影像学征象有重叠。研究也显示 HRCT 分型对确定肺损伤的病理组织类型方面价值有限。

(四)肺癌常见全身治疗诱发的肺损伤高分辨率 CT 特点

尽管肺癌的化疗、靶向治疗及免疫治疗所引起的肺损伤 HRCT 征象非常相似,但各自具有相对独特的表现。

1. 紫杉醇类和吉西他滨化疗药 紫杉醇和多烯紫杉醇联合铂类化疗是肺癌治疗中常采用的方案。研究报道,该方案总体肺毒性高达 4.6%。HRCT 最常见表现为双侧弥漫发生 GGO、实变影(图 5-4-1);也可表现为符合 NSIP 或 OP 的网格影和小叶间隔增厚;也有表现为弥漫 GGO、实变和支气管扩张,与 DAD 相符。

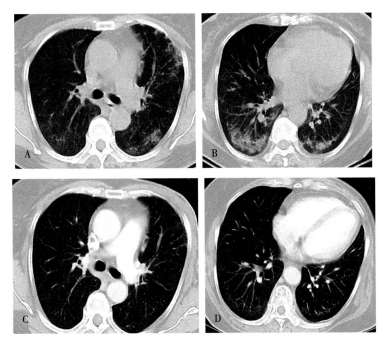

图 5-4-1 乳腺癌紫杉醇 + 顺铂(TP)方案化疗后

CT(A、B)示双肺多发磨玻璃密度影及网格影,以双下肺为主,紧邻胸膜下不受累,影像表现符合非特异性间质性肺炎;激素治疗后(C、D)可见肺部阴影明显吸收。

吉西他滨是一种常见的容易引起肺损伤的化疗药,引起的肺损伤典型表现是弥漫 GGO 伴光滑的小叶间隔增厚及小叶内网格影,可以快速进展到急性呼吸窘迫综合征(ARDS)。

2. EGFR-TKI 诱发肺损伤最常见的 CT 表现为非特异性 GGO(图 5-4-2),占 47.1%,对应胸片表现为浅淡弥漫性模糊影,无肺容积缩小。其次是弥漫 GGO 或实变伴支气管扩张。少见表现为多发实变(COP 或 OP)或斑片 GGO 伴小叶间隔增厚。

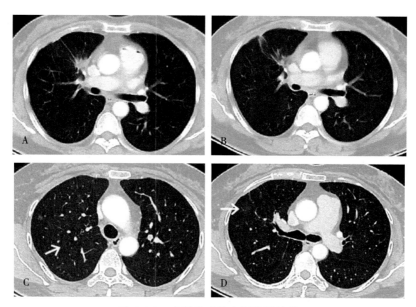

图 5-4-2　右肺腺癌伴右侧胸膜转移

患者,女,49岁,右肺腺癌伴右侧胸膜转移,口服阿来替尼治疗。治疗前CT(A)示右肺纵隔旁不规则癌灶。3个月后复查,右肺癌灶明显缩小(B),薄层 HRCT(C、D)示双肺多发小叶核心模糊浅淡磨玻璃密度影(白箭),以双上肺为主。患者白细胞计数正常,嗜碱性粒细胞百分比增高,无明显胸部不适症状。综合临床及影像表现,符合 EGFR-TKI 诱发肺损伤改变。

3. ICI 相关肺炎　ICI 相关性肺炎总体发生率 3%~6%,发生率由高到低依次为 PD-1、PD-L1、CTLA-4,联合用药、以往治疗过的患者易发。用药后 9 天至 19 个月均可发生,中位时间是 2.8 个月。

CT 表现多样、不特异:GGO 最多见,网格影较常见,部分可见实变,可有支气管充气征及支气管扩张。

ICI 相关性肺炎常见 6 种 CT 表现:①机化性肺炎(OP),最常见表现(图 5-4-3);②非特异性间质性肺炎(NSIP),比较常见(图 5-4-4);③过敏性肺炎(HP),不常见、症状轻;④急性间质性肺炎-急性呼吸窘迫综合征(AIP-ARDS),少见,但病情危重(图 5-4-5);⑤细支气管炎,罕见;⑥放疗唤起性肺炎,即局限于放疗野的肺炎。可能的机制包括受照野干细胞功能改变或特异性药物过敏反应,但真正的原因仍不明确。

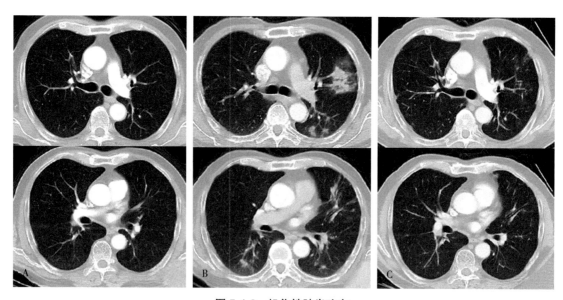

图 5-4-3　机化性肺炎改变

胃腺癌,Nivolumab+奥沙利铂+卡培他滨 6 周期,部分缓解。治疗前胸部 CT(A)示双肺清晰。6 个周期治疗后,CT(B)示双肺出现多发斑片、结节实变影及磨玻璃密度影,符合机化性肺炎改变。停药、激素治疗,4 个月后 CT(C)示双肺实变影明显吸收。

笔记

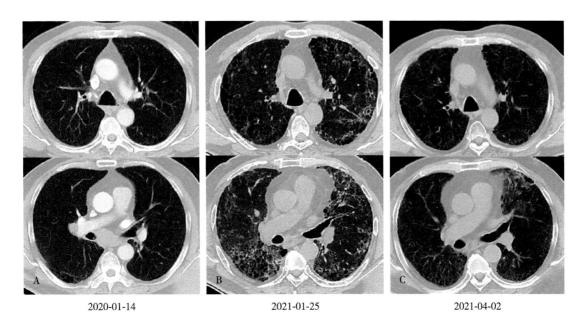

2020-01-14　　　　　　　2021-01-25　　　　　　　2021-04-02

图 5-4-4　小细胞肺癌广泛期

EP+Durvalumab 治疗 6 个周期后(A),CT 示双肺清晰,胸膜下见间隔旁肺气肿。Durvalumab 单药维持治疗 1 年后,患者出现气促、憋气,伴偶尔咳嗽,HRCT(B)示双肺弥漫磨玻璃影、胸膜下网格影伴牵拉性支气管扩张。停药、激素治疗后 2 个月,磨玻璃影及网格影明显减轻(C)。

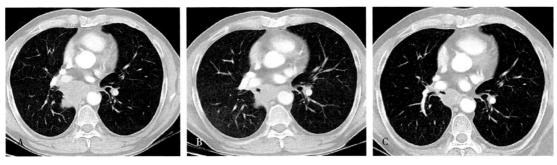

图 5-4-5　急性呼吸窘迫综合征

患者,男,65 岁,右下肺鳞状细胞癌。免疫治疗前,双肺野清晰(A)。4 个周期免疫治疗后,双肺出现弥漫磨玻璃密度影(B)。查血气:酸碱度 7.49,二氧化碳分压 31mmHg,氧分压 56mmHg;提示 I 型呼吸衰竭。综合临床及影像符合免疫检查点抑制剂相关肺炎(DAD-ARDS 型),甲泼尼龙 120mg 加抗感染及对症支持治疗。激素治疗后,CT(C)复查示肺部阴影消失。

　　OP 是 ICI 相关肺炎最常见表现类型。

　　ICI 肺炎之外,还有一种结节病样反应,亦被认为是 ICI 治疗的免疫相关不良事件。其发生机制可能是多因素的,推测是 T 细胞自身免疫上调增加了肉芽肿形成。CT 表现与结节病相同(肺门和纵隔淋巴结肿大,分布在淋巴管周围肺内结节,双肺叶好发等),是一种非干酪性肉芽肿。

　　(五)药物性肺损伤的诊断

　　药物性肺损伤影像学不特异,需要综合临床、影像、实验室结果进行诊断。

　　临床标准:①化疗、EGFR-TKI 或免疫治疗病史,临床症状和体征出现与用药有时间关系;②症状和/或肺炎证据;③抗生素无效,肺泡灌洗液或痰中没有微生物;④停药后症状和体征减轻,再用药时加重;⑤排除其他可能病因。

　　影像标准:CT 间质性肺炎表现,OP、NSIP(GGO)、AIP 或 HP 等表现。

　　(六)药物性肺损伤的鉴别诊断

　　1. 细菌性肺炎　临床病史,实验室检查有白细胞计数及中性粒细胞百分比升高,不对称实变、支气管充气征及胸腔积液,抗感染有效。

2. 病毒感染 巨细胞病毒肺炎,COVID-19 等病毒感染,需结合临床病史,实验室检查鉴别。

3. 不典型细菌感染 衣原体感染、支原体和隐球菌感染,PCP 等机遇性感染,患者免疫力低下,结合实验室检查鉴别。

4. 吸入过敏物或刺激物 过敏史,接触变应原,与免疫治疗过程无时间关系。

5. 肿瘤进展 肺部肿瘤进展,同时有其他部位肿瘤恶化表现(图 5-4-6)。

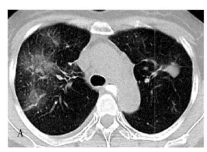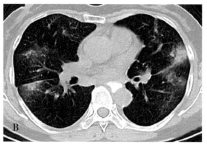

图 5-4-6 癌转移

胃癌,纵隔淋巴结肿大。CT(A、B)示双肺多发片状磨玻璃密度影及实变影,伴小叶间隔增厚,病变肺与正常肺间杂存在;同时腹部 CT 示病情进展,肺部异常考虑癌性淋巴管炎。穿刺活检病理证实肺组织中可见异型细胞团巢,考虑胃癌转移。

6. 心力衰竭 心力衰竭肺水肿,CT 影像表现为双侧肺门周围或低垂部位渗出、实变影,典型呈"蝶翼征",可见双侧胸腔积液等表现(图 5-4-7)。临床有心力衰竭的表现,如喘憋、不能平卧等症状。

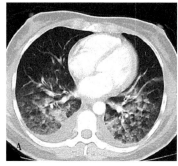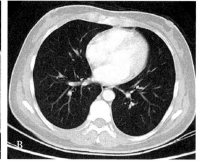

图 5-4-7 心力衰竭肺水肿

患者,女,48 岁,左足黑色素瘤手术同时左侧腹股沟淋巴结转移切除手术,术后第 2 天出现心悸不适。心率 140~160 次 /min,氧饱和度下降,鼻导管吸氧 85%~90%。双下肺门周围及背后侧见片絮状实变,同时可见双侧少量胸腔积液(A)。抗心力衰竭对症处理后 1 周,双肺病变吸收,胸腔积液消失(B)。

7. 肺出血 有咯血,或潜在凝血障碍或血管炎等基础疾病。

8. 与自身免疫或结缔组织病相关间质性肺炎 获取准确病史和特定标记物;与免疫治疗过程没有时间关系。

9. 呼吸性和腺泡性毛细支气管炎 有吸烟史或潜在结缔组织和 / 或自身免疫疾病的病史。

10. 放射性肺炎 局限于放疗野。

鉴别困难的病例需要结合肺泡灌洗细胞学或活检病理明确。

(七)药物性肺损伤的处理

如果药物性肺损伤诊断明确,要立刻停止用药,采用类固醇治疗,为防止感染暴发要同时加用抗生素治疗。

二、肺癌放疗后 CT 表现及肿瘤复发的评估

（一）概述

放射治疗是肺癌的主要治疗方法之一,剂量超过 40Gy 几乎都有可能出现肺损伤。放疗引起的肺损伤改变分为早期短暂性改变和晚期放疗性纤维化。放射性肺炎通常在完成放疗后 4~12 周发生,纤维化改变在 6~24 个月不断演变,通常 2 年后保持稳定。与弥漫肺泡损伤一样,放射性肺损伤分为 3 个连续的病理期,分别为渗出期、机化或增殖期和慢性纤维化期。影响放疗损伤程度的除与放疗技术因素相关,也与受照肺基础情况及功能储备因素有关,另外联合或既往使用过的一些化疗药(如吉西他滨)可加重放疗后肺损伤。

（二）肺癌常规放疗影像表现

放疗诱发的肺损伤改变局限于放疗野。起初,放疗野出现弥漫性密度增高,血管结构模糊。随后出现实变,然后融合成边缘相对锐利的实变灶,按照放疗野形态而非解剖边界分布。这些表现会逐渐边界清晰或完全消失,但严重损伤病例可导致纤维化改变。慢性放疗性纤维化影像表现为边界清楚的肺不张实变区,伴有肺体积缩小、肺实质扭曲、牵拉性支气管扩张、纵隔移位或胸膜增厚(图 5-4-8)。偶尔于放射性肺炎急性肺炎期,放疗侧胸腔会出现少量胸腔积液。

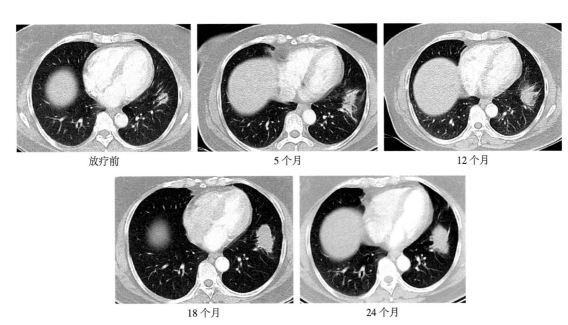

放疗前　　　　　　　　　5 个月　　　　　　　　　12 个月

18 个月　　　　　　　　　24 个月

图 5-4-8　慢性放疗性纤维化影像

患者,女,63 岁,左下叶肺癌 SABR 放疗,总剂量 66Gy,15 次分割。系列随诊 CT 示放疗早期(5 个月)放疗区呈片状实变影,晚期放射性肺炎演变过程。

（三）立体定向消融放疗（SABR）治疗后的 CT 表现

SABR 是临床常用的治疗肺恶性肿瘤的方法,如早期肺癌、肺转移瘤等。

立体调强 SABR 治疗影像学表现分成急性期(6 个月内)和晚期(6 个月以上)(图 5-4-9)。

1. 急性期 CT 表现　弥漫实变(最大径 >5cm,比充气受照靶区范围大);斑片实变(最大径 <5cm,比充气受照靶区范围小);弥漫 GGO(GGO>5cm,比正常靶区肺范围大);斑片 GGO(GGO<5cm,比正常靶区肺范围小)。

2. 晚期 CT 表现　传统纤维化改变,表现为实变、肺体积缩小和支气管扩张;瘢痕样纤维化,呈线状影,伴肺体积缩小;肿块样纤维化,局限于受照区边界清楚的实变影;胸膜下纤维化;支气管充气征改变。

（四）放疗后复发高危影像学特征

1. 放疗野内阴影增大　既可能是肿瘤复发改变,也可能是放疗导致肺损伤改变。

2. 连续的增大　几次 CT 检查显示病变范围持续增大。

3. 头尾方向生长 头尾向实变影增大(按照 RECIST,≥5mm 和≥20%)(图 5-4-9)。SABR 治疗后,大部分纤维化都出现在轴位平面内,头尾方向的生长基本与放疗引起的肺损伤无关。

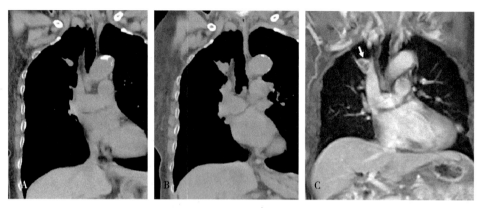

图 5-4-9 右上叶肺癌复发

直肠癌术后,经 CT 引导下穿刺活检病理证实肺转移瘤,SABT 治疗。治疗后 12 个月,可见右上肺野病灶(A);治疗后 15 个月病灶较前增大(B);治疗后 16 个月 MRI 增强冠状位扫描(C)示右上叶病灶进一步增大,病灶头尾方向径线增大,上缘外凸(白箭),怀疑肿瘤复发。

4. 线样边缘消失 以前平直的实变边缘被表面外凸取代(图 5-4-10)。

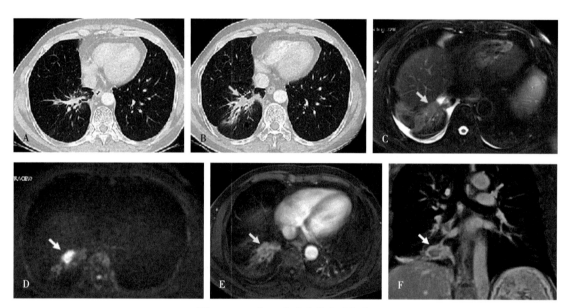

图 5-4-10 右下叶肺癌放疗后复发

放疗后 24 个月,右下肺基底干处呈条片状实变影(A);放疗后 30 个月病灶基底干出现外凸软组织影(白箭),远侧片絮影增加(B),CT 怀疑复发,继续随诊。检查后 4 个月后 MRI 示右肺下叶基底干处 T_2WI(C)高信号结节,DWI(D)呈明显高信号,增强扫描(E、F)示局部不均匀强化结节,符合复发改变。患者后续连续随诊证实肿瘤复发。

5. 充气支气管征消失 以前充气的气道出现新的软组织密度影或软组织影增大。

在以上高危因素中,头尾侧生长出现复发的可能性最高。对 CT 可疑复发的病例推荐 FDG PET/CT 检查。MRI 多参数成像对放疗后复发转移的诊断也具有重要价值(图 5-4-10)。

知识要点

1. 肺癌接受全身化疗、靶向治疗及免疫治疗均能诱发肺损伤,主要引起间质性肺炎改变。常见 HRCT 表现包括磨玻璃密度影(GGO)、实变影、小叶间隔增厚、网格影等,影像表现不特异,需要综合临床、影像、实验室结果进行诊断。

　　2. 放疗诱发的肺损伤局限于放疗野，早期表现为渗出、实变，慢性纤维化期表现为边界清楚的肺不张实变区，伴有肺体积缩小、肺实质扭曲、牵拉性支气管扩张等改变。放疗后病灶演变过程的影像表现与肿瘤复发、进展往往鉴别困难，在规律随访中 CT 怀疑复发的病例，推荐进行 PET/CT 或 MRI 检查进一步确认。

（齐丽萍）

● 推荐阅读文献

　　[1] PORCU M,SILVA D P,SOLINAS C,et al. Immunotherapy associated pulmonary toxicity:biology behind clinical and radiological features. cancers(Basel),2019,11(3):305.

　　[2] NISHINO M,SHOLL L M,HODI F S,et al. Anti-PD-1-related pneumonitis during cancer immunotherapy. N Engl J Med,2015;373(3):288-290.

　　[3] LONG K,SURESH K. Pulmonary toxicity of systemic lung cancer therapy. Respirology,2020,25(Suppl 2):72-79.

　　[4] CLEVERLEY J R,SCREATON N J,HIORNS M P,et al. Drug-induced lung disease:high-resolution CT and histological findings. Clin Radiol,2002,57(4):292-299.

　　[5] KALISZ K R,RAMAIYA N H,LAUKAMP K R,et al. Immune checkpoint inhibitor therapy-related pneumonitis:patterns and management. Radiographics,2019,39(7):1923-1937.

　　[6] HIGENBOTTAM T,KUWANO K,NEMERY B,et al. Understanding the mechanisms of drug-associated interstitial lung disease. Br J Cancer,2004,91(Suppl 2):S31-S37.

　　[7] FUMIKAZU S,TAKESHI J,MASAHIKO K,et al. Drug-induced interstitial lung disease in molecular targeted therapies:high-resolution CT findings. Int J Clin Oncol,2012,17(6):542-550.

　　[8] RONDEN M I,PALMA D,SLOTMAN B J,et al. Brief report on radiological changes following stereotactic ablative radiotherapy(SABR)for early-stage lung tumors:a pictorial Essay. J Thorac Oncol,2018,13(6):855-862.

　　[9] PARK K J,CHUNG J Y,CHUN M S,et al. Radiation-induced lung disease and the impact of radiation methods on imaging features. Radiographic,2000,20(1):83-98.

笔记

第六章　肺癌外科治疗原则

第一节　概　　述

肺癌肺切除的尝试始于 19 世纪,但 1933 年 Graham 的左全肺切除术才是肺癌外科治疗成功的标志,该患者术后生存 29 年,也开启了人类历史上成功治愈肺癌的先河。肺切除术的成功有赖于:①对胸腔解剖与生理的认识;②叩诊听诊的发明;③X 线检查的发明;④气管内正压呼吸麻醉的发明。起初的肺切除术限于技术,无论病变怎样都需要全肺切除术。肺叶切除术的成功有赖于水封瓶胸腔闭式引流系统这一关键技术的发明。1952 年发明的支气管成形肺叶切除术更是把客观上因病变必须全肺切除术的部分患者转化为肺叶切除术。全肺切除术、肺叶切除术(包括支气管成形肺叶切除术)和肺段切除术(1939 年由 Churchill 和 Belsey 提出,由 Jensik 首次用于肺癌)依病变部位、大小均可用于肺癌的治疗。但 1995 年 Ginsburg 从肿瘤学角度确立了肺叶切除术为肺癌的标准手术并沿用至今。20 世纪 90 年代初,胸腔镜手术(VATS)诞生,迄今已成为早期肺癌手术入路的首选。不断发明问世和优化改良、方便可靠的机械钉合和可吸收缝合材料也促进了肺癌外科的发展,有效降低了术后并发症的发生。加之,19 世纪最后的 30 年,影像学技术(CT、MRI、PET)的进步,有创纵隔淋巴结评估(纵隔镜和 EBUS)的出现更进一步促进了肺癌外科的发展。毋庸置疑,肺癌手术技术已臻成熟。但肿瘤学的不断发展为肺癌外科注入了新的活力和内涵。本章节以 TNM 分期为主线,简述非小细胞肺癌(NSCLC)的外科治疗原则和进展。

第二节　早期非小细胞肺癌的外科治疗原则与进展

外科仍是治疗早期 NSCLC 的主要手段,但从 20 世纪外科成功治疗肺癌开始,"外科治疗早期肺癌"这一貌似与以往相同的概念,如今却注入了许多新理论(肿瘤学)、新知识和新技术(肿瘤学和外科学),其内涵已发生了较大的变化。总体来说,早期 NSCLC 的外科治疗已经步入了防止"过度"治疗的时代。

一、磨玻璃结节样肺腺癌

磨玻璃结节(GGO)概念的提出是随着高分辨率 CT 问世而出现的,它既是影像学新概念,也是临床新问题。需要强调的是,影像学表现在早期 NSCLC 诊疗决策中的权重比以往大为增加,因此,GGO 样表现受到了空前的关注。诊断 GGO 的前提包括高分辨率 CT、标准剂量 X 线以及 1mm 以下的薄层扫描,这样苛刻条件的 CT 只有数字影像才能做到,以前临床通用的胶片无法达到诊断 GGO 的要求。这一点我们应该在肺癌多学科团队中不断强调,尤其应该督促影像诊断中心向临床开放数字影像。同时也要作为基本常识向大众宣传,才能做到正确诊断 GGO,否则就会产生很多的"伪 GGO",造成临床上不必要的过度诊断或诊断不足。

当 CT 符合上述条件时,纯 GGO 是指肺窗和纵隔窗均看不到任何实性成分的结节;混杂性 GGO 指肺窗上能见到实性成分,但纵隔窗上却看不见实性成分的结节;而半实性 GGO 则指肺窗上可见的实性成分表现在纵隔窗须是 ≥2mm 的实性成分的结节。第八版肺癌 TNM 分期和 2015 版的 WHO 肺腺癌新分类根据 GGO 的预后与随访结果明确指出,≤3cm 的纯 GGO 和混杂性 GGO 的影像直径不计算在 TNM 分期的 T 测量范围。半实性 GGO 的 T 指标测量则是以其中的实性成分为准。所以,≤3cm 的纯 GGO 不归类为 T_{1a} 而属于原位癌。肿瘤病理组织学从来都是判断肿瘤性质、决定治疗方案以及预测预后转归的唯一金标准。

然而,随着学科的进步和对 GGO 样肺腺癌认识的加深,肿瘤病理组织学非白即黑、一锤定音的思维

笔记

方式在 GGO 样肺腺癌的诊断中受到了挑战,临床需要多维度的指标判断 GGO 样肺腺癌的恶性生物学行为。2011 年提出、2015 年被接受的肺腺癌新分类就很好地体现了多学科病理组织新分类的正确观点。这次病理组织学分类是肺癌病理学历史上首次以多学科讨论为基础的肺腺癌新分类,参与讨论的学科包括病理学、影像学、外科学、呼吸病学、分子生物学和肿瘤学等专业。综合各学科对 GGO 样肺腺癌的认识作出了崭新的分类,将原先的肺腺癌分化程度改成了不同的生长方式,分别为浸润前病变、微浸润腺癌、浸润性腺癌及其各种亚分类,每一个生长方式潜含着多学科专家对肺腺癌恶性程度的分级与预判。更为重要的是,新分类对每一种显微镜下的生长方式都比对了可能的影像学表现,强调了影像学表现在判断 GGO 样肺腺癌恶性生物学行为和预后的权重,也再次指出实性成分在反映肿瘤恶性生物学行为方面的重要性,是近年来肺癌的巨大进展。遗憾的是,在临床实践的真实世界里,多数临床医生并没有足够地理解多学科病理组织分类的良苦用心,仍然是一味地、惯性地、单一地依靠病理报告去决定治疗策略,丢掉了显微镜以外的多学科尤其是影像对肿瘤恶性生物学和预后判断的重要性。JCOG0201 研究共有 31 个中心参与,认为预测镜下病理组织学非浸润性肺腺癌特异性最好的指标是影像学肿瘤实性成分占比(CTR)。当肿瘤≤2cm、CTR≤0.25 时,预测病理学非浸润性肺腺癌的特异性为 98.7%。虽然,多数学者仍然以显微镜下所见的报告确定是否为浸润性腺癌,但影像学的表现似乎更能反映临床转归层面的浸润与否。某种意义上多学科肺腺癌新分类的潜台词是"只要是符合条件的 CT 上表现为≤3cm 纯 GGO,无论肿瘤在显微镜下表现怎样的生长方式均应该将其视作"原位癌",以避免过度诊断和过度分期带来的过度治疗。

二、含有 GGO 成分在早期 NSCLC 的特殊意义

对早期 NSCLC 预后的判断需要考虑 2 个维度,其一,肿瘤大小;其二,影像学是否含 GGO 成分及肿瘤的 CTR。肿瘤越小 CTR 越小者生存越好;反之,肿瘤越大 CTR 越大者生存越差,这长期以来都是日本学者对"非浸润性与浸润性肺腺癌"的临床定义(直径≤2cm,CTR≤0.25)。

Ito 等对临床 T_1N_0 期 NSCLC 行肺叶切除术者(543 例肺腺癌)进行了 10 年以上的随访,条件如下:①影像学怀疑或确诊为肺癌者;② UICC 第 5 版 TNM 分期为临床 ⅠA 期(即 $T_1N_0M_0$)者;③ CT 上肿瘤位于肺野外 1/2 者;④ CT 上肿瘤至少有 1 个可测量径向者;⑤可行肺叶切除术者。根据肿瘤直径和 CTR 将患者分为 4 组:A 组,直径≤2cm、CTR≤0.5;B 组,直径 >2cm 但≤3cm、CTR≤0.5;C 组,直径≤2cm、CTR>0.5;D 组,直径 >2cm 但≤3cm、CTR>0.5。研究终点为 10 年 OS 和 RFS。结果发现,全组 10 年 OS 和 RFS 分别为 80.4% 和 77.1%。A、B、C 和 D 组的 10 年 OS 分别为 94%、92.7%、84.1% 和 68.8%;10 年 RFS 分别为 94%、89%、79.7% 和 66.1%。A+B 组的 10 年 OS 和 RFS 明显高于 C+D 组(HR=2.74,95%CI 1.55~4.88)。此外,A 组无 1 例在 10 年间出现复发。作者认为,直径≤3cm 且 CTR≤0.5 的肺腺癌预后良好,或许可以将亚肺叶切除作为其标准术式。

Hattori 等回顾性分析 1 029 例手术切除的早期(直径≤3cm)NSCLC,探讨含有 GGO 成分对生存的影响。采用第八版分期按肿瘤实性成分进行 T 分期,按肿瘤是否含 GGO 分为含 GGO 组和纯实性组。结果表明,含 GGO 成分(HR=0.314,95%CI 0.181~0.529,P<0.001)和实性成分大小(HR=1.021,95%CI 1.006~1.036,P=0.006)是影响 OS 的独立因素。在含 GGO 组中,无论肿瘤直径还是实性成分都不能提高对 OS 的预测价值,肿瘤直径仅在纯实性组显著影响生存(HR=1.020,95%CI 1.006~1.034,P=.004)。换句话说,只要直径≤3cm 的肺癌肿块中含有 GGO 成分,不管 T 分期如何,5 年 OS 均≥90%,肿瘤直径仅影响纯实性组患者的生存率。因此,认为含 GGO 成分是早期 NSCLC 的独立良好预后因素。

三、含 GGO 成分早期 NSCLC 的切除范围

自 1933 年肺切除术成功用于治疗肺癌以来,肺切除术的范围历经演变,到 1995 年 Ginsberg 确定肺叶切除术为肺癌的标准手术并被沿用至今。然而,随着近年影像学上表现为 GGO 样肺腺癌的增多,此类病变切除范围的讨论再次进入我们的视野。目前认为 GGO 样肺腺癌生长缓慢,是惰性肿瘤的标志,淋巴结转移机会少,亚肺叶切除术也能有良好存活,甚至引起了亚厘米纯 GGO 样肺腺癌是否需要手术的讨论,普遍认为当前对亚厘米纯 GGO 样腺癌的治疗可能存在过度。因此,对 GGO 病变是否手术,做什么手术要综

合多因素个体化考虑,包括年龄、是否多发、CTR以及在肺内的位置等。即便手术,手术的范围也应以亚肺叶切除为宜,至少对周围性的纯GGO样肺腺癌,切缘5mm的亚肺叶切除即可达到根治目的。

此外,GGO的位置是决定是否手术及手术切除范围的重要指标之一。首先,胸膜下的病变较肺实质内者容易突破胸膜产生胸腔积液;其次,楔形切除术在不干扰肺门的前提下足以达到治疗目的;最后,这样的手术对心肺功能及其他脏器带来的影响极小,手术极其安全。目前,受大家追捧的肺段切除术可能只适合位于肺中带的病变,因为对位于外带者,楔形切除足够;而对位于内带者,肺段切除的切缘受到限制有时不得不扩大切除范围。JCOG0804对51家中心333例以GGO为主(≤2cm,CTR≤0.25)的肺腺癌5年RFS作了研究。最终314例为亚肺叶切除(258例行肺楔形切除术,56例行肺段切除术),中位病理学切缘为15mm,5年RFS为99.7%。认为外周型≤2cm且CTR≤0.25的肺腺癌,5mm切缘的亚肺叶切除5年RFS就接近100%,且并发症发生率低、对肺功能影响小,应作为首选术式。遗憾的是,目前缺乏是否需要手术或只是观察的数据支持。日本学者已经在JCOG0804的基础上,开展了对JCOG0804相同病变者(直径≤2cm,CTR≤0.25)观察亚肺叶切除的前瞻性研究(JCOG1906),期待不久的将来有更好的数据回答这一问题。

四、JCOG0802 结果的重要启示

Asamura等于2021年AATS第101届年会上公布了大家期盼已久的JCOG0802的结果,对比了肺段切除和肺叶切除在≤2cm,CTR≥0.5的周围性NSCLC中的疗效。主要研究终点为OS,次要研究终点包括术后呼吸功能、RFS及局部复发率。共1 106例,肺叶切除554例,肺段切除552例。腺癌968例,pTNM属ⅠA期者923例,平均直径为1.6cm(0.6~2.0cm),CTR=1者553例。中位随访时间7.3年。肺段切除和肺叶切除的5年OS分别为94.3%和91.1%(HR=0.663,95%CI 0.474~0.927);两组5年RFS无差异,分别为88%和87.9%。与肺叶切除相比,肺段切除的死亡风险下降34%;肺段切除术后6个月和1年的FEV1.0ml中位数下降率分别为10.4%和8.5%,显著优于肺叶切除术的13.1%和12.0%,是第一个证实肺段切除术在OS和肺功能上显著优于肺叶切除术的Ⅲ期临床研究。提示对≤2cm、CTR>0.5的周围型NSCLC,肺段切除应成为标准治疗方式。基于JCOG0802的结果,日本学者正在酝酿对与0802相同患者群(肿瘤≤2cm,CTR>0.5)开展段切除术和宽切缘大楔形切除术的前瞻性研究(JCOG1909),以及在2~3cm、CTR>0.5的患者中重复JCOG 0802研究。

五、关于 MRD 的探讨

由于早期NSCLC即使接受了根治性手术,也有相当比例的患者死于复发转移。近年,MRD受到关注,MRD指经过治疗后传统影像学(包括PET/CT)或实验室方法不能发现,但通过液体活检发现的癌来源分子异常,代表着肺癌的持续存在和临床进展的可能。目前以ctDNA作为MRD的指标最常见。肺癌分子异常是指外周血可稳定检出丰度≥0.02%的ctDNA,包括肺癌驱动基因或其他的Ⅰ/Ⅱ类基因变异。MRD的基本技术包括个体化定制(tumor-informed assays)和NGS Panel和多组学技术(tumor agnostic assays)。但目前均处于探索阶段,需要前瞻性研究确定其敏感性、特异性和预测价值。MRD评估报告中必须包括cfDNA丰度、ctDNA丰度和所检测基因VAF值。需要建立针对免疫治疗的MRD标准。其可能的用途是,早期NSCLC患者根治性切除术后,MRD阳性提示复发风险高,需进行密切随访管理。建议每3~6个月进行一次MRD监测。建议基于MRD开展可手术NSCLC的围手术期临床试验,尽可能提供围手术期精准治疗方案。建议分别探索MRD在驱动基因阳性和驱动基因阴性两种类型患者中的作用。但这些均处在临床研究阶段,尚未进入临床实践。

总之,与既往相比,早期NSCLC疾病的特点已发生某些改变,尤其是出现了GGO样肺腺癌或含GGO成分的影像表现的NSCLC,这使早期NSCLC临床分期、病理解读、外科治疗等诸多方面都已发生了深刻改变,影响着对早期NSCLC的已有的临床观点。临床实践中避免过度体检、过度诊断、过度解读、过度分期和过度治疗,引入更微观的精准诊断手段,指导手术治疗将是未来一段时间早期NSCLC的主旋律。

知识要点

手术仍是治疗早期 NSCLC 的主要手段,但已经有了新的内涵:

1. 应将纯磨玻璃结节(GGO)样肺腺癌视作临床新问题,避免过度治疗。
2. 应充分理解肺腺癌多学科病理分类的深刻含义,避免过度诊断。
3. 应理解混合有 GGO 成分肺腺癌 T 分期的正确测量方法,避免过度分期。
4. 应认真体会肺切除范围与预后关系的新数据,避免过大切除。
5. 应关注微小残留病灶(MRD)的研究进展,避免可能的治疗不足。

● 参考文献

[1] DETTERBECK F C,BOFFA D J,KIM A W,et al. The Eighth Edition Lung Cancer Stage Classification. Chest, 2017,151(1):193-203.

[2] SUZUKI K,KOIKE T,ASAKAWA T,et al. A prospective radiological study of thin-section computed tomography to predict pathological noninvasiveness in peripheral clinical ⅠA lung cancer(Japan Clinical Oncology Group 0201). J Thorac Oncol,2011,6(4):751-756.

[3] ITO H,SUZUKI K,MIZUTANI T,et al. Long-term survival outcome after lobectomy in patients with clinical T_1N_0 lung cancer. J Thora Cardiovasc Surg,2020,S0022-5223(20):30054-4.

[4] HATTORI A,MATSUNAGA T,TAKAMOCHI K,et al. Prognostic impact of a ground glass opacity component in the clinical T classification of non-small cell lung cancer. J Thorac Cardiovasc Surg,2017,154(6):2102-2110,E1.

[5] SUZUKI K,WATANABE S I,WAKABAYASHI M,et al. A single-arm study of sublobar resection for ground-glass opacity dominant peripheral lung cancer. J Thorac Cardiovasc Surg,2020,163(1):289-301.

[6] MIYOSHI T,AOKAGE K,WAKABAYASHI M,et al. Prospective evaluation of watchful waiting for early-stage lung cancer with ground-glass opacity:a single-arm confirmatory multicenter study:Japan Clinical Oncology Group study JCOG1906 (EVERGREEN study). Jpn J Clin Oncol,2021,51(8):1330-1333.

[7] ASAMURA H,OKADA M,SAJI H,et al. Randomized trial of segmentectomy compared to lobectomy in small-sized peripheral non-small cell lung cancer(JCOG0802/WJOG4607L).101st AATS conference. Oral presentation.

[8] SHIMOYAMA R,TSUTANI Y,WAKABAYASHI M,et al. A multi-institutional randomized phase Ⅲ trial comparing anatomical segmentectomy and wedge resection for clinical stage IA non-small cell lung cancer in high-risk operable patients: Japan Clinical Oncology Group Study JCOG1909(ANSWER study). Jpn J Clin Oncol,2020,50(10):1209-1213.

[9] CHAE Y K,OH M S. Detection of minimal residual disease using ctDNA in lung cancer:current evidence and future directions. J Thorac Oncol,2019,14(1):16-24.

[10] NEWMAN A M,BRATMAN S V,TO J,et al. An ultrasensitive method for quantitating circulating tumor DNA with broad patient coverage. Nat Med,2014,20(5):548-554.

第三节　可切除的局部进展期非小细胞肺癌的外科治疗原则与进展

总体来说,可切除局部进展期 NSCLC 的外科治疗原则是个体化全身治疗下的手术切除。按第七版 TNM 分期系统,Ⅲ期 NSCLC 包括ⅢA 期和ⅢB 期。ⅢB 期 NSCLC 单从解剖角度看多属技术上不可切除者,加之肿瘤学疗效不好,从来都被排除在外科治疗的目标人群之外。即便ⅢA 期也充满了外科技术上可切除和不可切除,肿瘤学效果上可手术和不可手术的长期争论,说明ⅢA 期 NSCLC 是预后异质性很大的一类疾病。历来都是多学科讨论最多,意见最不统一的范畴,如ⅢA-N_2 就包括了:①预后与 N_1 类同的术前没有发现而术后病理证实的偶然 N_2 阳性(5 年生存率 56.1%,DFS 76 个月);②N_1 阴性,单站 N_2 阳性(即

笔记

所谓跳跃性 N_2,5 年生存率 54%,DFS 70 个月);③ N_1 阳性,单站 N_2 阳性(5 年生存率 43%,DFS 46 个月);④多站 N_2 阳性(5 年生存率 38%,DFS 40 个月);⑤多站 N_2 阳性融合成团技术上不可切除的巨块 N_2 阳性(5 年生存率 20%)等。从分子生物学角度又可区分为:驱动基因突变阳性者和阴性者,两者的全身治疗策略也不尽相同。

长期以来,同步放化疗被确立为多数ⅢA-N_2 的标准治疗,即便手术也须给予术前、术后、围手术期的全身治疗。然而,无论术前抑或术后化疗都仅提高了手术患者 5% 的生存,至于术前化疗还是术后化疗更是见仁见智。加之,细胞毒性药物的毒副作用和社会氛围暗示造成的精神打击和恐惧心理,更影响着治疗计划如期足量实施。不难看出,Ⅲ期 NSCLC 原有的围手术期治疗策略的疗效并不理想。近来,关于 NSCLC 临床试验的消息不绝于耳,尤其是外科参与的临床试验数目更是创历史之最。开展临床试验的理由众多,但最重要的原因莫过于已有的"标准"治疗疗效不佳,急需寻求新的治疗策略。局部进展期 NSCLC 的现状正是如此。

术前全身治疗促使肿瘤降期,改变肿瘤负荷是局部进展期 NSCLC 的重要治疗策略。术前全身治疗的优点显而易见:可能消除循环中已存在的微转移;局部降期减低手术难度增加 R0 切除的机会;术前耐受性好有利于足量按时完成治疗计划;术前解剖正常药物易于通过循环抵达肿瘤;有可测量的病灶便于影像评估治疗应答;能快速得到手术标本评估治疗反应的指标 PCR/MPR 等。这一系列的优点极其适合解决局部晚期 NSCLC 面临的治疗困境。但是,在化疗时代(即便是以组织学为基础选药的新式化疗)术前/术后治疗何者更优的争论并未得到明确的数据支持,并未分出伯仲。究其根本原因是化疗的选择性不强,针对性不强,使得化疗时代的疗效有限。因此,以顺铂为基础的辅助化疗被认为是Ⅱ~ⅢA 期 NSCLC 术后的标准治疗,但疗效有限而副作用不小。相信在免疫治疗(驱动基因突变阴性者)和靶向治疗(驱动基因突变阳性者)时代因选择性强,针对性强而"效增毒减",术前治疗将会充分体现出以降期为主的更多优势。这也是当 PD-1/PD-L1 治疗策略问世以后,NSCLC 术前免疫治疗的临床试验呈现井喷的根本原因。

一、免疫治疗

与Ⅳ期 NSCLC 易于得到生存数据相比,手术患者病变相对较早,肿瘤负荷相对较轻,术后存活时间相对较长,使得涉及手术治疗的试验耗时长、实施难。在手术患者中由于术前治疗易于看到治疗后的影像学和切除标本的病理学应答,间接推测生存,而受到追捧。而术后治疗则以 DFS 为主要研究终点,得到研究结果耗时更长。因此,术前免疫治疗数据多于术后。迄今,无论是较早时期的ⅠB、Ⅱ期临床试验,还是全球Ⅲ期多中心研究;无论是单臂数据抑或与化疗相比的研究;无论是单免疫还是双免疫治疗,抑或化疗 + 免疫,PCR/MPR 都远高于单纯化疗时代,其中以化疗 + 免疫的 PCR/MPR 最好。下面,就近期备受关注的 2 项全球多中心随机分组的Ⅲ期临床研究的主要数据分享给大家参考:术前化疗 + 免疫对比术前单纯化疗的 Checkmate816,以及术后化疗 + 免疫对比术后单纯化疗的 IMpower010。

(一)术前免疫治疗之 Checkmate816

Checkmate816 是一项随机、开放标签、全球多中心的Ⅲ期临床研究,358 例可切除的 NSCLC 随机接受纳武利尤单抗 + 含铂双药化疗(免疫组)或含铂双药化疗(化疗组)。主要研究终点为 PCR 和 EFS,次要终点包括 OS、MPR,以及出现远处转移或死亡的时间。ITT 人群中免疫组和化疗组 PCR 率分别为 24% 和 2.2%。以 PCR 评判,不论年龄、性别、种族、分期、鳞癌与非鳞癌、PD-L1 表达高低、TMB 高低、化疗选择顺铂或卡铂,均是免疫组获益。免疫组的 MPR 率是化疗组的 4 倍,分别为 36.9% 和 8.9%。免疫组和化疗组完成 3 周期治疗者分别为 94% 和 85%,最终手术者分别为 83% 和 75%,中位手术时间分别为 184 分钟和 217 分钟。免疫组不但未增加手术时间,而且增加了ⅢA 期患者手术机会。用药结束至手术的中位时间间隔分别为 5.3 周和 5.0 周,延迟手术(>6 周)者分别为 21% 和 18%,与治疗相关不良事件分别为 4% 和 7%。两组开胸手术分别为 59% 和 63%,微创手术分别为 30% 和 22%,中转开胸分别为 11% 和 16%。ⅢA 期微创手术分别为 31% 和 19%,ⅢA 期中转开胸分别为 11% 和 20%。免疫组全肺切除较少,其中ⅢA 期分别为 17% 和 30%。R0 切除分别为 83% 和 78%。免疫组ⅠB、ⅡA、ⅡB、ⅢA 期的 PCR 分别为 40%、23%、24% 和 23%,化疗组分别为 0、3%、9% 和 1%。免疫组和化疗组瘤床中位活肿瘤残余存(RVT)分别为 10% 和 74%,其中ⅠB/Ⅱ期分别为 28% 和 79%,ⅢA 期分别为 8% 和 70%。

笔记

（二）术后免疫治疗之 IMpower010

由于术后治疗需要更长的时间,多数研究术后治疗的数据尚不成熟。仅有 IMpower010 见诸公开。IMpower010 是一项全球多中心、开放标签、随机Ⅲ期研究。1 280 例完全切除的ⅠB(≥4cm)~ⅢA 期 NSCLC,术后接受至多 4 个周期含铂化疗,按 1∶1 随机分配,共 1 005 例随机,分别接受 16 个周期的阿替利珠单抗(PD-L1 组,1 200mg/次,每 3 周 1 次)或最佳支持治疗(BSC 组)。主要研究终点为 DFS,次要终点包括 OS,PD-L1 TC≥1% 分层、Ⅱ~ⅢA 期的 DFS,任何 PD-L1 表达的Ⅱ~ⅢA 期 DFS,ITT 人群中ⅠB~ⅢA 期的 DFS,ITT 人群 OS。截至 2021 年 1 月 21 日,ITT 人群的中位随访时间为 32.2 个月。在 PD-L1 TC≥1% 的Ⅱ~ⅢA 期的人群中,与 BSC 组相比,PD-L1 组的 DFS 显著获益,疾病复发或死亡风险降低 34%,PD-L1 组 DFS 尚未达到,BSC 组中位 DFS 为 35.3 个月,3 年 DFS 为 60.0% 和 48.2%。对任何 PD-L1 表达的所有随机Ⅱ~ⅢA 期患者,相比 BSC 组,PD-L1 组同样显著改善了中位 DFS,两组中位 DFS 分别为 42.3 个月和 35.3 个月,疾病复发或死亡风险降低 21%。ITT 人群中,两组中位 DFS 分别为 NR 和 37.2 个月,疾病复发或死亡风险降低 19%。OS 尚不成熟。PD-L1 组整体安全性良好,与 BSC 组相比未明显增加不良事件。两组 3/4 级不良事件的发生率分别为 21.8% 和 11.5%。PD-L1 组因不良事件导致治疗中止患者为 18.2%,3/4 级免疫介导的不良事件发生率为 7.9%,5 级治疗相关不良事件的发生率为 0.8%。

二、围手术期靶向治疗

与免疫治疗相反,术前诱导靶向治疗数据较少,诱导靶向治疗能否带来更多的治疗反应,能否真正引发肿瘤降期,提高 R0 切除,最终转化为 OS 尚不得而知。但术后辅助靶向治疗的数据已较为成熟。*EGFR* 突变阳性的 NSCLC 术后化疗改靶向,已积累了很多数据,虽还有许多问题需研究,但辅助靶向取代化疗的大势已然形成。EGFR-TKI 从 2004 年获批治疗 NSCLC,在晚期二线,一线获得成功的同时,一直在探讨对 NSCLC 的围手术期治疗。2013 年的 BR19、2015 年的 RADIANT 均因未按 *EGFR* 突变筛选目标人群而宣告失败。2017 年以后由中国学者主导,在 *EGFR* 突变筛选的基础上的三项术后辅助靶向治疗 ADJUVANT、EVAN、EVIDENCE,以及一项围手术期靶向治疗的研究均获成功。但这几项研究因如下特点而遭些许质疑:某些研究样本量小且仅为中国人的数据;不全是Ⅲ期临床;术后未完成辅助化疗直接给予靶向治疗等。ADAURA 则是一项全球多中心随机对照的Ⅲ期研究。应该说这五项研究的结果,均说明对 *EGFR* 突变阳性的 NSCLC,围手术期尤其是术后靶向治疗的疗效至少不亚于化疗的历史数据。由于 ADAURA 既接受完成术后化疗者,也包括术后未化疗者,简单地比较,似乎单纯术后化疗并未给患者带来额外的生存受益。分期分层发现病期越晚术后靶向治疗的获益越大。

至于术前靶向好抑或术后好,目前积累的数据尚不是很多,如果简单将 CTONG1103 和 1104 中ⅢA-N$_2$ 期共 108 例做分析(围手术期组 37 例,术后组 71 例),目前全组中位随访时间 45.9 个月,存活者中位随访时间 77.6 个月。围手术期组的中位 DFS 和 OS 均短于术后组,但无统计学差异,分别为 19.9 个月和 24.9 个月,45.8 个月和 60.5 个月。似乎围手术期应用靶向治疗并不好于仅术后应用(数据来源于学术交流,未公开发表)。当然,这一结论存在很多问题:①虽然数据均来自前瞻性研究,虽然都由 CTONG 完成,参与中心也多有重叠,但毕竟不是头对头前瞻性研究。因此,实质上难以避免回顾性研究的偏倚。②虽然两个研究对象都是 N$_2$ 患者,但 1104 的 N$_2$ 多是术后证实的偶然性 N$_2$,而 1103 都是术前 PET 或者 E-BUS 证实的 N$_{2~3}$。1104 术后靶向治疗 2 年,1103 术前 6 周加术后 1 年,两个研究围手术期靶向治疗剂量和强度都不一样。下面罗列这五项研究的主要数据供大家参考。

（一）ADJUVANT

ADJUVANT 是一项针对 *EGFR* 突变型 NSCLC 多中心、随机、开放标签的Ⅲ期临床试验。患者为 18~75 岁,R0 切除、Ⅱ~ⅢA 期、有 *EGFR* 突变。根据 N 分期和 *EGFR* 突变状态分层,1∶1 随机分为靶向组(吉非替尼,250mg/d,24 个月)或 NP 组(长春瑞滨,第 1,8 天 25mg/m² + 顺铂第 1 天 75mg/m²,每 3 周 1 次,共 4 周期)。主要研究终点为 DFS,安全性包括至少用一剂研究药物的所有随机患者。共筛选 483 例,222 例被随机,靶向组、NP 组各 111 例。第一次报道中位随访时间为 36.5 个月,靶向组和 NP 组的中位 DFS 分别为 28.7 个月和 18 个月。靶向组 3 级 AE 是谷丙转氨酶和谷草转氨酶升高。NP 组 3 级 AE 是中性粒细胞减少,白细胞减少和呕吐。严重 AE 靶向组 7%,NP 组 23%。无治疗相关死亡。与辅助化疗相比,辅助靶向治疗

笔记

具有更好的 DFS、低毒性和良好生活质量等优点。2021 年最新数据表明,中位随访时间为 80 个月。靶向组和 NP 组的中位 OS 分别为 75.5 个月和 62.8 个月,两组 5 年生存率分别为 53.2% 和 51.2%。靶向组和 NP 组分别有 68.4% 和 73.6% 的患者接受进展后治疗。与进展后无治疗相比,进展后靶向组 OS 显著更长。靶向组和 NP 组更新的 3 年 DFS 和 5 年 DFS 分别为 39.6% 和 32.5%,22.6% 和 23.2%。与标准治疗化疗相比,靶向辅助治疗在伴 *EGFR* 突变的 NSCLC 中显著改善了患者的 DFS。虽然该 DFS 获益并没有转化为 OS 显著获益,但与历史数据相比,靶向组患者的 OS 更长。

(二)EVAN

EVAN 是另一项由中国学者主导的前瞻性、开放标签、随机多中心的 II 期临床研究,旨在比较ⅢA 期 *EGFR* 突变阳性 NSCLC 在 R0 切除后靶向治疗(厄洛替尼,150mg/d,最多连续服用 2 年)和 NP 化疗(4 周期)的疗效和安全性。主要研究终点是 2 年 DFS,次要终点包括 DFS、OS、安全性、生活质量、探索性分子标志物等。2018 年公布数据,EVAN 是全球第一个术后辅助靶向治疗取得 OS 阳性结果的研究,达到了既往 I 期 NSCLC 的术后 OS 的数值,证实术后辅助靶向治疗能够为 *EGFR* 突变患者带来可观的生存获益。靶向组和 NP 组 2 年 DFS 率分别为 81.4% 和 44.6%,中位 DFS 分别为 42.4 个月和 21.0 个月。2021 年的 ASCO 年会更新数据,靶向组的 OS 较 NP 组获得显著延长。靶向组和 NP 组的中位随访时间分别为 54.8 个月和 63.9 个月,靶向组和 NP 组的中位 OS 分别为 84.2 个月和 61.1 个月,5 年 OS 分别为 84.8% 和 51.1%。

(三)EVIDENCE

EVIDENCE 是一项多中心、随机、开放、III 期临床研究,比较术后辅助靶向治疗(埃克替尼,125mg/ 次,每日 3 次,2 年)对比标准化疗(含铂 2 药化疗 4 周期)用于 II~IIIA 期伴 *EGFR* 敏感突变 NSCLC 的疗效。322 例 II~IIIA 期术后 *EGFR* 突变阳性受试者,按 1:1 随机分配,随访直至复发、不耐受或死亡。主要研究终点为 DFS,次要研究终点为 3、5 年 DFS、OS 和安全性。靶向组显著延长 DFS,分别为 47 个月和 22.1 个月,且安全性更优。DFS 按临床特征各亚组分析均显示靶向组优于化疗组。靶向组和化疗组 3 年 DFS 率分别为 63.9% 和 32.5%。靶向组 3 级以上 AE 低,分别为 11% 和 61%。与化疗相比,埃克替尼显著提高了 *EGFR* 突变 II~IIIA 期 NSCLC 患者在肿瘤完全切除后的 DFS,并具有更好的耐受性。

(四)ADAURA

ADAURA 是一项全球多中心随机对照的 III 期临床研究,就靶向治疗(奥希替尼,80mg/d)作为 II~IIIA 期 NSCLC 术后辅助治疗的疗效及安全性进行了研究。将已切除、经过标准化疗的 *EGFR* 突变的 NSCLC 患者按 1:1 随机分为靶向组和安慰剂组,持续 3 年。主要研究终点为 DFS,次要研究终点包括 I B~IIIA 期的 DFS、OS 和安全性。共 682 例被随机,靶向组 339 例,安慰剂组 343 例。在 470 例 II~IIIA 期患者中,靶向组和安慰剂组 2 年的 DFS 分别为 90% 和 44%。总人群靶向组和安慰剂组 2 年的 DFS 为 89% 和 52%。靶向组和安慰剂组无中枢神经系统转移的 2 年 DFS 分别为 98% 和 85%。截至总结发表时共 29 例患者死亡,靶向组 9 例,安慰剂组 20 例,两组均未发现新的安全性事件。OS 数据尚不成熟。认为对 I B~IIIA 期 *EGFR* 突变的 NSCLC,与安慰剂相比,奥希替尼显著延长了患者术后的无疾病生存。

(五)CTONG1103

CTONG1103 是一项多中心、开放标签、随机 II 期临床试验,评估术前 + 术后靶向治疗(靶向组,厄洛替尼 150mg/d,术前 42 天,术后 12 个月)对比术前 + 术后 GC 化疗(吉西他滨 1 250mg/m^2+ 顺铂 75mg/m^2,术前、术后各 2 周期)作为ⅢA-N$_2$ 期伴 *EGFR* 突变 NSCLC 的疗效。术后 6 周及每 3 个月评估,主要研究终点为客观应答率,次要研究终点为 PCR、PFS、OS、安全性及耐受性。共筛查 386 例,随机 72 例。两组主要研究终点 ORR 无差异,靶向组与 GC 组分别为 54.1% 和 34.3%,但次要研究终点 PFS 显著好于 GC 组,分别为 21.5 个月和 11.4 个月。两组均无 PCR,靶向组和 GC 组的 MPR 分别为 9.7% 和 0。靶向对比化疗作为新辅助治疗用于ⅢA-N$_2$ 期 *EGFR* 突变阳性 NSCLC 显示更好的疗效。CTONG1103 更新数据中位随访时间为 62.5 个月,ITT 人群中共 47 例(65.3%)达到 OS。靶向组和 GC 组的中位 OS 分别为 42.2 个月和 36.9 个月。靶向组与 GC 组 3 年 OS 分别为 58.6% 和 55.9%,5 年 OS 分别为 40.8% 和 27.6%。在所有既定的亚组分析中,包括年龄、性别、*EGFR* 突变类型均未观察到两组的 OS 差异。患者后续的治疗尤其是靶向治疗对 OS 获益贡献最大。后续接受靶向治疗者中位 OS 为 45.8 个月,接受其他治疗者中位 OS 为 34.6 个月(*n*=12),未接受系统治疗者中位 OS 为 24.6 个月(*n*=15)。单独分析靶向组这三类患者的中位 OS 分别为 46.4 个月

笔记

（n=15）、42.2 个月（n=8）和 24.6 个月（n=9），具有显著差异；GC 组中这三类患者的中位 OS 分别为 42.6 个月、30.1 个月和 24.6 个月，无显著性差异。靶向组患者，后续接受再挑战 EGFR TKI 治疗者 ORR 为 53.3%，疾病控制率为 93.3%，中位 PFS 为 10.9 个月，中位 PPS 为 21.9 个月。靶向作为可切除Ⅲ A-N$_2$ 期 *EGFR* 突变阳性 NSCLC 患者新辅助 + 辅助治疗是可行的，且显示出有前景的 OS。在 CTONG1103 研究中，靶向组的 PFS 获益未转化为 OS 获益。

此外，*ALK* 突变阳性的患者也有相应的研究。2011 年获批针对 *ALK* 突变阳性的药物，在 *ALK* 突变阳性的晚期 NSCLC 获得二线，一线成功后，也在探讨Ⅲ A 围手术期治疗，但尚无前瞻性研究。Zhang 等对 11 例 *ALK* 突变阳性的 N$_2$ 期 NSCLC 术前给予克唑替尼（250mg/d，每日 2 次）治疗。初步结果显示：缓解 10 例，稳定 1 例，R0 切除术 10 例，PCR 2 例，4 级肝损伤 1 例，复发 6 例，其中 5 例复发者再次接受了克唑替尼一线治疗，获得长期缓解。对病例 3 在新辅助治疗前后血浆和组织进行二代测序，对病例 4 的术前组织进行二代测序。对血浆和组织的动态监测表明，病例 3 的 *ALK* 敏感性信号降低，未发现 *ALK* 依赖性耐药变体。认为新辅助克唑替尼对可切除的局部进展期 NSCLC 可能可行，且耐受性良好。术前克唑替尼治疗可彻底消除循环分子残留病灶，且不影响复发后一线克唑替尼的再使用。当然这一结论需要大样本前瞻性研究加以证实。

综上所述，局部进展期（尤其是Ⅲ A-N$_2$）NSCLC 是一大类异质性很强的疾病，病变虽表现在局部，实质已累及全身。因此，单纯的局部治疗疗效非常有限。在详细解剖学分期的基础上，开展分子分类并据此施以适当的术前全身治疗（诱导治疗），是当今局部进展期 NSCLC 的研究重点。然而，现状是：术前化疗疗效有限；术前靶向治疗数据不多；术前免疫治疗 OS 不成熟。但我们坚信，随着全身治疗策略的不断涌现，疗效的持续向好，充分讨论手术治疗的时机，以达到最大程度地改善远期疗效的目的，将是外科持续研究的重点。

知识要点

1. 以Ⅲ A-N$_2$ 为主的局部进展期 NSCLC 是一类多维度异质性很强的疾病。

2. 理论上术前治疗优于术后治疗，治疗前在严格病理解剖分期的同时，还须明确分子特征，并以此选择不同的术前治疗。术前治疗促成肿瘤降期将是未来重要的研究方向。

3. 驱动基因突变阴性者术前免疫治疗获得了较化疗更好的 PCR/MPR，期待转化为 OS。

4. 驱动基因突变阳性者术前治疗的数据较少，但术后靶向治疗的数据远好于术后化疗。

5. 总之，Ⅲ期 NSCLC 的治疗策略应该是个体化全身治疗下的手术切除。

● 参考文献

［1］CHO H J, KIM S R, KIM H R, et al. Modern outcome and risk analysis of surgically resected occult N$_2$ non-small cell lung cancer. Ann Thorac Surg, 2014, 97（6）: 1920-1925.

［2］SAJI H, TSUBOI M, SHIMADA Y, et al. A proposal for combination of total number and anatomical location of involved lymph nodes for nodal classification in non-small cell lung cancer. Chest, 2013, 143（6）: 1618-1625.

［3］SPICER J, WANG C L, TANAKA F, et al. Surgical outcomes from the phase 3 CheckMate 816 trial: Nivolumab（NIVO）+ platinum-doublet chemotherapy（chemo）vs chemo alone as neoadjuvant treatment for patients with resectable non-small cell lung cancer（NSCLC）. ASCO, 2021, abstract 8503.

［4］WAKELEE H A, ALTORKI N K, ZHOU C C. IMpower010: Primary results of a phase Ⅲ global study of atezolizumab versus best supportive care after adjuvant chemotherapy in resected stage Ⅰ B~Ⅲ A non-small cell lung cancer（NSCLC）. ASCO, 2021, abstract 8500.

［5］ZHONG W Z, WANG Q, MAO W M, et al. Gefitinib versus vinorelbine plus cisplatin as adjuvant treatment for stage Ⅱ~Ⅲ A（N$_1$~N$_2$）EGFR-mutant NSCLC（ADJUVANT/CTONG1104）: a randomised, open-label, phase 3 study. Lancet Oncol, 2018, 19（1）: 139-148.

笔记

［6］YUE D,XU S,WANG Q,et al. Erlotinib versus vinorelbine plus cisplatin as adjuvant therapy in Chinese patients with stage ⅢA EGFR mutation-positive non-small-cell lung cancer（EVAN）:a randomised,open-label,phase 2 trial. Lancet Respir Med,2018,6（11）:863-873.

［7］PJH A,CS B,WL A,et al. Icotinib versus chemotherapy as adjuvant treatment for stage Ⅱ-ⅢA EGFR-mutant non-small-cell lung cancer（EVIDENCE）:a randomised,open-label,phase 3 trial. J Thor Oncol,2021,16（3）:232.

［8］ZHONG W Z,CHEN K N,CHEN C,et al. Erlotinib versus gemcitabine plus cisplatin as neoadjuvant treatment of stage ⅢA-N₂ EGFR-mutant non-small-cell lung cancer（EMERGING-CTONG 1103）:a randomized phase Ⅱ study. J Clin Oncol,2019,37（25）:2235-2245.

［9］WU Y L,TSUBOI M,HE J,et al. Osimertinib in resected EGFR-mutated non-small-cell lung cancer. N Engl J Med,2020,383（18）:1711-1723.

［10］ZHONG W Z,WANG Q,MAO W M,et al. Gefitinib versus vinorelbine plus cisplatin as adjuvant treatment for stage Ⅱ-ⅢA（N₁-N₂）EGFR-mutant NSCLC:final overall survival analysis of CTONG1104 phase Ⅲ trial. J Clin Oncol,2021,39（7）:713-722.

［11］WU Y L,ZHONG W Z,CHEN K N,et al. CTONG1103:Final overall survival analysis of the randomized phase 2 trial of erlotinib versus gemcitabine plus cisplatin as neoadjuvant treatment of stage ⅢA-N₂ EGFR-mutant non-small cell lung cancer. J Clin Oncol,2021,39（suppl 15）:abstract.

［12］CHAO Z,LI S L,NIE A Q,et al. Neoadjuvant crizotinib in resectable locally advanced non-small cell lung cancer with ALK rearrangement - science direct. J Thoracic Oncol,2019,14（4）:726-731.

第四节　外科治疗在Ⅳ期非小细胞肺癌中的地位

传统意义上,外科在Ⅳ期非小细胞肺癌（NSCLC）的治疗策略中占比很少。但Ⅳ期 NSCLC 占新诊断 NSCLC 病例的 35%~40%。好在,Ⅳ期 NSCLC 诊断时约 25% 的胸外转移器官≤3 个,转移灶≤5 处,称之为寡转移,此类寡转移患者预后较好,应给予包括外科在内的积极治疗。除此之外,当今 NSCLC 全身治疗的新策略如雨后春笋般不断涌现,如针对各驱动基因突变的靶向治疗、针对免疫检查点的免疫治疗等,实际上已大大提高了Ⅳ期 NSCLC 患者的长期生存。越来越多的临床现象表明,在全身治疗总体有效的长期生存患者中,个别或少数病灶（寡病灶）对总体有效的全身治疗表现为无效（寡残留）、进展（寡进展）、复发（寡复发）,甚至新增（寡转移）。对此类患者,一方面坚持对多数病灶有效的全身治疗;另一方面要寻求对这些少数无效、进展、复发和转移病灶的有效治疗,使患者免受这些"寡病灶"的拖累而最终影响长期生存。在此背景下外科需要有新的思考与应对,寻求作为补充手段积极参与Ⅳ期 NSCLC 个体化设计的治疗组合。外科的加入可能会有效地增强全身治疗对肿瘤的控制,进而延长患者的总生存。因此,外科除了要重视初诊患者"寡转移"的治疗,也要关注有效全身治疗下长期生存者的"寡进展"病灶的切除。

一、精准医疗背景下对 NSCLC 肿瘤负荷（TNM）的新理解

20 世纪 60 年代发明的反映肿瘤负荷的 TNM 分期是肿瘤学的重要创举之一,长期以来都是制定 NSCLC 治疗策略的重要依据。一方面 TNM 分期成就了肿瘤外科的发展,在确立手术治疗早期 NSCLC 重要地位的同时,有效地限制了外科对晚期 NSCLC 的无效治疗;或许也正在对当今浸润前"NSCLC"的过度手术起到某种限制意义,这是积极的一面。另一方面,我们也必须意识到,TNM 分期这样一个固化的解剖学量化规则,在当今精准医疗的背景下,也限制了肿瘤外科医生对肿瘤生物学根本的理解,弱化了外科医生对晚期 NSCLC 生物学分类的认识,妨碍了外科对全身治疗有效而长期生存的Ⅳ期 NSCLC 患者的"寡病灶"治疗的参与度。其实,在 20 世纪 60 年代我们就认识到 NSCLC 和 SCLC 生物学行为有所不同,相同的分期不同的预后。即便同是 NSCLC,我们也逐渐认识到鳞癌与非鳞癌的预后不同,治疗策略也不相同。目前,已明确了肺腺癌异常基因的 80%（驱动基因）,鳞癌异常基因的 45%,以及根据这些机制而开发的各种有效的治疗药物。这些都在某种程度上细化了 TNM 分期,加权了 TNM 分期,甚至在某些特定的分子背景下颠覆了 TNM 分期的临床意义。换句话,除了 TNM 分期这一解剖量化指标外,还有许多因素影响着

笔记

NSCLC 的预后、生存，甚至是治疗选择，为 TNM 分期赋予了更多的生物学信息。外科应该对原来划归为"Ⅳ期"，理论上不可治愈，外科无用武之地的晚期患者群中，那些因全身治疗有效而长期存活者的特殊病灶（寡进展）给予积极治疗。因此，及时掌握 NSCLC 全身治疗的新理论新知识，是外科避免过度治疗和参与不足两方面缺陷的必由之路。当然，也不难看出，与异常基因相对应的有效药物的成功开发尚属少数，大量的Ⅳ期 NSCLC 仍是不可治愈的肿瘤，仍是外科不能触碰的禁区。

二、全身治疗的发展改变了晚期 NSCLC 的预后

从 1933 年外科能治疗 NSCLC 开始，长期以来有可能治愈的患者仅限于能被完整切除的早期患者。即便铂类问世（20 世纪 80 年代），新一代化疗的加入（20 世纪 90 年代）也未能真正地大幅度提高晚期 NSCLC 患者的生存。但近 20 年全身治疗发生了根本性的改变，尤其是靶向药物（21 世纪）和免疫检查点治疗（精准医疗）的问世（2015 年至今），Ⅳ期 NSCLC 的疗效大为提高，患者长期生存的数据被不断刷新，长期生存者的数量也持续增多。比如，FLAURA 研究中奥希替尼治疗晚期 *EGFR* 突变阳性 NSCLC 患者，1、2、3 年生存率分别高达 89%、74% 和 54%。PROFILE1014 治疗 ALK 阳性晚期 NSCLC，4 年生存率可达 56%。

然而，NSCLC 是一种在分子水平上有很大异质性的疾病，人类在理解 NSCLC 生物学机制上尚有很多未解之谜。2015 年以前，对驱动基因突变阴性的晚期 NSCLC 的标准治疗是含铂双药化疗，PFS 仅 5~6 个月。如今免疫治疗彻底改变了这一格局，KEYNOTE024 对 PD-L1≥50% 的晚期 NSCLC，3 年生存率达 51%，5 年生存率达 32%。不难看出，随着肿瘤全身治疗疗效的持续向好，Ⅳ期 NSCLC 生存的延长给我们固化的 TNM 思维带来了巨大挑战。比如有效全身治疗后残余病灶如何再分期，长期生存者如何全程管理等。"寡残留""寡复发""寡进展""寡转移"如何认定，及如何设计具有个体化治疗的方案等，包括手术切除的范围、淋巴结清扫的范围等，都是值得考虑的问题，都是直接影响着患者生存再延续的关键因素。微创外科为外科这一古老的手段赋予了更安全更广阔的用武之地。

三、晚期 NSCLC 异质性的临床意义

（一）肿瘤负荷的异质性

TNM 分期自问世以来沿用了四期分法，其实每一期患者群都包含了更多预后各不相同的亚群，这就是所谓的"分期异质性"，而且分期越晚异质性越大，如 T_1 期又分为 T_{1a}、T_{1b}、T_{1c}；M 又规定为 M_{1a}、M_{1b}、M_{1c}。遗憾的是，分期数据库中晚期 NSCLC 有外科治疗的数量很少，就如同大家都知道的 N_2 分期，根据预后不同包括了偶然 N_2、单站 N_2、多站 N_2 和大块 N_2 一样，但由于缺乏数据支持，迄今没有被采纳。这也将是外科改变思路，积累数据参与全身治疗有效且长期生存的Ⅳ期 NSCLC 治疗的关键。综上所述，不难理解对一些肿瘤负荷较轻（寡转移）的晚期 NSCLC，在全身治疗成功的前提下，经包括外科在内的局部治疗后可获得更好的生存。

（二）组织类型和驱动基因的异质性

笔者曾有 1 例患者，左肺上叶癌，手术后的病理可见鳞癌、腺癌、小细胞肺癌和癌肉瘤 4 种混合成分。更有肺腺癌经过有效治疗后变为小细胞肺癌并转移的报道。说明在一个肺癌肿块里存在组织学"异质性"。而各种不同的组织学类型暗含着治疗策略的不同。IPASS 研究之初，受益人群被认定为是亚裔、女性、不吸烟者，进一步的研究揭示了 *EGFR* 突变阳性的著名故事。经过 EGFR-TKI 治疗可出现 EGFR20 外显子 T790M 的突变，说明治疗压力可使肿瘤驱动基因产生改变，这些都说明肿瘤细胞存在所谓的"驱动基因的异质性"。目前根据驱动基因突变已成功研发的药物针对 *EGFR*、*ALK*、*ROS1*、*MET* 和 *KRAS* 等。对那些或因组织类型混合对一种治疗部分有效后的残余病灶（寡残留），或尚未明确驱动基因无相应靶向治疗的病灶，或因治疗压力产生新的耐药机制的病灶（寡进展），或因有限转移但又找不到合适治疗的病灶（寡转移）等，在积极开发新的治疗策略的同时，或许古老的外科治疗尚有一席用武之地。

四、外科治疗 NSCLC"寡转移"的理论

"寡转移"的概念是由 Hellman 和 Weichselbaum 在 1995 年提出的，其基本意义在于患者的"转移"也存在异质性，从出现有限转移到临床不可治愈的真正广泛转移，有时会有很长时间的稳定阶段。把这一虽

笔记

然已有转移但临床稳定的阶段称为"寡转移"阶段,这段时间窗或许仍有临床治愈的可能,或许是外科治疗介入的良好机会。"寡转移"的范畴比以前"孤立性"转移的概念更加宽泛,更富有肿瘤学意义,更富有生物学意义,更富有全身概念。对"寡转移"我们也至少应该有三个维度的理解:首先,是对原发肿瘤的理解(种子),NSCLC 本身相比较于肝胆胰的恶性肿瘤,其生物学行为原本就比较缓和,在这一前提下我们对原发灶不但要直观地量化肿瘤负荷(T、N 分期),还要明确组织学分类(鳞癌/非鳞癌),如果是腺癌更要了解生长方式(分化程度)、驱动基因的突变情况(精准医疗)。其次,对转移部位(土壤)的理解,如果转移出现在脑、骨、肾上腺这几个常见的转移部位则预后好于出现在其他部位者。最后,才是转移的负荷,有限的转移器官和有限的转移数目往往预示着较好的预后与治疗效果。然而,在全身治疗策略突飞猛进的今天,有效的全身治疗使Ⅳ期 NSCLC 的远期生存越来越好,此时,就诱导出了治疗相关的"寡病灶",对这些少数疗效不好的病灶的治疗,就需要更多维度的再理解,以及个体化的量身定做治疗方案,包括适当的局部手段的加入。因为,今天的全身治疗已经改变了作为转移"种子"的原发肿瘤的某些特征,也已经改变了转移所需生长的微环境(土壤),也有可能抑制了多数转移性肿瘤(转移负荷)。这些新出现的因素大大地影响了肿瘤学原有的治疗理念,给外科这一古老的方法赋予了新的活力,外科有可能在全身治疗整体有效的背景下,在那些尚无有效全身治疗手段的一部分病灶(寡病灶)的治疗中发挥更重要的作用。

五、Ⅳ期 NSCLC 全身治疗后原发灶的切除

对Ⅳ期"寡转移"NSCLC 局部治疗的研究,长期以来文献多数集中在对转移灶的局部治疗,比如对孤立性脑转移(或转移数目有限的寡转移)的治疗,孤立性肝转移(寡转移)的治疗,孤立性骨转移的治疗等,包括放射治疗、手术治疗和其他少见的局部治疗,也取得了比单纯全身治疗更好的疗效。然而,探讨已有胸外转移,在有效全身治疗的基础上,对原发灶补充局部治疗的研究并不多见,即便有许多是放疗而非手术,手术切除病肺的相关研究更是凤毛麟角。现将最近 3 年有关Ⅳ期 NSCLC 全身治疗有效而切除病肺的文献分享给大家供参考。

Arrieta 等开展的一项前瞻性、单臂Ⅱ期研究,纳入经病理证实的Ⅳ期 NSCLC,包括任何部位的同时性转移,但 PET/CT 评估转移灶≤5 个,在接受了四个初始周期的全身治疗后,对那些病情稳定/部分缓解的患者,给予原发部位和转移部位的局部治疗(包括手术和放疗),再用 PET/CT 评估局部的疗效。全组 37 例,诊断时伴有中枢神经系统转移者 43.2%。局部治疗后经 PET/CT 评估,完全缓解者 19 例(51.4%),非完全缓解者 18 例(48.6%)。中位 OS 尚未达到,与 PET/CT 评估的 CR 相关,CR 组和 NON-CR 组的中位 OS 分别为未达到和 27.4 个月。中位 PFS 为 23.5 个月,也与 PET/CT 评估的 CR 相关,CR 组和 NON-CR 组的中位 PFS 分别为未达到和 14.3 个月。认为接受局部治疗的"寡转移"NSCLC 患者有较高的应答率和良好的OS。PET/CT 显示 CR 的患者 OS 显著延长。

Gomez 等开展了一项多中心、随机的Ⅱ期研究,对转移灶≤3 个、一线全身治疗后 3 个月以上未进展的Ⅳ期 NSCLC 患者,以 1:1 随机分配至维持治疗或观察组(MT/O)和针对所有病灶的局部治疗组(LCT)。在 2016 年报告的基础上于 2019 年更新了长期总生存数据,由于 LCT 组 PFS 显著获益,在入组 49 例后数据安全和监测委员会提前结束了试验。中位随访时间为 38.8 个月(28.3~61.4 个月),LCT 组和 MT/O 组的中位 PFS 分别为 14.2 个月和 4.4 个月;中位 OS 分别为 41.2 个月和 17 个月。与 MT/O 组相比,LCT 组患者的进展后生存更好,分别为 37.6 个月和 9.4 个月。在 MT/O 组中出现进展的 20 例患者中,9 例接受了针对所有病灶的 LCT 治疗,其中位 OS 为 17 个月(95%CI 7.8 个月至尚未达到)。因此,认为在一线全身治疗未出现进展的"寡转移"NSCLC 患者中,与 MT/O 相比,LCT 显著延长了患者的 PFS 和 OS。

Jones 等回顾了 2000—2018 年接受原发 NSCLC 切除且伴有胸外"寡转移"病灶的 NSCLC 患者无事件生存率(EFS)和 OS,111 例伴有"寡转移"的 NSCLC 患者接受了肺原发灶的切除手术,单一转移灶者 87 例(78%),接受了针对转移灶的局部治疗者 93 例(84%),出现复发或进展者 77 例,患者 5 年的 EFS 和 OS 分别为 19%、36%。与 EFS 独立相关的因素为原发肿瘤大小和淋巴血管浸润。与 OS 独立相关的因素是新辅助治疗、原发肿瘤大小、淋巴结转移和脏层胸膜侵犯。认为切除肺原发瘤是胸外"寡转移"NSCLC 多学科治疗的重要选择。适应证选择包括接受新辅助治疗者和胸部病灶数量有限者,可以获得较好的长期生存率。

Mitchell 等将放疗作为基准对照,对肺切除术的疗效进行了评估。2000—2017 年单中心 $cT_{1-3}N_{0-2}M_1$

NSCLC 患者,转移灶≤3 个,PS 评分为 0~1 分,且接受了综合性局部治疗。接受了原发病灶的放疗者 63 例(63/88,71.6%),接受了手术者 25 例(28.4%)(肺叶切除 20/25,全肺切除 3/25,亚肺叶切除 2/25)。接受手术者较年轻,胸内病变负荷较低。治疗后 90 天死亡率很低,手术组和放疗组分别为 0(0/25)和 1.6%(1/63)。术后 DFS 为 55.2 个月,1、5 年生存率分别为 95.7% 和 48%。放疗后 DFS 为 23.4 个月,1、5 年生存率分别为 74.3% 和 24.2%。认为肺切除在选择性的同时性"寡转移"的 NSCLC 患者中是可行的,且与患者的长期生存相关,手术应仍然是一种局部巩固治疗选择。

总之,解剖学上瘤负荷为Ⅳ期的 NSCLC 仍属于全身治疗的范畴,但有效的全身治疗改变了Ⅳ期 NSCLC 的生存。在全身治疗总体有效的背景下,对长期生存者的个别无效病灶有许多要回答的问题,例如:是否还属于"寡转移"? 如果不是该如何定义,又该如何分期? 该如何评价疗效? 该如何订制个体化的治疗方案? 手术治疗何时介入,如何介入? 这些都将成为外科医师的新思考。或许,全身有效治疗下长期生存者"寡进展"病灶的切除将是未来外科的主要任务之一。

> **知识要点**
> 1. 在新的有效全身治疗下,造就了很多长期生存的Ⅳ期 NSCLC 患者。
> 2. 有效的全身治疗或已改变了原有"寡转移"的概念、人群。
> 3. 外科须对长期生存的Ⅳ期 NSCLC 患者的个别无效病灶加以关注。
> 4. 外科须探讨在适当的时间以合适的方式介入Ⅳ期 NSCLC 的治疗。
> 5. 全身有效治疗下长期生存者"寡进展"病灶的切除,或许将是未来外科的主要任务之一。

● 参考文献

[1] DINGEMANS A C,HENDRIKS L,BERGHMANS T,et al. Definition of synchronous oligometastatic non-small cell lung cancer-A consensus report. J Thorac Oncol,2019,14(12):2109-2119.

[2] LOI M,MAZZELLA A,MANSUET-LUPO A,et al. Synchronous oligometastatic lung cancer deserves a dedicated management. Ann Thorac Surg,2019,107(4):1053-1059.

[3] RAMALINGAM S S,VANSTEENKISTE J,PLANCHARD D,et al. Overall survival with osimertinib in untreated, EGFR-mutated advanced NSCLC. N Engl J Med,2020,382(1):41-50.

[4] SOLOMON B J,KIM D W,WU Y L,et al. Final overall survival analysis from a study comparing first-line crizotinib versus chemotherapy in ALK-mutation-positive non-small-cell lung cancer. J Clin Oncol,2018,36(22):2251-2258.

[5] RECK M,RODRíGUEZ-ABREU D,ROBINSON A G,et al. Five-year outcomes with pembrolizumab versus chemotherapy for metastatic non-small-cell lung cancer with PD-L1 tumor proportion score ≥ 50. J Clin Oncol,2021,39(21):2339-2349.

[6] ARRIETA O,BARRóN F,MALDONADO F,et al. Radical consolidative treatment provides a clinical benefit and long-term survival in patients with synchronous oligometastatic non-small cell lung cancer:A phase Ⅱ study. Lung Cancer,2019,130:67-75.

[7] GOMEZ D R,BLUMENSCHEIN G R Jr.,LEE J J,et al. Local consolidative therapy versus maintenance therapy or observation for patients with oligometastatic non-small-cell lung cancer without progression after first-line systemic therapy:a multicentre,randomised,controlled,phase 2 study. Lancet Oncol,2016,17(12):1672-1682.

[8] GOMEZ D R,TANG C,ZHANG J,et al. Local consolidative therapy vs. maintenance therapy or observation for patients with oligometastatic non-small-cell lung cancer:long-term results of a multi-Institutional,phase II,randomized study. J Clin Oncol,2019,37(18):1558-1565.

[9] JONES G D,LENGEL H B,HSU M,et al. Management of synchronous extrathoracic oligometastatic non-small cell lung cancer. Cancers(Basel),2021,13(8):1893.

[10] MITCHELL K G,FAROOQI A,LUDMIR E B,et al. Pulmonary resection is associated with long-term survival and should remain a therapeutic option in oligometastatic lung cancer. J Thorac Cardiovasc Surg,2021,161(4):1497-1504.

笔记

第五节　小细胞肺癌的外科治疗需要重新审视

　　小细胞肺癌（SCLC）占整个肺癌的15%左右，长期以来都认为SCLC的治疗以化疗/放化疗为主要手段。然而，在临床上仍有许多SCLC接受了手术，原因如下：①机会性切除。可完整切除的早期外周型肺癌，全身无手术禁忌时多直接手术，不主张术前刻意获取病理诊断，SCLC的诊断在术后方得以确立。②超指南切除。部分外科医生坚持认为手术切除能治愈SCLC。SEER数据库提示外科治疗SCLC的高峰为1990年，占同期SCLC的47%，该时间点距1973年提出的SCLC外科不宜之观点推后近20年，2005年SCLC外科治疗比例才骤降至16%。③混合性肿瘤切除。部分患者即使术前获得病理诊断，也难以在活检小标本上发现混合性SCLC。这也是我们开展SCLC回顾性研究的基础。近来越来越多的回顾性研究表明，早期SCLC手术后辅以全身化疗，其生存不亚于早期NSCLC的手术疗效。甚至有数据表明Ⅱ期和Ⅲa期SCLC手术+化疗的疗效，也能和相应分期的NSCLC手术疗效相媲美，远好于非手术治疗者。非常遗憾的是，目前反映SCLC整体诊断、分期、治疗轮廓的大数据并不多，影响了大家对SCLC尤其是早期SCLC手术治疗的决策。

一、SCLC的外科治疗概况

　　总体而言，外科治疗SCLC的理念比较混乱，下面通过展示各主要回顾性研究中有关早期SCLC外科治疗的基本概况，以说明对SCLC手术治疗认识上的差异。在明确区别SCLC和NSCLC之前，肺癌的治疗都以手术为主，文献报道1990年SCLC手术率最高达到47%，2005年才急剧下降到16%。10年前，2011年Varlotto回顾了1988—2005年SEER数据库共计2 214例LD-SCLC的治疗情况，发现2003年前LD-SCLC占比较为固定，分别占所有SCLC、肺癌及Ⅰ期肺癌的3%~5%、0.10%~0.17%和1%~1.5%，而2005年则分别增至7%、0.29%和2.2%（$P<0.000\,1$）。然而，2015年来自Yale大学Combus根据美国NCDB数据库统计，理论上符合"早期"这一手术条件的SCLC高达18%，其中，这些即便符合手术条件的"早期"SCLC在真实世界里也仅有10%接受了手术。2020年WCLC年会Aperribay回顾2010—2015年SEER数据库26 221例SCLC，评估TNM分期与OS的关系，作者认为TNM分期在SCLC中有预后价值。2020年WCLC年会Azar回顾VA癌症数据经病理证实为Ⅰ期SCLC共1 028例，只有1/3的Ⅰ期患者接受手术，手术疗效无论怎么分层都好于放化疗。2021年ASCO年会来自Cleveland的Roof对2004—2016年NCDB数据库SCLC进行分析，评估了多种因素对SCLC预后的影响，得出了手术是延长OS的积极因素之一的结论。如上数据的巨大差异说明我们对SCLC的大体轮廓，从疾病分期到治疗模式及治疗后的预后转归了解不够，更说明"小细胞肺癌的外科治疗"并没受到重视。

二、早期SCLC手术治疗的大宗数据

　　20世纪70年代由放疗专家领衔报道了否决手术治疗SCLC的数据，但进入新世纪后也是由放疗专家领衔用SEER数据为SCLC手术治疗正名。随后由Yale和Duke的外科专家用质量更好的NCDB数据库进一步为SCLC外科治疗提供了支持。此外，近2年WCLC及ASCO年会共有3篇摘要对SCLC的外科治疗作了阐述。现将支持外科治疗SCLC已发表的4篇文献和会议宣读的3篇文摘的主要数据罗列。

　　1. 基于NCDB数据库之Duke外科专家的研究　　NCDB数据库收集了美国新诊断恶性肿瘤的70%。2016年来自Duke的外科专家基于NCDB数据库对SCLC的外科治疗进行了研究。作者对2003—2011年NCDB手术切除的pT$_1$-2N$_0$M$_0$的SCLC患者用Kaplan-Meier和Cox模型评估了早期SCLC的OS，按是否手术、是否化疗、不同辅助方案、是否颅脑预放分层，确定SCLC手术的意义，确定SCLC最佳辅助方案。共1 574例入选（排除接受诱导治疗者和术后30天内死亡者），R0切除者954例（61%），5年OS为47%。其中接受辅助治疗者566例（59%），包括单纯化疗（$n=354$）、放化疗（$n=190$，包括接受颅脑放疗者99例）和单纯放疗（$n=22$）。与单纯手术相比，术后辅助化疗改善了远期生存，中位OS分别为66个月（95%CI 56.8~79.3个月）和42.1个月（95%CI 34~51.8个月），5年OS分别为52.7%（95%CI 48.2%~57%）和40.4%（95%CI

笔记

35.2%~45.5%）。COX 模型显示手术 + 辅助化疗提高了生存（$HR=0.78,95\%CI\ 0.63\sim0.95$），有颅脑预放疗者预后更好（$HR=0.52,95\%CI\ 0.36\sim0.75$）。作者认为 $pT_{1\sim2}N_0M_0$ 期 SCLC 应该手术治疗，术后治疗疗效依次为：手术 + 术后辅助化疗 + 颅脑预放，手术 + 术后辅助化疗，手术 + 胸部放疗，最差为非手术治疗者。

该作者团队 2017 年仍然以 NCDB 数据库为源，回顾了 2003—2011 年接受手术 + 化疗或同步放化疗的 $cT_{1\sim2}N_0M_0$ 的 SCLC 的生存，发现研究期间接受了手术 + 辅助化疗者 681 例（手术组），接受了同步放化疗者 1 620 例（CRT 组）。倾向匹配后手术组和 CRT 组分别 501 例。手术组 OS 好于 CRT 组，5 年 OS 分别为 47.6% 和 29.8%。剔除有合并症者，手术组和 CRT 组各剩余 492 例，仍显示手术组 5 年 OS 优于 CRT 组，分别为 49.2% 和 32.5%。作者再次肯定，对淋巴结阴性的 SCLC，手术 + 辅助化疗疗效更好，提示在早期 SCLC 中，手术的应用被低估，应该加强手术在 $cT_{1\sim2}N_0M_0$ SCLC 中的地位。

2. 基于 NCDB 数据库之 Yale 外科专家的研究　2015 年来自 Yale 的外科专家基于 NCDB 数据库对 SCLC 的外科治疗进行了研究。作者对 1998—2011 年 NCDB 数据库中的 SCLC 患者的治疗按分期作了回顾性分析，共筛出 203 229 例分期明确的 SCLC，排除有转移者、双侧肺肿瘤者、跨肺裂者、恶性胸腔积液 / 心包积液者、临床 $T_0/T_4/N_3$ 者，理论上符合手术条件者 35 927 例（资料完整的有 28 621 例），仅占同期确诊 SCLC 的 18%，也就是说，仅有 18% 的 SCLC 在诊断时按 TNM 分期理论上可以考虑手术，说明 SCLC 一经发现多数不适合手术。更重要的是，真正接受手术者 476 例，仅占理论上可手术患者的 9%，仅占同期数据库收集 SCLC 的 1.2% 左右。Kaplan-Meier 生存分析和 COX 模型比较手术与非手术患者的生存期，评估手术在这些高选择 SCLC 患者中的作用。结果显示，临床 I 期（$n=1\ 009$ 例）、II 期（$n=235$ 例）和 IIIA 期（$n=158$ 例）患者术后 5 年 OS 分别为 51%、25% 和 18%。肺叶切除术者 5 年 OS 为 40%，亚肺叶切除术者和全肺切除术者生存较差，5 年的 OS 分别为 21% 和 22%。与肺叶切除术相比，亚肺叶切除术后死亡的危险增高（$HR=1.38$，$95\%CI\ 0.47\sim0.68$）。无论患者年龄、分期和合并症评分怎样，在全身化疗基础上加入手术降低了患者死亡的可能性（$HR=0.57,95\%CI\ 0.47\sim0.68$）。作者认为 I 期、II 期和 III 期 SCLC 患者，在接受化疗的同时加入手术可获得较好的 OS。这些数据可能支持在特定情况下将手术纳入 SCLC 多学科治疗的前瞻性研究。

3. 基于 SEER 数据库之宾夕法尼亚州放疗专家的研究　2011 年宾州放疗专家基于 SEER 数据库对 SCLC 的外科治疗作了研究。Varlotto 回顾了 1988—2005 年 SEER 数据库共计 2 214 例 LD-SCLC 的治疗情况，发现接受肺叶或肺叶以上肺切除术的 SCLC，生存优于接受亚肺叶切除术者。中位 OS 分别为 50 个月和 30 个月（$P=0.006$），更优于接受放疗者（中位 OS 为 20 个月，$P<0.000\ 1$）。是否接受术后放疗中位 OS 无统计学差异（30 个月和 28 个月，$P=0.6$）。作者认为手术治疗 LD-SCLC 优于非手术治疗。COX 模型发现，影响患者生存的独立因素包括年龄、诊断年份、肿瘤大小、分期和手术范围（依次为肺叶，亚肺叶，单纯放疗）。认为手术是早期 SCLC 的治疗策略中未被充分利用的方式；肺叶切除术提供了最佳的局部控制，并改善了患者的生存；虽然亚肺叶切除术的生存不如肺叶切除术，但仍优于单纯放疗；在手术的基础上增加放疗并没有带来额外的生存获益。

4. 基于 SEER 数据库之纽约放疗专家的研究　2010 年纽约放疗专家基于 SEER 数据库对 SCLC 的外科治疗作了研究。Schreiber 回顾了 1988—2002 年 $T_{1\sim2}N_x\sim N_0$、$T_{3\sim4}N_x\sim N_0$ 期 LD-SCLC 患者的治疗，共筛查 14 179 例，其中手术者 863 例，以 $T_{1\sim2}$ 为主。应用 Kaplan-Meier 和 Cox 模型比较患者的 OS，分析手术对 SCLC 的远期生存的影响，其中 $T_{1\sim2}N_x\sim N_0$ 中位 OS 由非手术者的 15 个月提升至手术者的 42 个月（$P<0.001$）；即便是 $T_{3\sim4}N_x\sim N_0$ 患者的中位 OS 也由非手术者的 12 个月提升至手术者的 22 个月（$P<0.001$）。分析还发现肺叶切除术的预后最佳（$P<0.001$），$T_{1\sim2}N_x\sim N_0$ 的 SCLC 肺叶切除者中位 OS 时间可高达 65 个月，5 年生存率为 52.6%，$T_{3\sim4}N_x\sim N_0$ SCLC 肺叶切除者中位 OS 时间为 25 个月，5 年生存率为 31.8%。分层发现在 2 251 例 N_0 患者中，有 435 例接受手术治疗，中位 OS 优于非手术者，分别为 40 个月和 15 个月（$P<0.001$）；在 802 例 N_1 患者中，164 例接受手术治疗，中位 OS 优于非手术者，分别为 29 个月和 14 个月（$P<0.001$）；而在 7 974 例 N_2 患者中，也有 187 例接受了手术治疗，中位 OS 同样优于非手术者，分别为 19 个月和 12 个月（$P<0.001$）。作者认为手术治疗 LD-SCLC 优于放化疗。

5. 2020—2021 年 WCLC 及 ASCO 年会摘要数据　检索 2020—2021 年外科治疗 SCLC 的发表数据，未见到公开发表的新文献，仅检出 WCLC 及 ASCO 年会摘要数据 3 项，均认为早期 SCLC 应该手术，手术疗效好于放化疗。目前，学术界低估了手术在早期 SCLC 治疗中的作用。

笔记

Aperribay 回顾了 2010—2015 年 SEER 数据库共 26 221 例 SCLC,评估 AJCC 第 7 版 TNM 分期与长期生存的关系,Ⅰ 期者 749 例,Ⅱ 期者 735 例,Ⅲ 期者 6 163 例,Ⅳ 期者 18 574 例。Ⅰ a、Ⅰ b、Ⅱ、Ⅲ 和 Ⅳ 期患者的中位 OS 分别为 24、21、12、11、6 个月;5 年 OS 分别为 28.1%、25.1%、NA、11.3% 和 1.6%。认为 TNM 分期在 SCLC 中有预后价值,SCLC 的中位 OS 和长期生存近年来并未获得显著改善。

Azar 回顾 VA 癌症数据,分析了 1 028 例经病理证实的 Ⅰ 期 SCLC。接受了手术或 CRT 者仅 661 例,接受 CRT 者 442 例,接受了手术 + 者 219 例(单纯手术 92 例、手术 + 化疗 84 例、手术 + 化疗 + 放疗 39 例,手术 + 放疗 4 例)。手术 + 组和 CRT 组中位 OS 分别为 3.87 年(95%CI 3.25~4.60)、2.43 年(95%CI 2.15~2.72)。手术治疗生存优于 CRT 组(HR=0.65,95%CI 0.54~0.79,P<0.001)。肿瘤位置对生存无影响,手术好于 CRT。多因素分析,年龄轻者和 ECOG-PS 好者生存较好(HR=0.60,95% CI 0.42~0.85,P=0.004),但均支持手术优于 CRT。作者认为不到 1/3 的 Ⅰ 期 SCLC 接受了手术治疗,包括手术在内的治疗比 CRT 总生存更好,与年龄、疾病状态或肿瘤位置无关,该研究表明手术在 Ⅰ 期 SCLC 中有更广泛的作用。

在 2021 年 ASCO 年会,Roof 对 2004—2016 年 NCDB 数据库 SCLC 进行分析,比较了 2004—2010 年和 2011—2016 年 2 个时段 SCLC 患者的人口学因素、社会经济因素、疾病特点和治疗策略因素,采用 Kaplan-Meier 生存分析评估了年龄、种族、性别等一系列人口学因素、社会经济学因素、临床特征对 OS 的影响。共 262 049 例患者入组。其中,2004—2010 年 137 253 例,2011—2016 年 124 796 例。两个时间段诊断的患者在许多方面均有显著差异(年龄、性别、种族、医疗保险类型、居住地、Charlson-Deyo 评分、就医医院类型、放疗、化疗及免疫治疗比例等)。全组中位 OS 时间为 8.51 个月(95%CI 8.48~8.54),5 年 OS 为 7.6%(95%CI 7.5~7.7),远低于 NSCLC。但接受手术等 8 个因素是延长 OS 的积极因素(2020 年后诊断者、无合并症者、在教学医院治疗者、接受放疗者、化疗者、免疫治疗者及受教育程度较高者);而分期较晚等 6 个因素为 OS 不良的消极因素(老年、男性、高加索人群、政府保险持有者、农村患者及 Ⅳ 期病变)。

三、手术治疗 SCLC 缺乏高级别证据

虽然,目前 NCCN 指南对早期 SCLC 推荐手术治疗,但证据级别均很低,即便是上文所提到的由著名学者用 NCDB 数据库的数据分析并发表在 JCO、JTO 此类权威刊物的研究,以及由放疗科专家基于 SEER 所进行的研究,都存在如下缺陷:

(1)四项研究均为回顾性研究,无法回避回顾性分析固有的混杂变量,因此,无法探讨术后患者的 OS 和疾病特异性生存的关系。

(2)无论手术疗效好于非手术,还是手术 + 辅助化疗 + 颅脑预防放疗是最好的治疗策略,都不除外可能的选择偏倚。例如,NCCN 指南不建议身体状况不佳的患者接受预防性颅脑放疗。因此,手术 + 术后辅助化疗 + 颅脑放疗的患者可能基线即有更好的一般状态评分。

(3)由于样本量受限,研究分析的效能可能不足,且可能存在 Ⅱ 型错误。

(4)无论 NCDB 还是 SEER 数据库均存在大量缺失数据或不完整数据:①存在作者无法确认报告的数据,如分期和治疗模式。②因无法重新阅片,所以,缺乏中心病理学回顾,也缺乏某些关键病理变量,如切缘状态、淋巴管或血管浸润、切除完整性、淋巴结清扫水平等。虽然,选择 SCLC 组织学编码以排除其他病理学类型,如类癌和混合性 SCLC,但无法解决被误诊或被误记的问题。③NCDB 和 SEER 数据库均不包括化疗方案、药物、剂量及药物毒性反映的信息。④尽管含有大概的放疗解剖靶区,但缺乏更进一步特定类型放疗的信息。⑤两个数据库均无复发相关的信息,难以分析复发模式。研究者无法知道为何有些患者被转为术后放疗。⑥缺乏术后化疗和术后放疗的性质的信息(如常规术后辅助抑或针对已经复发的病灶),包括肺和大脑的放疗。⑦缺乏术前评估的信息,如一般身体状况、体重减轻、吸烟状态、心肺功能,如超声心动图、肺功能等检查,因此,无法探讨接受亚肺叶切除的真实原因。

四、否定外科治疗 SCLC 的关键文献及其缺陷(附大事记)

对于 SCLC 来说,自 1933 年手术治疗肺癌成功,到成功区别 SCLC 与 NSCLC 之前,SCLC 的治疗原则与 NSCLC 的治疗原则一样。随后的研究逐渐意识到 SCLC 是一种生长快、恶性程度高,易发生纵隔淋巴结及远处转移的特殊肺癌。在此罗列与 SCLC 诊治有关的大事记供大家参考。1815 年描述了"肺癌"。

笔记

1926 年描述了燕麦细胞癌。1942 年用氮芥治肺癌。1959 年光镜下 SCLC 的 6 项特点。1962 年病理学区别 SCLC 与 NSCLC。1968 年 SCLC 分为局限期与广泛期。1969 年认识到 SCLC 与 NSCLC 应区别治疗。1969 年环磷酰胺单药治疗 SCLC。1969 年 MRC 发现对 SCLC 放疗优于手术。1973 年认为 SCLC 为全身性疾病。1970 年联合化疗改善 SCLC 的 DFS。1979 年 MRC 证实局限期 SCLC 环磷酰胺联合放疗优于单独放疗。1980 年 EP 方案治疗 SCLC。1987 年放化疗 LD-SCLC 优于单独化疗。1989 年 IASLC 将 SCLC 回归 TNM 分期。1990 年胸部 SCLC 的完全缓解者常规脑预放疗。纵观 SCLC 的研发历程，真正否定 SCLC 手术治疗的证据源于下列两项研究。

1. MRC 之随机分组研究　1973 年 MRC 公布了 SCLC 手术和放疗随机对照研究的 10 年随访。该研究对经支气管镜活检诊断的燕麦细胞癌患者 144 例，随机到手术组者 71 例，放疗组者 73 例，中位生存期分别为 199 天和 300 天（$P=0.04$）；2 年生存率分别为 4%（3 例）和 10%（7 例）；5 年时，放疗组生存 3 例，手术组仅 1 例生存（该患者虽随机入手术组，但因肺功能差最终未行手术而采取姑息放疗）；10 年时，手术组无生存者，放疗组 3 例仍生存。因此，研究者认为与放疗相比，手术并未使 SCLC 生存获益；对 SCLC 应该放疗而不应手术。但作者同时指出这可能不适用于那些不能通过支气管镜获得病理诊断的外周型 SCLC。

2. Lung Cancer Group 之随机研究　1994 年，Lung Cancer Group 开展了 SCLC 联合化放疗后残余病灶手术与否的前瞻性随机试验。该研究对病理学证实为 LD-SCLC 患者 328 例，先行环磷酰胺 + 表柔比星 + 长春新碱方案的联合化疗，21 天为 1 个周期，共 5 个周期。所有随机患者均接受胸部和脑部放疗，对化疗有反应者 217 例（占 66%），且被认为适合开胸手术的 146 例随机分组，手术组 70 例，非手术组 76 例。手术组完成手术者 83%，病理完全缓解者 19%，仅残留少数 SCLC 组织学特征者 9%。两组患者的远期生存无显著差异，中位生存时间分别为 15.4 个月和 18.6 个月，2 年的 OS 均约为 20%（$P=0.78$）。尽管该研究纳入的患者较多，但这项研究的统计效力并不高，因此被认为不适合手术者达 44%。尽管试验中存在 II 型错误，手术组仍不太可能有更好的结果。该研究认为肺切除术在 SCLC 的多学科治疗中并无益处。

不难看出，如上两项研究存在下列缺陷。1973 年 MRC 的研究特点：①均为中心型 SCLC，须全肺切除术；②手术组"完全切除"者仅 48%，探查或姑息术者高达 34%，因各种原因放弃手术者 18%；③当时影像诊断手段有限，无 PET/CT，甚至无 CT、MRI 等现代分期手段，很难排除远处转移；④缺乏有创纵隔淋巴结分期手段，如纵隔镜、EBUS-TBNA。因而，分期极为不准确。

1994 年 Lung Cancer Group 的研究特点：①尽管入组患者均为 LD-SCLC，但无淋巴结转移者仅占 49%（29/70），且无关于 pN_0 患者预后的分层研究；②入组患者化疗方案的选用并不是 SCLC 最佳的 EP 方案，放化疗的反应率仅为 65%，远低于目前 EP 方案对于 LD-SCLC 的控制率。须知，治疗前评估尤其是对淋巴结转移情况的术前评估，是决定 LD-SCLC 患者能否从手术中获益的重要因素。

五、外科治疗 SCLC 的新起点

1. 更严格的分期　SCLC 手术的备受争议源自 1973 年的 MRC 研究，但当时分期手段极其落后，与当前常规实施的肺癌现代评估尤其是对纵隔淋巴结的评估相去甚远，这却是决定肺癌能否从手术中获益的重要因素。推测其原因，MRC 研究混杂了许多已有转移的患者。虽然目前的指南也推荐手术治疗早期 SCLC，但 SCLC 系一高度恶性、易于转移的全身性疾病的实质并未改变。除去 SCLC 的这些恶性生物学特点对治疗选择、预后转归的影响不谈，单从肿瘤负荷角度来讲，分期也是制定治疗策略的主要依据。由 VALG 制定的 SCLC 局限期（LD）和广泛期（ED）已极不适用于有可能手术的 SCLC，对有手术可能者进行更严格的 TNM 分期，更审慎的手术适应证评估十分必要。所以强化术前检查，尽量避免术前可能已有的纵隔甚至全身转移尤为重要。

PET/CT 是肺癌分期的重要影像学方法，对 SCLC 分期的敏感性为 93%，特异性为 100%，准确性高于 CT 及骨髓活检。因此，应将 PET/CT 作为筛选可切除 SCLC 的关键无创检查。EBUS-TBNA 是现代微创淋巴结分期手段，敏感性、特异性及准确性分别为 96.4%、100% 及 97.2%。应用 EBUS-TBNA 筛选后的 SCLC 手术者 5 年生存率可达 77.8%。纵隔镜依旧是排除纵隔淋巴结转移最有价值的手段，敏感性、特异性和准确性分别为 66.7%、100% 和 94.6%，纵隔镜检查后 cN_1 升级为 pN_2 者达 50%（4/8），JCOG9101 有类似结果，纵隔镜检查后 cN_1 升级为 pN_2 者达 56%（5/9）。

笔记

2. **更好的局部控制** 近40年来，EP方案全身化疗＋胸部放疗一直是LD-SCLC的标准治疗。但局部复发率达26%~63%；单纯化疗局部复发率更高达90%。尸检显示非手术者SCLC肿瘤残留达92%，但根治性手术者局部残留仅31%。日本JCOG对EP化疗后完全切除的Ⅰ~Ⅲ期SCLC研究，发现局部治疗失败者仅10%。不难理解，目前外科在根除原发病灶，降低局部复发，最终改善远期生存方面仍有不可代替的作用。因此，外科治疗SCLC的重要机制包括：①控制局部残留；②针对SCLC和NSCLC的混合肿瘤（在化疗后再手术的患者中发现混合性SCLC 10%~15%）；③针对EP方案化疗后耐药的SCLC病灶。

综上所述，SCLC的手术治疗在经历了1933—1973年的笼统外科治疗，1973—2000年的低谷坚持，终于在新世纪的大宗回顾性研究中显示了一定的治疗地位。虽然目前主要指南推荐外科治疗早期SCLC，但在临床上，一方面，外科对当代SCLC的诊治了解不够全面，某种意义上低估了手术治疗SCLC的作用，另一方面，虽然指南推荐，但指南参考的证据级别较低，需要重新审视已有的结论。未来应该在强化术前分期，排除远处转移，严格的纵隔淋巴结检查的前提下，对真正早期的SCLC开展外科治疗。同时应呼吁对局部进展期SCLC的前瞻性随机分组研究，以明确在现代肺癌研究背景下SCLC外科治疗的新地位。

知识要点

1. SCLC的分期尤其是局限期SCLC（LD-SCLC）宜同时采用TNM系统。

2. 目前多部指南推荐$T_{1~2}N_0M_0$ SCLC行外科治疗。

3. 应强化术前分期检查，尽力避免因诊断不足带来的无效手术。

4. 大样本回顾研究表明，手术（＋化疗）治疗早期SCLC的疗效可与早期NSCLC的手术疗效相媲美，动摇了"SCLC以化疗／放疗为主要治疗手段"的概念。

5. SCLC的手术以肺叶切除为最好，亚肺叶及全肺切除生存差于肺叶切除，但仍好于化疗／放化疗。

6. 术后需加入全身化疗，是否颅脑放疗视情况而定。

7. 所有这些发现急需大样本前瞻性随机分组研究加以证实。

（陈克能）

● **参考文献**

［1］LÜCHTENBORG M，RIAZ S P，LIM E，et al. Survival of patients with small cell lung cancer undergoing lung resection in England，1998-2009. Thorax，2014，69（3）：269-273.

［2］COMBS S E，HANCOCK J G，BOFFA D J，et al. Bolstering the case for lobectomy in stages Ⅰ，Ⅱ，and ⅢA small-cell lung cancer using the National Cancer Data Base. J Thorac Oncol，2015，10（2）：316-323.

［3］VARLOTTO J M，RECHT A，FLICKINGER J C，et al. Lobectomy leads to optimal survival in early-stage small cell lung cancer：a retrospective analysis. J Thorac Cardiovasc Surg，2011，142（3）：538-546.

［4］APERRIBAY E A，PÉREZ J，GASTALDO A S，et al. MA12.03 prognostic value of clinical staging according to TNM in SCLC patients：a real-world SEER database analysis. J Thoracic Oncol，2021，16（3）：S177.

［5］AZAR I，AUSTIN A，JANG H，et al. MA12.05 is there a role for surgery in stage Ⅰ small cell lung cancer？ A national VA database analysis. J Thoracic Oncol，2021，16（3）：S178.

［6］ROOF L，WEI W，TULLIO K，et al. Impact of socioeconomic disparities on diagnosis and overall survival in small cell lung cancer：A National Cancer Database analysis. J Clin Oncol，2021，39（15 Suppl）：8515.

［7］YANG C F，CHAN D Y，SPEICHER P J，et al. Role of adjuvant therapy in a population-based cohort of patients with early-stage small-cell lung cancer. J Clin Oncol，2016，34（10）：1057-1064.

［8］YANG C J，CHAN D Y，SHAH S A，et al. Long-term survival after surgery compared with concurrent chemoradiation for node-negative small cell lung cancer. Ann Surg，2018，268（6）：1105-1112.

［9］SCHREIBER D，RINEER J，WEEDON J，et al. Survival outcomes with the use of surgery in limited-stage small cell lung cancer：should its role be re-evaluated？ Cancer，2010，116（5）：1350-1357.

笔记

［10］YU J B,DECKER R H,DETTERBECK F C,et al. Surveillance epidemiology and end results evaluation of the role of surgery for stage Ⅰ small cell lung cancer. J Thorac Oncol,2010,5（2）:215-219.

［11］WEKSLER B,NASON K S,SHENDE M,et al. Surgical resection should be considered for stage Ⅰ and Ⅱ small cell carcinoma of the lung. Ann Thorac Surg,2012,94（3）:889-893.

［12］陈克能,王长利.小细胞肺癌外科治疗的发展史及现状 // 程颖,孙燕,吴一龙.小细胞肺癌.北京:人民卫生出版社,2014.

［13］FOX W,SCADDING J G. Medical Research Council comparative trial of surgery and radiotherapy for primary treatment of small-celled or oat-celled carcinoma of bronchus. Ten-year follow-up. Lancet,1973,2（7820）:63-65.

［14］LAD T,PIANTADOSI S,THOMAS P,et al. A prospective randomized trial to determine the benefit of surgical resection of residual disease following response of small cell lung cancer to combination chemotherapy. Chest,1994,106（6 Suppl）:320S-323S.

［15］范梦颖,陈克能.外科治疗小细胞肺癌新观点.中华胸心血管外科杂志,2014,30（7）:428-431.

第七章 非小细胞肺癌的化学治疗

第一节 概 述

化学治疗（以下简称"化疗"）是传统的抗肿瘤治疗方法。常用的化疗药物可分为6类,包括烷化剂、抗代谢药、抗生素、植物药、激素类和杂类。化疗药物能作用于肿瘤细胞生长繁殖的不同环节,抑制或杀死肿瘤细胞。

早在1949年,第一种化疗药物氮芥就被批准用于恶性肿瘤的治疗。在随后的70多年中,化疗药物的研发不断取得突破。肺癌化疗药物的发展大致经历了三代:第一代以氮芥、甲氨蝶呤等抗代谢药为代表,晚期NSCLC患者的中位生存期只有4~5个月,与最佳支持治疗相比差异无统计学意义;第二代以铂类、依托泊苷、丝裂霉素等为代表,以铂类为基础的化疗相比最佳支持治疗能够显著延长晚期NSCLC患者的生存期;第三代以吉西他滨、多西他赛、紫杉醇、长春瑞滨等为代表,ECOG 1594研究显示,第三代化疗药物联合铂类的含铂双药化疗能将晚期NSCLC患者的中位生存期提高到7.9个月;2008年发表的JMDB研究首次探索了化疗药物在不同组织学类型NSCLC中的疗效,培美曲塞联合铂类的化疗方案在非鳞状细胞癌患者中的中位生存期可达到12.6个月,而在鳞状细胞癌患者中仅为9.4个月。

化疗的应用几乎涵盖了所有疾病阶段的NSCLC,无论是可切除病灶患者的围手术期治疗、局部晚期患者的放疗同步治疗,还是晚期患者的一二线治疗,化疗都发挥了重要的作用。本章节就化疗在NSCLC中的应用进行阐述。

（蒋继宗 褚 倩）

● 推荐阅读文献

［1］章必成,朱波.晚期非小细胞肺癌化学治疗的现状与未来.医药导报,2018,37（5）:531-535.

［2］NOONAN K L,HO C,LASKIN J,et al. The influence of the evolution of first-line chemotherapy on steadily improving survival in advanced non-small cell lung cancer clinical trials. J Thorac Oncol,2015,10（11）:1523-1531.

［3］SCAGLIOTTI G,BRODOWICZ T,SHEPHERD F A,et al. Treatment-by-histology interaction analyses in three phase Ⅲ trials show superiority of pemetrexed in nonsquamous non-small cell lung cancer. J Thorac Oncol,2011,6（1）:64-70.

第二节 非小细胞肺癌新辅助及辅助化疗

一、新辅助及辅助化疗的必要性

外科手术仍是早期非小细胞肺癌（NSCLC）患者治疗的基础,获得治愈的希望最大。ⅠA~ⅢA期手术的患者可以通过完整切除病变达到治愈目的。然而,尽管经过根治性手术切除,部分患者仍然可能复发。接受完整切除的NSCLC患者的5年生存率如下:ⅠA和ⅠB期分别为78%和58%,ⅡA和ⅡB期分别为46%和36%,ⅢA期为24%。

NSCLC完全切除术后随访研究证实,术后远处转移发生率远高于局部复发,并且基于疾病在手术早期微扩散的临床和病理证据,系统性疗法已证实是合理的治疗。NSCLC患者在手术切除后的长期存活率与疾病分期相关,但即使是在ⅠA期,仍然有1/3患者在5年内复发或死亡。此类复发多数为远处转移,而完全切除术后局部复发风险低于10%。中枢神经系统是最常见的转移部位,其次是骨骼、同侧或对侧的肺、肝脏和肾上腺。超过80%的复发发生在根治性手术后的2年内。Ⅱ期患者的复发率高于Ⅰ期患者,

笔记

超过 50% 的 II 期患者肿瘤切除后会复发。复发的模式在组织学上有差异,局部复发多发生在鳞状细胞癌患者,远处转移多发生于腺癌患者。通过化疗消除转移性病变理论上可体现在远处转移发生率的降低,从而改善生存率。这种化疗可在手术前(新辅助化疗)或手术后(辅助化疗)进行。

二、非小细胞肺癌新辅助化疗

新辅助化疗也称为术前化疗,目的是使局限性原发肿瘤最大限度地缩小,从而减小手术切除的范围或放射治疗照射范围,清除或抑制可能存在的微小转移灶,减少术后复发和播散的机会。

新辅助化疗的优点包括:①避免体内潜在的转移病灶在原发灶切除后由于肿瘤总量减少而加速生长;②避免由于手术后血细胞凝集机制加强及免疫抑制而使残留的肿瘤细胞转移;③使手术时肿瘤活力低,不易播散入血;④可以从肿瘤切除的标本了解化疗敏感性;⑤避免抗药性;⑥肿瘤缩小,降低分期,有利于手术切除;⑦早期化疗可防止远处转移;⑧化疗有时可消灭免疫抑制细胞,反而增强机体免疫力。新辅助化疗的风险:①对化疗不敏感的肿瘤,在化疗期间迅速增大,使原本可切除或勉强可切除的肿瘤增大而不能手术;②化疗导致骨髓抑制,增加术中、术后并发症。

NVALT2 是一项多中心随机对照临床研究,该研究纳入英国、荷兰、德国和比利时等 70 个中心的 519 例患者,随机分组为单纯手术(单纯手术组)和新辅助化疗 + 手术(新辅助化疗组)。研究结果显示,新辅助化疗是可行的,反应率可达 49%,并且对术后并发症发生率没有影响;但两组的总生存率相似。

SWOG9900 试验也对单纯手术和新辅助化疗 + 手术进行了比较,研究共纳入 354 例患者,两组无病生存率(DFS)无统计学差异,新辅助化疗 + 手术组中位总生存期(OS)显著延长(62 个月 *vs.* 41 个月),该试验在证据公布后提前结束。

CHEST 研究比较了手术前新辅助吉西他滨 + 顺铂与单纯手术治疗 I B~III A 期 NSCLC 患者。结果显示:3 年 DFS 提高了 5.1%,3 年 OS 提高 7.8%,II B/III A 亚组的 DFS 和 OS 均显著提高。CHEST 是唯一获得阳性结果的新辅助化疗的 III 期研究,提示 II B/III A 期患者新辅助化疗获益更大。然而,本研究提前关闭,数据参考价值有限,结果需谨慎解读。

2014 年,由 NSCLC 荟萃分析协作组进行的一项荟萃分析汇总了 15 项随机试验结果,包括 10 项研究仅为新辅助化疗,5 项研究包含新辅助化疗和辅助化疗。该研究共纳入 2 385 例患者,对新辅助化疗 + 手术与单纯手术进行了比较。结果显示,术前化疗对生存率有显著影响,相对死亡风险降低 13%,5 年总生存率增加 5%,无复发生存率(RFS)和远处复发时间均显著延长,但在分析中无法评估毒性效应。

综上所述,新辅助治疗需要更广泛的证据基础才能作为标准治疗方案引入。

三、非小细胞肺癌辅助化疗

NSCLC 完整切除术后,即使有肿瘤负荷,理论上应该也是很小。微转移肿瘤中存在数量相对较少的残余肿瘤细胞可能存在少量的化疗或放疗抵抗性克隆。大多数实验和临床数据与模拟肿瘤的生长和回归的 Gomper-tzian 模型一致。如果假设是正确的,临床检测不到的肿瘤,其增长速度应是最快的。有效剂量辅助化疗是指采用有效的局部治疗(手术、放疗)后,采用该化疗模式消灭可能存在的微小转移灶和难以根治性切除的病灶,防止复发转移,提高治愈率。辅助化疗的原则如下:①辅助化疗应在术后 3~6 周内进行;②单疗程无法杀灭所有残留的肿瘤细胞,需多疗程化疗;③选择化疗敏感或复发危险性较大的患者。不是所有经过局部治疗的患者都需要辅助化疗,通常具有复发危险性的患者能从辅助化疗中获得确切收益,而复发危险性与原发肿瘤大小、淋巴结浸润及肿瘤生物学特性有关。

由国际肺癌辅助试验(IALT)协作组发起,于 1995 年开始招募患者的肺癌辅助化疗前瞻性随机对照研究,是第一个显示辅助化疗显著获益的大型研究。该研究中,1 857 例行完全切除的 NSCLC 患者被随机分组进行化疗(顺铂联合长春地辛、长春新碱、长春瑞滨、依托泊苷的双药化疗)或观察组。入组患者包括所有分期,约 10% 为 I A 期,27% 为 I B 期,24% 为 II 期,39% 为 III 期。在化疗组,74% 的患者接受累积剂量至少 240mg/m^2,每周期至少 80mg/m^2 顺铂,27% 的患者接受术后放疗。23% 的患者出现了 3 级和 4 级的毒性(毒性相关死亡率为 0.8%),化疗组的生存期显著延长,化疗组和对照组 5 年生存率分别为 44.5% 和 40.4%,中位生存分别为 50.8 个月和 44.4 个月,而中位无病生存期为 40.2 个月和 30.5 个月。

笔记

2008 年 NSCLC 顺铂辅助协作组（lung adjuvant cisplatin evaluation colla-borative group，LACE）的荟萃分析纳入 5 项临床研究，共 4 584 例 NSCLC 患者。研究提示，化疗组 OS 显著延长，死亡风险下降 11%，5 年生存获益增加 54%。进一步进行亚组分析显示，与对照组相比，术后行长春瑞滨 + 顺铂方案的Ⅲ期 NSCLC 患者生存获益最大（5 年生存率提高 14.7%）。其次是Ⅱ期（5 年生存率提高 11.6%），Ⅰ期生存无显著获益（5 年生存率提高 1.8%）。LACE 荟萃分析还表明，化疗效果与性别、年龄、组织学、手术类型、计划放疗或计划的顺铂总剂量间没有关联。2010 年 NSCLC 协作组荟萃分析纳入 26 项随机研究，共 844 例 NSCLC 患者，结果发现，与单纯手术组相比，手术加化疗组 5 年生存率提高 4%。

已有的研究结果均提示，辅助化疗可提高完全切除的Ⅱ期和Ⅲ期 NSCLC 患者的生存率。同时，也为完全切除术后的Ⅰ A 期 NSCLC 不需辅助化疗提供了证据，Ⅰ B 期患者是否需要辅助化疗尚存在争议。

CALGE9633 试验是第一个针对Ⅰ B 期 NSCLC 患者的临床研究，研究共纳入 340 例Ⅰ B 期 NSCLC 患者，随机分为辅助化疗组和对照组。化疗组方案为紫杉醇 200mg/m^2，卡铂 AUC 为 6，21 天为 1 个周期，共 4 个周期。结果显示，两组生存差异无统计学意义，特别是对于肿瘤直径 <4cm 的患者，辅助化疗并不能改善生存。

JBR10 试验是第一项对入组患者完全采用第三代化疗方案的临床试验，研究纳入 482 例Ⅰ B 期（T_2N_0）或Ⅱ期（T_1N_1 或 T_2N_1）NSCLC 患者，并随机分为术后辅助化疗组和观察组。结果显示，观察组和术后辅助化疗组的总生存率差异并无统计学意义，但分层分析结果显示，当肿瘤直径 >5cm 时，术后辅助化疗显示了生存获益。

四、辅助化疗与新辅助化疗的比较

NATCH 研究是一项随机Ⅲ期临床研究，共纳入 624 例Ⅰ~ⅢA 期患者，并随机分为三组：①新辅助化疗（紫杉醇 / 顺铂）+ 手术（201 例）；②单独手术（212 例）；③手术 + 辅助化疗（211 例）。结果显示，新辅助化疗组中 97% 的患者能完成化疗，辅助化疗组只有 66.2%；5 年无病生存期在新辅助化疗组、辅助化疗组和单独手术组分别为 38.3%、36.6% 和 34.1%，虽显示出一定的趋势，但差异无统计学意义。NATCH 研究表明，90% 以上接受新辅助化疗的患者接受了 3 个周期的化疗，证实新辅助化疗不影响后期接受手术治疗的观点。但该研究因为纳入的大部分为Ⅰ期患者且存在设计缺陷。

IFCT00Q 研究旨在探讨完全术前化疗组（所有化疗周期均在术前进行）和围手术期化疗组间的生存差异，共纳入 528 例Ⅰ A~Ⅱ期可切除的 NSCLC 患者，并随机分为术前化疗序贯手术组（完全术前化疗组）和术前化疗序贯手术、再序贯化疗组（围手术期组）。完全术前化疗组和围手术期化疗组的 3 年总生存率分别为 67.8% 和 68.6%（$P=0.96$）。术前完成全部化疗计划的患者依从性更高，但是两组的生存并无差异。在亚组分析方面，IFCT00Q 结果研究对不同组织学类型患者的生存分析显示，鳞状细胞癌患者 3 年生存率完全术前化疗组和围手术期组分别为 68.1%、77.2%，而非鳞状细胞癌患者分别为 67.7%、61.6%，但不同组织学类型的 3 年生存率无统计学差异。

CSLC0501 是一项多中心随机对照Ⅲ期临床研究，旨在比较根治性手术切除的Ⅰ B~ⅢA 期 NSCLC 患者接受 3 个周期多西他赛 + 卡铂方案的新辅助化疗或辅助化疗的疗效差异。CSLC0501 研究从 13 个医疗机构筛选出 214 例Ⅰ B~ⅢA 期 NSCLC 患者，其中 198 例患者被随机分组：97 例行新辅助化疗（N 组），101 例行辅助化疗（A 组），给予术前或术后化疗（多西他赛：75mg/m^2，卡铂：$AUC=5$，每 3 周为 1 个周期，共 3 个周期）。Ⅰ B 期、Ⅱ期和ⅢA 期患者分别占 32.5%、40.6% 和 26.9%。N 组有 100% 的患者进行新辅助化疗，其中 87.4% 的患者完成了辅助化疗。N 组和 A 组的 3 年 DFS 分别为 40.2% 和 53.4%（$P=0.033$），5 年 DFS 分别为 29.9% 和 47.9%（$P<0.01$），中位 DFS 分别为 2.1 年和 4.8 年（$P<0.05$），中位生存期分别为 4.2 年和 7.1 年（$P=0.104$）。术前新辅助化疗较术后辅助化疗组依从性更好，但术前化疗组有约 15% 的患者未能接受手术。本研究结果显示了术前和术后化疗的优劣，本研究显示，辅助化疗可改善患者 DFS，OS 也优于新辅助化疗组患者的趋势，对于指导早期实践有较大的意义。

目前关于肺癌辅助化疗及新辅助化疗之间的头对头比较的随机对照研究很少，2009 年 Lim 等进行了一项荟萃分析，共纳入 32 项随机对照研究，其中辅助化疗 22 项，新辅助化疗 10 项，结果显示，两组间 OS 及 DFS 相似，差异均无统计学意义。

五、指南推荐

目前新辅助化疗证据不足,术前新辅助化疗可用于预后差(肿瘤较大或局部晚期)的患者,有可能增加部分患者接受根治性治疗的机会。对于可切除的 NSCLC 患者,推荐直接手术后再评价是否适合接受术后辅助化疗。

NSCLC 术后辅助治疗中国胸外科专家共识(2018 版)对于Ⅰ~ⅢA 期行完全手术切除的 NSCLC 治疗推荐:①Ⅰ期,不需要辅助化疗(1A 级证据);②ⅡA 期,不常规推荐辅助化疗,术后综合评估包括与肿瘤内科专家会诊,评估辅助化疗对每例患者的效益和风险,在作出建议时,还要考虑肿瘤分期以外的其他因素,包括组织病理学特征和基因改变等。当有证据支持,专家组有统一认识,利大于弊,可考虑给予辅助化疗(2B 级证据);③ⅡB~ⅢA 期常规辅助化疗(1A 级证据)。

欧洲肿瘤内科学会(ESMO)、美国临床肿瘤学会(ASCO)、美国国家综合癌症网络(NCCN)指南均认为:Ⅱ、Ⅲ期患者常规推荐辅助化疗,ⅠA 期患者不推荐辅助化疗。对于ⅠB 期的患者,存在许多争议。ESMO 指南认为,ⅠB 期肿瘤直径≥4cm 可考虑辅助性化疗,ASCO 不推荐ⅠB 期辅助化疗。NCCN 认为ⅠB 期含有以下危险因素的患者,包括低分化(肺神经内分泌肿瘤)、血管侵犯、肿瘤直径≥4cm、楔形切除等,可考虑使用辅助化疗。

关于辅助化疗的方案选择,三大指南均推荐以顺铂为基础的方案。ESMO 认为,顺铂的累积剂量达 300mg/m² 以上,进行 3~4 个周期。ASCO 不推荐使用烷化剂。NCCN 化疗方案为顺铂 +X,X 为所有可选药物,X 不同,顺铂的剂量不同;不能耐受顺铂者,可选择紫杉醇/卡铂。

> **知识要点**
>
> 目前新辅助化疗证据不足,术前新辅助化疗可用于预后差的患者。
>
> 对于可切除的 NSCLC 患者,推荐直接手术后再评价是否适合接受术后辅助化疗。
>
> 　Ⅰ~ⅡA 期不推荐辅助化疗;ⅡB~ⅢA 期常规辅助化疗。关于辅助化疗的方案选择,推荐以顺铂为基础的方案。

(王金林　褚　倩)

● 推荐阅读文献

[1] TRAVIS W D,GIROUX D J,CHANSKY K,et al. The IASLC Lung Cancer Staging Project:proposals for the inclusion of broncho-pulmonary carcinoid tumors in the forthcoming(seventh)edition of the TNM Classification for Lung Cancer. J Thorac Oncol,2008,3(11):1213-1223.

[2] NESBITT J C,PUTNAM J J,WALSH G L,et al. Survival in early-stage non-small cell lung cancer. Ann Thorac Surg,1995,60(2):466-472.

[3] FELD R,RUBINSTEIN L V,WEISENBERGER T H. Sites of recurrence in resected stage Ⅰ non-small-cell lung cancer:a guide for future studies. J Clin Oncol,1984,2(12):1352-1358.

[4] THOMAS P,RUBINSTEIN L. Cancer recurrence after resection:$T_1 N_0$ non-small cell lung cancer. Lung Cancer Study Group. Ann Thorac Surg,1990,49(2):242-247.

[5] GILLIGAN D,NICOLSON M,SMITH I,et al. Preoperative chemotherapy in patients with resectable non-small cell lung cancer:results of the MRC LU22/NVALT 2/EORTC 08012 multicentre randomised trial and update of systematic review. Lancet,2007,369(9577):1929-1937.

[6] DETTERBECK F C,ASAMURA H,CROWLEY J,et al. The IASLC/ITMIG thymic malignancies staging project:development of a stage classification for thymic malignancies. J Thorac Oncol,2013,8(12):1467-1473.

[7] SCAGLIOTTI G V,PASTORINO U,VANSTEENKISTE J F,et al. Randomized phase Ⅲ study of surgery alone or surgery plus preoperative cisplatin and gemcitabine in stages IB to ⅢA non-small-cell lung cancer. J Clin Oncol,2012,30(2):

笔记

172-178.

［8］Preoperative chemotherapy for non-small-cell lung cancer：a systematic review and meta-analysis of individual participant data. Lancet,2014,383（9928）:1561-1571.

［9］ARRIAGADA R,BERGMAN B,DUNANT A,et al. Cisplatin-based adjuvant chemotherapy in patients with completely resected non-small-cell lung cancer. N Engl J Med,2004,350（4）:351-360.

［10］PIGNON J P,TRIBODET H,SCAGLIOTTI G V,et al. Lung adjuvant cisplatin evaluation：a pooled analysis by the LACE Collaborative Group. J Clin Oncol,2008,26（21）:3552-3559.

［11］STRAUSS G M,HERNDON J N,MADDAUS M A,et al. Adjuvant paclitaxel plus carboplatin compared with observation in stage IB non-small-cell lung cancer：CALGB 9633 with the Cancer and Leukemia Group B,Radiation Therapy Oncology Group,and North Central Cancer Treatment Group Study Groups. J Clin Oncol,2008,26（31）:5043-5051.

［12］VANSTEENKISTE J,DE RUYSSCHER D,EBERHARDT W E,et al. Early and locally advanced non-small-cell lung cancer（NSCLC）:ESMO Clinical Practice Guidelines for diagnosis,treatment and follow-up. Ann Oncol,2013,24（Suppl 6）:i89-i98.

［13］FELIP E,ROSELL R,MAESTRE J A,et al. Preoperative chemotherapy plus surgery versus surgery plus adjuvant chemotherapy versus surgery alone in early-stage non-small-cell lung cancer. J Clin Oncol,2010,28（19）:3138-3145.

［14］CHAFT J E,RUSCH V,GINSBERG M S,et al. Phase Ⅱ trial of neoadjuvant bevacizumab plus chemotherapy and adjuvant bevacizumab in patients with resectable nonsquamous non-small-cell lung cancers. J Thorac Oncol,2013,8（8）:1084-1090.

［15］LIM E,HARRIS G,PATEL A,et al. Preoperative versus postoperative chemotherapy in patients with resectable non-small cell lung cancer：systematic review and indirect comparison meta-analysis of randomized trials. J Thorac Oncol,2009,4（11）:1380-1388.

［16］非小细胞肺癌辅助治疗胸外科共识专家组 . 非小细胞肺癌术后辅助治疗中国胸外科专家共识（2018版）. 中国肺癌杂志,2018,21（10）:731-737.

第三节 局部晚期非小细胞肺癌的化疗

局部晚期非小细胞肺癌（NSCLC）是一组具有高度异质性的疾病,占所有 NSCLC 的比例为 25%~40%,可分为ⅢA、ⅢB 和ⅢC 期,5 年生存率分别为 36%、26% 和 13%。根据能否手术切除,局部晚期 NSCLC 分为可切除ⅢA/ⅢB 期和不可切除ⅢA/ⅢB/ⅢC 期 NSCLC。化疗是局部晚期 NSCLC 的重要治疗方法。对于可切除的局部晚期 NSCLC,新辅助化疗和辅助化疗能有效提高 5 年生存率;而对于不可切除的局部晚期 NSCLC,以化疗和放疗为基础的综合治疗是目前的标准治疗模式。本节重点阐述化疗在不可切除局部晚期 NSCLC 中的应用。

一、化疗在局部晚期非小细胞肺癌中的作用

放疗是不可切除局部晚期 NSCLC 重要的局部治疗手段,亦是这部分患者根治的希望。然而,既往研究表明,接受单纯放疗的患者中位无进展生存期仅为 9~12 个月,2 年生存率仅为 13%~14%。

20 世纪 90 年代,临床医生开始探索在放疗的同时引入化疗,以期提高治疗效果。1992 年发表在《新英格兰医学杂志》上的一项前瞻性临床研究探索了化疗联合放疗在不可切除局部晚期 NSCLC 中的作用,研究共纳入 331 例不可切除的局部晚期 NSCLC 患者,随机分为 3 组,第 1 组接受单纯放疗:30Gy/（10 次·2 周）,休息 3 周后继续放疗,25Gy/（10 次·2 周）;第 2 组接受放疗联合每周顺铂方案化疗:放疗计划与第 1 组相同,治疗期间在每周的第 1 天联合顺铂化疗,剂量为每次 30mg/m²;第 3 组接受放疗联合每天顺铂方案化疗:放疗计划与第 1 组相同,治疗期间在每天放疗前联合顺铂化疗,剂量为每次 6mg/m²。结果显示,放疗联合每天顺铂化疗组的 1 年（54% vs. 46%）、2 年（26% vs. 13%）和 3 年（16% vs. 2%）生存率均显著高于单纯放疗组（P=0.009）。然而,放疗联合每周顺铂化疗组的 1 年（44%）、2 年（19%）和 3 年（13%）生存率与其他两组相比差异均无统计学意义。放疗联合每日顺铂化疗组、放疗联合每周顺铂化疗组和单纯放疗

笔记

组的 2 年局部控制率分别为 31%、30%、19%，放疗联合每日顺铂化疗组对比单纯放疗组差异有统计学意义（$P=0.003$）。该结果表明，在放疗的基础上引入顺铂化疗能增加疗效，提高患者的局部控制率和生存率。

随后，Jeremic 等于 1995 年和 1996 年在《临床肿瘤学杂志》（*Journal of Clinical Oncology*，*JCO*）上连续发表了两项随机临床研究。

1995 年发表的研究共纳入了 169 例Ⅲ期 NSCLC 患者，随机分为 3 组，第 1 组接受超分割放疗：1.2Gy，1 天 2 次，总剂量为 64.8Gy；第 2 组接受放疗联合化疗：放疗计划同第 1 组，放疗期间每周联合依托泊苷（100mg，第 1~3 天）+ 卡铂（100mg，第 1~2 天）方案化疗；第 3 组同样接受放疗联合化疗：放疗计划同第 1 组，放疗期间在第 1、3、5 周联合依托泊苷（100mg，第 1~5 天）+ 卡铂（200mg，第 1~2 天）方案化疗。结果显示，3 组患者的中位生存时间分别为 8 个月、18 个月和 13 个月，3 年生存率分别为 6.6%、23% 和 16%，其中第 2 组显著优于第 1 组（$P=0.002\,7$），而第 3 组与第 1 组（$P=0.17$）或第 2 组（$P=0.14$）相比差异均无统计学意义。第 2 组的局部控制率同样显著优于第 1 组（$P=0.002\,4$）。

1996 年发表的研究共纳入 131 例Ⅲ期 NSCLC 患者，随机分为 2 组，一组接受超分割放疗：1.2Gy，1 天 2 次，总剂量为 69.6Gy；另一组接受放化疗联合治疗：放疗计划同第一组，放疗期间每个放疗日联合依托泊苷（50mg）+ 卡铂（50mg）方案化疗。结果显示，联合治疗组的中位生存时间显著长于单纯放疗组（22 个月 *vs.* 14 个月），4 年生存率分别为 23% 和 9%（$P=0.021$），4 年局部控制率分别为 42% 和 19%（$P=0.015$）。在无远处转移生存率方面，两组差异无统计学意义（$P=0.33$）。

这两项研究结果均表明：放疗联合化疗相比单纯放疗能有效提高不可切除局部晚期 NSCLC 的局部控制率和生存率，但对降低远处转移风险无显著作用。

二、化疗与放疗的联合模式

根据化疗介入的时机不同，化疗与放疗存在多种可能的联合模式，如序贯化放疗、同步放化疗、诱导化疗、巩固化疗等。

（一）序贯化放疗

在全部化疗结束后再行放疗，称为序贯化放疗。Sharma 等于 2003 年发表了一项临床研究，旨在探讨序贯化放疗对比单纯放疗在不可切除局部晚期 NSCLC 中的疗效。该研究共入组 506 例患者，随机分为试验组和对照组。试验组接受 3 个周期顺铂 + 异环磷酰胺 + 美司那方案化疗后序贯放疗，对照组接受单纯放疗，两组的放疗剂量均为 60Gy。460 例可评估疗效的患者纳入统计分析，结果显示，试验组接受化疗后 5.7% 的患者达到了完全缓解（CR），43.2% 达到了部分缓解（PR），21% 为疾病稳定状态（SD），31.1% 发生了疾病进展（PD）。所有患者均接受了放疗，其中试验组和对照组的 CR 率分别为 16.2% 和 6%，疾病进展率分别为 27.6% 和 42.3%，2 年生存率分别为 20% 和 7.4%，表明与单纯放疗相比，序贯化放疗能有效改善局部晚期 NSCLC 患者的生存。

（二）同步放化疗

在放疗的同时给予化疗药物称为同步放化疗。与序贯化放疗相比，同步放化疗在单位时间内的治疗强度更大。2010 年发表在 *JCO* 上的一项荟萃分析比较了同步放化疗和序贯化放疗在不可切除局部晚期 NSCLC 中的疗效。该研究共纳入 6 项符合条件的研究，共 1 205 例患者，中位随访时间为 6 年。结果显示，同步放化疗组的 3 年生存率（23.8% *vs.* 18.1%）和 5 年生存率（15.1% *vs.* 10.6%）均显著高于序贯化放疗组（$P=0.004$）；同步放化疗组的 3 年局部控制率（71.9% *vs.* 65.9%）和 5 年局部控制率（71.1% *vs.* 65.0%）均显著高于序贯化放疗组（$P=0.01$）。远处转移率方面，两组间的 3 年（39.5% *vs.* 39.1%）及 5 年远处转移率（40.6% *vs.* 39.5%）差异无统计学意义（$P=0.69$）。不良反应方面，同步放化疗组 3~4 级急性食管炎的发生率显著高于序贯化放疗组（18% *vs.* 4%，$P<0.001$），而 3~4 级急性肺损伤的发生率差异无统计学意义。

2011 年发表的 RTOG 9410 研究是一项前瞻性随机对照Ⅲ期临床研究，共纳入 610 例Ⅲ期不可切除 NSCLC 患者，随机分为 3 组，第 1 组接受序贯化放疗：化疗方案为顺铂（100mg/m²，第 1 天，第 29 天）+ 长春瑞滨（5mg/m²，每周重复，共 5 周），化疗开始后第 50 天接受放疗，总剂量为 60Gy；第 2 组接受同步放化疗：化疗方案同第 1 组，化疗第 1 天同步接受放疗，总剂量为 60Gy；第 3 组同样接受同步放化疗：化疗方案为顺铂（50mg/m²，第 1、8、29、36 天）+ 口服长春瑞滨（50mg，1 天 2 次，每周第 1、2、5、6 天口服，共 10 周），

笔记

化疗开始后第 1 天同步接受放疗,1.2Gy,1 天 2 次,总剂量为 69.6Gy。主要研究终点为总生存率。结果显示,3 组患者的中位总生存期分别为 14.6 个月、17.0 个月和 15.6 个月,5 年生存率分别为 10%、16%、13%,其中第 2 组和第 1 组间的生存率差异有统计学意义(P=0.046);局部控制率方面,3 组间差异无统计学意义;不良反应方面,经过 11 年随访,同步放化疗组 3~5 级急性非血液学毒性反应的发生率显著高于序贯化放疗组,而两组的延迟性毒性反应的发生率差异无统计学意义。

因此,相比于序贯化放疗,同步放化疗能有效提高不可切除局部晚期 NSCLC 患者的生存率,但急性食管炎的发生率也显著增加。目前,对于一般状况较好、体力活动状态(performance status,PS)评分为 0~1 分的患者,NCCN 和 CSCO 指南均推荐首选同步放化疗。对于 PS 评分为 2 分、难以耐受同步放化疗的患者,可采用序贯化放疗或单纯放疗。

（三）诱导化疗

在同步放化疗前增加的化疗称为诱导化疗。同步放化疗对不可切除局部晚期 NSCLC 生存的改善可能主要得益于局部控制率的提高,但在既往研究中,患者远处转移的风险并未降低。在 NSCLC 辅助治疗的研究中,全身化疗被证明可以有效降低复发率和远处转移率。因此,在同步放化疗前后增加额外的化疗能否进一步改善生存,有多项研究进行了探讨。

CALGB 39801 研究探讨了诱导化疗在不可切除局部晚期 NSCLC 治疗中的作用。该研究共纳入 366 例Ⅲ期不可切除 NSCLC 患者,随机分为 2 组,一组接受同步放化疗,化疗方案为卡铂(AUC=2,每周重复)+紫杉醇($50mg/m^2$,每周重复),放疗剂量为 66Gy;另一组先接受 2 个周期的诱导化疗(卡铂 AUC=6,紫杉醇 $200mg/m^2$,每 21 天重复),然后接受与前一组相同方案的同步放化疗。结果显示,两组患者的中位生存期差异无统计学意义(12 个月 $vs.$ 14 个月,P=0.3),两组远处转移的发生率差异亦无统计学意义;诱导化疗组在诱导化疗期间 3 级和 4 级中性粒细胞减少症的发生率分别为 18% 和 20%;两组间 3~4 级食管炎和呼吸困难的发生率差异无统计学意义。

然而,2017 年发表的一篇荟萃分析得出了不完全一致的结论。该研究共纳入 7 项研究,其中 2 项对比了诱导化疗后同步放化疗和单纯同步放化疗的疗效,另 5 项研究对比了诱导化疗后同步放化疗后巩固化疗的疗效。结果显示,在前 2 项研究中,诱导化疗组的 5 年生存率显著优于单纯同步放化疗组,而两组间 1、2、3、4 年生存率差异均统计学意义。在后 5 项研究中,诱导化疗组和巩固化疗组间 1、2、3、4、5 年生存率差异均无统计学意义。因此,诱导化疗是否能够进一步提高同步放化疗的疗效并改善生存,需要更多大型的前瞻性Ⅲ期临床研究验证,包括探索更合适的诱导化疗方案和化疗周期,诱导化疗与同步放化疗的时间间隔等。

（四）巩固化疗

在同步放化疗后增加的化疗称为巩固化疗。2008 年发表在 *JCO* 上的一项Ⅲ期临床研究探索了巩固化疗在不可切除局部晚期 NSCLC 治疗中的作用。该研究共纳入 203 例患者,一组接受同步放化疗加多西他赛巩固化疗,一组接受单纯同步放化疗。结果显示,两组的中位生存期分别为 21.2 个月和 23.2 个月(P=0.883);巩固化疗组中性粒细胞减少和肺炎的发生率明显高于单纯同步放化疗组。2015 年发表在 *JCO* 上的另一项研究选择多西他赛联合顺铂方案作为巩固治疗进行探索,结果同样表明,巩固化疗未能进一步提高同步放化疗的疗效,巩固化疗组和同步放化疗组的 PFS 分别为 8.1 个月和 9.1 个月(P=0.36),OS 分别为 21.8 个月和 20.6 个月(P=0.44)。

三、化疗方案

不可切除局部晚期 NSCLC 同步放化疗中的化疗方案主要为含铂双药方案,如依托泊苷 + 顺铂、紫杉醇 + 卡铂、培美曲塞 + 顺铂 / 卡铂等。在既往的临床研究中,放疗同步含铂双药化疗的中位生存期为 15~29 个月。有研究对不同化疗方案间的疗效进行了分析。

2017 年发表在《肿瘤学年鉴》的一项国内多中心Ⅲ期临床研究头对头比较了 EP 方案(依托泊苷 + 顺铂)和 PC 方案(紫杉醇 + 卡铂)在Ⅲ期不可切除 NSCLC 同步放化疗中的疗效和安全性。研究共纳入 200 例患者,随机接受以 EP 或 PC 方案为基础的同步放化疗,放疗剂量为 60~66Gy,主要研究终点为总生存期。结果显示,EP 组的 3 年生存率显著高于 PC 组(41.1% $vs.$ 26.0%,P=0.024),中位总生存期分别为 23.3 个月

笔记

和20.7个月（*P*=0.095）；EP组3级以上的食管炎发生率更高（20.0% *vs.* 6.3%，*P*=0.009），PC组2级以上放射性肺炎的发生率更高（33.3% *vs.* 18.9%，*P*=0.036）。这表明EP方案较PC方案可能进一步提高不可切除局部晚期NSCLC接受同步放化疗的生存率。

然而，2017年发表的一项荟萃分析得出了不一样的结论。这项分析同样比较了EP方案和PC方案在不可切除局部晚期NSCLC同步放化疗中的疗效，其中EP组共纳入来自31项研究的3 090例患者，PC组共纳入来自48项研究的3 728例患者。结果显示，EP组和PC组的中位无进展生存期（12个月 *vs.* 9.3个月，*P*=0.20）、总生存期（19.6个月 *vs.* 18.4个月，*P*=0.40）和3年生存率（31% *vs.* 25%，*P*=0.50）差异均无统计学意义；EP组3~4级中性粒细胞减少症的发生率（54% *vs.* 23%，*P*<0.001）和3~4级恶心呕吐（20% *vs.* 11%，*P*=0.03）的发生率显著高于PC组；两组间3~4级肺炎和食管炎的发生率差异无统计学意义。因此，哪种化疗方案更优似乎尚无定论。

目前，CSCO指南推荐的同步化疗方案包括顺铂＋依托泊苷、卡铂＋紫杉醇、顺铂＋培美曲塞、卡铂＋培美曲塞和顺铂＋多西他赛。其中含培美曲塞的方案仅用于非鳞状细胞癌患者。

> **知识要点**
>
> 　　以放化疗联合为基础的治疗模式是不可切除（这样描述更为妥当）局部晚期NSCLC的标准治疗。
>
> 　　对于一般状况良好、PS评分为0~1分的患者，首选同步放化疗；对于PS评分为2分、难以耐受同步放化疗的患者，可采用序贯化放疗或单纯放疗。
>
> 　　含铂双药化疗联合放疗是推荐的同步放化疗方案。

> **知识拓展**
>
> 　　近年来，国家提出了国产仿制药的质量疗效一致性评价，对已批准上市的仿制药，按与原研药品质量和疗效一致的原则，分期、分批进行质量一致性评价，新批准上市或通过仿制药质量和疗效一致性评价的药品，载入《中国上市药品目录集》。根据CFDA发布的《中国上市药品目录集》数据显示，2017年9月，四川汇宇制药有限公司生产的注射用培美曲塞二钠（商品名：海玥®）率先通过仿制药一致性评价，目前扬子江药业、齐鲁药业等也有相应剂型通过一致性评价。目前，国内企业生产的多西他赛仅四川汇宇制药有限公司生产的多西他赛注射液（商品名：汇誉®）通过一致性评价。国产仿制药品通过一致性评价并正式上市销售，给患者带来更多的选择，有望惠及更多肺癌患者。

（蒋继宗　褚　倩）

● 推荐阅读文献

［1］RUSCH V W. Stage Ⅲ non-small cell lung cancer. Semin Respir Crit Care Med, 2016, 37（5）: 727-735.

［2］GOLDSTRAW P, CHANSKY K, CROWLEY J, et al. The IASLC lung cancer staging project: proposals for revision of the TNM stage groupings in the forthcoming（eighth）edition of the TNM classification for lung cancer. J Thorac Oncol, 2016, 11（1）: 39-51.

［3］NSCLC Meta-analysis Collaborative Group. Preoperative chemotherapy for non-small-cell lung cancer: a systematic review and meta-analysis of individual participant data. Lancet, 2014, 383（9928）: 1561-1571.

［4］NSCLC Meta-analyses Collaborative Group, ARRIAGADA R, AUPERIN A, et al. Adjuvant chemotherapy, with or without postoperative radiotherapy, in operable non-small-cell lung cancer: two meta-analyses of individual patient data. Lancet, 2010, 375（9722）: 1267-1277.

［5］CURRAN W J, PAULUS R, LANGER C J, et al. Sequential vs. concurrent chemoradiation for stage Ⅲ non-small cell lung cancer: randomized phase Ⅲ trial RTOG 9410. J Natl Cancer Inst, 2011, 103（19）: 1452-1460.

［6］AUPÉRIN A, LE PÉCHOUX C, ROLLAND E, et al. Meta-analysis of concomitant versus sequential radiochemotherapy in locally advanced non-small-cell lung cancer. J Clin Oncol,2010,28(13):2181-2190.

[7] LUO H,YU X,LIANG N,et al. The effect of induction chemotherapy in patients with locally advanced nonsmall cell lung cancer who received chemoradiotherapy:a systematic review and meta-analysis. Medicine(Baltimore),2017,96(8): e6165.

[8] GUILBAULT C,GARANT A,FARIA S,et al. Long-term outcomes of induction carboplatin and gemcitabine followed by concurrent radiotherapy with low-dose paclitaxel and gemcitabine for stage Ⅲ non-small-cell lung cancer. Clin Lung Cancer, 2017,18(5):565-571.

[9] AHN J S,AHN Y C,KIM J H,et al. Multinational randomized phase Ⅲ trial with or without consolidation chemotherapy using docetaxel and cisplatin after concurrent chemoradiation in inoperable stage Ⅲ non-small-cell lung cancer: KCSG-LU05-04. J Clin Oncol,2015,33(24):2660-2666.

[10] SENAN S,BRADE A,WANG L H,et al. PROCLAIM:randomized phase Ⅲ trial of pemetrexed-cisplatin or etoposide-cisplatin plus thoracic radiation therapy followed by consolidation chemotherapy in locally advanced nonsquamous non-small-cell lung cancer. J Clin Oncol,2016,34(9):953-962.

[11] BRADLEY J D,PAULUS R,KOMAKI R,et al. Standard-dose versus high-dose conformal radiotherapy with concurrent and consolidation carboplatin plus paclitaxel with or without cetuximab for patients with stage ⅢA or ⅢB non-small-cell lung cancer(RTOG 0617):a randomised,two-by-two factorial phase 3 study. Lancet Oncol,2015,16(2):187-199.

[12] BRADLEY J D,HU C,KOMAKI R R,et al. Long-Term Results of NRG Oncology RTOG 0617:standard- versus high-dose chemoradiotherapy with or without cetuximab for unresectable stage Ⅲ non-small-cell lung cancer. J Clin Oncol, 2020,38(7):706-714.

[13] GOVINDAN R,BOGART J,STINCHCOMBE T,et al. Randomized phase Ⅱ study of pemetrexed,carboplatin,and thoracic radiation with or without cetuximab in patients with locally advanced unresectable non-small-cell lung cancer:Cancer and Leukemia Group B trial 30407. J Clin Oncol,2011,29(23):3120-3125.

[14] LIANG J,BI N,WU S,et al. Etoposide and cisplatin versus paclitaxel and carboplatin with concurrent thoracic radiotherapy in unresectable stage Ⅲ non-small cell lung cancer:a multicenter randomized phase Ⅲ trial. Ann Oncol,2017,28 (4):777-783.

[15] STEUER C E,BEHERA M,ERNANI V,et al. Comparison of concurrent use of thoracic radiation with either carboplatin-paclitaxel or cisplatin-etoposide for patients with stage Ⅲ non-small-cell lung cancer:a systematic review. JAMA Oncol,2017,3(8):1120-1129.

第四节 晚期非小细胞肺癌的化疗

晚期非小细胞肺癌(NSCLC)的治疗进展迅速,已由过去单一的化疗和放疗手段,逐渐演变为多学科综合治疗模式。化疗仍然是治疗的基础和某些患者的最佳选择。治疗方案的制订需充分考虑组织学、分子病理学、年龄、PS评分、伴发疾病和患者意愿等。本节综合以上因素对晚期NSCLC的化疗策略进行阐述。

一、晚期非小细胞肺癌化疗的概述

化疗不仅可以减轻晚期NSCLC患者的症状,改善生活质量,还可延长生存期,符合成本-效益的经济学模式。从开始的以顺铂为主的化疗方案使NSCLC患者取得生存获益,使人们看到了化疗的一线曙光。从20世纪90年代开始,大量新的细胞毒类药物包括长春碱类、紫杉类、喜树碱类、吉西他滨和培美曲塞等相继出现,这些药物被称为三代药物,对于治疗晚期NSCLC单药或联合显示出较好的疗效。

很多临床研究证实,三代药物与铂类联合较单药治疗或单用铂类在缓解率和生存率方面都有一定程度的提高。因此,对于PS评分好的晚期NSCLC患者,铂类与三代药物的两药联合是标准治疗。但是由于肿瘤生物学行为的多样性,肿瘤细胞对于化疗药物的耐药性及药物的毒副作用使化疗在临床的应用受到一定的限制。研究耐药机制、预防耐药、增加化疗疗效,让患者尽可能最大程度受益,是目前临床工作中面临的挑战和急需解决的问题。

（一）一线化疗

对于无驱动基因或基因突变状态未知的晚期 NSCLC 患者,如果 PS 评分 0~1 分,应尽早开始含铂两药的全身化疗。对于不适合铂类治疗的患者,可考虑非铂类两药联合;对于 PS 评分 2 分的患者或老年患者,应接受单药化疗。以顺铂或卡铂为基础联合吉西他滨、长春瑞滨、培美曲塞、紫杉醇、多西他赛等两药联合方案的疗效优于非含铂单药。提高细胞毒药物治疗有效性的原则是多种不同作用机制药物联合而毒性不相重叠,在三代药物与铂类联合的方案中增加第三个有抗肿瘤活性药物的三药联合方案被证实有良好的抗肿瘤效果,但并没有增加总生存期,反而加重了患者的不良反应。因此,铂类与三代药物的两药联合方案是目前公认的晚期 NSCLC 的标准一线化疗方案。

铂类药物主要包括顺铂和卡铂两种,是一线 NSCLC 治疗选择争论的问题。两药均可与第三代药物联合作为晚期 NSCLC 的一线化疗方案。总体而言,在 PS 评分好的晚期 NSCLC 患者铂类治疗中首选顺铂生存获益更大,顺铂的缓解率更高,能延长生存期。在毒副作用方面,顺铂的消化道反应和肾毒性严重,而卡铂则更易发生血液系统毒性。

虽然选择特定的化疗方案是改善生存的决定性因素,但铂类药物的不良反应较重,影响了晚期患者的生活质量。因此,非铂类新药逐渐成为临床研究的热点。有临床研究及荟萃分析对比了吉西他滨联合多西他赛、顺铂联合多西他赛及吉西他滨 + 卡铂、紫杉醇 + 卡铂、吉西他滨 + 卡铂、吉西他滨 + 紫杉醇等含铂类和非铂类方案治疗晚期 NSCLC 患者的疗效和毒副作用,大部分研究均显示与含铂方案相比,非铂类方案的缓解率和生存率并未显著提高,铂类为基础的方案虽然增加了血液学毒性、肾毒性和消化道反应,但其他毒性如神经毒性、发热和毒性相关死亡率方面则与非铂类方案相似。

因此,目前关于非铂类方案是否能完全取代含铂类方案尚无定论,研究者建议非铂类联合化疗方案可作为铂类毒副作用不能耐受患者的替代方案,大多数 PS 评分较好、年龄较轻、耐受性好的晚期患者仍首选铂类为基础的初始治疗方案。

（二）维持治疗

晚期 NSCLC 的维持治疗是指患者在完成一线化疗的标准周期且疾病处于无进展后继续接受细胞毒性药物或靶向药物,直到疾病进展或出现不可耐受的毒性作用,目的是希望晚期 NSCLC 患者在身体状况允许时继续治疗,以推迟疾病进展时间,进一步改善患者生活质量,延长总生存期。维持治疗分为原药维持和换药维持治疗两种方案。然而并不是所有的患者都适合维持治疗。维持治疗药物的选择,仍需综合考虑初始诱导化疗的疗效、PS 评分、病理学类型、*EGFR* 突变状态、分子标志物、不良反应和患者的治疗意愿等因素。

原药维持即采用一线化疗方案中的一种或几种药物。目前临床作为维持治疗使用的药物有紫杉醇、吉西他滨、培美曲塞和贝伐珠单抗。已有多项大型、多中心、Ⅲ 期随机对照研究表明,培美曲塞相比其他化疗药物在非鳞状细胞癌患者中有更长的总生存获益和更好的安全性,是晚期非鳞状细胞 NSCLC 患者的优先选择。近年来,以培美曲塞单药维持化疗亦取得了良好成效。

PARAMOUNT 试验研究了初治 Ⅲ B 或 Ⅳ 期非鳞状细胞 NSCLC 患者,经 4 个周期培美曲塞 + 顺铂的诱导化疗后,无进展患者随机分为培美曲塞维持治疗组与最佳支持治疗组,结果显示,培美曲塞维持治疗组较最佳支持治疗组 PFS（4.4 个月 *vs.* 2.8 个月）和 OS（13.9 个月 *vs.* 11.0 个月）均延长,提示培美曲塞对晚期 NSCLC 患者维持治疗安全有效。

一项荟萃分析纳入 13 项维持治疗的随机对照研究,共 4 960 例患者,结果显示,维持治疗能使 OS 明显延长,其中 PS 评分好、单药治疗等均为维持治疗获益的有利因素。在各种化疗药物的比较中,培美曲塞的 OS 获益明显高于其他单药维持化疗。进一步研究比较培美曲塞联合贝伐珠单抗与单用贝伐珠单抗维持治疗的效果,结果显示,两药的联合能进一步延长患者的 PFS,但 OS 获益不显著。由此得出,晚期非鳞状细胞 NSCLC 一线化疗客观缓解或稳定的患者选用培美曲塞维持能延长 PFS 和 OS,培美曲塞联合抗血管生成治疗能增加维持治疗的疗效。当然,在使用抗血管生成治疗药物时还需考虑成本效益和住院时间、出血风险等问题。

换药维持则是应用与一线化疗药物无交叉耐药的另一种药物或方案。通常选用的是二线治疗可能有效的药物,如紫杉醇、多西紫杉醇、培美曲塞、厄洛替尼和吉非替尼等。当然,对于 *EGFR* 突变者应选择

笔记

EGFR-TKI 维持治疗。多西他赛维持治疗的Ⅲ期临床试验开创了换药维持治疗的先河。该研究纳入 566 例ⅢB/Ⅳ期 NSCLC 患者,进行 4 个周期吉西他滨 + 卡铂一线化疗后,有效和 SD 者再被随机分为多西他赛的即刻和延迟治疗两组。结果显示,两组中位总生存期分别为 12.3 个月和 9.7 个月,延长了 2.5 个月,但差异无统计学意义,而且两组的 1 年生存率只提高了 7.6%,差异并不明显。虽然,换药维持治疗选用多西紫杉醇、培美曲塞、厄洛替尼和吉非替尼均能延长 PFS,但对 OS 改善作用不显著,除 *EGFR* 突变者外,换药维持治疗尚需慎重选择。

对于晚期鳞状细胞癌经过标准一线诱导化疗后,如疾病缓解或稳定,仍可选择原药或换药维持治疗,直到疾病进展或出现不可耐受的毒副作用再换用二线治疗方案,常用维持治疗的药物有吉西他滨、紫杉醇类、长春瑞滨、小分子 TKI 等,原则同非鳞状细胞 NSCLC。

(三)二线及后续化疗

对于晚期 NSCLC 患者,一线治疗有效率为 30%~40%,很多患者在疾病缓解或稳定再维持一定时间后进展或复发,为了获得更好的生活质量,延长生存期,需要进入二线治疗。二线治疗亦包括化疗、靶向治疗和免疫治疗。尤其是随着 Nivolumab 以全球最低的价格登陆中国大陆市场,NSCLC 患者的二线治疗进入了免疫治疗时代。到了二线治疗阶段,化疗的有效率仅 10% 左右。对于一线或维持治疗后进展的患者,CSCO 指南建议多次取材、多次多点活检,尽量找到驱动基因,鼓励患者加入临床研究。无法进入临床研究但 PS 评分为 0~2 分的患者给予二线化疗,非鳞状细胞 NSCLC 二线化疗可选方案包括多西紫杉醇和培美曲塞单药或联合其他治疗药物,鳞状细胞癌二线化疗一般建议多西他赛或吉西他滨单药化疗。

多西紫杉醇是第一个被批准用于二线化疗的药物。TAX 系列研究观察了多西紫杉醇二线化疗的疗效并比较了其与长春瑞滨或异环磷酰胺的疗效和安全性。结果显示,多西他赛二线化疗可以延长生存期,提高患者生活质量。有研究比较了多西他赛周方案和每 3 周方案的疗效和毒性,结果显示,两组患者 OS 相似,周方案血液学毒性减轻,因此此二线化疗更推荐多西他赛周方案。

培美曲塞也是晚期 NSCLC 患者二线化疗很好的选择。JMEI 试验比较了培美曲塞和多西他赛二线化疗 NSCLC 的疗效。研究纳入 51 例既往不含培美曲塞或多西他赛一线治疗失败的晚期 NSCLC,患者随机接受培美曲塞或多西他赛化疗。结果显示,培美曲塞治疗组与多西他赛治疗组 OS 分别是 8.3 个月和 7.9 个月,亚组分析显示,培美曲塞对非鳞状细胞癌患者效果更明显,而多西他赛对于鳞状细胞癌患者效果更好。

另外,被用于 NSCLC 二线化疗的药物还有拓扑替康、长春氟宁等,但因为其生存获益劣效于多西他赛或毒副作用严重,在临床实未被广泛应用。

二、病理类型和分子分型指导下的方案选择

晚期 NSCLC 病理学诊断为鳞状细胞癌或非鳞状细胞癌后应保留足够的组织标本进行分子检测,对于非鳞状细胞癌组织标本常规进行 *EGFR* 突变、*ALK* 和 *ROS1* 融合检测,EGFR TKIs 耐药者,建议再次活检进行 *EGFR* T790M 检测,在组织标本及其他因素可及的情况下,建议同时检测 *BRAF* V600E、*KRAS*、*ERBB2*、*RET*、*MET* 和 *NTRK*、*PDL1*、*TMB* 等变异信息,依据分子分型制订综合治疗方案。

(一)驱动基因阳性晚期非小细胞肺癌的治疗

1. *EGFR* 突变　*EGFR* 突变阳性晚期 NSCLC 患者的一线标准治疗为 EGFR-TKI 靶向治疗。对于 PS 评分为 0~1 分的患者,也可选择联合治疗模式,包括 EGFR-TKI 联合化疗或抗血管生成治疗。联合化疗方案推荐吉非替尼或厄洛替尼 + 化疗。FASTACT-2 研究对比了厄洛替尼联合化疗和单用化疗治疗晚期 NSCLC 的疗效,在 *EGFR* 突变组中,联合治疗的中位 PFS(16.8 个月 *vs.* 6.9 个月,*P*<0.001)和 OS(31.4 个月 *vs.* 20.6 个月,*P*=0.009 2)均显著长于单纯化疗组。JMIT 研究显示吉非替尼联合培美曲塞组 PFS 长于吉非替尼单药。NEJ009 研究显示吉非替尼联合培美曲塞 + 卡铂组较吉非替尼单药组 PFS 和 OS 均显著延长。

EGFR-TKI 耐药后再活检若不存在 T790M 突变或三代 TKI 治疗失败出现广泛进展患者,化疗仍然是经典选择,但不建议继续使用 EGFR-TKI,联合使用并不能提高 PFS 和 OS 获益。非鳞状细胞癌患者耐药后可选择含铂双药化疗 ± 贝伐珠单抗。关于 EGFR-TKI 耐药后化疗联合免疫治疗的临床试验结果也陆续应用于临床。

笔记

EGFR 突变阳性晚期 NSCLC 患者靶向及含铂双药治疗失败后 PS 评分 0~2 分的患者,推荐单药化疗,非鳞状细胞癌患者可联合抗血管生成治疗。

2. *ALK* 或 *ROS1* 融合基因突变阳性　*ALK* 融合基因突变阳性晚期 NSCLC 患者的一线标准治疗为克唑替尼、色瑞替尼、阿来替尼等靶向治疗,*ROS1* 融合基因阳性患者选择克唑替尼。靶向治疗进展后两类患者的治疗方案类似。对于克唑替尼治疗后出现快速进展者,根据其评分进行一线化疗。PROFILE 1014 研究显示,*ALK* 阳性非鳞状细胞 NSCLC 培美曲塞联合铂类治疗中位 PFS 为 7 个月,ORR 为 45%,且培美曲塞联合铂类化疗方案比其他化疗方案在 *ALK* 阳性患者中疗效更优。对于二代 ALK-TKI 一线治疗或一代 / 二代 ALK-TKI 治疗均失败后广泛进展的患者,选用含铂双药化疗或含铂双药化疗 + 贝伐珠单抗(非鳞状细胞癌)。而靶向及含铂双药均失败后 PS 评分为 0~2 分的患者推荐单药化疗或单药化疗 + 贝伐珠单抗(非鳞状细胞癌)。

(二)无驱动基因、非鳞状细胞晚期非小细胞肺癌的治疗

无驱动基因,PS 评分为 0~1 分的非鳞状细胞 NSCLC 患者的一线标准治疗为含铂双药化疗。

JMDB 临床研究纳入 1 725 例 ⅢB~Ⅳ 期 NSCLC 患者,通过随机分组比较了培美曲塞 + 顺铂(PP)和吉西他滨 + 顺铂(GP)方案一线治疗的疗效。结果显示,PP 组的总生存期不优于传统的 GP 组(10.3 个月 *vs.* 10.3 个月)。但是在对不同病理类型(大细胞癌、腺癌和鳞状细胞癌)的分析中,发现肺腺癌患者 PP 组中位 OS 较 GP 组延长 1.7 个月的优势(12.6 个月 *vs.* 10.9 个月),且大细胞癌患者也有同样的趋势(10.4 个月 *vs.* 6.7 个月),总体来说,非鳞状细胞癌患者 PP 比 GP 组更有生存优势(*P*=0.005);而肺鳞状细胞癌的患者结果却相反,PP 组总生存时间短于 GP 组(9.4 个月 *vs.* 10.8 个月),同时 PFS 也呈现相同的趋势(4.4 个月 *vs.* 5.5 个月)。

从上述研究中可知,培美曲塞联合铂类化疗方案更适用于非鳞状细胞 NSCLC,而鳞状细胞癌则优先考虑使用吉西他滨。不适合铂类的患者选择非铂双药方案,即吉西他滨 + 多西他赛 / 长春瑞滨。抗血管生成治疗药物贝伐珠单抗及其类似物已被批准联合含铂双药化疗用于一线治疗。PS 评分为 2 分的患者推荐单药化疗,可选药物有吉西他滨、紫杉醇、长春瑞滨、多西他赛和培美曲塞。PS 评分≥3 分的患者不建议化疗,进行最佳支持治疗。

对于一线或维持治疗后进展的患者建议多次取材活检,尽量找到驱动基因或鼓励患者参加临床研究。地域无法进入临床研究、PS 评分为 0~2 分的患者给予二线化疗。在二线治疗中,两药方案化疗较单药化疗未显示出生存获益。单药化疗可以改善疾病相关症状及 OS。二线治疗可选方案包括多西他赛和培美曲塞。积极的三线治疗也可能给该类患者带来获益,但需综合评估潜在的治疗风险与获益。

(三)无驱动基因、晚期鳞状细胞癌的治疗

无驱动基因、PS 评分为 0~1 分的晚期鳞状细胞癌患者的一线标准治疗方案是含铂双药化疗,不适合铂类时可考虑非铂双药联合方案,化疗周期数为 4~6 个周期。可选铂类包括顺铂、卡铂和奈达铂,与之联合的药物有吉西他滨、多西他赛和紫杉醇等。对于吉西他滨联合铂类治疗 4 个周期疾病无进展、不良反应能耐受且 KPS 评分 >80 分的患者,推荐吉西他滨维持治疗。

对于一线或维持治疗后进展的 PS 评分为 0~2 分的患者,二线治疗建议多西他赛或吉西他滨单药化疗,三线治疗可选择二线治疗未用的方案或多西他赛单药治疗。PS 评分≥3 分的患者同样建议最佳支持治疗。

《中国临床肿瘤学会(CSCO)常见恶性肿瘤诊疗指南 2020》推荐的晚期 NSCLC 患者常用的一线及二线化疗方案见表 7-4-1、表 7-4-2。

表 7-4-1　常用晚期非小细胞肺癌一线化疗方案

化疗方案	剂量	用药时间	时间及周期
NP 方案			
长春瑞滨	$25mg/m^2$	第 1、8 天	21 天为 1 个周期,4~6 个周期
顺铂	$75mg/m^2$	第 1 天	

笔记

续表

化疗方案	剂量	用药时间	时间及周期
TP 方案			
紫杉醇	135~175mg/m^2	第 1 天	
顺铂或卡铂			
顺铂	75mg/m^2	第 1 天	
卡铂	AUC=5~6	第 1 天	
GP 方案			
吉西他滨	1 000~1 250mg/m^2	第 1、8 天	
顺铂或卡铂			
顺铂	75mg/m^2	第 1 天	
卡铂	AUC=5~6	第 1 天	
DP 方案			
多西他赛	75mg/m^2 或 60mg/m^2	第 1 天	
顺铂或卡铂			
顺铂	75mg/m^2	第 1 天	
卡铂	AUC=5~6	第 1 天	
AP 方案			
培美曲塞	500mg/m^2	第 1 天	
顺铂或卡铂			
顺铂	75mg/m^2	第 1 天	
卡铂	AUC=5~6	第 1 天	

表 7-4-2　常用晚期非小细胞肺癌二线化疗方案

化疗方案	剂量	用药时间	时间及周期
多西他赛	60~75mg/m^2	第 1 天	21 天为 1 个周期
培美曲塞	500mg/m^2	第 1 天	21 天为 1 个周期

三、晚期老年非小细胞肺癌患者的化疗

　　超过 40% 的肺癌患者诊断肺癌时年龄超过 70 岁,因此肺癌主要是老年人群的疾病,而老年患者由于身体机能减退、代谢减慢且常合并其他疾病,在选择化疗与否和制订化疗方案时应更为谨慎。

　　铂类药物是晚期 NSCLC 一线化疗的基本药物,但由于其不良反应限制了老年患者的常规应用。目前比较推荐老年患者单药化疗,常用药物为第三代细胞毒性药物,包括长春瑞滨、吉西他滨和紫杉类药物。MILES 研究对比了吉西他滨联合长春瑞滨和吉西他滨或长春瑞滨单药化疗的疗效,结果显示双药联合并未获得生存优势。另一研究显示与吉西他滨或长春瑞滨比较,紫杉醇联合卡铂虽然可显著延长 OS,但其毒副作用也更严重。因此,老年患者多推荐单一三代药物化疗,在药物选择时要充分考虑其预期毒性、药代动力学、器官功能、并发症及患者体能状态和治疗意愿。

笔记

知识要点

驱动基因阴性或突变状态未知的患者选择一线化疗,含铂双药联合化疗是晚期 NSCLC 标准一线化疗,非鳞状细胞 NSCLC 一线优选培美曲塞联合顺铂或卡铂方案,鳞状细胞癌优选吉西他滨联合顺铂或卡铂方案,一线诱导化疗 4~6 个周期,经过一线诱导化疗,如无疾病进展,可根据 PS 评分选择维持治疗。目前,临床应用的维持治疗药物主要有培美曲塞、吉西他滨、厄洛替尼、吉非替尼和贝伐珠单抗等。一线化疗后进展者,*EGFR* 突变者的优选 TKI,*EGFR* 无突变者优选化疗。二线化疗及后续化疗提倡个体化,化疗药物可选择培美曲塞和吉西他滨单药。老年晚期 NSCLC 患者的治疗特殊且不容忽视,目前的标准方案是第三代细胞毒性药物单药化疗,考虑两药联合时要与其临床、生理、病理条件紧密结合,慎重选择。

知识拓展

人工智能在肺癌中的研究和应用进展极其迅速,在肺癌的早期筛查、病理诊断、治疗决策和预后评估等方面均带来新的机遇。运用人工智能开发的肿瘤解决方案系统可以综合内科、外科、放疗科等达到多学科协作,达到辅助医生制订综合、规范且精准治疗方案的目的。有研究者基于英国肺癌数据库利用贝叶斯网络结合肺癌临床数据为肺癌患者制订了个性化的生存预测和治疗选择。该数据库对各种预测方法的性能进行比较并从专家共识和数据中探寻最可行的网络结构,结果显示贝叶斯网络的受试者工作特征曲线下面积(*AUC*)仅为 0.75±0.03,而经 CAMML 混合因果结构发现算法计算后其 *AUC* 可达 0.81±0.03。

相同的化疗方案在不同癌症患者之间的治疗效果可能是不同的,因此基于患者本身数据的个性化治疗方案的开发很有必要。人工智能可以显著减少确定药物配方和剂量参数所需的实验数量,从而加速药物发现和推动药物联合治疗的发展,利用生物标记物准确地将患者与相应的临床疗法匹配,并且使用患者本人的数据就能真正实现癌症治疗的个性化。人工智能还将在化疗的实施过程中发挥关键作用,通过维持肿瘤中药物敏感细胞的阈值来延长治疗效果,以对抗耐药细胞的增殖。此外,已有案例证明在不需要大数据和复杂遗传信息的情况下,与固定和高剂量化疗相比,人工智能指导试验治疗剂量显著提高了治疗效果。

(赵新汉)

● 推荐阅读文献

[1] AZZOLI C G, BAKER S J, TEMIN S, et al. American Society of Clinical Oncology Clinical Practice Guideline update on chemotherapy for stage Ⅳ non-small-cell lung cancer. J Clin Oncol, 2009, 27(36): 6251-6266.

[2] D'ADDARIO G, PINTILIE M, LEIGHL N B, et al. Platinum-based versus non-platinum-based chemotherapy in advanced non-small-cell lung cancer: a meta-analysis of the published literature. J Clin Oncol, 2005, 23(13): 2926-2936.

[3] PAZ-ARES L G, DE MARINIS F, DEDIU M, et al. PARAMOUNT: Final overall survival results of the phase Ⅲ study of maintenance pemetrexed versus placebo immediately after induction treatment with pemetrexed plus cisplatin for advanced nonsquamous non-small-cell lung cancer. J Clin Oncol, 2013, 31(23): 2895-2902.

[4] HANNA N, SHEPHERD F A, FOSSELLA F V, et al. Randomized phase Ⅲ trial of pemetrexed versus docetaxel in patients with non-small-cell lung cancer previously treated with chemotherapy. J Clin Oncol, 2004, 22(9): 1589-1597.

[5] WU Y L, LEE J S, THONGPRASERT S, et al. Intercalated combination of chemotherapy and erlotinib for patients with advanced stage non-small-cell lung cancer(FASTACT-2): a randomised, double-blind trial. Lancet Oncol, 2013, 14(8): 777-786.

[6] HATTORI Y, SATOUCHI M, SHIMADA T, et al. A phase 2 study of bevacizumab in combination with carboplatin and paclitaxel in patients with non-squamous non-small-cell lung cancer harboring mutations of epidermal growth factor receptor

笔记

（EGFR）after failing first-line EGFR-tyrosine kinase inhibitors（HANSHIN Oncology Group 0109）. Lung Cancer,2015,87(2): 136-140.

［7］SOLOMON B J,MOK T,KIM D W,et al. First-line crizotinib versus chemotherapy in ALK-positive lung cancer. N Engl J Med,2014,371（23）:2167-2177.

［8］SHAW A T,VARGHESE A M,SOLOMON B J,et al. Pemetrexed-based chemotherapy in patients with advanced, ALK-positive non-small cell lung cancer. Ann Oncol,2013,24（1）:59-66.

［9］SCAGLIOTTI G V,PARIKH P,VON PAWEL J,et al. Phase Ⅲ study comparing cisplatin plus gemcitabine with cisplatin plus pemetrexed in chemotherapy-naive patients with advanced-stage non-small-cell lung cancer. J Clin Oncol,2008, 26（21）:3543-3551.

［10］QUOIX E,ZALCMAN G,OSTER J P,et al. Carboplatin and weekly paclitaxel doublet chemotherapy compared with monotherapy in elderly patients with advanced non-small-cell lung cancer:IFCT-0501 randomised,phase 3 trial. Lancet,2011, 378（9796）:1079-1088.

笔记

第八章　非小细胞肺癌的靶向治疗

第一节　常见治疗靶点及药物

靶向治疗是指在肿瘤分子分型的基础上,针对特异性的驱动基因改变,设计出特异的靶向药物,选择合适人群进行特异性治疗,从而提高疗效、减少不良反应的药物治疗方法。以表皮生长因子受体(*EGFR*)基因和间变淋巴瘤激酶(*ALK*)融合基因等为代表的驱动基因的发现和明确,晚期非小细胞肺癌(NSCLC)的治疗已经发展到以分子分型为指导、结合组织学类型的靶向治疗模式。肿瘤分子分型和靶向治疗是相辅相成的,分子分型是靶向治疗的基础,靶向治疗是确定分子分型是否成立的关键。本节对 NSCLC 的分子分型和相应的靶向治疗药物进行概述。

一、表皮生长因子受体突变

EGFR 突变是 NSCLC 最常见的驱动基因改变,40%~50% 的亚裔人群肺腺癌患者携带有 *EGFR* 突变。*EGFR* 突变主要是指 *EGFR* 第 18~21 号外显子上酪氨酸激酶区域的突变。EGFR 酪氨酸激酶抑制剂(EGFR-TKI)主要通过与 EGFR 酪氨酸激酶区域的三磷酸腺苷(ATP)竞争性结合,从而阻断 *EGFR* 信号通路的传递。根据药物结合特点和作用位点不同分为第一代、第二代和第三代 EGFR-TKI。第一代 EGFR-TKI 可逆性地抑制 *EGFR* 的酪氨酸激酶活性,代表性药物为吉非替尼、厄洛替尼和埃克替尼。第二代 EGFR-TKI 不可逆地抑制 *EGFR* 的酪氨酸激酶活性,同时对 ERBB 家族的其他成员产生抑制作用,代表性药物为达克替尼和阿法替尼。第三代 EGFR-TKI 的特点是对第一、二代药物的常见耐药靶点 *EGFR* 第 20 号外显子 T790M 突变有效,且更易透过血脑屏障,代表性药物为奥希替尼、阿美替尼和伏美替尼。

根据 *EGFR* 突变的发生率,分为常见突变及少见罕见突变。不同突变对 EGFR 蛋白的三级结构影响不同,因而对各 TKI 敏感性不尽相同。

(一)*EGFR* 常见突变

在 *EGFR* 突变中,第 19 号外显子的非移码缺失突变和第 21 号外显子的 L858R 错义突变为常见突变,也是经典的敏感突变,占 EGFR 突变总数的 85%~90%。此两类突变患者 1~3 代 EGFR-TKI 治疗的 PFS 为 9~18 个月。

(二)*EGFR* 罕见突变

EGFR 第 20 号外显子插入突变目前被认为是继 19del 及 L858R 点突变后,发生率居第 3 的突变,约占 *EGFR* 阳性 NSCLC 患者的 4%~10%。该类突变对传统化疗和一、二代 EGFR-TKI 并不敏感。2021 年 FDA 先后批准两款针对 *EGFR* 20ins 的靶向药上市。埃万妥单抗(Amivantamab,JNJ-6372)是一种 EGFR/MET 双抗,是针对 *EGFR* 20ins 突变的首款靶向药物。莫博替尼(Mobocertinib,TAK-788)是一种强效的、不可逆结合 *EGFR* 第 20 号外显子插入突变的 TKI,是唯一一个专门针对 *EGFR* 20ins 设计的口服 TKI。除此之外,使用波奇替尼、CLN-081、DZD9008、伏美替尼、奥希替尼等药物治疗 *EGFR* 20ins 突变 NSCLC 的多项研究正在进行中。

其余发生率较低的罕见突变中,较常见的类型包括 18 号外显子 G719X、20 号外显子 S768I、21 号外显子 L861Q,这三种主要的罕见点突变对二代或三代 EGFR-TKI 有一定的敏感性。

EGFR-TKI 在肺腺癌的治疗上起着举足轻重的作用,目前第一、二、三代 EGFR-TKI 均有相应的药物批准用于 *EGFR* 突变阳性晚期 NSCLC 患者的治疗。同样有关 *EGFR* 突变者新辅助和辅助靶向治疗的相关研究也正在进一步开展,目前对 Ⅱ~Ⅲa 期可手术切除 *EGFR* 突变患者的辅助 EGFR-TKI 治疗(一代吉非替尼,三代奥希替尼)也已尘埃落定。

笔记

二、间变淋巴瘤激酶融合基因

ALK 融合基因占中国 NSCLC 人群的 3%~7%,多见于腺癌、年轻、不吸烟患者,在 *EGFR*、*KRAS* 野生型的腺癌中阳性率可达 30%~40%。*ALK* 融合基因由 2 号染色体短臂易位引起,其中以 *EMLA4-ALK* 融合突变最为常见,*EMLA4* 有多种截断方式,产生多种 *EMLA4-ALK* 融合突变,这些融合基因均涉及 *ALK* 的胞内酪氨酸激酶域,导致其异常激活。同时与 *ALK* 融合的伴侣基因有很多,包括 *TGF*、*KIF5B*、*KLC1*、*PTPN3*、*STRN* 等。

根据药物的作用特点和对 ALK 激酶的继发突变敏感性不同,目前上市的 ALK 抑制剂分为第一、二、三代药物。第一代药物为克唑替尼,PROFILE 系列研究证实了其有效性和安全性,且除了抑制 *ALK* 以外对 *ROS1*、*c-MET* 亦具有抑制作用。克唑替尼的颅内药物浓度低,导致颅内病灶进展成为其治疗失败的重要原因。第二代 ALK 抑制剂对 *ALK* 的继发耐药突变有效,且透过血脑屏障的能力较第一代药物改善,代表性药物为阿来替尼、布加替尼、色瑞替尼及恩沙替尼。基于现有的循证医学证据,第二代药物在 *ALK* 阳性 NSCLC 的一线治疗疗效优于一代药物。第三代 ALK 抑制剂对第一、二代药物治疗后常见的耐药突变有效,且透过血脑屏障的能力更强,代表性药物为劳拉替尼。目前,CROWN 研究初步结果显示,与克唑替尼相比,劳拉替尼一线治疗 *ALK* 阳性晚期 NSCLC 取得获益。

ALK 抑制剂彻底改变了 *ALK* 融合基因阳性的晚期 NSCLC 的治疗结局,是目前的标准治疗选择。第一、二、三代的药物各有特点,临床治疗选择应该权衡药物的疗效、安全性及不同药物对 *ALK* 突变位点的覆盖谱及后续的耐药机制,目前相关的循证医学证据并不充分。在新辅助、辅助治疗上尚不是标准治疗,但这类研究正在开展,值得期待。

三、c-ros 肉瘤致癌因子 - 受体酪氨酸激酶融合基因

c-ros 肉瘤致癌因子 - 受体酪氨酸激酶(*ROS1*)基因位于 6 号染色体,其突变频率为 1%~2%,尤以女性、不吸烟者及腺癌多见。尽管缺乏 *ROS1* 激活的合适配体或小分子激活剂,*ROS1* 参与激活多条下游信号转导通路,与肿瘤细胞增殖、存活和转移有关。*ROS1* 的融合伴侣同样存在多样化的现象,目前共发现至少 17 种以上的融合伴侣,以 CD74 最为常见,其他包括 SLC34A2、SDC4 等。

ROS1 与 *ALK* 基因的酪氨酸激酶结构域具有高度同源性(77%),所以很多 ALK 抑制剂对 *ROS1* 融合变异的 NSCLC 有效。由于病例数较少,目前相关的研究数据并不充分。基于单臂的 II 期临床研究 OO-1201 的研究结果,克唑替尼被用于 *ROS1* 融合基因阳性的晚期 NSCLC 的一线治疗。其他药物如色瑞替尼、布加替尼、劳拉替尼、卡博替尼等药物均显示,对 *ROS1* 融合基因阳性的患者有效。其中基于三线临床研究的汇总结果显示,恩曲替尼对 *ROS1* 融合基因阳性的晚期 NSCLC 客观缓解率(ORR)达 77%,目前已获得 FDA 批准。

四、c-MET 阳性

MET 基因位于人类 7 号染色体,其编码蛋白质为肝细胞生长因子受体(HGFR),即 c-MET。c-MET 是具有自主磷酸化活性的跨膜受体,属于酪氨酸激酶受体超家族。HGF 与 HGFR 结合,激活下游通路,导致耐药或细胞的增殖。*MET* 高水平扩增和第 14 号外显子跳跃突变被认为是驱动基因改变,其中 *MET* 扩增占 NSCLC 的 3%~19%,第 14 号外显子跳跃突变占 NSCLC 的 2%~4%。*MET* 扩增包括了 7 号染色体数目增多导致的整体扩增和 met 独立的拷贝数增加形成的区域扩增两种类型,后者被认为参与了 TKI 类药物耐药及肿瘤的发生发展。第 14 号外显子的跳跃突变导致受体的稳定性增强,无法被正常降解,下游信号通路被持续激活,导致肿瘤的发生发展。

针对 *MET* 基因的治疗药物包括针对配体的单克隆抗体(如 Ficlatuzumab、Rilotumumab)、针对受体的单克隆抗体(Onartuzumab、Emibetuzumab)、针对胞内酪氨酸激酶域的多靶点 TKI(如克唑替尼、卡博替尼等)和特异性 TKI(卡马替尼、沃利替尼、替泊替尼等)。基于 I 期临床研究数据,克唑替尼被批准用于含铂方案化疗进展后的携带 *MET* 第 14 号外显子跳跃突变的 NSCLC。在 2 期单臂的临床研究中提示卡马替尼、沃利替尼、替泊替尼 RR 达 50% 以上,部分药物已经上市。沃利替尼作为国产特异性 MET 抑制剂也获得

笔记

优先审批。

五、RET

RET基因是一个原癌基因,位于10号常染色体,编码酪氨酸激酶受体超家族RET蛋白,RET基因与其他基因发生融合后具备自我磷酸化且持续激活的特点,可激活下游多种信号途径,诱导细胞增生。RET基因融合在NSCLC中发生率为1%~2%,至今已发现至少50余种RET融合变体,其中以KIF5B-RET(70%~90%),CCDC6-RET(10%~25%)最为常见。RET融合通常与EGFR、ROS1、BRAF、c-MET突变和ALK变异相排斥。

针对RET基因的治疗药物主要包括多靶点TKI类和高选择性RET抑制剂。多靶点TKI类药物包括凡德他尼、卡博替尼、仑伐替尼等,小样本研究显示对于RET融合有一定的抗肿瘤活性。高选择性RET抑制剂赛尔帕替尼(selpercatinib)和普拉替尼(pralsetinib)在晚期RET融合阳性NSCLC中显示出良好的抗肿瘤活性和安全性,已获得美国FDA批准用于转移性RET融合阳性NSCLC,其中普拉替尼也在我国上市。

六、HER2

HER2是酪氨酸激酶受体ERBB家族成员之一,HER2基因突变或扩增是NSCLC驱动基因,其中最常见的基因变异为HER2外显子20插入突变,在NSCLC中变异频率为2%~4%。大部分出现HER2基因突变的NSCLC患者是女性、不吸烟者和腺癌患者。

针对HER2突变的潜在治疗药物较多,但缺乏高级别的循证医学证据。可选药物包括TKI类药物,如阿法替尼、吡咯替尼(pyrotinib)、波奇替尼、TAK788等;抗体或抗体偶联类药物,如曲妥珠单抗、T-DM1、DS-8201a等。目前多数药物还在临床研究中。

七、BRAF基因突变

BRAF基因位于人类7号染色体上,编码RAFRAF家族丝氨酸/苏氨酸蛋白激酶,激活下游MAPK/ERK信号通路。BRAF突变在NSCLC的发生率为1%~2%,大部分是BRAF V600突变,更容易出现于腺癌、女性和不吸烟的患者。FDA获批了达拉菲尼联合曲美替尼的治疗方案,达拉菲尼、维莫非尼单药都用于BRAF V600E突变肺癌患者的治疗,但目前在我国并未获批。

八、神经营养因子受体络氨酸激酶

神经营养因子受体络氨酸激酶(NTRK)基因家族包含NTRK1、NTRK2和NTRK3,其中任何一个基因发生融合突变,就会导致异常激活,驱动肿瘤的发生。NTRK基因融合可见于多种实体肿瘤,在一些罕见肿瘤中发生率较高,但在NSCLC中发生率仅为0.2%,在无常见驱动基因突变的NSCLC发生率可增至3%。美国已批准Larotretinib和Entrectinib用于NTRK融合阳性的实体瘤的靶向治疗。

九、KRAS

RAS原癌基因编码属于GTPase家族的细胞内鸟嘌呤核苷酸结合蛋白,RAS-GTP激活多个信号级联信号通路,在细胞增殖,分化和凋亡中起重要作用。KRAS作为RAS家族成员,在中国NSCLC患者中突变率在8%~10%。目前针对KRAS基因的药物还在研发阶段,AMG510、Abemacilib在NSCLC中显示了一定的抗肿瘤活性。

十、抗血管生成药物

抗血管生成药物是晚期NSCLC一种重要手段。根据靶点多寡可以分为三大类:第一类为单靶点药物,以VEGF的单克隆抗体贝伐珠单抗、雷莫芦单抗为代表;第二类为多靶点药物,对血管生成的多个因子如VEGFR、PDGFR、KIT等产生作用,这类药物多数为多靶点TKI类药物,以安罗替尼为代表;第三类为广谱抗肿瘤血管药物,这类药物可以通过抑制血管生成因子的信号转导、下调相关信号通路等机制抑制血管生

笔记

成,代表性药物为血管内皮抑素。

不同的抗血管生成药物具有不同的临床特点,现阶段抗血管生成药物主要与化疗、靶向治疗及免疫治疗联合应用,通过改变肿瘤局部微环境来达到协同作用。但不同于单靶点药物,多靶点 VEGFR-TKI 单药显示出一定的抗肿瘤活性,安罗替尼批准用于晚期 NSCLC 三线以上的治疗。更多的联合治疗相关临床研究正在开展。

> **知识要点**
>
> 1. 靶向治疗的概念　靶向治疗是指在肿瘤分子分型的基础上,针对特异性的驱动基因改变,设计出特异的靶向药物,选择合适人群进行特异性治疗,从而提高疗效、减少不良反应的药物治疗方法。
> 2. NSCLC 常见的靶点　*EGFR*、*ALK*、*MET*、*ROS1*、*RET*、*HER2*、*BRAF*、*NTRK*、*KRAS*。

(胡　毅　陶海涛　黄紫微)

第二节　非小细胞肺癌新辅助及辅助靶向治疗

靶向治疗,尤其是表皮生长因子受体-酪氨酸激酶抑制剂(EGFR-TKI)类药物的应用,显著的延长了驱动基因突变阳性晚期非小细胞肺癌(NSCLC)患者的生存期,已经彻底改变了晚期 NSCLC 治疗的局面。然而,随着靶向药物适应证的不断扩展,对仍适用根治性切除手术的 I～ⅢA 期 NSCLC 患者进行"围手术期靶向治疗"成为一个值得关注的新话题。对于计划接受手术治疗的 NSCLC 患者应用新辅助靶向治疗实现术前降期,消灭微小转移,预防术后复发,而对术后患者应用辅助靶向治疗可以消灭残余病灶、延长患者生存期。靶向治疗在围手术期的应用,给更多患者带来了临床获益,具有良好的应用前景。

一、表皮生长因子受体-酪氨酸激酶抑制剂靶向治疗用于术后辅助非小细胞肺癌治疗

(一)概述

对于 NSCLC 而言,几乎所有的患者术后都具有较高的复发风险。NCCN 指南推荐对于可手术切除的 IB(高危)期至ⅢA 期 NSCLC 患者进行术后辅助化疗。术后辅助化疗虽然被证明可以降低患者的术后复发率,但其对患者生存期的改善却十分有限,单纯术后辅助化疗患者的 5 年生存率仅提高约 4%。同时,术后辅助化疗存在不可忽视的不良反应。使得人们开始寻找以包括靶向治疗在内的新型全身治疗作为 NSCLC 的术后辅助治疗方案。

(二)表皮生长因子受体-酪氨酸激酶抑制剂

以 EGFR-TKI 作为辅助靶向治疗的尝试在开始时并不顺利,BR19 研究作为全球第一个应用 TKI 类药物进行术后辅助治疗的随机对照研究,其纳入了 503 例接受手术治疗的 IB～ⅢA 期 NSCLC 患者(*EGFR* 突变状态不限)。结果显示,相对于安慰剂组,接受吉非替尼作为术后辅助治疗的患者 PFS 和 OS 均无显著提高。早期的 RADIANT 研究中,厄洛替尼也未能在总体表现出较化疗组的优势。这使得人们注意到,不同于晚期 NSCLC 的维持治疗,并非所有术后患者都可以从 EGFR-TKI 的辅助治疗中获益。

通过修正 RADIANT 入组患者进行更加细致的分析发现,存在 *EGFR* 突变的患者,其中位 DFS 较对照组延长了 18 个月(46.4 个月 *vs.* 38.5 个月),而在不考虑 *EGFR* 突变情况下,DFS 的优势仅有 2 个月(50.5 个月 *vs.* 48.2 个月)。虽然两组差异均无统计学意义,但从数值上不难发现,*EGFR* 突变患者可能才是 EGFR-TKI 辅助治疗真正的获益人群。MSKC 中心对术后接受 TKI 治疗的患者进行了回顾性研究,结果显示,*EGFR* 敏感突变阳性的患者,较不存在 EGFR 突变的患者,死亡风险更低[风险比(hazard ratio,*HR*)=0.51,*P*<0.001]。此后我国进行的 ADJUVANT 研究和日本进行的 IMPACT 研究都开始严格筛选 *EGFR* 突变型的患者作为入组条件。其中 ADJUVANT 首次证实了 TKI 药物对 *EGFR* 突变阳性患者在术后辅助靶向治疗中,相对化疗方案在无病生存期(26.4 个月 *vs.* 18 个月,*HR*=0.60,*P*=0.005 4)和不良反应发生率(57% *vs.* 80%)上的优势。因而 CSCO 指南推荐对于 NSCLC 的辅助 TKI 靶向治疗,在获取手术标本进行诊断的同时,要保留足够的标本

用以分子检测从而筛选出可能从 TKI 辅助治疗中获益的 *EGFR* 突变人群，及早开始靶向辅助治疗。

（三）表皮生长因子受体 - 酪氨酸激酶抑制剂辅助治疗与非小细胞肺癌肿瘤分期

除 *EGFR* 突变类型外，患者的肿瘤分期也是靶向辅助治疗中的一大关注重点。目前，对于推荐应用 TKI 进行靶向辅助治疗肿瘤分期的尚存在争议。在针对ⅢA 期、*EGFR* 突变型 NSCLC 术后辅助厄洛替尼治疗的 EVAN 研究中，应用厄洛替尼进行术后辅助治疗，相较长春瑞滨联合顺铂的传统化疗方案，可以显著提高 DFS 率（81.35% *vs.* 44.62%，*P*<0.001）、延长中位 DFS（42.41 个月 *vs.* 20.96 个月；*HR*=0.268，*P*<0.001），且生存曲线随时间推移呈现出更加显著的差异，相较早期全面纳入ⅠB~ⅢA 期的 ADJUVANT 等研究，EVANS 的结果似乎体现了分期更晚的肺癌术后 TKI 类药物辅助治疗有更大的优势，CSCO 指南也推荐对于 *EGFR* 突变阳性的ⅢA N_2 期患者进行手术 +EGFR-TKI ± 放疗的方案进行治疗。

对于 *EGFR* 突变的Ⅱ期 NSCLC，尽管各国指南推荐程度不同，但在 ADJUVANT 和 SELECT 等纳入Ⅱ期 NSCLC 的研究中，Ⅱ期肺癌 EGFR-TKI 治疗也表现出不劣于Ⅲ期的疗效。

对于更早的ⅠB 期 NSCLC，ADAURA 研究给出了令人振奋的结果。该研究共纳入 682 例 NSCLC 患者，对比应用奥希替尼和安慰剂对驱动基因突变的 NSCLC 患者进行术后辅助治疗的疗效和安全性。结果显示，对于ⅠB~Ⅲ期的患者，应用奥希替尼可以显著延长 PFS，降低复发风险。其中特别突出了对于ⅠB 期患者应用奥希替尼进行术后辅助也可以显著提高患者的无病生存率（88% *vs.* 71%，*HR*=0.39，*P*<0.001），这项研究不仅证明了靶向治疗对ⅠB~Ⅲ期术后患者完整的临床获益，更首次明确了 TKI 药物在ⅠB 期 NSCLC 中的地位。2021 年 CSCO 肺癌指南也推荐对于驱动基因阳性的适宜手术患者应用奥希替尼进行术后辅助治疗，而在此之前靶向治疗并不常规应用于ⅠB 期术后治疗。

此外，相较化疗方案，应用 TKI 药物进行术后辅助治疗不仅可以改善 NSCLC 患者的生存期，还可以有效减少不良反应的发生，改善患者的耐受性和生活质量。值得注意的是，这里讨论的仍是指南推荐化疗的ⅠB 期及Ⅱ、Ⅲ期接受辅助靶向治疗的可能性；而对于ⅠA 期以内仅需局部治疗的 NSCLC，尚无应用 TKI 药物获益的证据，亦不推荐预防性应用 TKI 治疗。

（四）新型表皮生长因子受体 - 酪氨酸激酶抑制剂药物用于非小细胞肺癌辅助治疗

随着 EGFR-TKI 药物的不断改进，可覆盖多种耐药基因的第二、三、四代 TKI 药物也随之问世。这些药物在提高 TKI 治疗有效率的同时，还可以破解第一代药物的部分原发及获得性耐药，使 TKI 用于辅助治疗的前景更加广阔。前文所述的奥希替尼就是一种第三代 EGFR-TKI 药物，其可以有效覆盖导致第一代 TKI 药物耐药的 *EGFR* T790M 等突变，对于 19del 或 21L858R 等 *EGFR* "主流突变"也有很强的抑制作用。而如近期报道的 EAI045 等新药则可以进一步覆盖对奥希替尼等耐药的 C797S 突变人群，而这些药物的出现，可能将更多具有不同基因背景的患者纳入靶向辅助治疗的获益范畴。

由此可以看出，可覆盖多种耐药突变的新型 TKI 药物用于术后辅助治疗，有望成为 NSCLC 辅助靶向治疗的新趋势。

二、表皮生长因子受体 - 酪氨酸激酶抑制剂靶向治疗用于新辅助非小细胞肺癌治疗

新辅助治疗的主要用途是为未来可能的根治性切除做准备，其主要目标是实现提高手术切除率，并通过诱导病理学缓解（pCR）及主要病理学缓解（MPR）改善患者的远期预后。相对 NSCLC 辅助靶向的广泛开展，EGFR-TKI 用作术前辅助治疗的临床研究较少，目前关于新辅助治疗，CSCO 只推荐对于部分 T_3N_1、T_4N_0 及 N_2 患者行术前新辅助化疗，而对新辅助 EGFR-TKI 治疗并无明确推荐。

然而，近些年来也有一些值得关注的临床试验结果。EMERGING（CTONG 1103）研究纳入了 72 例ⅢA N_2 期 NSCLC 患者，分别接受厄洛替尼 42 天或吉西他滨 + 顺铂方案 2 个周期进行新辅助治疗。结果显示，厄洛替尼和 GC 新辅助治疗的 ORR 分别为 54.1% 和 34.3%，差异无统计学意义（*P*=0.092），但此试验未达到主要终点；两组的手术切除率分别为 73% 和 63%，术后的 MRP 率分别为 9.7% 和 0（两组均无 pCR 病例），表明 EGFR-TKI 的新辅助治疗并未表现出比化疗更大的优势。

另一项针对 EGFR-TKI 新辅助治疗ⅢA N_2 期肺癌的单臂研究中，提出应用厄洛替尼可以提高根治性切除率，但该研究的样本量更小，术前厄洛替尼的应用时间也更长。

因而对于术前辅助治疗目前的试验结果还未得到一致性的结论，尤其是适合新辅助治疗的具体分期

及人群特点,最佳的药物种类和治疗周期还无法明确,在大样本临床研究回答这些疑问之前,新辅助靶向治疗尚不能应用于临床。值得注意的是,对于 *EGFR* 阳性患者在接受新辅助靶向治疗并手术后,很多患者都会继续接受 TKI 的术后辅助治疗,该观点在 EMERGING 研究中也有所体现,而对这部分患者 EGFR-TKI 是否可以带来额外的生存获益,也是未来值得关注的问题之一。

三、其他靶向药物用于非小细胞肺癌的辅助治疗

(一)概述

前文提到在 EGFR-TKI 靶向治疗过程中只有 *EGFR* 突变阳性患者才能从辅助 TKI 治疗中获益。而既往研究中记录晚期肺癌 *EGFR* 突变率仅为 51.4%,另有近一半的患者无法从 EGFR-TKI 治疗中获得生存获益。故将 EGFR-TKI 类药物用于驱动基因阳性的 NSCLC 患者的同时,对于非 *EGFR* 突变患者,应用其他靶向药物进行辅助和新辅助靶向治疗的临床试验也不断开展起来,ALK-TKI、多靶点酪氨酸激酶抑制剂及抗血管新生药物是其中的重要代表。

(二)间变性淋巴瘤激酶 - 酪氨酸激酶抑制剂

靶向间变性淋巴瘤激酶(ALK)-TKI 是另一类驱动基因靶向药物,相较 *EGFR* 在肺腺癌中的高突变率,*ALK* 突变在肺癌中则相对罕见,文献报道为 3%~5%,而在 *EGFR*、*KRAS* 野生型的 NSCLC 患者中,该比例可能更高。目前关于 ALK-TKI 在辅助治疗中的疗效已有案例报道,但尚无大规模前瞻性研究结果。ALCHEMIST(NCT02201992)研究是一项探讨 *ALK* 融合基因阳性 NSCLC 患者术后应用克唑替尼辅助治疗的 Ⅲ 期开放性试验,其结果有望证明 ALK-TKI 在辅助治疗中的价值。在新辅助治疗方面,SAKULA 研究入组了 7 例 Ⅲ A N_2 期 NSCLC 患者接受新辅助塞瑞替尼治疗,7 例患者的 ORR 为 100%,6 例患者完成了手术,主要病理学缓解率为 57%,但该试验中,7 例患者均出现了需要终止治疗的不良反应,故 ALK 用于新辅助治疗的安全性还有待进一步验证。

(三)贝伐珠单抗

贝伐珠单抗是一种抗人血管内皮生长因子的单抗类药物,其通过抑制肿瘤血管新生(angiogenesis)限制肿瘤的血供,从而抑制肿瘤生长。GASTO 1001 研究纳入了 42 例不可切除的 Ⅲ 期 NSCLC 患者,采用贝伐珠单抗联合 PC 方案进行 4 个周期新辅助治疗,最终使 73.8% 的患者重新获得了手术机会,同时联合应用 EGFR-TKI 和贝伐单抗还可以逆转 TKI 类药物的原发耐药。但在术后辅助治疗方面,贝伐珠单抗在 E1505 中的研究则得到了负面结果,相较于辅助化疗,联合应用及贝伐珠单抗并不能提高早期肺癌患者的术后生存率。此外,以抑制血管生成为主要机制的贝伐珠单抗可能会延迟伤口愈合,也进一步增加了其在辅助治疗中的应用风险。

(四)多靶点酪氨酸激酶抑制剂

多靶点酪氨酸激酶抑制剂是一类特殊的靶向药物,其对于 EGFR、VEGF、PDGF、MET 等多组酪氨酸激酶信号通路都有抑制作用,在直接抑制肿瘤生长信号的同时,也可以通过抑制 VEGF 起到抗血管生成效果,代表药物有索拉非尼、舒尼替尼、安罗替尼、仑伐替尼等。然而,目前这类药物的研究集中于术后复发的进展期肺癌治疗及联合其他药物用于晚期 NSCLC 治疗,而对术后辅助治疗尚无可靠的前瞻性试验数据。相信未来这些药物所具有的覆盖多靶点,罕见突变的优势在肺癌辅助及新辅助治疗中也能得到广泛应用。

知识要点

1. 对于合并驱动基因突变阳性的非小细胞肺癌(NSCLC)患者围手术期应用靶向药物进行辅助治疗,有助于改善患者的术后生存状态,预防复发。

2. *EGFR* 驱动基因突变阳性患者是非小细胞肺癌 EGFR-TKI 辅助治疗的主要获益人群。

3. 除 EGFR-TKI 药物外,抗血管生成药物、ALK 抑制剂等其他分子靶向药物在 NSCLC 围手术期治疗中也具有较大的应用和较高探索价值。

(胡 毅 张国庆)

● 推荐阅读文献

［1］GOSS G D，O'CALLAGHAN C，LORIMER I，et al. Gefitinib versus placebo in completely resected non-small-cell lung cancer：results of the NCIC CTG BR19 study. J Clin Oncol，2013，31（27）：3320-3326.

［2］KELLY K，ALTORKI N K，EBERHARDT W E，et al. Adjuvant erlotinib versus placebo in patients with stage ⅠB-ⅢA non-small-cell lung cancer（RADIANT）：a randomized，double-blind，phase Ⅲ trial. J Clin Oncol，2015，33（34）：4007-4014.

［3］ZHONG W Z，WANG Q，MAO W M，et al. Gefitinib versus vinorelbine plus cisplatin as adjuvant treatment for stage Ⅱ-ⅢA（N$_1$-N$_2$）EGFR-mutant NSCLC（ADJUVANT/CTONG1104）：a randomised，open-label，phase 3 study. Lancet Oncol，2018，19（1）：139-148.

［4］TADA H，TAKEDA K，NAKAGAWA K，et al. IS4-11 - vinorelbine plus cisplatin versus gefitinib in resected non-small-cell lung cancer haboring activating EGFR mutation（WJOG6410L）. Ann Oncol，2012，23：xi23.

［5］YUE D，XU S，WANG Q，et al. Erlotinib versus vinorelbine plus cisplatin as adjuvant therapy in Chinese patients with stage ⅢA EGFR mutation-positive non-small-cell lung cancer（EVAN）：a randomised，open-label，phase 2 trial. Lancet Respir Med，2018，6（11）：863-873.

［6］WU Y L，TSUBOI M，HE J，et al. Osimertinib in resected EGFR-mutated non-small-cell lung cancer. N Engl J Med，2020，383（18）：1711-1723.

［7］JOHN T，AKAMATSU H，DELMONTE A，et al. EGFR mutation analysis for prospective patient selection in AURA3 phase Ⅲ trial of osimertinib versus platinum-pemetrexed in patients with EGFR T790M-positive advanced non-small-cell lung cancer. Lung Cancer，2018，126：133-138.

［8］JIA Y，YUN C H，PARK E，et al. Overcoming EGFR（T790M）and EGFR（C797S）resistance with mutant-selective allosteric inhibitors. Nature，2016，534（7605）：129-132.

［9］ZHONG W Z，CHEN K N，CHEN C，et al. Erlotinib versus gemcitabine plus cisplatin as neoadjuvant treatment of stage ⅢA-N$_2$ EGFR-mutant non-small-cell lung cancer（EMERGING-CTONG 1103）：a randomized phase Ⅱ study. J Clin Oncol，2019，37（25）：2235-2245.

［10］XIONG L，LI R，SUN J，et al. Erlotinib as Neoadjuvant therapy in stage ⅢA（N$_2$）EGFR mutation-positive non-small cell lung cancer：a prospective，single-arm，phase Ⅱ study. Oncologist，2019，24（2）：E157-E64.

［11］ALDEN R S，MANDREKAR S J，OXNARD G R. Designing a definitive trial for adjuvant targeted therapy in genotype defined lung cancer：the ALCHEMIST trials. Chin Clin Oncol，2015，4（3）：37.

［12］ZHANG C，LI S L，NIE Q，et al. Neoadjuvant crizotinib in resectable locally advanced non-small cell lung cancer with ALK rearrangement. J Thorac Oncol，2019，14（4）：726-731.

［13］OU W，LI N，WANG S Y，et al. Phase 2 trial of neoadjuvant bevacizumab plus pemetrexed and carboplatin in patients with unresectable stage Ⅲ lung adenocarcinoma（GASTO 1001）. Cancer，2016，122（5）：740-747.

［14］WAKELEE H A，DAHLBERG S E，KELLER S M，et al. Adjuvant chemotherapy with or without bevacizumab in patients with resected non-small-cell lung cancer（E1505）：an open-label，multicentre，randomised，phase 3 trial. Lancet Oncol，2017，18（12）：1610-1623.

［15］JIN C，YANG B. Dramatic response of pulmonary sarcomatoid carcinoma to nivolumab combined with anlotinib：a case report. Case Rep Oncol，2020，13（2）：601-605.

第三节　局部晚期不可切除非小细胞肺癌的靶向治疗

一、局部晚期非小细胞肺癌流行病学数据

肺癌是中国发病率、致死率最高的癌症，局部晚期非小细胞肺癌（NSCLC）是指已伴有纵隔淋巴结（N$_2$）和锁骨上淋巴结（N$_3$）转移、侵犯肺尖部和纵隔重要结构（T$_4$），用现有的检查方法未发现有远处转移的

NSCLC。侵犯纵隔重要结构是指侵犯心包、心脏、大血管、食管和气管隆嵴的 NSCLC。据文献报道,局部晚期(Ⅲ期)NSCLC 占全部 NSCLC 患者的 1/4。对于局部晚期 NSCLC,精准的 TNM 分期尤其重要。准确的分期不仅是预后最重要的指标,对于判断疾病进展,指导多学科联合治疗决策具有重要意义。2016 年 1月 *Journal of Thoracic Oncology* 杂志刊登了第 8 版肺癌 TNM 分期,此版分期是基于 IASLC 纳入了来自国际 1999—2010 年的 77 156 例肺癌患者(亚洲占 79%),由华盛顿癌症研究和生物分析(CRAB)组织分析。此版分期将局部晚期(Ⅲ期)NSCLC 进一步细分为ⅢA、ⅢB 和ⅢC 期,5 年生存率分别为 36%、26% 和 13%。

二、局部晚期非小细胞肺癌治疗目标和原则

局部晚期(Ⅲ期)NSCLC 的异质性强,是临床治疗的难点。与Ⅳ期 NSCLC 最大的区别是,Ⅲ期 NSCLC 尚未出现肺外转移,仅有淋巴结转移的局部晚期患者,但仍然存在治愈的机会,因此更加强调多学科诊疗模式(multi disciplinary team,MDT)的重要性和必要性。在细化分期的基础上,通过 MDT 制订个体化治疗方案是总体原则和目标,可提高 5 年生存期,增加治愈的机会。

从选择治疗方法的角度出发,根据肿瘤是否具有手术切除的可能性,Ⅲ期 NSCLC 可分为可切除、不可切除和潜在可切除 3 类。可手术切除包括ⅢA N_{0-1}、部分单站纵隔淋巴结转移且淋巴结短径 <2cm 的 N_2 和部分 T_4(相同肺叶内存在卫星结节)N_1;不可手术切除包括部分ⅢA、ⅢB 和全部ⅢC 期,通常包括单站 N_2 纵隔淋巴结短径≥3cm 或多站及多站淋巴结融合成团(CT 上淋巴结短径 2cm)的 N_2 患者,侵犯食管、心脏、主动脉、肺静脉的 T_4 和全部 N_3 患者;潜在可切除包括部分ⅢA 和ⅢB 期,包括单站 N_2 纵隔淋巴结短径 <3cm 的ⅢA 期 NSCLC、潜在可切除的肺上沟瘤和潜在可切除的 T_3 或 T_4 中央型肿瘤。

患者的治疗策略应由胸外科、肿瘤放疗科、肿瘤内科、呼吸内科、病理科和影像科等多学科医师组成的专家团队讨论决定。

三、局部晚期非小细胞肺癌分子靶向药物选择及疗效

(一)表皮生长因子受体靶点

非小细胞肺癌中 *EGFR* 基因的突变率非常高,特别是亚裔患者 *EGFR* 突变率约 50%,不吸烟者高达 59.6%,吸烟者也有 35.3%。在我国,30%~40% 的肺腺癌患者都存在 *EGFR* 敏感突变。

对于 *EGFR* 敏感突变阳性的可手术切除ⅢA 期 NSCLC 患者,有两种治疗模式选择:①优选模式为先手术,术后辅助治疗应用分子靶向药物 EGFR-TKI;②可选模式为新辅助分子靶向药物 EGFR-TKI 序贯手术后辅助 EGFR-TKI 或参与严格设计的临床试验。具体临床试验数据参照术后 *EGFR* 突变阳性 NSCLC 辅助治疗及新辅助治疗部分。

对于 *EGFR* 突变阳性的Ⅲ期不可切除 NSCLC 患者,临床试验包括 FLAURA、LUX-Lung7、ARCHER1050、NEJ026、CTONG1509 等,具体数据参照晚期对于 *EGFR* 突变阳性 NSCLC。

对于 *EGFR* 突变阳性局部晚期不可切除 NSCLC 患者,PACIFIC 研究中纳入了 29 例(6%)患者在同步放疗后接受 PD-L1 抑制剂 Durvalumab 治疗,另有 14 例(5.9%)患者在同步放疗后未接受免疫治疗,该亚组分析结果提示,对于 *EGFR* 突变阳性局部晚期不可切除 NSCLC 患者,免疫治疗未带来明显临床获益,仍首选靶向药物治疗。

关于 *EGFR* 突变患者靶向联合放疗策略探索,放射治疗(radiotherapy,RT)联合靶向药物 EGFR-TKI 可改善局部晚期 *EGFR* 突变 NSCLC 患者的生存。2020 年,ASCO 年会的一项研究探讨了局部晚期 *EGFR* 突变 NSCLC 的最佳治疗策略。该研究探讨了 3 种治疗模式,分别为 RT+TKI、单纯同步放化疗(CRT)、upfront TKI(局部进展后再行 RT)。367 例患者纳入分析,中位随访 40.8 个月。相比于 upfront TKI 组,RT+TKI 组 PFS(*HR*=0.57;95%*CI* 0.41~0.78)和 OS(*HR*=0.61;95%*CI* 0.39~0.97)显著提升;而相对于 CRT 组,RT+TKI 组 PFS(*HR*=0.38;95%*CI* 0.27~0.54)显著提升,而 OS(*HR*=0.66;95%*CI* 0.40~1.11)未明显获益。2020 年,在 *Int J Radi At Oncol Biol Phys* 发表了对比 TKI 同步放疗与同步放化疗疗效的国内多中心随机对照 RECEL 研究,结果显示,与同步放化疗组相比,厄罗替尼 + 放疗组中位 PFS 显著延长(中位 PFS 为 24.5个月和 9.0 个月;*HR*=0.104,*P*<0.001),两组毒性反应发生率相似。另一项探讨放化疗 + 奥希替尼巩固治疗的 LAURA 研究正在进行中,期待未来该研究结果会给 *EGFR* 突变阳性、Ⅲ期、不可切除 NSCLC 患者提供

笔记

更多的治疗方案证据。局部晚期 *EGFR* 突变 NSCLC 最佳治疗模式尚未确定,放疗联合 TKI 值得进一步探索,未来可期。

(二)间变性淋巴瘤激酶靶点

ALK+NSCLC 围手术期靶向药物治疗也是临床关注的热点问题。在早期 ALK+NSCLC 中,尚无关于 ALK-TKI 在辅助治疗的报道,目前仅有两项试验正在招募参与者(表 8-3-1)。ALINA(NCT03456076)是唯一一项正在进行的 Ⅲ 期试验,研究 ALK-TKI 阿来替尼辅助治疗在可切除的 Ⅰ B~Ⅲ A 期 ALK 治疗 NSCLC 中的疗效。共 255 例患者随机(1∶1)接受每天两次阿来替尼 600mg 治疗 2 年或 4 个周期的含铂化疗。研究的主要终点为 DFS,次要终点包括 OS、安全性和药代动力学。ALCHEMIST(NCT02194738)是另一项前瞻性、随机、双盲、安慰剂对照试验,包括 EGFR+ 或 ALK 重排的 Ⅰ B~Ⅲ A 期 NSCLC 术后患者。研究的伞形设计将患者分配至不同的靶向治疗试验:ALCHEMIST-EGFR(A081105)或 ALCHEMIST-ALK(E4512),对应的治疗方案分别是厄洛替尼(EGFR+)或克唑替尼(ALK+)。该试验的主要目的是评价靶向药物治疗是否能改善患者生存期。

表 8-3-1　正在进行的早期或局部(N₂)ALK+ 非小细胞肺癌围手术期研究

试验	驱动基因	A/NA	分期	人群	*N*	研究设计	TKI 持续时间	主要终点
ALINA (NCT03456076)	*ALK*	A	Ⅲ期	Ⅰ B~Ⅲ A	255	阿来替尼 *vs.* 化疗	2 年	DFS
ALCHEMIST (NCT02194738)	*ALK/EGFR*	A	伞形	Ⅰ B~Ⅲ A	360(*ALK*); 410(*EGFR*)	克唑替尼对比安慰剂(ALK);厄洛替尼对比安慰剂(EGFR)	2 年	OS
NCT03088930	*ALK/ROS1/MET*	NA	Ⅱ期	Ⅰ A~Ⅲ A	18	克唑替尼 *vs.* 手术	6 周	ORR

注:NA,新辅助治疗;A,辅助治疗;*N*,数量;EGFR,表皮生长因子受体;TKI,酪氨酸激酶抑制剂;ALK,间变性淋巴瘤激酶;ORR,客观缓解率;DFS,无病生存期;OS,总生存期。

对于新辅助治疗研究,目前仅有来自两项小型研究的数据,其中一项试验(NCT03088930)为评价 18 例可切除的 Ⅰ A~Ⅲ A 期 NSCLC 患者使用克唑替尼的疗效(6 周作为诱导治疗)(表 8-3-1)。样本量较小的回顾性病例队列(*n*=11)报道了克唑替尼新辅助治疗(250mg,每天 2 次,中位持续时间为 30 天)在病理学确诊为 N₂ 疾病的 ALK+ 患者中的疗效。结果显示,所有患者对诱导治疗均表现出良好的反应并接受手术,2 例患者(18.2%)获得了完全病理缓解(pCR);5 例疾病复发患者表现出了较长的持续缓解时间。Ⅱ 期 SAKULA(UMIN000017906)是对 ALK+Ⅱ ~Ⅲ 期 NSCLC 患者评价色瑞替尼新辅助治疗(750mg,每天 1 次,持续 12 周)后手术的有效性和安全性。由于入组缓慢,最终仅纳入 7 例患者(均为Ⅲ A 期)。结果显示,ORR 为 100%,6 例患者接受了手术切除;MPR(研究的主要终点)和 pCR 分别为 57% 和 33%;中位随访 10 个月,1 例患者死于疾病进展,6 例患者仍存活,包括 4 例无复发的患者。

(三)罕见突变靶点

在靶向治疗领域,除经典的 *EGFR*、*ALK* 突变外,一些少见或罕见的靶点也备受关注。虽然与 *EGFR* 突变人群相比,这些少见或罕见靶点的阳性人群小,但一些有前景的新药出现,使这些小众人群获益非常大,如 *ROS1*、*HER2*、*c-MET*、*NTRK*、*RET* 等基因突变患者,有一线治疗相应的靶向药物,未来将可能在局部晚期甚至更早期患者中应用,相关的研究进展值得关注。

> **知识要点**
>
> 1. Ⅲ期 NSCLC 的定义、分期、分类。
>
> 定义:NSCLC 出现了区域淋巴结转移和 / 或侵犯胸壁、膈神经、心包、同侧肺叶卫星结节,无远处转移。

笔记

分期：AJCC 第 8 版将Ⅲ期 NSCLC 分为ⅢA、ⅢB 和ⅢC 期。

分类：根据肿瘤是否具有手术切除的可能性，Ⅲ期 NSCLC 可分为可切除、不可切除和潜在可切除 3 类。

2. 治疗策略 多学科联合诊疗（MDT）策略。

3. 靶向药物的治疗模式 依据"分类"分为术后辅助治疗、晚期一线治疗、新辅助治疗序贯手术后辅助治疗。

（胡 毅 张 帆）

● 推荐阅读文献

［1］ETTINGER D S，WOOD D E，AKERLEY W，et al. NCCN Guidelines Insights：non-small cell lung cancer，Version 4.2016. J Natl Compr Canc Netw，2016，14（3）：255-264.

［2］GOLDSTRAW P，CHANSKY K，CROWLEY J，et al. The IASLC lung cancer staging project：proposals for revision of the TNM stage groupings in the forthcoming（eighth）edition of the TNM classification for lung cancer. J Thorac Oncol，2016，11（1）：39-51.

［3］董智，赵军，柳晨，等 . 肺癌骨转移诊疗专家共识（2019 版）. 中国肺癌杂志，2019，22（4）：187-207.

［4］ANTONIA S J，VILLEGAS A，DANIEL D，et al. Durvalumab after chemoradiotherapy in stage Ⅲ non-small-cell lung cancer. N Engl J Med，2017，377（20）：1919-1929.

［5］BI N，WANG L H，XU K P，et al. Real-word treatment patterns and clinical outcomes in EGFR-mutant unresectable locally advanced NSCLC（LA-NSCLC）：A retrospective multicenter study of 367 patients. ASCO，2020，38（15 suppl）：9047.

［6］XING L，WU G，WANG L，et al. Erlotinib versus etoposide/cisplatin with radiation therapy in unresectable stage Ⅲ epidermal growth factor receptor mutation-positive non-small cell lung cancer：a multicenter，randomized，open-label，phase 2 trial. Int J Radiat Oncol Biol Phys，2021，109（5）：1349-1358.

第四节　晚期非小细胞肺癌的靶向治疗

肺癌是全世界癌症患者死亡的主要原因，非小细胞肺癌（NSCLC）占肺恶性肿瘤的绝大部分（85%），其组织学亚型可分为鳞状细胞癌、大细胞癌和腺癌，腺癌是最常见的组织学亚型。2/3 的晚期 NSCLC 患者存在驱动基因改变，目前绝大多数驱动基因改变的患者可用靶向治疗。

对于晚期 NSCLC 患者，推荐的首次分子标志物检测内容包含 *EGFR*、*ALK*、*ROS1* 三个基因。除了上述常见的基因突变外，虽然 *BRAF* V600E 突变、*KRAS* 突变、人表皮生长因子受体 2（human epidermal growth factor receptor 2，*HER2*）扩增 / 突变、*RET* 原癌基因重排、*MET* 原癌基因扩增和 *MET* 14 外显子跳跃突变，以及 *NTRK* 融合等基因在 NSCLC 中的变异频率相对较低，但由于其已有对应获批或在研的靶向治疗药物，对这些靶点的检出仍具有前瞻性临床应用价值。

在 NSCLC 治疗与诊断领域，随着基因检测技术的进步和一系列新药临床研究的突破，新发现的肿瘤驱动基因不断增多，推动了 NSCLC 靶向治疗药物的研发和临床应用。传统的基因检测方法因基因覆盖范围有限，存在漏检的可能，以及因组织样本耗竭而影响后续检测等方面的缺陷，已不能充分满足目前的临床需求。二代基因测序（next generation sequencing，NGS）技术能够同时对上百万甚至数十亿个 DNA 进行分析，实现了高通量测序的目标，为临床工作带来了许多方便。

在实际应用中，组织样本的基因检测仍存在诸多限制，包括取样操作的有创性、组织样本有限或耗竭、无法针对所有转移灶取样、无法动态监测肿瘤变化等。近年来，液体活检技术的发展为肺癌辅助诊断提供了一种非侵入性取材的检测路径。液体活检技术主要是利用患者体内的液体，包括血液、尿、痰、脑脊液和胸腔积液等，检测其体液内的细胞 DNA、RNA 及蛋白质等物质，通过收集和分析这些标志物的变化，来评估者的病情。目前从血清上清液或血浆中提取循环肿瘤 DNA（circulating tumor DNA，ctDNA）的液体活检技术相对成熟,且大量的临床研究证实血液样本中 ctDNA 检测可评估肿瘤的复发、耐药和转移。

由于国内目前暂未获批基于液体活检的 NGS 产品,组织检测仍是 NSCLC 患者的基因检测的首选方式,只有在组织标本量不足或组织标本无法获取的情况下,可以选择液体活检作为补充手段。

靶向药物可与致癌位点特异性结合,诱导癌细胞的特异性死亡。靶向药物比化疗疗效更高,不良反应更少。因此具有较大的临床应用价值。一般来说,靶向药物可以分为两类。一种是作用于肿瘤细胞信号转导通路的小分子物质,通过抑制信号转导来抑制肿瘤的生长。另一类是靶向肿瘤血管生成,包括抗血管内皮生长因子和血管内皮抑制素的单克隆抗体,它们可抑制血管生成和生长,从而减少内皮细胞的转移。本节概述作用于以上两种部位的靶向药物。

一、表皮生长因子受体突变非小细胞肺癌的治疗

表皮生长因子受体(EGFR)属于酪氨酸激酶型受体,广泛分布于人体各组织细胞膜,可调节细胞的增殖、转移和凋亡等多种信号转导通路。*EGFR* 基因突变最常见的部位为第 19 号外显子缺失突变和第 21 号外显子 L858R 点突变,分别占 *EGFR* 基因突变的 45% 和 40%,其余不常见的突变约占 15%,它们由大量基因异质性(插入、缺失、点突变和其他复杂畸变)组成。相比于白人晚期肺癌患者 15% 的 *EGFR* 基因敏感突变阳性率,我国肺腺癌患者 *EGFR* 基因敏感突变阳性率达 50% 左右,因此酪氨酸激酶抑制剂(TKI)的应用价值可能更高。

(一)第一代表皮生长因子受体 - 酪氨酸激酶抑制剂

酪氨酸激酶抑制剂(TKI)是结合 EGFR 的靶向药物,一代 EGFR-TKI 包括吉非替尼(gefitinib)、厄洛替尼(erlotinib)和埃克替尼(icotinib),通过竞争性和可逆的方式与 EGFR 激酶区域里的 ATP 位点结合,进而减弱 EGFR 异常信号通路。

1. 吉非替尼 在 IPASS、WJTOG3405 和 NEJ002 研究中,吉非替尼作为一线药物治疗晚期 *EGFR* 突变 NSCLC 患者,与化疗相比,能明显延长无进展生存期(PFS)和客观缓解率(ORR),但总生存期(OS)均无明显差异。吉非替尼分别在 2009 年和 2015 年被欧洲药品管理局(EMA)、美国食品和药品管理局(FDA)批准作为晚期 *EGFR* 突变 NSCLC 患者的一线治疗药物。

2. 厄洛替尼 EVAN 研究显示,与术后辅助化疗相比,厄洛替尼组的 2 年无病生存率(DFS)提高(81.4% *vs.* 44.6%)。在 ENSURE、OPTIMAL、CTONG-0802、IPASS 和 EURTAC 研究中,与一线含铂双药化疗相比,厄洛替尼显示出更好的中位 PFS 和 ORR,但均未显示 OS 获益。厄洛替尼分别在 2011 年和 2013 年被 EMA 和 FDA 批准作为晚期 *EGFR* 突变 NSCLC 患者的一线治疗药物。

3. 埃克替尼 埃克替尼是国产的一代靶向药,在 2014 年获得中国食品药品监督管理总局(CFDA)批准用于一线治疗 *EGFR* 突变 NSCLC 患者。EVIDENCE 对比了埃克替尼和化疗用于 Ⅱ~ⅢA 期 NSCLC 辅助治疗,结果显示,埃克替尼治疗组对比标准辅助治疗组,患者中位 DFS 为 46.95 个月和 22.11 个月(*P*<0.000 1),3 年 DFS 比率为 63.88% 和 32.47%,且埃克替尼治疗组的不良发生率明显低于标准辅助化疗组,3 级以上的不良反应发生率分别为 4.49% 和 59.71%。

(二)第二代表皮生长因子受体 - 酪氨酸激酶抑制剂

第二代 EGFR-TKI 包括阿法替尼(afatinib)、达克替尼(dacomitinib),可共价结合于 EGFR 的激酶结构域。

1. 阿法替尼 基于 LUX-Lung3、6、7、8 研究,相比于化疗,阿法替尼显示出更优越的 PFS 获益。相比于吉非替尼或厄洛替尼,阿法替尼治疗改善了患者的 PFS 和 OS。2013 年,阿法替尼被 EMA 和 FDA 批准用于晚期 *EGFR* 突变 NSCLC 患者的一线治疗。

2. 达克替尼 在 BR.26 Ⅲ期研究中,与厄洛替尼相比,达克替尼 PFS 和 OS 更长。且达克替尼作为一线方案治疗晚期 NSCLC 患者,优于吉非替尼:中位 PFS 为 14.7 个月和 9.2 个月,中位 OS 为 34.1 个月和 26.8 个月,30 个月 OS 为 56.2% 和 46.3%。基于 ARCHER 1050 研究结果,NMPA 于 2019 年批准了达克替尼一线适应证。但在第二代 EGFR-TKI 拥有比第一代 EGFR-TKI 更优的疗效的同时,不良反应也随之增加,大部分患者因不良反应需要剂量调整。

（三）第三代表皮生长因子受体－酪氨酸激酶抑制剂

大多数患者使用第一代和第二代 EGFR-TKI 后会出现耐药，主要是由于 T790M 的突变。因此，研究人员针对二线治疗，研究出了第三代 EGFR-TKI 奥希替尼（osimertinib）。奥希替尼是一种不可逆的 TKI，可抑制 T790M 突变。AURA 系列临床研究对奥希替尼的有效性和安全性进行了评估。在 AURA3 Ⅲ 期研究中，奥希替尼用于治疗 T790M 耐药患者，并与顺铂／培美曲塞治疗组进行比较。结果显示，PFS 为 10.1 个月和 4.4 个月（$HR=0.31$，$P<0.001$），ORR 为 71% 和 31%。而且，奥希替尼在二线治疗中为 T790M 突变患者提供了更多的生存益处，且具有防止肿瘤转移的作用。基于该研究，奥希替尼被批准用于 *EGFR* T790M 突变的二线治疗。

随后，研究人员把重点放在奥希替尼的一线治疗。FLAURA 研究显示，相较于第一代 EGFR-TKI，第三代 EGFR-TKI 奥希替尼能显著延长中位 PFS（18.9 个月 *vs.* 10.2 个月，$P<0.000\ 1$）和中位 OS（38.6 个月 *vs.* 31.8 个月，$P<0.000\ 1$），NMPA 已批准其一线治疗适应证。由于一线 PFS 和 OS 均优于第一代和第二代 EGFR-TKI，奥希替尼被 FDA 批准用于一线治疗，美国国家综合癌症网络（NCCN）指南首次推荐奥希替尼用于 *EGFR* 突变患者的一线治疗。韩国 KCSG-LU15-09 研究分析了 37 例接受奥希替尼治疗的 *EGFR* 罕见突变患者，结果显示，总 ORR 和中位 PFS 分别为 50% 和 8.2 个月。即使对于 *EGFR* 罕见突变的患者，奥希替尼也具有高疗效和低毒性。

第三代 EGFR-TKI 阿美替尼和伏美替尼在我国也已获批为 *EGFR* T790M 突变的 NSCLC 二线治疗。

二、间变性淋巴瘤激酶融合阳性非小细胞肺癌的治疗

间变性淋巴瘤激酶（ALK）是一种跨膜受体酪氨酸激酶，属于胰岛素受体超家族。*ALK* 基因位于 2 号染色体短臂，包含 29 个外显子。3%~7% 的 NSCLC 患者存在 *EML4-ALK* 融合基因突变，主要为肺腺癌、不吸烟或少吸烟的患者。突变的 ALK 蛋白所参与激活的下游信号通路十分广泛，会导致细胞增殖、抵抗凋亡、促进血管生成，诱发癌症。

（一）第一代间变性淋巴瘤激酶－酪氨酸激酶抑制剂

克唑替尼是一种口服的小分子 ATP 竞争性 ALK 抑制剂。2013 年和 2014 年，两项研究分别报道了克唑替尼用于一线或二线治疗的Ⅲ期随机临床试验结果。

在第一项研究中，347 例曾接受过以铂类为主的化疗方案的 *ALK* 阳性肺癌患者，被随机分配接受口服克唑替尼或培美曲塞或多西紫杉醇静脉化疗。结果显示，接受克唑替尼治疗的患者 PFS 为 7.7 个月，而接受化疗的患者为 3.0 个月。在接受克唑替尼治疗的患者中也观察到更高的 ORR（65% *vs.* 20%）。

第二项研究纳入了 343 例 *ALK* 阳性肺癌患者，但此前未接受任何晚期疾病的系统性治疗，患者被随机分配接受口服克唑替尼或静脉注射以铂类为基础的双药化疗（培美曲塞加顺铂或卡铂）。与第一项研究类似，接受克唑替尼的患者 PFS 改善（10.9 个月 *vs.* 7.0 个月），ORR 显著提高（74% *vs.* 45%）。

（二）第二代间变性淋巴瘤激酶－酪氨酸激酶抑制剂

1. 阿来替尼 Ⅲ 期临床研究 ALESIA 结果显示，阿来替尼组疗效优于克唑替尼组，PFS 显著延长（中位 PFS 未到达 *vs.* 11.1 个月，$HR=0.22$，$P<0.001$），颅内客观缓解率阿来替尼组显著升高（94.1% *vs.* 28.6%），降低脑转移发生风险 86%（$HR=0.14$，$P<0.000\ 1$）。基于该研究结果，我国 CFDA 于 2018 年批准阿来替尼用于 *ALK* 阳性的局部晚期或转移性 NSCLC，包括一线及克唑替尼治疗进展后的二线用药。

2. 塞瑞替尼 Ⅲ 期随机临床研究 ASCEND-4 发现，在未经治疗的 *ALK* 阳性 NSCLC 患者中，相比于标准化疗，塞瑞替尼可明显延长中位 PFS（16.6 个月 *vs.* 8.1 个月）。基于 ASCEND-4 临床研究的结果，塞瑞替尼于 2017 年 5 月被批准用于 NSCLC 患者的一线治疗。但由于塞瑞替尼耐受性较差，ASCEND-8 随机Ⅰ期临床试验发现，450mg 剂量的随餐服用患者与 750mg 剂量空腹服用患者具有相似的血药浓度，且显著降低了胃肠道毒性。由于患者具有较好的耐受性，相比于 750mg 剂量的空腹服用患者，450mg 剂量的随餐服用患者 15 个月无进展生存预计值升高（66.4% *vs.* 41%）。

（三）第三代间变性淋巴瘤激酶－酪氨酸激酶抑制剂

劳拉替尼（lorlatinib）是第三代 ALK 抑制剂，有最广泛的针对 ALK 耐药突变的覆盖谱，且具有良好的通过血脑屏障的能力。前期研究发现，劳拉替尼后线治疗第一代或第二代 ALK-TKI 类药物耐药的患者具

有良好的抗肿瘤活性,且对于脑膜转移的患者具有良好的治疗效果。2018 年,FDA 批准劳拉替尼上市,用于治疗 *ALK* 阳性转移性 NSCLC 患者,这些患者接受克唑替尼或至少一种其他 ALK 抑制剂治疗后疾病进展;或接受阿来替尼或塞瑞替尼作为第一种 ALK 抑制剂治疗后疾病进展。

2021 年 3 月,基于劳拉替尼关键性Ⅲ期临床试验 CROWN 的研究结果,FDA 批准了第三代 ALK-TKI 劳拉替尼一线治疗 *ALK* 阳性 NSCLC。CROWN 研究结果显示,在既往未经治疗的晚期 *ALK* 阳性 NSCLC 患者中,经过盲态独立中心评审委员会(BICR)的评估,与克唑替尼相比,劳拉替尼显著提高了患者的无进展生存期(PFS),将疾病进展或死亡风险降低了 72%($HR=0.28$,$95\%CI\ 0.19\sim0.41$;$P<0.000\ 1$)。

三、*ROS1* 融合 / 重排阳性非小细胞肺癌的治疗

ROS1 融合是多种恶性肿瘤的驱动基因,作为 NCCN 指南推荐的肺癌初诊患者必检基因之一,*ROS1* 突变对肺癌患者的影响力明显提升。*ROS1* 阳性肺癌多见于年轻、不吸烟或轻度吸烟的肺腺癌患者。*ROS1* 融合阳性与 *ALK* 融合阳性或 *EGFR* 突变一般不会共存。

ROS1 属于胰岛素受体家族的一种单体型受体酪氨酸激酶,其在人类中的生物学作用尚未明确,仍然是一个 "孤儿" 受体酪氨酸激酶,且尚未找到已知的配体。人类的 *ROS1* 基因定位于 6q21 染色体,属于酪氨酸激酶胰岛素受体基因,由胞内酪氨酸激酶活性区、跨膜区及胞外区 3 部分组成,编码具有酪氨酸激酶活性的嵌合蛋白。*ROS1* 基因发生重排时丢失细胞外区域,保留跨膜区和胞内酪氨酸激酶区域,重排位点主要发生在 *ROS1* 基因的第 32~36 号外显子。在 NSCLC 中 *ROS1* 基因主要与 *CD74*、*SLC34A* 发生融合,并持续激活 ROS1 酪氨酸激酶区及下游 JAK/STAT、PI3K/AKT、RAS/MAPK 等信号通路,进而引起肿瘤的发生。

在 NSCLC 中迄今已发现至少有 45 种不同的 *ROS1* 融合基因,最常见的融合是 *CD74-ROS1*,其他包括 *GOPC-ROS1*、*LIMAI-ROS1*、*MSN-ROS1*、*FIG-ROS1*、*CCDC6-ROS1*、*KDELR2-ROS1*、*LRIG3-ROS1*、*CLTC-ROS1*、*TMEM106B-ROS1*、*RNPC3-ROS1*、*CEP72-ROS1*、*ROS1-FAM135B*、*SLC6A17-ROS1*、*TRIM33-ROS1*、*ROS1-ADGRG6*、*ZCCHC8-ROS1*、*MYH9-ROS1*、*AQP4-ROS1*、*MYO5A-ROS1*、*MYO5C-ROS1*、*GPRC6A-ROS1*、*CTNND2-ROS1*、*OPRM1-ROS1*、*SRSF6-ROS1*、*LOC101927919-ROS1*、*BRCAT107-ROS1*、*ENPC3-ROS1*、*MRAS-ROS1*、*ADGRV1-ROS1*、*PUM1-ROS1*、*BTBD9-ROS1*、*XPNPEP-ROS1*、*WNK1-ROS1*、*RFX6-ROS1*、*PPFIBP1-ROS1*、*PWWP2A-ROS1*、*ERC1-ROS1*、*HLA-A-ROS1*、*CLIP1-ROS1*、*KIAA1598-ROS1*、*SPEF2-ROS1*、*ROS1-OCLN*、*PHACTR3-ROS1*、*HMGXB3-ROS1* 和 *RAD18-ROS1*。

ROS1 蛋白与 ALK 具有很大的同源性(两者都属于胰岛素受体超家族),特别是在 ATP 结合位点(84% 的同源性)和激酶结构域(64% 的同源性)。研究者尝试将 ALK 抑制剂应用于 *ROS1* 重排患者,结果表明,多数 ALK 抑制剂均能有效的控制 *ROS1* 融合患者的病情。但目前只有克唑替尼(crizotinib)和恩曲替尼(entrectinib)获得 FDA 的批准。

1. 克唑替尼 克唑替尼可抑制 *ROS1*、*MET* 和 *ALK* 驱动基因突变,对存在 *ROS1* 基因重排的肺癌患者具有显著的疗效,因此被批准作为 *ROS1* 融合阳性非小细胞肺癌的一线治疗。然而,由于克唑替尼经常发生耐药,使治疗 *ROS1* 融合阳性 NSCLC 具有较大的挑战性。

Ⅰ期临床研究 PROFILE 1001 纳入了 50 例 *ROS1* 重排的 NSCLC 患者和 *ALK* 重排的晚期 NSCLC 患者,这些患者都接受了克唑替尼治疗。*ROS1* 融合阳性患者报告的 12 个月疾病控制率(DCR)为 90%,中位 PFS 为 19.2 个月,ORR 为 72%,OS 为 85%。基于这项研究,2016 年,FDA 和 EMA 批准克唑替尼用于治疗 *ROS1* 重排晚期 NSCLC 患者。EUROS1 队列研究回顾性评估了克唑替尼在 32 例 *ROS1* 融合阳性患者中的疗效,疾病控制率接近 87%,12 个月的 PFS 为 44%,值得注意的是,有 5 例患者达到完全缓解。在 Acsè 前瞻性Ⅱ期试验中,纳入的 39 例 *ROS1* 融合阳性 NSCLC 患者的 DCR 为 89%,总 ORR 为 54%,43% 的患者在 12 个月后无疾病进展。在 EUCROSS Ⅱ期试验招募的 34 例患者中,ORR 为 70%。CFDA 已于 2017 年 9 月批准克唑替尼用于 *ROS1* 融合阳性晚期非小细胞肺癌患者的治疗。

2. 恩曲替尼 恩曲替尼是一种口服低分子量 TKI,可以穿透血脑屏障。一项研究发现,约 40% 的Ⅳ期 *ROS1* 融合阳性 NSCLC 患者发生脑转移。由于克唑替尼不能穿透血脑屏障,所以不能作为脑转移患者的首选药物。而恩曲替尼这种新型口服低分子量 TKI 可以穿透血脑屏障。

在一项Ⅰ/Ⅱ期临床试验招募的 53 例 *ROS1* 融合阳性 NSCLC 患者中,恩曲替尼的中位 PFS 为 19.0 个

月,ORR 为 77.4%。在有脑转移的患者中,颅内 ORR 为 55%,中位 PFS 为 12.9 个月,3 例(15%)患者发生颅内进展。恩曲替尼的总体毒性可控、可逆,分别有 27% 和 4% 的患者需要减少剂量和停止治疗。

通过上述研究已证实恩曲替尼对 *ALK* 和 *ROS1* 突变的有效抑制,该药于 2019 年获得 FDA 批准,用于治疗 *ROS1* 融合阳性 NSCLC 患者,以及有效的 TRKA、TRKB 和 TRKC 信号抑制。然而,恩曲替尼对 *G2032R、D2033N* 和 *L2026M ROS1* 突变体的疗效有限。

四、*BRAF* 突变非小细胞肺癌的治疗

NSCLC 中 *BRAF* 突变率为 1%~3%,其中 50% 为 *BRAF* V600E 突变,大部分为腺癌,多发生于吸烟肺癌患者。2017 年 6 月,FDA 批准达拉非尼与曲美替尼联合治疗 *BRAF* V600E 突变的转移性 NSCLC。

1. 达拉非尼联合曲美替尼　在 BRF 113928 研究中,比较了单一药物治疗和达拉非尼与曲美替尼联合治疗用于 *BRAF* V600E 突变的 NSCLC 患者的疗效。结果表明,ORR 为 27%,PFS 为 5.5 个月;达拉非尼联合曲美替尼的 ORR 和 PFS 分别为 63% 和 10.2 个月。达拉非尼和曲美替尼双靶点联合用药治疗晚期 NSCLC 比单一用药有效率更高。在此研究的基础上,达拉非尼联合曲美替尼获得 FDA 批准用于 *BRAF V600E* 突变转移性 NSCLC 的一线治疗。

2. 维罗非尼　在 VE-BASKET 研究中,20 例 *BRAF* 突变患者接受了维罗非尼治疗,总 ORR 为 42%,PFS 为 7.3 个月,12 个月的 OS 为 66%。该研究随后增加到 62 例 *BRAF* 突变患者,其中 8 例为新诊断。结果显示,这些患者的总 PFS 为 6.5 个月,总 OS 为 15.4 个月;8 例新治疗患者的 PFS 为 12.9 个月,OS 未成熟,说明维罗非尼在一线治疗中更具优势。

五、*MET* 突变非小细胞肺癌的治疗

1. 克唑替尼　克唑替尼在 *MET* 14 外显子突变型 NSCLC 患者中有一定的缓解率,其不良反应可耐受。PROFILE 1001 临床研究纳入了 21 例 *MET* 14 外显子突变的 NSCLC 患者,其中 18 例患者的 ORR 为 44%。Recondo 等分析了 20 例 MET 抑制剂耐药患者,发现 7 例患者出现了靶向耐药机制,9 例患者出现了 *KRAS* 和 *EGFR* 突变等耐药脱靶机制。

2. 奥希替尼联合沃利替尼　在 I B 期 TATTON 临床研究中,奥希替尼联合沃利替尼作为 *MET* 放大 *EGFR* 突变 NSCLC 进展后的第三代 *EGFR* 靶向治疗。结果显示,ORR 为 28%。PFS 为 9.7 个月,表明奥希替尼联合沃利替尼具有初步的抗肿瘤疗效。

3. 卡帕替尼　GEOMETRY MONO-1 研究的是关于卡帕替尼对 *MET* 外显子 14 过突变或扩增后的晚期 NSCLC 患者的疗效,共纳入 364 例患者。其中 96 例遇到了外显子 14 突变。经独立评审委员会评估,ORR 为 41%,一线治疗的患者 ORR 为 68%。PFS 分别为 5.4 个月和 12.4 个月。结果表明,卡帕替尼治疗 *MET* 14 外显子突变 NSCLC 是有效的,尤其是一线治疗。在此研究的基础上,FDA 批准了卡帕替尼用于 *MET* 14 外显子突变 NSCLC 患者的治疗。

六、*RET* 融合突变非小细胞肺癌的治疗

2011 年,Ju 等首次在 NSCLC 中发现 *RET* 融合突变。*RET* 基因还编码受体酪氨酸激酶,融合后可自磷酸化,增强信号转导功能。在 1%~2% 的 NSCLC 患者中,*KIF5B-RET* 融合最为常见。

既往对于未接受过含铂化疗的 *RET* 融合 NSCLC 的标准治疗包括含铂双药化疗,以及免疫抑制剂单药或联合含铂双药化疗,但疗效并不理想。普拉替尼(pralsetinib,BLU-667)是一种口服靶向治疗药物,是为致癌性 *RET* 变异和 *RET* 耐药突变设计的高效、选择性抑制剂,具有跨癌种、高选择性、有效抑制耐药突变的三大特性。普拉替尼对 *RET* 靶点的选择特异性比多靶点激酶抑制剂至少高出 100 倍(特异性),普拉替尼对 KIF5B-RET 融合蛋白自身磷酸化的抑制活性是卡博替尼、凡德他尼和 RXDX-105 的 10 倍以上。

ARROW 研究提示,普拉替尼在 *RET* 融合 NSCLC 患者中表现出非常强的抗肿瘤活性,ORR 高达 65%,初治及既往含铂治疗患者的 ORR 分别为 73% 和 61%。疾病控制率(DCR)为 93%,临床获益率(CR 或 PR 或 SD≥16 周)为 72%,FDA 已批准该药可用于治疗 *RET* 融合阳性 NSCLC 成人患者。

笔记

七、*KRAS* 突变非小细胞肺癌的治疗

KRAS 是 RAS 蛋白家族之一,可激活 MAPK 等细胞增殖途径,这些途径的激活与 GTP 密切相关。KRAS 蛋白与 GTP 结合并被激活。GTP 水解后,GTP 与 KRAS 结合后,KRAS 关闭。由于 KRAS 靶点与 GTP 的高亲和力,KRAS 靶点药物的研究尚未成功。*KRAS* G12C 是最常见的突变类型。

在Ⅲ期 SELECT-1 研究中,研究人员使用 MEK 抑制剂司美替尼联合多西紫杉醇治疗二线 NSCLC 患者,PFS 为 5.3 个月。一项多西他赛联合曲美替尼治疗 *KRAS* 突变型 NSCLC 患者的Ⅱ期研究结果显示,在接受一线或二线治疗后,54 例患者的总 ORR 和 PFS 分别为 33% 和 4.1 个月,1 例患者死于呼吸衰竭。这种联合疗法仍处于起步阶段,需要进一步探索。

八、血管生成抑制剂

血管生成是恶性肿瘤生长和转移的关键条件,肿瘤新生血管形成后,通过促进肿瘤细胞的营养供应和代谢产物的清除,可以促进肿瘤的生长。肿瘤细胞也可以通过这些新生血管从原始病变灶扩散到身体的其他部位。

血管内皮生长因子(VEGF)是一种重要的诱导肿瘤血管生成的细胞因子。VEGF 通过与跨膜受体酪氨酸激酶结合,刺激下游信号转导,从而促进内皮细胞增殖、分裂和迁移,形成新的血管。近年来,VEGF 及其受体 VEGFR 的多靶点血管抑制剂对包括 NSCLC 在内的多种癌症的疗效已得到证实。

1. 贝伐珠单抗　贝伐珠单抗是一种重组人单克隆抗体。ECOG 4599 大型Ⅲ期临床试验纳入了 878 例未经过治疗的晚期 NSCLC 患者,研究分为贝伐珠单抗联合紫杉醇 + 卡铂组和安慰剂 + 紫杉醇 + 卡铂组。结果显示,贝伐珠单抗联合紫杉醇 + 卡铂组和安慰剂 + 紫杉醇 + 卡铂组的 ORR 分别为 35% 和 15%,中位 PFS 分别为 6.2 个月和 4.5 个月,中位 OS 分别为 12.3 个月和 10.3 个月。基于此项临床研究结果,贝伐珠单抗联合紫杉醇 + 卡铂已被批准为 *EGFR* 野生型晚期 NSCLC 患者的一线标准治疗。

2. 安罗替尼　安罗替尼是一种多靶点的酪氨酸激酶抑制剂,通过靶向 VEGFR1-3、PDGFR-α 和 FGFR 来抑制肿瘤血管生成,同时靶向 c-KIT 来抑制肿瘤细胞增殖。在 NSCLC 中,ALTER0302 试验评估了安罗替尼三线治疗难治性晚期 NSCLC 患者的疗效,通过与安慰剂组对比,安罗替尼组中位 PFS 显著延长(4.8 个月 *vs.* 1.2 个月,$P<0.000\ 1$),中位 OS 并未明显改善(9.3 个月 *vs.* 6.3 个月,$P=0.231\ 6$)。ALTER0303 试验评估了安罗替尼用于经二线治疗后肿瘤进展的ⅢB/Ⅳ期 NSCLC 患者的疗效,结果显示,与安慰剂组相比,安罗替尼组的中位 OS 延长(9.6 个月 *vs.* 6.3 个月,$P=0.002$),中位 PFS 也显著延长(5.4 个月 *vs.* 1.4 个月,$P<0.001$),表明安罗替尼可明显改善三线及三线以上难治性晚期 NSCLC 患者的 PFS 和 OS。

3. 阿帕替尼　阿帕替尼是我国自主研发的新一代口服抗血管生成药物。阿帕替尼通过阻断 VEGFR2 发挥抗肿瘤作用,从而减弱丝裂原活化蛋白激酶(MAPK)的下游激活,抑制血管内皮细胞的增殖。

一项回顾性临床分析对 36 例接受阿帕替尼的患者和 34 例对照组患者进行了 ORR、DCR、PFS 和 OS 的评估。结果显示,接受阿帕替尼治疗的患者的 ORR 和 DCR 分别为 22.2% 和 77.8%,中位 PFS 和 OS 分别为 5.6 个月和 9.6 个月。阿帕替尼组的中位总生存期显著长于对照组(9.6 个月 *vs.* 3.8 个月,$P<0.000\ 1$);阿帕替尼组与对照组患者的不良反应无明显差异;结果表明阿帕替尼具有良好的疗效和安全性,可作为晚期 NSCLC 患者的一种治疗选择。

随着各种研究的不断深入,分子生物技术将人们带入了精准治疗的新时代。靶向药物具有安全、使用方便等优点,是 NSCLC 患者更好的选择。由于越来越多的信号通路和驱动因子被发现,治疗药物也越来越多样化。但每种药物都有自己的优点和缺点,如何正确使用这些靶向药物,延长患者生存时间,减少不良反应是 NSCLC 靶向治疗未来的发展方向。

知识要点

　　驱动基因突变是非小细胞肺癌(NSCLC)的主要致病因素之一,当前可用于指导 NSCLC 靶向治疗的目标基因越来越多,针对 NSCLC 靶向药物的开发已从常见基因突变过渡到罕见基因突变。晚

笔记

期 NSCLC 患者存在驱动基因改变,包括 *EGFR、KRAS、BRAF、MET* 突变或 *ALK、ROS1* 和 *RET* 基因组重排。

根据不同的驱动基因,对于晚期 NSCLC 患者的靶向治疗药物分类如下:*EGFR* 突变阳性者,为吉非替尼、厄洛替尼、埃克替尼、阿法替尼、达克替尼、奥希替尼;*ALK* 融合阳性者,为克唑替尼、阿来替尼、塞瑞替尼;*ROS1* 重排阳性者,为克唑替尼、恩曲替尼;*BRAF* V600E 突变阳性者,为维罗非尼、达拉非尼 + 曲美替尼;*MET* 突变阳性者,为奥希替尼 + 沃利替尼、克唑替尼、卡帕替尼;血管生成抑制剂的药物为贝伐珠单抗、安罗替尼、阿帕替尼。

知识拓展

在每年的肿瘤学盛会中,各项临床研究总会给我们带来耳目一新的感受。对于肺癌肿瘤界,sotorasib(AMG510)的正式上市和肺癌适应证的获批,无疑是具有里程碑意义的事件,从此无药可用的 *KRAS* 靶点终于掀开新的篇章。除此之外,首个针对 *EGFR* 20ins 靶向药物的获批、奥希替尼耐药患者的新药和新方案、第四代 *EGFR* 药物的临床数据的公布,让我们看到了更多的希望。展望未来,基因检测技术的日益进步、越来越多的靶点及相应的靶向药物的出现、创新性组合疗法的研究进展,将会创造更多惊喜,给我们带来肺癌靶向治疗的信心。

(王启鸣 侯佳宝)

● **推荐阅读文献**

[1] SIEGEL R L,MILLER K D,JEMAL A. Cancer statistics,2017. CA Cancer J Clin,2017,67(1):7-30.

[2] 王宁舫,杨逸,陈实富,等. 液体活检技术对肺癌临床应用研究进展. 中华结核和呼吸杂志,2018,41(11):881-883.

[3] KAWAGUCHI T,KOH Y,ANDO M,et al. Prospective analysis of oncogenic driver mutations and environmental factors:Japan molecular epidemiology for lung cancer study. J Clin Oncol,2016,34(19):2247-2257.

[4] OHE Y,RAMALINGAM S,REUNGWETWATTANA T,et al. 413O Osimertinib vs standard of care EGFR-TKI as first-line treatment in patients with EGFRm advanced NSCLC:FLAURA. Ann Oncol,2017,28(suppl 10).

[5] GOLDING B,LUU A,JONES R,et al. The function and therapeutic targeting of anaplastic lymphoma kinase(ALK) in non-small cell lung cancer(NSCLC). Mol Cancer,2018,17(1):52.

[6] SHAW A T,SOLOMON B J,BESSE B,et al. ALK resistance mutations and efficacy of lorlatinib in advanced anaplastic lymphoma kinase-positive non-small-cell lung cancer. J Clin Oncol,2019,37(16):1370-1379.

[7] SHAW A T,BAUER T M,DE MARINIS F,et al. First-line lorlatinib or crizotinib in advanced ALK-positive lung cancer. N Engl J Med,2020,383(21):2018-2029.

[8] LEE J,PARK S,JUNG H A,et al. Evaluating entrectinib as a treatment option for non-small cell lung cancer. Expert Opin Pharmacother,2020,21(16):1935-1942.

[9] JANNING M,LOGES S. Anti-angiogenics:their value in lung cancer therapy. Oncol Res Treat,2018,41(4):172-180.

[10] 张雨馨,沈夏波,潘跃银. 小分子多靶点药物治疗肺癌的研究进展. 临床肿瘤学杂志,2020,25(12):1144-1149.

第五节 靶向治疗耐药机制及应对策略

肺癌在恶性肿瘤中死亡率很高,非小细胞肺癌(NSCLC)占肺癌的 80%~85%,大多数肺癌患者确诊时,已处于晚期,在无靶向和免疫治疗的时代,传统的含铂双药化疗效果不佳,治疗精准度差,不良反应多,生

笔记

存期不理想,1 年生存率约为 15%,中位总生存期(OS)不到 12 个月,5 年生存率不到 1%。而靶向药物的出现,使 NSCLC 的治疗取得了突飞猛进的发展。靶向治疗在细胞水平上作用于明确的位点,特异性地针对肿瘤细胞,减少了对正常组织细胞的杀伤力,较传统的化疗方案治疗效果好、安全性强、耐受性好、不良反应小,从而可达到精准医疗的要求。随着靶向药物的广泛应用,大量肺癌患者从靶向治疗中获益,但靶向治疗过程中出现的耐药问题,也成为阻碍靶向药物发展的难题。为了解决靶向药物的耐药问题,对其耐药机制的研究,也变得至关重要。本节对几种常见基因突变的靶向治疗的耐药机制进行阐述。

一、靶向治疗耐药机制

(一)表皮生长因子受体 - 酪氨酸激酶抑制剂耐药机制

1. 原发性耐药　是指肿瘤细胞治疗初期就对酪氨酸激酶抑制剂(TKI)治疗无明显反应。出现原发性耐药可能与下列机制有关。

(1)肝细胞生长因子(hepatocyte growth factor,HGF)基因过表达:HGF 是来源于间充质的多效生长因子,可以促进多种细胞的分裂和生长。HGF 在促进肝细胞再生的同时参与正常组织的损伤后修复、细胞的运动及肿瘤的形成、浸润和转移、分化并在肿瘤血管形成中发挥重要的作用。一项研究表明,出现原发耐药的表皮生长因子受体(EGFR)突变的 NSCLC 患者中,有 29% 的病例 HGF 基因过表达。此外,HGF 降低了 H1975 细胞对 EGFR-TKI 的敏感性,H1975 细胞同时也具有激活 L858R 突变和 T790M 突变的功能。

(2)BIM(BCL-2 interacting mediator of cell death,BIM)减少:Bcl-2 样蛋白 11(BCL-2-like protein 11,BCL2L11)是 Bcl-2 蛋白家族中的一员,是细胞凋亡过程中的重要调节因子,BIM 在 EGFR 突变的肺癌细胞中呈低表达,可使 EGFR-TKI 治疗的敏感性降低。BIM 多态性的降低被认为是 EGFR-TKI 的主要耐药机制。

(3)其他:EGFR 外显子 20 插入、PIK3CA 突变和 PTE 缺失有助于抑制细胞的增殖和存活或抑制凋亡,从而导致对 EGFR-TKI 的主要耐药性。大多数晚期肺腺癌患者携带 EGFR 20 外显子插入,对 EGFR-TKI 治疗无效。然而,这些患者行细胞毒性化疗与具有 EGFR 致敏突变患者行对应的靶向治疗,总体生存率是相似的。

2. 获得性耐药

(1)EGFR T790M 突变:20 外显子上出现的 T790M 点突变是最常见的耐药机制。EGFR 是跨膜表皮生长因子细胞表面受体家族的成员,包括 ErbB2(HER2/neu)、ErbB3(HER3)和 ErbB4(HER4)。T790M 对 EGFR 基因的诱导突变,可能是导致一代 EGFR 抑制剂出现耐药的原因。50%~60% 的 NSCLC 患者出现 T790M 突变。由于激活基因突变或基因扩增,而引起的 EGFR 信号失调或病理性的过度激活在 NSCLC 中起着重要作用。苏氨酸 790 是 EGFR 基因中的门控残基,它在催化结构域的疏水性 ATP 结合囊中处于关键的位置,这使其成为蛋白激酶抑制剂的决定性因素。亲水性的苏氨酸残基,代替非极性疏水性、体积大的蛋氨酸与第一代 TKI 的结合存在空间上的冲突。

另外,T790M 突变显著增加了突变受体对 ATP 的亲和力,降低了竞争性抑制剂的效力,这是 T790M 介导的第一代 EGFR-TKI 产生耐药性的主要机制。C797S 突变是第三代 EGFR-TKI 耐药的最常见的突变,EGFR 的 20 号外显子上 C797S 的点突变可诱导对第三代 EGFR-TKI 的耐药性。这种突变是指在 EGFR 的结合位点 797 位上的半胱氨酸被丝氨酸取代,从而产生对第三代 EGFR-TKI 的耐药性。

(2)激活平行信号通路

1)MET 扩增:MET 的异常激活是 EGFR-TKI 耐药的第二种较常见的机制。MET 是由肝细胞生长因子(HGF)激活的腺苷酸激酶受体,通过与 PI3K-AKT、RAS-MAP 激酶、STAT3 和 NF-Kb 相关的途径发挥作用。MET 的异常激活与靶向治疗的耐药性有关。研究表明,MET 基因拷贝数增加的 NSCLC 患者出现预后不良,并对 EGFR-TKI 产生耐药,MET-HGF 通路激活是导致 EGFR-TKI 产生继发性耐药最关键的因素。另外,MET 扩增还可通过激活 ErbB3 信号通路致使 NSCLC 患者对吉非替尼产生耐药性。

2)HER2 扩增:HER2(也称为 ERBB2)是 ERBB 家族的膜结合酪氨酸激酶。HER2 基因是许多肿瘤中的原癌基因,包括乳腺癌和胃食管癌。其中 HER2 扩增能够抑制 ERBB2 靶向药物治疗的敏感性。有研究者认为,HER2 扩增为获得性抑制第三代 EGFR-TKI 奥希替尼的机制。在 1%~2% 肺腺癌患者中的 HER2 体细胞突变,通常由 20 外显子中的 12 对碱基框架插入 YVMA 组成,这导致 PI3K-AKT 和 MEK-ERK 通路的下游激活。表达 HER2 YVMA 的癌细胞对 EGFR-TKI 的厄洛替尼和吉非替尼均表现出耐药性。HER2

笔记

过表达可导致细胞系模型对 EGFR-TKI 产生耐药,且厄洛替尼获得性耐药的小鼠及患者均出现 *HER2* 扩增,因此,*HER2* 扩增可能是独立于 *EGFR-T790M* 二次突变的继发性耐药的新机制。

3)HGF 过表达:在获得性 EGFR-TKI 耐药患者中,61% 的患者 HGF 过度表达。在接受第一代和第二代 EGFR-TKI 治疗的 NSCLC 患者中,血清中出现高水平的 HGF 提示预后不良。HGF 通过 PI3K/AKT 途径激活 MET 并诱导对 EGFR-TKI 的耐药。与 *MET* 扩增相反,HGF 过度表达通过激活 MET/PI3K/AKT 途径诱导对 EGFR-TKI 的耐药,然而并不涉及人表皮生长因子受体 3 型(HER3,也称为 ERBB3)。

(3)组织学转化

1)上皮 - 间充质转化(epithelial-to-mesenchymal transition,EMT):是指上皮细胞通过特定程序转化为具有间质表型细胞的生物学过程。分子变化包括细胞连接蛋白(如 E- 钙黏蛋白和 claudins)的丢失或间充质标记物(如波形蛋白和纤维连接蛋白)的上调,与 EMT 有关。来自微环境的转化生长因子(transforming growth factor,TGF)-β、Wnt 和 Notch 信号也与 EMT 的诱导和维持有关。在 1%~2% 的 EGFR-TKI 耐药患者中检测到了 EMT。在肿瘤细胞中,EMT 不适当的诱导与肿瘤的侵袭、转移、耐药性及干细胞特性有关。通过使用吉非替尼耐药亚系(A549/GR),诱导 EMT 可能降低吉非替尼的治疗效果,从而产生耐药性。

2)小细胞转化:EGFR 突变型腺癌 - 小细胞肺癌(small cell lung cancer,SCLC)的组织学转化,是 EGFR 抑制剂产生耐药的另一个重要机制。有研究表明,在 *EGFR* 突变的肺腺癌患者,TKI 治疗前后,分别进行肿瘤组织学分析,产生 TKI 耐药的肿瘤组织学活检发现了 SCLC 的组织学改变。EGFR 抑制剂治疗后的肺腺癌再次活检,虽然确定为 SCLC,但癌细胞的表型转化可能不是出现该情况的唯一原因。由于组织学的异质性,两种组织学亚型也可能起源于同一肿瘤。而且,临床上常用的肺活检或细针抽吸活检进行病理学检测所获取的标本可能无法提供足够多的细胞或组织,因此,通过所谓"小标本"进行的病理学诊断存在一定的局限性。然而,有两个支持腺癌转化为小细胞肺癌的假设。首先,几乎每个小细胞肺癌都保留了 TKI 治疗前相同的 EGFR 激活突变。此外,在多数情况下,对 EGFR 抑制剂治疗仍有良好而持久的反应性,这与实际的组织学表现不一致。这种组织学转变的潜在机制尚不明确。RB1、TP53,EGFR 表达降低等可能在小细胞肺癌转化过程中起着关键作用。

(4)激活下游信号通路

1)*PIK3CA* 突变:*PIK3CA* 编码 p110α,是一类 PI3K 亚型。PI3K/mTOR-NVP-BEZ235 的双重抑制剂通过下调 PI3K/AKT/mTOR 磷酸化,在非 NSCLC 的 TKI 吉非替尼产生耐药的过程中起着重要的作用。

2)*BRAF* 突变:BRAF 是一种激酶,位于 EGFR/RAS/RAF 途径的 RAS 下游。*BRAF* 突变通过过度激活 RAS-ERK 途径来激活 ERK 信号,导致细胞增殖和存活增强。*BRAF* 突变中约 50% 是 V600E 突变,其中 G469A 和 G594G 位点突变较少。这些突变与肺癌对 EGFR-TKI 的耐药有关。

3)*PTEN* 缺失:位于染色体 10q23.3 上的 *PTEN* 是一个抑癌基因,与蛋白酪氨酸磷酸酶具有序列同源性。它对 PI3K/AKT 信号通路起负调节作用。*PTEN* 功能的丧失增加了磷脂酰肌醇三磷酸(PIP-3;PI3K 的产物)的水平,它的缺失导致了厄洛替尼的耐药性。

4)*NF-1* 缺失:是一种肿瘤抑制基因,编码一种神经纤维蛋白,即 GTPase 激活蛋白,负调控 p21-RAS 信号。*NF-1* 通过提高三磷酸鸟苷(GTP)的水解速率而对 RAS 产生逆转作用。*NF-1* 缺失激活丝裂原活化蛋白激酶(mitogen activated protein kinase,MAPK)通路,并与患者肺腺癌对 EGFR-TKI 的原发性和获得性耐药的发生有关。

5)*KRAS* 突变:过去认为非小细胞肺癌特异性基因突变仅包括 *KRAS* 和 *EGFR* 突变。事实上,*KRAS* 和 *EGFR* 突变仅在 <2% 的 NSCLC 患者中发现。此外,*KRAS* 突变仅在小鼠模型中观察到,与获得性抗第一代和第二代 EGFR-TKI 患者的组织学样本不同。最近,对循环肿瘤 DNA 的分析显示,43 例获得性激活突变的 *EGFR* 突变 NSCLC 患者中有 3 例出现不同的 *KRAS* 激活突变(G12A、Q61H 和 A146T)。通过硅片筛分发现 RAS 抑制剂,它与厄洛替尼或吉非替尼的低敏感性有关。然而,RAS 抑制剂对 EGFR 获得性耐药的影响尚不清楚。

(二)间变性淋巴瘤激酶 - 酪氨酸激酶抑制剂耐药机制

由于染色体倒位,间变性淋巴瘤激酶(*ALK*)基因与棘皮动物微管相关类蛋白 4(echinoderm microtubule-associated protein like 4,*EML4*)基因发生融合,形成了融合基因 *EML4-ALK*,促使细胞发生癌变。

1. 原发性耐药 ALK 原发性耐药较为罕见,相关的耐药机制尚不明确。多个病例报道表明,*ALK* 阳性的 NSCLC 患者原发耐药可能与 *ALK* 突变、*MYC* 基因扩增、*EGFR* 共突变、*KRAS* 共突变、*BIM* 基因缺失多态性及 *EML4-ALK* 重排突变等位基因分数(mutant allele fraction,MAF)较低等有关。

2. 获得性耐药

(1) *ALK* 结构域突变:*ALK* 结构域突变是最常见的 ALK-TKI 耐药机制之一。有报道在克唑替尼耐药的 NSCLC 患者中发现 L1196M 和 C1156Y 突变,*ALK* 突变散布在激酶结构域的各个区域并影响其功能,包括溶剂暴露区(G1202R,S1206Y)、管家残基区(L1196M)、ATP 结合区(G1269A)和 αC- 螺旋 N 末端(1151Tins,L1152R,C1156Y)。克唑替尼耐药相关的 *ALK* 突变还包括 G1128A、I1171T、E1210K、C1156S 和 F1245V 等。G1202R 是进行第二代 ALK-TKIs 治疗患者最常见的耐药突变。塞瑞替尼耐药突变还包括 F1174L/C/V、L1196M、G1202del、D1203N 和 T1151M 及多重 *ALK* 突变(C1156Y+I1171N)等。阿来替尼耐药与 V1180L、I1171T、I1171N/S 和 L1196M 突变存在相关性。布加替尼耐药患者组织中还检测到 D1203N、S1206Y/C 和 E1210K 耐药突变。

(2) *ALK* 融合拷贝数增加:*ALK* 融合基因扩增会导致克唑替尼无法完全抑制下游信号,是 TKI 耐药的另一重要原因。*ALK* 融合基因拷贝数增加与克唑替尼产生耐药有关。一项体外 *ALK* 阳性细胞系应用克唑替尼产生耐药性的研究表明,*ALK* 扩增导致部分耐药性,而增加 L1196M 门控突变则会导致高水平耐药性。

(3) 旁路信号通路的异常激活:信号转导途径旁路激活也是 ALK-TKI 耐药的机制之一,多见于多种 ALK-TKI 治疗后的患者。EGFR 异常激活是最常见的旁路激活途径,主要通过上调 EGFR 及其配体的表达来实现,如获得 *L858R* 激活突变 *EGFR*,导致 ALK 非依赖性的下游通路异常激活,如 MAPK 或 PI3K-AKT。还发现转化生长因子 α 和肝素结合性表皮生长因子也参与克唑替尼的耐药性。其他旁路信号通路的异常改变也与 ALK-TKI 耐药有关,可能与 *KRAS*、G12C、G12V 或 Q22K 突变有关。嘌呤 P2Y 受体高表达,激活蛋白激酶 C 诱导克唑替尼产生耐药,Src 通路异常激活和胰岛素样生长因子 1 受体(insulin-like growth factor-1 receptor,IGF-1R)及其配体 IGF-1 过表达与克唑替尼和阿来替尼的耐药性有关。*MET* 扩增及配体肝细胞生长因子(HGF)自分泌激活 MET 信号通路均可以导致阿来替尼失效,产生耐药。

(4) 其他耐药机制:ALK-TKI 耐药的其他机制主要包括表型改变、相关基因缺失及蛋白表达异常等。上皮 - 间质转化是最常见的组织学变化,表现为上皮组织标志物(如 E- 钙黏蛋白)丢失,间质组织标志物(如波形蛋白)表达增加。有研究发现,耐药患者存在 DNA 错配修复基因 *POLE* 突变,致使肿瘤突变负荷(tumor mutational burden,TMB)增加,可能与克唑替尼的耐药有关。组蛋白乙酰化与 miR-449、miR-34a 等表观遗传学的改变与克唑替尼、色瑞替尼耐药相关。在蛋白表达异常中,p- 糖蛋白(p-glycoprotein,p-gp)过表达会影响药物转运从而导致 ALK-TKI 产生耐药。*NF2* 功能缺失突变、miR-100-5p 上调、PD-L1 的高表达等也可能导致 ALK-TKI 产生耐药。

(三) *ROS1* 融合靶向治疗耐药机制

ROS1 作为一种病毒原癌基因,ROS1 最早发现于 UR2 鸟肉瘤病毒。人类的 *ROS1* 基因属于 II 类 RTK 的胰岛素受体家族,它可以编码一种酪氨酸激酶,该基因定位于 6q21 染色体,是由 2 347 个氨基酸组成的跨膜酪氨酸激酶。有研究表明,G2032R 的突变导致 P-loop 结构域变得更加牢固,该变化干扰了克唑替尼与 *ROS1* 基因的结合,从而表现出较强的耐药性。P-loop 环稳固性的改变是导致 G2032R 突变产生耐药的主要原因。另外,EGFR 通路的异常激活可能是导致 *ALK* 和 *ROS1* 靶点基因出现耐药的一个共同分子机制。最近有研究表明,恩曲替尼耐药性来源于旁路信号通路的激活。耐药细胞抑制 *KRAS G12C* 突变,同时增加 KRAS 蛋白表达。由于 *KRAS* 中的突变或扩增与 MAPK/ERK 通路的激活有关,因此耐药细胞中的 ERK 组成性激活可能是由于存在激活突变(G12C)或 *KRAS* 的过度表达,从而对恩曲替尼具有耐药性。有报道 *1986Y/F* 突变 1986Y/F 激酶结构域,引起药物结合的空间干扰,L2026M 突变即 ATP 结合囊中阻碍药物结合的门控突变,还有 L1951R 突变、D2033N 突变等均有可能引起克唑替尼耐药的产生。

二、靶向治疗耐药后的应对

(一) 表皮生长因子受体突变非小细胞肺癌出现耐药后治疗

1. IV期 *EGFR* 突变 NSCLC 耐药后治疗 对于寡进展或中枢神经系统(central nervous system,CNS)进

展的患者,首选可继续行原 TKI 加局部治疗。其次,应再次活检明确耐药机制。对于广泛进展的患者,第一/二代 TKI 一线治疗失败,再次活检 T790M 阳性者,首选奥希替尼;再次活检 T790M 阴性者或第三代 TKI 治疗失败者,采用含铂双药化疗 ± 贝伐单抗(非鳞癌)。其次,再次活检应评估其他耐药机制;再次检测 T790M 阳性者,采用含铂双药化疗或含铂双药化疗 + 贝伐珠单抗(非鳞状细胞癌),或阿美替尼。

2. Ⅳ期 *EGFR* 突变 NSCLC 靶向及含铂双药失败后治疗 对于 PS 评分为 0~2 分的患者。首选单药化疗。其次,单药化疗 + 贝伐珠单抗(非鳞状细胞癌),或安罗替尼。

(二)间变性淋巴瘤激酶融合阳性非小细胞肺癌出现耐药后治疗

1. Ⅳ期 *ALK* 融合 NSCLC 靶向后线治疗 对于寡进展或 CNS 进展的患者,首选原 TKI 治疗+局部治疗;阿来替尼或塞瑞替尼(限一线克唑替尼)。其次,采用含铂双药化疗 + 局部治疗或含铂双药化疗 + 贝伐珠单抗(非鳞状细胞癌)+ 局部治疗。对于广泛进展的患者,首选第一代 TKI 一线治疗失败者,采用阿来替尼/塞瑞替尼;第二代 TKI 一线治疗或第一代/二代 TKI 治疗均失败者,采用含铂双药化疗或含铂双药化疗 + 贝伐珠单抗(非鳞状细胞癌)。其次,第一代 TKI 一线治疗失败者,采用含铂双药化疗或含铂双药化疗 + 贝伐珠单抗(非鳞状细胞癌),并活检评估耐药机制,进入临床研究。最后,第一代 TKI 一线治疗失败者,采用布加替尼;第二代 TKI 一线治疗或一/二代 TKI 治疗均失败者,采用劳拉替尼。

2. Ⅳ期 *ALK* 融合 NSCLC 靶向及含铂双药失败后治疗 对于 PS 评分为 0~2 分的患者。首选单药化疗。其次,采用单药化疗 + 贝伐珠单抗(非鳞转细胞癌),最后,可采用安罗替尼。

(三) *ROS1* 融合阳性非小细胞肺癌后线治疗

1. Ⅳ期 *ROS1* 融合 NSCLC 二线治疗 对于寡进展或 CNS 进展的患者,首选克唑替尼或克唑替尼 + 局部治疗限 CNS/ 寡进展);其次,采用含铂双药化疗 + 局部治疗或含铂双药化疗 + 局部治疗 + 贝伐珠单抗(非鳞状细胞癌)。对于广泛进展患者,首选含铂双药化疗或含铂双药化疗 + 贝伐珠单抗,其次,参加 *ROS1* 抑制剂临床研究。

2. Ⅳ期 *ROS1* 融合 NSCLC 三线治疗 对于 PS 评分为 0~2 分的患者,首选单药化疗。其次,可采用单药化疗 + 贝伐珠单抗(非鳞状细胞癌)或参加 *ROS1* 抑制剂临床研究。

三、展望

靶向治疗在 NSCLC 的治疗过程中起着至关重要的作用,而靶向药物应用过程中耐药性的出现,基因突变位点发现尚不充分等因素,严重阻碍了患者的靶向治疗的发展,为解决这一难题,需要对靶向药物治疗的耐药机制有更加深入的了解,需要不断挖掘更加新型的靶点,才能够从根本上解决耐药问题,而个体化用药,第三代 TKI 药物的研发,新型靶点的发现,新型靶向药物的研制,联合化疗治疗、抗血管生成药物、免疫药物的应用等,是解决耐药问题的重要方法和途径。希望在广大医学研究及临床工作者的共同努力下,能够有更好的治疗方案产生,从而提高肺癌患者的生存期及其生存质量,使更多肺癌患者从中获益。

知识要点

1. 几乎所有驱动基因阳性肺癌靶向治疗均会出现耐药。

2. 耐药机制主要有继发二次突变、旁路和下游信号通路激活、病理组织学类型转化等。对耐药机制研究、监测和应对是靶向治疗未来的重点。

知识拓展

目前,靶向治疗耐药问题仍然困难重重,患者靶向药物耐药后的治疗仍是亟待解决的问题。CHRYSALIS 临床研究是将 Amivantamab(EGFR-MET 双特异性抗体)与 Lazertinib(第三代酪氨酸激酶抑制剂)联合应用于初治或奥希替尼治疗后耐药的 *EGFR* 突变肺癌患者,来探索 *EGFR* 突变患者治疗的新方案,对经过第三代靶向药物治疗后出现耐药的患者也提供了新的进展。虽然某些基因突变尚无相应靶向药物的问世,但有关 *EGFR* 突变、*ALK* 融合、*ROS1* 融合、*RET* 融合、*MET14* 突变/扩增、*KRAS* G12C 突变、*NTRK* 融合、*NRG1* 融合、*BRCA* 突变等基因突变的临床研究正在进行,新靶点及新型靶向药物正在被发现,新型靶向药物的治疗还会帮助更多驱动基因阳性的癌症患者。

（王启鸣　浩利丹）

● 推荐阅读文献

［1］TOMASELLO C,BALDESSARI C,NAPOLITANO M,et al. Resistance to EGFR inhibitors in non-small cell lung cancer:Clinical management and future perspectives. Crit Rev Oncol Hematol,2018,123:149-161.

［2］潘亚强,李振华,李定彪. 表皮生长因子受体突变非小细胞肺癌患者表皮生长因子受体酪氨酸激酶抑制剂继发性耐药机制及靶向治疗新策略的研究进展. 实用心脑肺血管病杂志,2019,27(12):21-27.

［3］NAGANO T,TACHIHARA M,NISHIMURA Y. Mechanism of resistance to epidermal growth factor receptor-tyrosine kinase inhibitors and a potential treatment strategy. Cells,2018,7(11):212.

［4］王莎莎,石远凯,韩晓红. ALK 阳性非小细胞肺癌靶向治疗耐药机制及预后标志物的研究进展. 中国肺癌杂志,2020,23(11):94-102.

［5］LEONETTI A,SHARMA S,MINARI R,et al. Resistance mechanisms to osimertinib in EGFR-mutated non-small cell lung cancer. Br J Cancer,2019,121(9):1-13.

［6］GOLDING B,LUU A,JONES R,et al. The function and therapeutic targeting of anaplastic lymphoma kinase(ALK) in non-small cell lung cancer(NSCLC). Mol Cancer,2018,17(1):52.

［7］闾鑫,金波. ROS1 融合基因在非小细胞肺癌靶向治疗中的研究进展. 国际肿瘤学杂志,2017,44(10):783-786.

［8］KU B M,BAE Y H,LEE K Y,et al. Entrectinib resistance mechanisms in ROS1-rearranged non-small cell lung cancer. Invest New Drugs,2019,38(2):360-368.

［9］LIN J J,SHAW A T. Recent advances in targeting ROS1 in lung cancer. J Thor Oncol,2017,12(11):1611-1625.

笔记

第九章　非小细胞肺癌的免疫治疗

第一节　概　　述

按照病理组织学分类,肺癌可分为小细胞肺癌和非小细胞肺癌(non-small cell lung cancer,NSCLC)两大类。其中 NSCLC 作为最常见的肺癌组织学类型,约占所有肺癌的 85%,其 5 年生存率仅为 16%。含铂双药化疗作为驱动基因突变阴性的晚期 NSCLC 患者的传统治疗方案,其中位无进展生存期(progression free survival,PFS)为 5~6 个月,中位总生存(overall survival,OS)为 11~12 个月。对于有驱动基因突变的患者,由于分子靶向药物的突破性发展,使该类患者获得了长期的生存。然而,对于驱动基因阴性患者的远期疗效亟待提高,迫切需要寻求新的治疗策略或药物以提高患者的生存。免疫治疗,特别是免疫检查点抑制剂(immune checkpoint inhibitors,ICIs)作为一种全新的抗肿瘤疗法自 20 世纪 90 年代末问世以来,已在包括肺癌在内的多个肿瘤治疗领域取得了突破性的进展,为患者带来了生存获益。下面对免疫治疗的种类及机制进行阐述。

一、免疫检查点抑制剂

抗肿瘤免疫应答是机体对抗肿瘤的第一道防线,而肿瘤免疫逃逸是肿瘤赖以生存的重要特征。T 细胞经抗原提呈细胞激活后,可聚集至肿瘤微环境,寻找并攻击表达相关抗原的肿瘤细胞。然而,T 细胞表面可同时表达一些功能抑制性蛋白,如程序性死亡蛋白 1(programmed death 1,PD-1)、细胞毒 T 淋巴细胞抗原 4(cytotoxic T lymphocyte-associated antigen-4,CTLA-4)等,即免疫检查点。在肿瘤细胞表面可表达相应配体,如程序性死亡蛋白配体 -1(programmed death ligand-1,PD-L1)、PD-L2,与 T 细胞表面的抑制性蛋白结合后,可抑制杀伤性 T 细胞功能,实现免疫逃逸。免疫治疗中的免疫检查点抑制剂(ICIs)即是通过阻断这一过程实现抗肿瘤效应。

(一)PD-1/PD-L1 免疫检查点抑制剂

PD-1 是表达在 T 细胞表面的一种重要的免疫抑制跨膜蛋白,其配体为 PD-L1。在肿瘤的微环境中,肿瘤细胞能够表达 PD-L1,与 PD-1 结合,减少 T 细胞反应(T cell response,TCR)信号通路的磷酸化,降低 TCR 通路下游的信号激活以及 T 细胞的激活,抑制细胞因子的生成,因此抑制 PD-1 通路可以加速和增强机体的自身免疫。PD-1/PD-L1 抗体正是通过与 PD-1/PD-L1 的结合来阻断该通路,恢复机体对肿瘤细胞的免疫杀伤功能。目前常见的 PD-1 抗体有:纳武利尤单抗(nivolumab)和帕博利珠单抗(pembrolizumab),PD-L1 抗体有:阿替利珠单抗(atezolizumab)、度伐利尤单抗(durvalumab)和阿维鲁单抗(avelumab)。

(二)CTLA-4 免疫检查点抑制剂

CTLA-4 是由 CTLA-4 基因编码的一种跨膜蛋白质,表达在活化的 $CD4^+$ 和 $CD8^+$ T 细胞,与配体 CD80(B7-1)和 CD86(B7-2)结合。CTLA-4 能够中止已激活的 T 细胞反应(TCR)以及介导调节性 T 细胞(regulatory T cells,Treg)的抑制功能;还能介导树突细胞结合 CD80/CD86 并诱导色氨酸降解酶 IDO 的表达,从而导致 TCR 的抑制。CTLA-4 抗体正是通过与 CTLA-4 的结合来减少 Treg 的抑制,激活 TCR。目前常见的 CTLA-4 抗体有:伊匹木单抗(ipilimumab)和曲美木单抗(tremelimumab)。

(三)潜在的免疫治疗靶点

除了目前上市的 PD-1/PD-L1 与 CTLA-4 抑制剂外,也有很多新兴免疫检查点抑制剂,如淋巴细胞活化基因 -3(lymphocyte-activation gene 3,LAG-3)、T 细胞免疫球蛋白黏蛋白分子 -3(T cell immunoglobulin and mucin-containing protein-3,TIM-3)、含 T 细胞免疫球蛋白和 ITIM 结构域蛋白(T cell immunoreceptor with immunoglobulin and immunoreceptor tyrosine-based inhibitory domains,TIGIT)和吲哚胺 -2,3- 双加氧

笔记

酶（indoleamine 2,3-dioxygenase,IDO）等,这些检查点抑制剂正在进行分子机制研究或正在开展早期临床研究。

二、过继性免疫细胞疗法

过继性免疫细胞治疗（adoptive immune cell therapy,ACT）是将机体的免疫细胞在体外诱导、修饰、扩增,把筛选出的具有特异高效肿瘤杀伤活性的效应细胞回输到患者体内,抑制和杀伤肿瘤的一种疗法,是一种具有良好临床应用前景的新型抗肿瘤手段。过继性免疫细胞治疗包括淋巴因子激活的杀伤细胞、嵌合抗原受体修饰的 T 细胞（chimeric antigen receptor T-cell,CAR-T）、CAR-NK 细胞、TCR 修饰的 T 细胞（T cell receptor-T,TCR-T）、细胞因子活化的杀伤细胞（cytokine-induced killer,CIK）、肿瘤浸润淋巴细胞（tumor infiltrating lymphocytes,TILs）、诱导 DC、DC-CIK 等。因其特异性高、副作用小等特点,现在逐渐由基础实验转向临床应用,并在血液肿瘤领域取得了重大进展,但在实体瘤领域,过继性免疫细胞治疗尚未取得实质性进展。

三、疫苗治疗

疫苗治疗主要是指利用患者自身的免疫监督机制来加强对于肿瘤细胞的免疫反应。主要是通过将具有免疫原性的肿瘤相关抗原或细胞连同免疫佐剂给药到体内,来引起患者自身的免疫系统产生特定的抗肿瘤免疫反应。许多 NSCLC 的疫苗能够引起患者体内产生免疫反应,但是到目前为止,没有在任何Ⅲ期临床实验中显示可以明显延长患者寿命。

● 推荐阅读文献

［1］ROSELL R,KARACHALIOU N. Large-scale screening for somatic mutations in lung cancer. Lancet,2016,387（10026）:1354-1356.

［2］SOCINSKI M A,BONDARENKO I,KARASEVA N A,et al. Weekly nab-paclitaxel in combination with carboplatin versus solvent-based paclitaxel plus carboplatin as first-line therapy in patients with advanced non-smallcell lung cancer:final results of a phase Ⅲ trial. J Clin Oncol,2012,30（17）:2055-2062.

［3］周彩存,王洁,步宏,等. 中国非小细胞肺癌免疫检查点抑制剂治疗专家共识（2019 年版）. 中国肺癌杂志,2020,23（2）:65-76.

［4］罗添乐,罗斌,姚嘉良,等. 肺癌免疫治疗的临床研究进展. 肿瘤学杂志,2021,27（1）:74-79.

第二节 非小细胞肺癌新辅助及辅助免疫治疗

肺癌是我国发病率和死亡率最高的肿瘤,85% 左右的肺癌为非小细胞肺癌（NSCLC）,其中 30%~40% 为"可切除性肿瘤",包括大部分Ⅰ~ⅢA 期和少部分ⅢB 期 NSCLC。对于早期 NSCLC 患者,手术是治疗的主要手段,而对于局部晚期可切除的 NSCLC 患者,通常需要进行辅助化疗或者分子靶向治疗。尽管根治性手术切除可以达到治愈标准,但是仍有 25%~70% 的患者最终会出现肿瘤复发或远处转移。铂类辅助化疗可以将患者的 5 年生存率提高 4%~8%,但是即使接受了手术和辅助治疗,仍有 20%~30% 的Ⅰ期患者、50% 的Ⅱ期患者和 60% 的ⅢA 期患者在 5 年内死亡。多项随机对照临床试验的汇总分析表明,对于可切除的 NSCLC,新辅助化疗与单独手术相比可提高生存率,但与辅助化疗相比,似乎没有显著的生存获益。因此,新辅助治疗模式的探索依然任重道远。随着免疫检查点抑制剂在晚期 NSCLC 治疗领域取得显著进展,专家们开始致力于 NSCLC 的新辅助和辅助免疫治疗的探索,以降低患者的复发和死亡风险。

一、非小细胞肺癌新辅助免疫治疗

新辅助治疗是指在手术治疗之前进行的任何旨在提高疾病治愈率的治疗。它具有以下优势:①缩小肿瘤,清除体内微小转移瘤灶,降低肿瘤分期,提高完全切除率。②新辅助治疗的依从性优于辅助治疗。③新辅助治疗的生物学效应可以直接在切除的肿瘤标本中进行分析。

笔记

新辅助免疫治疗有一定合理性:手术前肿瘤内存在多数表达免疫检查点抑制剂靶标的细胞,进而在免疫治疗时大量的肿瘤抗原有助于激活肿瘤浸润淋巴细胞,引发持久的抗肿瘤效应。术前诱导的系统性免疫反应可使机体产生长期免疫记忆,预防肿瘤复发,而术后患者因肿瘤的切除无法产生免疫介导的持续抗肿瘤效应。目前,一些有关新辅助免疫治疗的ⅠB/Ⅱ期临床试验已经取得了令人鼓舞的初步结果。

(一)新辅助免疫治疗的临床研究进展

ⅠB~ⅢA期的可切除NSCLC患者可考虑应用术前新辅助免疫治疗或联合铂类化疗

(1)新辅助免疫单药治疗:Ⅱ期临床试验CheckMate159评估了在Ⅰ~ⅢA期可手术切除的NSCLC中给予2个周期纳武利尤单抗(nivolumab)新辅助治疗的安全性和可行性。该单臂研究入组了22例患者,其中20例在接受nivolumab治疗后进行了根治性手术切除。主要病理学缓解(major pathological response,MPR)的发生率为45%,18个月无复发生存率为73%。随后在2019年美国临床肿瘤学会(American Society of Clinical Oncology,ASCO)年会上Forde报道了研究患者的随访结果,在中位随访30个月时,20例患者中有15例无病且存活。有2例患者死亡。24个月的中位无病生存率为69%(95%CI 51%~93%)。LCMC3研究评估了2个周期的阿替利珠单抗(atezolizumab)用于初治ⅠB~ⅢA期或经筛选的ⅢB期、可切除的NSCLC患者术前新辅助治疗的疗效。在82例主要疗效评价人群中,病理学完全缓解(pathologic complete response,pCR)的发生率为4.9%(4/82),MPR率为18%(15/82),MPR与PD-L1表达无关。此外,2019年ASCO会议上报道了国产免疫检查点抑制剂(PD-1抑制剂)信迪利单抗用于中国可手术切除的ⅠB~ⅢA期鳞状NSCLC患者术前新辅助治疗的疗效,信迪利单抗的pCR率为18.2%(4/22),MPR率为45.5%(10/22)。值得注意的是该研究对新辅助治疗前后的所有患者均进行了PET/CT检查,发现病理反应与原发性肿瘤标准摄取值(standardized uptake values,SUV)下降有直接相关性:SUV降低30%以上的9例患者中,有8例出现MPR,而SUV降低30%以下的11例患者没有MPR反应。总之,以上研究药物安全性均在可控范围内,较高的MPR也预示着免疫新辅助治疗的良好前景。

(2)新辅助免疫联合化疗:一项Ⅱ期研究探索了4个周期的atezolizumab联合卡铂+白蛋白结合型紫杉醇作为新辅助免疫治疗在30例ⅠB~ⅢA期NSCLC患者中的安全性和有效性。结果表明该治疗方案可行,MPR率为57%(17/30),pCR率为33%(10/30),且治疗相关的毒性反应可控,不会影响后续的手术切除。NADIM研究是一项多中心单臂Ⅱ期临床试验,旨在评估3个周期nivolumab联合卡铂+紫杉醇的术前新辅助免疫治疗在46例ⅢA期NSCLC患者中的安全性和疗效。新辅助联合治疗后患者的客观缓解率(objective response rate,ORR)为76%(35/46),其中部分缓解(partial response,PR)率为72%(33/46),完全缓解(complete response,CR)率为4%(2/46),其间没有患者出现疾病进展。最终有41例患者接受手术治疗,均为R0(显微镜下无残留)切除。术后MPR率为83%(34/41),pCR率为63%(26/41)。在意向性分析人群中,24个月的PFS率和OS率分别是77.1%和89.9%。CheckMate816是首个证实新辅助免疫联合治疗能够为可切除ⅠB~ⅢA期NSCLC患者pCR带来显著改善的随机Ⅲ期临床研究。在主要分析中,358例患者在术前随机接受nivolumab联合含铂双药化疗或者单用含铂双药化疗,主要研究终点是pCR和无事件生存期。从主要终点来看,nivolumab联合化疗在意向治疗人群中的pCR为24%,而单用化疗时pCR仅为2.2%,提高了约10倍(OR=13.94,99%CI 3.49~55.75;P<0.000 1)。83%的nivolumab联合化疗组患者进行了手术切除,而在仅接受化疗的患者中则为75%。总之,新辅助免疫联合化疗可作为ⅠB~ⅢA期可切除NSCLC患者的治疗选择。总之,该研究的MPR率和生存数据达到了前所未有的新突破,预示着新辅助免疫联合化疗有望将局部晚期NSCLC转变为一种可以治愈的疾病。

(3)双免疫联合治疗:NEOSTAR研究对比了双联免疫治疗[纳武利尤单抗(nivolumab)+伊匹木单抗(ipilimumab)]与单药免疫治疗(nivolumab)在新辅助治疗NSCLC中的疗效。这项Ⅱ期临床试验共入组44例Ⅰ~ⅢA期患者,患者在手术前随机分配至两组,其中双联免疫治疗组共计21例,单药组共计23例,共接受3个周期治疗。2019年ASCO会议上报道了该研究的相关结果:总人群的ORR为22%,MPR率为24%;约15%的患者达到pCR,其中单药组和联合组分别为9%和21%。NEOSTAR提示双免疫联合治疗的疗效优于免疫单药新辅助治疗,两种治疗方式的切除率与既往新辅助化疗的研究相当。

(二)新辅助免疫治疗的周期

新辅助免疫治疗的目的是降低肿瘤分期,提高R0切除率,进而治疗亚临床微转移。短疗程的新辅助

笔记

免疫治疗可能不足以产生效果,但是如果免疫治疗的持续时间过长,肿瘤可能会发生进展从而导致患者失去手术机会,因此确定新辅助免疫治疗的周期至关重要。目前,新辅助免疫治疗对早期 NSCLC 的影响仅从 Ⅰ/Ⅱ 期临床试验得知,尚没有大规模的 Ⅲ 期试验。CheckMate159 和 LCMC3 试验使用新辅助免疫单药治疗共 2 个周期,并在第 1 个周期后的 28~56 天进行手术切除。新辅助免疫治疗联合化疗(Ⅱ期 NADIM 试验)或双免疫联合治疗(Ⅱ期 NEOSTAR 试验)通常是进行 3~4 个周期,然后在新辅助治疗结束后 3~7 周进行手术切除。总之,尚不能完全阐明新辅助免疫治疗在早期 NSCLC 中的作用。因此,建议每 2 个周期复查一次,以评估肿瘤的缓解情况并更新治疗方案。

(三)新辅助免疫治疗手术介入的时机

对于新辅助化疗,早期手术可能导致严重的手术并发症,延迟手术则可能导致肿瘤进展。然而,新辅助免疫治疗相关不良事件与新辅助化疗不同。在确定新辅助免疫治疗和手术切除的最佳时间之前,最重要的是要了解 T 细胞扩增周期,确定效应细胞发挥作用的最佳时间,以及在肿瘤切除时对抗肿瘤免疫的影响最小的时间。这非常具有挑战性,未来需要进一步的基础和临床试验来确定最佳手术时机。尽管早期 NSCLC 的新辅助免疫治疗的结果均来自 Ⅰ/Ⅱ 期临床试验,但它们仍具有参考价值。CheckMate159 和 LCMC3 试验是在第 1 个周期的新辅助免疫单药治疗后的 28~56 天(即免疫治疗结束后 1~5 周)进行手术。新辅助免疫治疗联合化疗(NADIM,NCT02716038,CheckMate816)或双免疫联合治疗(NEOSTAR),则是在 3~4 个周期的新辅助治疗结束后的 3~7 周进行手术治疗。因此,根据已有的临床试验数据,目前认为,在最后一个新辅助免疫治疗周期后 4~6 周内进行手术治疗最佳。

(四)新辅助免疫治疗过程中的疗效评估和预测

治疗后肿瘤缩小是新辅助治疗抗肿瘤活性的明确证据,而客观缓解率是评估肿瘤缩小和抗肿瘤活性的重要指标。CT 成像通常用于评估 NSCLC 患者对新辅助治疗的反应。基于 CT 的实体瘤临床疗效评价标准(response evaluation criteria in solid tumors,RECIST)是 NSCLC 患者接受新辅助化疗后总生存的重要预测指标。然而,41%~45% 患者的组织病理学反应可能与 CT 评估不一致。肿瘤的炎症和间质或纤维化成分的改变可能会影响 CT 结果,导致 CT 成像无法准确预测新辅助治疗后的组织病理学反应。影像学检查是通过连续测量患者肿瘤大小的变化来确定疗效,这有一定的局限性。因此,需要将常规成像与代谢成像相结合来确定治疗效果。有研究认为,PET/CT 在评估新辅助治疗效果方面更有优势:肿瘤对 18F-氟脱氧葡萄糖的摄取与增殖活性、残存肿瘤细胞的数量密切相关。在术前新辅助免疫治疗效果评估中 ChiCTR-OIC-17013726 研究显示 PET/CT 检查 SUV 下降超过 30% 可能作为一种新辅助免疫治疗后疗效评估的可靠方法。此外,纳入血清肿瘤标志物、ctDNA 有利于对肿瘤负荷的评估,可以及时发现假性进展。

(五)新辅助免疫治疗的病理终点

新辅助治疗效果的病理学评价标准包括主要病理学缓解(major pathological response,MPR)程度及病理学完全缓解(pathological complete response,pCR)程度。目前,美国病理学会仍然推荐 MPR 作为肺癌新辅助免疫治疗的临床研究终点。病理科医师通过传统病理学切片观察 MPR 程度,从而评价免疫新辅助治疗早中期肺癌的效果。MPR 定义为新辅助治疗诱导的肿瘤退缩且少于 10% 的活性肿瘤组织残留;pCR 定义为无活性肿瘤组织残留的新辅助治疗诱导的肿瘤缓解。

目前的证据显示,免疫单药新辅助治疗的 MPR 在 18%~45% 的范围内,免疫联合新辅助治疗的 MPR 波动范围为 24%~83%。但是相关研究的样本量很小,其结果尚未在 Ⅲ 期临床试验中得到验证,其次 MPR 与 PFS 和 OS 的关系也有待进一步证实。然而,新辅助免疫治疗确实为患者带来了更高的 MPR 和手术切除率。总之,在新辅助免疫治疗后,应由专业的病理科医师评估、报告病理学缓解情况,包括 MPR 和 pCR。

(六)新辅助免疫治疗的受益人群

关于早期 NSCLC 患者新辅助免疫治疗的预测标志物仍在探索当中,包括 PD-L1、肿瘤突变负荷(tumor mutation burden,TMB)、微卫星高度不稳定(microsatellite instability-high,MSI-H)、效应 T 细胞谱等标志物仍需要进一步研究。目前暂无证据支持分子标志物能够预测新辅助免疫治疗的疗效。NADIM 研究中,具有 pCR 的患者 PD-L1 肿瘤比例评分明显高于非 pCR 的患者($P=0.042$),但是,MPR 和非 pCR 患者间的 PD-L1 肿瘤比例评分没有显著差异。NEOSTAR 研究显示获得 MPR 的患者治疗前肿瘤 PD-L1 表达较高,且在 PD-L1>1% 的患者中治疗后残余肿瘤更少,进而得出治疗前 PD-L1 较高的患者可能获得更大的抗肿

笔记

瘤效应。CheckMate159 研究显示无论是否表达 PD-L1,患者均可获得 MPR。同时,TMB 与患者达到 MPR 存在正相关。但 LCMC3 研究结果显示 PD-L1 阴性和 PD-L1 阳性患者中获得 MPR 的患者比例未达统计学差异;获得 MPR 和未获得 MPR 患者的 TMB 也无明显差异。手术切除标本中淋巴结免疫细胞浸润与疗效间的关系尚在探索中。NEOSTAR 研究中双药联合组新辅助免疫治疗后可诱导肿瘤局部 CD3⁺ T 细胞,T 细胞多样性和记忆性 T 细胞的显著增加。LCMC3 研究中获得 MPR 的患者出现 NK 细胞和粒细胞亚群的扩增、单核细胞亚群的减少。此外,既往数据显示携带 *EGFR* 敏感突变或 *ALK* 融合的晚期 NSCLC 患者应用免疫治疗效果较差。目前新辅助免疫治疗的研究还处于初步阶段,EGFR/ALK 阳性患者能否从中获益尚不清楚,因此这部分人群采用新辅助免疫治疗时应慎重。

(七)新辅助免疫治疗的不良反应

由于免疫检查点抑制剂(ICIs)在临床上的广泛应用,临床医生将越来越多地遇到免疫治疗相关不良反应(immune-related adverse events,irAE)。因此,需要提高对这些不良反应临床表现、诊断和管理的认识。研究发现,接受 PD-1 抑制剂治疗的 NSCLC 患者中,有 7%~13% 出现 3 级或更高的毒性。在用 PD-1 和 PD-L1 抑制剂治疗的所有类型肿瘤患者中,高级别 irAE 的发生率低于 20%。虽然 irAE 发生率较低,但 ICIs 有可能导致后果严重的不良反应。2018 年在 *JAMA Oncology* 上发表了一项关于 ICIs 致死性不良反应的评估性研究,来自 7 个中心的 3 545 例数据显示接受 ICIs 治疗的患者死亡率为 0.6%。尤其是对于新辅助治疗,严重的不良反应可能给患者带来延迟性手术甚至致命性后果。目前,新辅助免疫治疗的 Ⅰ/Ⅱ 期研究表明,新辅助单药免疫治疗引起的任何不良事件的发生率约为 57%,≥3 级不良事件的发生率为 4.5%~8.0%,且预期手术的完成率达到 78%~100%,这些与新辅助化疗和放疗相似。NEOSTAR 研究评估了新辅助免疫治疗后的手术难度和肺功能,结果显示 ICIs 对手术切除率和手术复杂性影响较小,并且对围手术期结局没有不良影响。在 CheckMate816 研究中,和单用化疗相比,新辅助免疫联合治疗患者接受根治性手术和完全切除的患者比例更高,而接受全肺切除术的患者更少。并且,新辅助免疫联合治疗是可以耐受的,术后并发症发生率未显著增加。在美国对 19 例患者进行的回顾性分析表明,对于转移或无法切除的患者,新辅助免疫治疗后的肺切除术是可行的,R0 切除率较高,但手术可能具有挑战性,严重并发症很少见。总之,根据现有的数据,新辅助免疫治疗的安全性是可控的,3 级以上的不良反应均较低。并且,没有确凿的证据表明新辅助免疫治疗对外科手术或其安全性有不利影响。

二、非小细胞肺癌辅助免疫治疗

(一)接受手术切除和辅助化疗,且 PD-L1≥1% 的 Ⅱ~ⅢA 期 NSCLC 患者可考虑应用阿替丽珠单抗(atezolizumab)辅助治疗

IMpower010 是一项随机、开放标签的全球多中心 Ⅲ 期研究,在全球 22 个国家和地区的 227 个临床中心开展,旨在评估接受完全性手术切除的 ⅠB~ⅢA 期 NSCLC 患者中辅助 atezolizumab 与最佳支持治疗的疗效和安全性。在完成 4 个周期的铂类辅助化疗后,符合条件的参与者被随机分配接受 16 个周期的 atezolizumab 或最佳支持治疗。实验结果显示,与最佳支持治疗相比,辅助 atezolizumab 治疗显著改善了 Ⅱ~ⅢA 期所有患者的 DFS($HR=0.79$,95%CI 0.64~0.96;$P=0.020$)。在 PD-L1≥1% 的 Ⅱ~ⅢA 期患者中,接受 atezolizumab 辅助治疗的疾病复发或死亡风险降低了 34%($HR=0.66$,95%CI 0.5~0.88)。在安全性方面,atezolizumab 的安全性特征与已知特征一致,未发现新的安全信号。IMpower 010 研究首次表明,在手术和辅助化疗后使用 atezolizumab 治疗可降低疾病复发或死亡的风险。2021 年 10 月,FDA 批准 atezolizumab 用于先前接受过手术切除和铂类辅助化疗,且 PD-L1 表达水平≥1% 的 Ⅱ~ⅢA 期 NSCLC 患者的辅助治疗。

(二)非小细胞肺癌辅助免疫治疗的展望

目前关于 NSCLC 辅助免疫治疗的研究成果较少,大多数临床试验正在进行中,包括两个抗 PD-1 药物辅助免疫治疗试验(ANVIL 和 PEARLS)以及三个抗 PD-L1 药物辅助免疫治疗早期 NSCLC 的试验(BR31,MERMAID-1 和 MERMAID-2)。这些研究预计共纳入 4 056 例手术切除的 NSCLC 早期患者(ⅠB~Ⅲ期),接受辅助免疫治疗长达 1 年,共同的主要终点是无病生存期(disease-free survival,DFS),预计所有辅助免疫治疗的临床试验都将在 2024—2027 年完成。此外,目前还没有临床试验将新辅助免疫治疗与辅助免疫治疗策略的疗效和安全性进行比较。一些试验在新辅助治疗后进行了辅助治疗,这在一定程度上限制了对治疗有效性的判断。例如 NADIM 研究的 41 例接受手术切除的患者中,37 例(90%)患者接受了至少 1 个周期的纳武利尤单抗辅助治疗,因此该研究显示的高 MPR 率和生存获益是得益于新辅助治疗还是辅助治疗目前还不清楚。未来需要开展更多大规模的前瞻性临床试验以探讨辅助治疗、新辅助治疗或两者结合哪一种治疗策略最好。

知识要点

ⅠB~ⅢA 期的可切除 NSCLC 患者可考虑应用术前新辅助免疫治疗或联合铂类化疗。

推荐 2~4 个周期的新辅助免疫治疗,每 2 个周期应复查和评估,进行疗效评价,以更新治疗方案。手术应在末次新辅助治疗后 4~6 周内进行。

推荐优先应用 PET/CT 进行新辅助免疫治疗的疗效评价,可联合血清肿瘤标志物或 ctDNA 负荷监测进行评估。

新辅助免疫治疗术后应由专业的病理科医师评估及报告病理学缓解情况,包括主要病理学缓解和病理学完全缓解。

暂无证据支持分子标志物能够预测新辅助免疫治疗的疗效;但是存在 EGFR 敏感突变 /ALK 融合等潜在的负性预测因子的患者,应谨慎选择新辅助免疫治疗。

新辅助免疫治疗的安全性是可控的,3 级以上的不良反应均较低。

暂无证据显示新辅助免疫治疗影响手术的安全性与实施。

NSCLC 的辅助免疫治疗尚在起步阶段,还需要进一步探索。

● 推荐阅读文献

[1] GOLDSTRAW P,CHANSKY K,CROWLEY J,et al. The IASLC lung cancer staging project:proposals for revision of the TNM stage groupings in the forthcoming(eighth)edition of the TNM classification for lung cancer. J Thorac Oncol,2016,11(1):39-51.

[2] MOLINA J R,YANG P,CASSIVI S D,et al. Non-small cell lung cancer:epidemiology,risk factors,treatment,and survivorship. Mayo Clin Proc,2008,83(5):584-594.

[3] LIANG W,CAI K,CHEN C,et al. Expert consensus on neoadjuvant immunotherapy for non-small cell lung cancer. Transl Lung Cancer Res,2020,9(6):2696-2715.

[4] NSCLC Meta-analysis Collaborative Group. Preoperative chemotherapy for non-small-cell lung cancer:a systematic review and meta-analysis of individual participant data. Lancet,2014,383(9928):1561-1571.

[5] LIM E,HARRIS G,PATEL A,et al. Preoperative versus postoperative chemotherapy in patients with resectable non-small cell lung cancer:systematic review and indirect comparison meta-analysis of randomized trials. J Thorac Oncol,2009,4(11):1380-1388.

[6] KEUNG E Z,UKPONMWAN E U,COGDILL A P,et al. The Rationale and Emerging Use of Neoadjuvant Immune Checkpoint Blockade for Solid Malignancies. Ann Surg Oncol,2018,25(7):1814-1827.

[7] FORDE P M,CHAFT J E,SMITH K N,et al. Neoadjuvant PD-1 Blockade in Resectable Lung Cancer. N Engl J Med,2018,378(21):1976-1986.

[8] KWIATKOWSKI D J,RUSCH V W,CHAFT J E,et al. Neoadjuvant atezolizumab in resectable non-small cell lung cancer(NSCLC):interim analysis and biomarker data from a multicenter study(LCMC3). J Clin Oncol,2019,37(Suppl 15):8503.

[9] LI N,YING J,TAO X,et al. Efficacy and safety of neoadjuvant PD-1 blockade with sintilimab in resectable squamous non-small cell lung cancer(sqNSCLC). J Clin Oncol,2019,37(Suppl 15):8531.

[10] SHU C A,GAINOR J F,AWAD M M,et al. Neoadjuvant atezolizumab and chemotherapy in patients with resectable non-small-cell lung cancer:an open-label,multicentre,single-arm,phase 2 trial. Lancet Oncol,2020,21(6):786-795.

笔记

［11］PROVENCIO M，NADAL E，INSA A，et al. Neoadjuvant chemotherapy and nivolumab in resectable non-small-cell lung cancer（NADIM）：an open-label，multicentre，single-arm，phase 2 trial. Lancet Oncol，2020，21：1413-1422.

［12］CASCONE T，WILLIAM WN，WEISSFERDT A，et al. Neoadjuvant nivolumab（N）or nivolumab plus ipilimumab（NI）for resectable non-small cell lung cancer（NSCLC）：Clinical and correlative results from the NEOSTAR study. J Clin Oncol，2019，37（Suppl 15）：8504.

［13］UPRETY D，MANDREKAR S J，WIGLE D，et al. Neoadjuvant Immunotherapy for NSCLC：Current Concepts and Future Approaches. J Thorac Oncol，2020，15（8）：1281-1297.

［14］WILLIAM WN J R，PATAER A，KALHOR N，et al. Computed tomography RECIST assessment of histopathologic response and prediction of survival in patients with resectable non-small-cell lung cancer after neoadjuvant chemotherapy. J Thorac Oncol，2013，8（2）：222-228.

［15］TAO X，LI N，WU N，et al. The efficiency of 18F-FDG PET-CT for predicting the major pathologic response to the neoadjuvant PD-1 blockade in resectable non-small cell lung cancer. Eur J Nucl Med Mol Imaging，2020，47（5）：1209-1219.

［16］OWEN D，CHAFT JE. Immunotherapy in surgically resectable non-small cell lung cancer. J Thorac Dis，2018，10（Suppl 3）：S404-S411.

［17］PUZANOV I，DIAB A，ABDALLAH K，et al. Managing toxicities associated with immune checkpoint inhibitors：consensus recommendations from the Society for Immunotherapy of Cancer（SITC）Toxicity Management Working Group. J Immunother Cancer，2017，5（1）：95.

［18］O'KANE GM，LABBÉ C，DOHERTY MK，et al. Monitoring and management of immune-related adverse events associated with programmed cell death protein-1 axis inhibitors in lung cancer. Oncologist，2017，22（1）：70-80.

［19］WANG D Y，SALEM J E，COHEN J V，et al. Fatal toxic effects associated with immune checkpoint inhibitors：a systematic review and meta-analysis. JAMA Oncol，2018，4（12）：1721-1728.

［20］BOTT M J，COOLS-LARTIGUE J，TAN K S，et al. Safety and feasibility of lung resection after immunotherapy for metastatic or unresectable tumors. Ann Thorac Surg，2018，106（1）：178-183.

第三节 局部晚期非小细胞肺癌免疫治疗

局部晚期 NSCLC 是指已经出现了区域淋巴结转移，但还没有远处转移，TNM 分期为Ⅲ期的患者，约占全部肺癌的 1/4。对于可切除的局部晚期 NSCLC，手术是最佳治疗选择，而对于不能手术的局部晚期患者，同步放化疗是其标准治疗。然而，仍有很多患者的预后较差，治疗后的 5 年生存率为 20% 左右。20%~30% 的患者在同步放化疗后会出现进展，很多患者因为不耐受只能选择疗效稍差的序贯放化疗，甚至直接并入晚期治疗。免疫治疗作为肿瘤治疗中的"新星"，为局部晚期肺癌患者带来了新的希望。

一、不可切除的局部晚期非小细胞肺癌的免疫巩固治疗

（一）免疫治疗作为同步放化疗后的巩固治疗

PACIFIC 研究是一项国际的多中心、随机、双盲Ⅲ期临床试验。研究入组的患者均为不可手术的、接受了根治性同步放化疗后疾病稳定的Ⅲ期肺癌患者，一共包含来自 26 个国家 235 家医院的 713 名患者，按照 2：1 的比例分组。试验组接受 PD-L1 抑制剂度伐利尤单抗（durvalumab）治疗，10mg/kg，每 2 周 1 次，最长治疗 1 年。对照组接受安慰剂治疗。2017 年，PACIFIC 研究首次公布的结果显示，Ⅲ期不可切除 NSCLC 在同步放化疗后，给予度伐利尤单抗巩固治疗的疗效明显优于安慰剂对照组。相比于安慰剂，度伐利尤单抗延长了 3 倍的无进展生存期（PFS）（16.8 个月 vs. 5.6 个月），降低了 48% 的疾病进展或死亡的风险。同时，不论患者性别、年龄、组织学类型（腺癌 / 鳞癌）、吸烟史，以及 PD-L1 状态如何（定义为高 vs. 低 vs. 未知），度伐利尤单抗组均展示出一致的 PFS 获益。最新的生存数据表明（截至 2021 年 5 月 20 日），相较于安慰剂组，度伐利尤单抗组的死亡风险降低了 32%（HR=0.68，95%CI 0.53~0.87），5 年生存率提高了 9.5%（42.9% vs. 33.4%）。安慰剂组的中位总生存期（OS）为 29.1 个月，而度伐利尤单抗组的中位 OS 达 47.5 个月，这提示度伐利尤单抗维持治疗大幅度提高了不可手术Ⅲ期 NSCLC 的 5 年生存率。PACIFIC 研

究奠定了局部晚期NSCLC患者免疫维持治疗的基础。基于这项研究结果,美国食品药品监督管理局(FDA)和美国国家综合癌症网络(NCCN)指南批准了度伐利尤单抗用于同步放化疗后疾病没有进展的局部晚期、不可切除的Ⅲ期 NSCLC 的巩固治疗(10mg/kg,静脉注射,每 2 周 1 次,最长 1 年)。

近期,Faehling 等借助真实世界中的数据,对 PACIFIC 研究中治疗模式的结果进行了分析。这项研究共纳入 2017 年 11 月至 2018 年 10 月德国 56 家中心的研究数据,共计 126 例患者至少接受 1 个周期的度伐利尤单抗治疗。研究结果发现,中位 PFS 和中位 OS 与 PACIFIC 研究基本一致,分别为 20.1 个月和未达到。42.9% 的患者完成了 12 个月的度伐利尤单抗维持治疗。进一步分析发现,合并自身免疫疾病并不会影响患者疗效。PD-L1 表达阳性和阴性的患者分别有 32 例和 79 例,两者之间的 PFS 和 OS 相似。因此,在真实世界中,度伐利尤单抗用于同步放化疗后的维持治疗安全有效。

(二)免疫巩固治疗受益人群的探索

PD-L1 表达作为预测Ⅲ期 NSCLC 免疫检查点抑制剂巩固治疗生物标志物的作用尚未明确。目前美国监管机构对度伐利尤单抗的批准与肿瘤 PD-L1 状态无关,但欧洲医疗机构的批准仅限于 PD-L1 阳性肿瘤患者。在 PACIFIC 研究预先指定的试验亚组中,PD-L1 表达大于 25% 或小于 25%,未知组均观察到度伐利尤单抗组一致性获益。但是探索性事后分析显示,PD-L1<1%(PD-L1 阴性肿瘤)的患者可能不会从度伐利尤单抗治疗中获益(*HR*=1.36,95%*CI* 0.79~2.34)。因此,PD-L1 阴性表达的患者是否使用度伐利尤单抗巩固治疗需要慎重考虑。此外,临床前和临床研究都表明,同步放化疗可上调肿瘤中 PD-L1 的表达,在同步放化疗之前获得的肿瘤中检测到的 PD-L1 高表达可能在巩固治疗开始前的间隔期间发生变化,因此可能不适合作为度伐利尤单抗的预测生物标志物。此外,在 PACIFIC 研究中,EGFR 基因突变阳性仅有 43 例患者,突变阳性的患者能否从免疫巩固治疗中获益尚不清楚,未来需新的临床试验来证实。

二、局部晚期非小细胞肺癌同步放化疗联合免疫治疗的探索

KEYNOTE-799 是一项正在进行中的非随机、开放标签的Ⅱ期研究,评估了帕博利珠单抗(pembrolizumab)联合同步放化疗治疗不可手术切除的局部晚期Ⅲ期 NSCLC 的疗效。试验计划招募 216 例不可手术切除的Ⅲ期 NSCLC 患者,A 组(鳞状 / 非鳞状细胞 NSCLC)接受帕博利珠单抗 + 紫杉醇 + 卡铂 + 放疗,B 组(非鳞状细胞 NSCLC)接受帕博利珠单抗 + 培美曲塞 + 顺铂 + 放疗,两组都是同时接受帕博利珠单抗 + 同步放化疗,再接受 1 年的帕博利珠单抗维持治疗。在 2020 年的美国临床肿瘤学会(ASCO)上首次公布了该研究的结果:A 组和 B 组的客观缓解率(objective response rate,ORR)分别为 67.0% 和 56.6%,缓解时间长,安全性好,3 级及以上肺炎不良反应发生率分别为 8.0% 和 5.5%。两组的中位反应持续时间均未达到,90% 以上患者的反应持续 6 个月或更长时间。总之,KEYNOTE-799 让免疫治疗覆盖了更多Ⅲ期 NSCLC 患者,更早应用免疫治疗提高 ORR,探索联合不同化疗方案在Ⅲ期 NSCLC 应用的疗效和安全性,并且最重要的是验证了帕博利珠单抗联合同步放化疗的安全性。人们对将免疫治疗提前到同步放化疗阶段的主要顾忌是不良反应,尤其是肺炎,而 KEYNOTE-799 研究中严重肺炎的发生率在预期之内。

单中心Ⅱ期临床试验 DETERRED 评估了在根治性同步放化疗期间同时使用阿替利珠单抗(atezolizumab)治疗Ⅲ期 NSCLC 的安全性和疗效。研究分为两部分:第一部分有 10 例患者,接受同步放化疗(60~66Gy/30~33 次联合每周低剂量卡铂 + 紫杉醇)序贯卡铂 + 紫杉醇联合阿替利珠单抗,之后再行阿替利珠单抗维持治疗。第二部分有 30 例患者,接受同步放化疗联合阿替利珠单抗,序贯卡铂 / 紫杉醇联合阿替利珠单抗,之后再行阿替利珠单抗维持治疗。至少接受过 1 个剂量阿替利珠单抗治疗的患者才定义为可评估人群。2019 年 ASCO 会议上报道了 DETERRED 的初步结果:在第一部分,4 例(40%)患者观察到阿替利珠单抗相关的严重不良事件(2 例为 3 级关节痛、1 例为 3 级呼吸困难、1 例为 5 级支气管胸膜瘘),幸存者的 1 年 PFS 率为 50%,1 年 OS 率为 79%。在第二部分,7 例(23%)患者出现阿替利珠单抗相关的严重不良事件(腹泻、肾炎、呼吸困难、疲劳和心力衰竭),幸存者的 1 年 PFS 率为 57%,1 年 OS 率为 79%。研究中有 34 例患者的基线 PD-L1 状态可以评估,不同 PD-L1 表达水平患者的复发率无显著差异:PD-L1<1% *vs.* PD-L1≥1% 为 44% *vs.* 33%;PD-L1<50% *vs.* PD-L1≥50% 为 42% *vs.* 25%。

总之,相比于单纯同步放化疗序贯卡铂 + 紫杉醇联合阿替利珠单抗巩固治疗和阿替利珠单抗维持治疗,阿替利珠单抗与同步放化疗同时使用序贯卡铂 + 紫杉醇联合阿替利珠单抗巩固治疗以及阿替利珠单

抗维持治疗的模式是安全的,没有显著增加毒性。NICOLAS 是一项Ⅱ期临床试验,旨在评估纳武利尤单抗(nivolumab)联合同步放化疗治疗Ⅲ期 NSCLC 的安全性和有效性。患者接受 3 个周期的铂类化疗和同步放疗(66Gy/33 次),纳武利尤单抗与放疗同步开始。研究最常见的不良事件是贫血、疲劳和肺炎,未观察到预料之外的不良事件或毒性增加现象。前 21 例患者在放疗后 3 个月的随访结束时未观察到 3 级及以上的肺炎。

此外,除了以上临床试验展示的 ICIs 联合同步放化疗治疗Ⅲ期 NSCLC 的可行性,Ⅲ期 NSCLC 免疫治疗的探索还在不断向前。目前一项名为 KEYLYNK-012 的Ⅲ期临床研究(NCT04380636)正在开展中,方案为帕博利珠单抗联合同步放化疗,后续 1 年的帕博利珠单抗联合安慰剂维持,或者帕博利珠单抗联合奥拉帕利(olaparib,PARP 抑制剂)联合维持,对比目前的维持治疗标准方案:单纯同步放化疗后 1 年的度伐利尤单抗维持,以期在未来探索最适合Ⅲ期患者的免疫治疗策略。正在进行的 PACIFIC 2 随机双盲试验试图比较度伐利尤单抗联合同步放化疗对比标准同步放化疗的作用(NCT03519971)。期待未来更多临床试验结果的公布,以更好地指导Ⅲ期 NSCLC 的治疗。

三、可手术的局部晚期非小细胞肺癌的新希望

新辅助免疫治疗为可手术的局部晚期 NSCLC 带来了新的希望,可以提高局部控制率、降低分期、缩小手术范围;提高治疗完成率,改善远期生存,减少治疗副作用。

NADIM 研究是一项专门针对ⅢA 期可手术切除的 NSCLC 患者的多中心单臂Ⅱ期临床试验。患者入组后于手术切除前接受 3 个周期化疗(紫杉醇 + 卡铂)联合纳武利尤单抗治疗,并在术后进行 1 年的静脉内纳武利尤单抗辅助治疗。研究起初纳入 46 例可切除ⅢA 期 NSCLC 患者,所有患者均按计划接受术前新辅助免疫治疗,部分患者出现疾病进展或因不良反应终止试验,其余患者均完成完整治疗方案。最终 41 例患者接受手术治疗,均为 R0 切除。结果显示,术后 MPR 率为 83%(34/41),pCR 率为 63%(26/41),24 个月 PFS 率和 OS 率分别为 77.1% 和 89.9%,用药相关不良反应主要是疲劳及脱发。研究结果提示新辅助免疫联合化疗有望将局部晚期 NSCLC 转变为一种可以治愈的疾病。此外,一些纳入人群涉及可手术的局部晚期 NSCLC 患者的临床试验也表明新辅助免疫治疗可为这些患者带来较高的疾病缓解率。

LCMC3 研究中 101 例ⅠB~ⅢB 期 NSCLC 患者接受 PD-L1 抑制剂阿替利珠单抗治疗,其中包括 39 例ⅢA 期 NSCLC,7 例ⅢB 期 NSCLC。最终有 90 例患者接受了手术切除,术后 ORR 为 7%,MPR 率为 18%,pCR 率为 5%。CheckMate159 研究中 20 例Ⅰ~ⅢA 期可切除 NSCLC 患者术前接受 PD-1 抑制剂纳武利尤单抗治疗,MPR 率达到 45%(95%CI 23%~68%),pCR 率为 15%。NEOSTAR 研究中 44 例Ⅰ~ⅢA 期(ⅢA 期9例)NSCLC 患者被随机分入纳武利尤单抗组(23 例患者)或纳武利尤单抗联合伊匹木单抗(ipilimumab)组(21 例患者)进行治疗,总人群的 ORR 为 22%,MPR 率为 24%,pCR 率为 15%。NCT02716038 研究中 30 例ⅠB~ⅢA 期 NSCLC 患者接受阿替利珠单抗、紫杉醇和卡铂的联合治疗,其中 23 例(77%)为ⅢA 期 NSCLC。中位随访时间为 12.9 个月时,患者的 MPR 率为 57%,pCR 率为 33%。

目前新辅助免疫治疗的临床研究仍不成熟,特别是患者术后的 DFS 和 OS 仍需进一步观察。此外,如何进一步"精准化"选择合适的患者,以及探讨更加高效且低毒的联合治疗模式,也是未来 NSCLC 新辅助免疫治疗的研究方向。总之,新辅助免疫治疗为局部晚期可手术切除 NSCLC 患者的术后长期生存带来了希望。未来仍需更多的转化研究和临床试验来进行深入的探讨。

知识要点

Ⅲ期非小细胞肺癌需要多学科综合治疗。

对于不可手术切除的局部晚期非小细胞肺癌,推荐免疫治疗作为同步放化疗后的巩固治疗。

PD-L1 表达作为预测Ⅲ期 NSCLC 免疫检查点抑制剂巩固治疗生物标志物的作用尚未明确。

免疫检查点抑制剂联合同步放化疗有望更好地指导不可切除的局部晚期 NSCLC 的治疗。

新辅助免疫治疗为可切除局部晚期 NSCLC 患者带来了潜在的优势。

(许阳阳　展　平　吕镗烽　宋　勇)

● **推荐阅读文献**

［1］AUPÉRIN A，LE PÉCHOUX C，ROLLAND E，et al. Meta-analysis of concomitant versus sequential radiochemotherapy in locally advanced non-small-cell lung cancer. J Clin Oncol，2010，28（13）：2181-2190.

［2］ANTONIA S J，VILLEGAS A，DANIEL D，et al. Durvalumab after Chemoradiotherapy in Stage Ⅲ non-small-cell lung cancer. N Engl J Med，2017，377（20）：1919-1929.

［3］GRAY J E，VILLEGAS A，DANIEL D，et al. Three-Year Overall Survival with Durvalumab after Chemoradiotherapy in Stage Ⅲ NSCLC-Update from PACIFIC. J Thorac Oncol，2020，15（2）：288-293.

［4］FAEHLING M，SCHUMANN C，CHRISTOPOULOS P，et al. Durvalumab after definitive chemoradiotherapy in locally advanced unresectable non-small cell lung cancer（NSCLC）：Real-world data on survival and safety from the German expanded-access program（EAP）. Lung Cancer，2020，150：114-122.

［5］JABBOUR S K，LEE K H，FROST N，et al. Phase Ⅱ study of pembrolizumab（pembro）plus platinum doublet chemotherapy and radiotherapy as first-line therapy for unresectable，locally advanced stage Ⅲ NSCLC：KEYNOTE-799. J Clin Oncol，2020，38（Suppl 15）：9008.

［6］LIN S H，LIN Y，MOK I，et al. Phase 2 trial combining atezolizumab concurrently with chemoradiation therapy in locally advanced non-small cell lung cancer. J Clin Oncol，2019，37（Suppl 15）：8512.

［7］PETERS S，FELIP E，DAFNI U，et al. Safety evaluation of nivolumab added concurrently to radiotherapy in a standard first line chemo-radiotherapy regimen in stage Ⅲ non-small cell lung cancer-The ETOP NICOLAS trial. Lung Cancer，2019，133：83-87.

［8］PROVENCIO M，NADAL E，INSA A，et al. Neoadjuvant chemotherapy and nivolumab in resectable non-small-cell lung cancer（NADIM）：an open-label，multicentre，single-arm，phase 2 trial. Lancet Oncol，2020，21（11）：1413-1422.

［9］KWIATKOWSKI D J，RUSCH V W，CHAFT J E，et al. Neoadjuvant atezolizumab in resectable non-small cell lung cancer（NSCLC）：interim analysis and biomarker data from a multicenter study（LCMC3）. J Clin Oncol，2019，37（Suppl 15）：8503.

［10］FORDE P M，CHAFT J E，SMITH K N，et al. Neoadjuvant PD-1 Blockade in Resectable Lung Cancer. N Engl J Med，2018，378（21）：1976-1986.

［11］CASCONE T，WILLIAM W N，WEISSFERDT A，et al. Neoadjuvant nivolumab（N）or nivolumab plus ipilimumab（NI）for resectable non-small cell lung cancer（NSCLC）：Clinical and correlative results from the NEOSTAR study. J Clin Oncol，2019，37（Suppl 15）：8504.

［12］SHU C A，GAINOR J F，AWAD M M，et al. Neoadjuvant atezolizumab and chemotherapy in patients with resectable non-small-cell lung cancer：an open-label，multicentre，single-arm，phase 2 trial. Lancet Oncol，2020，21（6）：786-795.

第四节　晚期非小细胞肺癌免疫治疗

　　非小细胞肺癌（non-small cell lung cancer，NSCLC）肿瘤免疫表型与癌旁组织相比差异显著。研究发现，在早期肺腺癌中，肿瘤已经开始改变其微环境中的免疫细胞组表型及组成，肿瘤组织和正常肺组织内免疫细胞亚群构成和功能存在巨大差异，包括 T 细胞、DC 细胞、NK 细胞中亚群。针对 NSCLC 特定 T 细胞亚群分析发现，相比非肿瘤肺组织，肿瘤浸润淋巴细胞（tumor infiltrating lymphocyte，TIL），$CD8^+$ 细胞毒性 T 细胞和 $CD8^+/CD45RO^+$ 效应记忆细胞数量增多，且该亚群 T 细胞增多是预后的正相关因素，间接证明此类 T 亚群细胞的抗肿瘤活性；同时肿瘤组织周围免疫调节性 T 细胞和 $CD8^+$ T 细胞上的免疫抑制受体 PD-1、LAG-3 和 TIM-3 表达上调，抑制 $CD8^+$ T 细胞抗肿瘤活性；因此肿瘤在发生发展过程中对免疫系统的塑造成为免疫治疗的基础，目前实体肿瘤免疫治疗主要以解除 PD-1/PD-L1 免疫抑制通路为主。大约 53% 的 NSCLC 中发现肿瘤细胞 PD-L1 表达阳性 ≥1%，27% 的 NSCLC 中肿瘤细胞 PD-L1 表达 ≥50%，PD-L1 阳性表达比例超过了大多数实体瘤。以 PD-1/PD-L1 抑制剂为主的免疫检查点抑制剂在晚期 NSCLC 的治疗中已发挥了重要的作用。

笔记

一、EGFR、ALK 等驱动基因野生型,PD-L1≥50% 的 NSCLC 患者的一线治疗

经随机对照试验(randomized controlled trial,RCT)Ⅲ期 KEYNOTE-024 证实,帕博利珠单抗(pembrolizumab)单药已成为Ⅳ期驱动基因阴性 NSCLC PD-L1 TPS≥50%(PD-L1 22C3 抗体)的主要一线治疗方案之一。KEYNOTE-024 纳入 305 例 PD-L1 TPS≥50% 晚期 NSCLC 患者,研究结果表明帕博利珠单抗单药优于化疗,中位 PFS 分别为 7.7 个月和 5.5 个月(HR=0.50,95%CI 0.39~0.65);客观缓解率(ORR)分别为44.8% 和 27.8%;中位 OS 分别为 26.3 个月和 13.4 个月(HR=0.62,95%CI 0.48~0.81)。同时安全性也优于含铂类化疗,治疗相关不良事件(treatment-related adverse events,TRAE)发生率帕博利珠单抗组 73.4%,化疗组 90.0%,3 级及以上 TRAE 分别为 26.6% 和 53.3%。另一项在 PD-L1 高表达患者中进行的 RCT Ⅲ期研究 EMPOWER-Lung 1,探索 PD-L1 高表达患者中 PD-L1 表达程度与免疫检验点抑制剂疗效相关性。该研究纳入 710 例晚期 NSCLC 患者(PD-L1 TPS≥50%);在意向性治疗(ITT)人群中,cemiplimab 单药疗效显著优于化疗,中位 OS 分别为 22.1 个月和 14.3 个月(HR=0.68,95%CI 0.53~0.87,P=0.002),PFS 分别为 6.2个月和 5.6 个月(HR=0.59,95%CI 0.49~0.72,P<0.001),ORR 分别为 36.5% 和 20.6%。进一步探索分析发现 cemiplimab 单药在 PD-L1 TPS≥90% 的人群中更有优势,ORR 分别为 38.8% 和 14.8%,PFS 获益也更明显。安全性同样优于化疗。

PD-L1 TPS≥50% 的人群在总人群中只有 30% 左右,PD-1/PD-L1 抑制剂单药能否适用于更广泛的人群是值得关注的临床问题。三项随机对照研究 KEYNOTE-042、CheckMate026 和 IMpower110 都在更低的PD-L1 表达人群中做了尝试。KEYNOTE-042 研究结果显示 PD-L1 TPS≥1% 人群中帕博利珠单抗单药组优于化疗,中位 OS 分别为 16.7 个月和 12.1 个月(HR=0.81,95%CI 0.71~0.93,P=0.001 8)。而预设分层分析结果显示,总体人群中位 OS 获益主要来自 PD-L1 TPS≥50% 的人群,PD-L1 TPS 1%~49% 的人群并没有从帕博利珠单抗治疗中显著获益(HR=0.92,95%CI 0.77~1.11)。IMpower110 研究纳入了 PD-L1 TPS≥1%或免疫细胞≥1%(PD-L1 SP142 抗体)的人群,随机接受阿特珠单抗单药或含铂化疗治疗。仅在 TPS PD-L1≥50% 或免疫细胞≥10% 人群中,证明阿特珠单抗单药显著优于化疗,中位 OS 分别为 20.2 个月和13.1 个月(HR=0.59,95% CI:0.40,0.89,P=0.01)。当扩大到 TPS PD-L1≥5% 或免疫细胞≥5% 人群时,阿特珠单抗单药相比化疗也未显著改善中位 OS(HR=0.85,95%CI 0.69~1.04,P=0.107 0)。

CheckMate026 研究纳入 PD-L1≥1%(PD-L1 28-8 抗体)的人群,随机接受纳武利尤单抗(nivolumab)单药或含铂化疗治疗,主要在 PD-L1≥5% 人群中分析疗效,纳武利尤单抗单药对比含铂化疗未提升疗效,中位 PFS(HR=1.15,95%CI 0.91~1.45,P=0.25),中位 OS(HR=1.02,95%CI 0.80~1.30)。未预设分层的亚组分析中 PD-L1≥50% 人群纳武利尤单抗单药也没有显示优于含铂化疗。纳武利尤单抗在晚期NSCLC 二线 CheckMate017/057 研究结果和帕博利珠单抗、阿特珠单抗二线研究及恶性黑色素瘤中的研究结果并没有表明药物之间疗效有差异,不同的 PD-L1 检测抗体经 Blueprint 研究证明也有较好的一致性,CheckMate026 与前两项研究结果差异,可能更多与研究设计、管理及随机过程中的偶然性有关,如CheckMate026 没有将 PD-L1≥50% 作为预设分层,两组间差异较大(PD-L1≥50% 人群纳武利尤单抗组32%,而化疗组中达 47%),后续化疗组有 60% 的患者接受了纳武利尤单抗治疗。

虽然国内已获批帕博利珠单抗用于 PD-L1≥1%(PD-L1 22c3 抗体)晚期 NSCLC 患者的一线治疗,但现有数据显示帕博利珠单抗单药更适合用于 PD-L1 TPS≥50% 人群。阿特珠单抗也被国内批准用于NSCLC PD-L1 TPS≥50% 人群的一线治疗。cemiplimab 单药也有望成为 PD-L1 高表达晚期 NSCLC 患者另一个主要治疗方案。

二、EGFR、ALK 驱动基因野生型,不论 PD-L1 表达状态的 NSCLC 患者的一线治疗

(一)联合化疗

在不考虑 PD-L1 表达状态下,免疫联合化疗是临床医生普遍倾向的 EGFR、ALK 驱动基因野生型NSCLC 患者的晚期一线治疗方案。KEYNOTE-189 是第一个证明免疫联合化疗优于含铂化疗方案的多中心 RCT Ⅲ期研究,共纳入 616 例晚期非鳞状细胞 NSCLC,随机分配接受帕博利珠单抗 200mg 联合培美

曲塞/铂类或安慰剂联合含铂化疗。帕博利珠单抗联合化疗优于单纯化疗，中位 OS 显著提高（*HR*=0.56，95%*CI* 0.45~0.70），且不依赖于 PD-L1 表达水平。中位 PFS 也有显著提高（*HR*=0.48,95%*CI* 0.40~0.58），ORR 分别为 48% 和 19.4%。安全性方面，帕博利珠单抗联合组 3~5 级 irAE 发生率 71.9%，略高于化疗组 66.8%。帕博利珠单抗联合培美曲塞和铂类已批准用于驱动基因阴性晚期非鳞状细胞 NSCLC 的一线治疗。

IMpower130 研究是另一项在晚期非鳞状细胞 NSCLC 中评估阿特珠单抗联合白蛋白结合型紫杉醇/卡铂对比化疗用于一线治疗的多中心 RCT Ⅲ 期研究。共纳入 723 例患者，随机 2∶1 分配接受阿特珠单抗联合含铂化疗或单纯含铂化疗,在 ITT 驱动基因野生型人群中,阿特珠单抗联合化疗优于单纯化疗:OS 及中位 PFS 均显著提高,两组 ORR 分别为 49.2% 和 31.9%。

CameL 研究是针对中国人群的非鳞状细胞 NSCLC 一线免疫联合化疗的 RCT Ⅲ 期研究。共纳入 412 例患者,随机分配接受卡瑞利珠单抗联合培美曲塞/卡铂或单纯含铂化疗,中期分析显示卡瑞利珠单抗组优于单纯化疗,主要研究终点中位 PFS 显著提高（*HR*=0.60,95%*CI* 0.45~0.79,*P*=0.000 1),ORR 分别为 60.5% 和 38.6%;安全性方面,3~4 级治疗相关不良反应分别为 69% 和 47%。两组不良反应主要是血液学毒性,卡瑞利珠单抗组常见不良反应为反应性皮肤毛细血管增生症,1~2 级发生率为 77%,3 级以上发生率小于 1%。

ORIENT-11 研究是一项在中国人群中开展的信迪利单抗联合培美曲塞/铂类对比化疗一线治疗晚期非鳞状细胞 NSCLC 的 RCT Ⅲ 期研究。纳入 397 例受试者。结果显示信迪利单抗组疗效优于单纯化疗组,中位 PFS 显著提高（*HR*=0.482,95%*CI* 0.362~0.643,*P*<0.000 01),ORR 分别为 51.9% 和 29.8%。

RATIONALE 304 研究是一项在中国人群中开展的替雷利珠单抗联合培美曲塞/铂类对比化疗一线治疗非鳞状细胞 NSCLC 的多中心 RCT Ⅲ 期临床研究。纳入 334 例受试者,中期分析结果显示:替雷利珠单抗组疗效优于单纯化疗组,中位 PFS 同样获得明显提高（*HR*=0.645,95%*CI* 0.462~0.902,*P*=0.004 4),ORR 分别为 57.4% 和 36.9%。安全性方面 3 级及以上不良反应发生率 67.6% 和 53.6%,联合治疗组不良反应发生率略高于单纯化疗组。

KEYNOTE-407 研究是第一个在晚期鳞状细胞 NSCLC 患者中开展的帕博利珠单抗联合卡铂/紫杉醇或白蛋白结合型紫杉醇对比化疗的多中心 RCT Ⅲ 期研究。纳入 559 例受试者,结果显示帕博利珠单抗组疗效优于单纯化疗组,中位 OS（*HR*=0.71,95%*CI* 0.58~0.88）、中位 PFS（*HR*=0.57,95%*CI* 0.47~0.69）都获益明显,ORR 分别为 62.6% 和 38.4%。

ORIENT-12 研究是一项在中国人群中开展的信迪利单抗联合吉西他滨/铂类对比化疗一线治疗晚期鳞状细胞 NSCLC 的 Ⅲ 期 RCT 研究,这个联合方案在鳞状细胞癌（简称"鳞癌"）一线研究中较少。纳入 357 例受试者,结果显示信迪利单抗组疗效优于单纯化疗组,中位 PFS 显著提高（*HR*=0.621,95%*CI* 0.473~0.815）。

RATIONALE 307 研究是一项在中国人群中开展的替雷利珠单抗联合紫杉醇/白蛋白结合型紫杉醇/卡铂对比化疗一线治疗晚期鳞状细胞 NSCLC 患者的多中心 RCT Ⅲ 期研究。纳入 360 例患者,结果显示替雷利珠单抗联合紫杉醇组和替雷利珠单抗联合白蛋白结合型紫杉醇组患者的中位 PFS 都优于单纯化疗（*HR* 分别为 0.52、0.48,95%*CI* 分别为 0.37~0.74、0.34~0.68）,ORR 分别为 72.5%、74.8% 和 49.6%。

国际多中心 PD-1/PD-L1 抑制剂联合化疗在 NSCLC 一线治疗中的研究（表 9-4-1）以中位 PFS 和中位 OS 作为双主要研究终点,国内研究以 PFS 作为主要研究终点,目前中位 OS 数据大多还未成熟。帕博利珠单抗、卡瑞利珠单抗和信迪利单抗联合培美曲塞和铂类目前已获批成为国内驱动基因阴性非鳞状细胞 NSCLC 一线治疗方案。帕博利珠单抗、替雷利珠单抗联合紫杉醇/白蛋白结合型紫杉醇和铂类已获批成为国内驱动基因阴性鳞状细胞 NSCLC 一线治疗方案。

关于 PD-L1≥50% 人群免疫单药还是免疫联合化疗目前缺乏头对头比较的研究（表 9-4-2）。间接从帕博利珠单抗研究数据来看,免疫联合化疗短期疗效提升显著,但不良反应增加明显,长期疗效还需要更长随访时间的结果。对于肿瘤负荷较大,肿瘤相关症状明显的 PD-L1 高表达患者,选择免疫联合化疗可能更合适。

表 9-4-1　NSCLC 患者的一线免疫联合化疗研究总结

分型	ICIs	研究	试验方案	主要研究终点	不良反应
非鳞状细胞 NSCLC	帕博利珠单抗	KEYNOTE-189	帕博利珠单抗 200mg 联合培美曲塞和铂类，每 3 周 1 次，4 个周期，帕博利珠单抗（最多 31 个周期）联合培美曲塞维持	OS 22.0（19.5~25.2）个月 vs. 10.7（8.7~13.6）个月，HR=0.56；95%CI 0.45~0.70 PFS 9.0（8.1~9.9）个月 vs. 4.9（4.7~5.5）个月，HR=0.48；95%CI 0.40~0.58	3~5 级不良反应 71.9% vs. 66.8%
	阿特珠单抗	IMpower130	阿特珠单抗 1 200mg 联合白蛋白结合型紫杉醇/卡铂，每 3 周 1 次，4~6 个周期，阿特珠单抗联合白蛋白结合型紫杉醇/卡铂维持	OS 18.6（16.0~21.2）vs. 13.9（12.0~18.7）个月，HR=0.79，95%CI 0.64~0.98，P=0.033 PFS 7.0（6.2~7.3）vs. 5.5（4.4~5.9）个月，HR=0.64，95%CI 0.54~0.77，P<0.000 1	3~4 级不良反应 81% vs. 71%
	卡瑞利珠单抗	CameL	卡瑞利珠单抗 200mg 联合培美曲塞和卡铂，每 3 周 1 次，4~6 个周期卡瑞利珠单抗联合培美曲塞维持	PFS 11.3（9.6~15.4）vs. 8.3（6.0~9.7）个月，HR=0.60，95%CI 0.45~0.79，单侧 P=0.000 1	3~4 级不良反应 69% vs. 47%
	信迪利单抗	ORIENT-11	信迪利单抗 200mg 联合培美曲塞和铂类，每 3 周 1 次，4 个周期，信迪利单抗（最长用 2 年）联合培美曲塞维持	PFS 8.9（7.1~11.3）vs. 5.0（4.8~6.0）个月，HR=0.482，95%CI 0.362~0.643，P<0.000 01	3~5 级不良反应 61.7% vs. 58.8%
	替雷利珠单抗	RATIONALE 304	替雷利珠单抗 200mg 联合培美曲塞/铂类，每 3 周 1 次，4~6 个周期，替雷利珠单抗维持	PFS 9.7（7.7~11.5）vs. 7.6（5.8~11.0）个月，HR=0.645，95%CI 0.462~0.902，P=0.004 4	3 级及以上不良反应 67.6% vs. 53.6%
鳞状细胞 NSCLC	帕博利珠单抗	KEYNOTE-407	帕博利珠单抗 200mg 联合卡铂/紫杉醇或白蛋白结合型紫杉醇，每 3 周 1 次，4 个周期，帕博利珠单抗维持最多 31 个周期	OS 17.1（14.4~19.9）vs. 11.6（10.1~13.7）个月，HR=0.71，95%CI 0.58~0.88 PFS 8.0（6.3~8.4）vs. 5.1（4.3~6.0）个月；HR=0.57，95%CI 0.47~0.69	3~5 级不良反应 74.1% vs. 69.6%
	信迪利单抗	ORIENT-12	信迪利单抗 200mg 联合吉西他滨/铂类，每 3 周 1 次，4~6 个周期，信迪利单抗维持	PFS 5.1（4.9~5.7）vs. 4.9（4.8~5.0）个月，HR=0.621，95%CI 0.473~0.815，P=0.000 56	3~4 级不良反应 86.6% vs. 83.1%
	替雷利珠单抗	RATIONALE 307	替雷利珠单抗 200mg 联合紫杉醇/白蛋白结合型紫杉醇/卡铂，每 3 周 1 次，4~6 个周期，替雷利珠单抗维持	PFS 7.6（6.0~9.8），7.6（5.8~11.0）vs. 5.5（4.2~5.7）个月，HR 分别为 0.52，0.48，95%CI 分别为 0.37~0.74，0.34~0.68	3 级及以上不良反应 88.3% vs. 86.4% vs. 83.8%

表 9-4-2　帕博利珠单抗在 PD-L1≥50% NSCLC 人群中的一线研究

研究	客观缓解率（ORR）/%	中位缓解持续时间（mDoR）/月	中位无进展生存期（mPFS）/月	中位总生存期（mOS）/月	3 年总生存率/%	3~5 级不良反应发生率/%
KEYNOTE-024	46.1	29.1	7.7（6.1~10.2）	26.3（18.3~40.4）	43.7	31.20

笔记

研究	客观缓解率（ORR）/%	中位缓解持续时间（mDoR）/月	中位无进展生存期（mPFS）/月	中位总生存期（mOS）/月	3年总生存率/%	3~5级不良反应发生率/%
KEYNOTE-042	39.1	27.3	6.5（5.9~8.6）	20.0（15.9~24.2）	31.0	18.90
KEYNOTE-189	62.1	12.6	11.1（9.1~16.4）	27.7（20.4~38.2）	43.7	52.10
KEYNOTE-407	64.4	9.2（2.7~25.8）	8.0			74.00

（二）联合抗血管生成

IMpower150 研究是一项评估阿特珠单抗联合贝伐珠单抗及卡铂、紫杉醇（ABCP组）一线治疗晚期非鳞状细胞 NSCLC 的多中心 RCT Ⅲ 期研究。1 202 例患者随机分为阿特珠单抗联合化疗组（ACP组）、阿特珠单抗联合化疗贝伐珠单抗组（ABCP组）或贝伐珠单抗联合化疗组（BCP组）。结果显示在 ITT 驱动基因野生型患者中，ABCP 组疗效优于 BCP 组，中位 OS 分别为 19.2 个月和 14.7 个月（$HR=0.78$，$95\%CI$ 0.64~0.96，$P=0.02$），中位 PFS 分别为 8.3 个月和 6.8 个月（$HR=0.62$，$95\%CI$ 0.52~0.74，$P<0.001$），ORR 分别是 63.5% 和 48%。安全性分析显示，ABCP 组和 BCP 组 3~4 级 TRAE 发生率分别 57% 和 49%。

ONO-4538-52/TASUKI-52 研究是一项评估纳武利尤单抗联合贝伐珠单抗、卡铂、紫杉醇一线治疗晚期非鳞状细胞 NSCLC 的多中心 RCT Ⅲ 期研究。纳入 550 例受试者，结果显示，在期中分析时，纳武利尤单抗联合组优于对照组，中位 PFS 分别为 12.1 个月和 8.1 个月［$HR=0.56$（0.43~0.71），$P<0.000\ 1$］，ORR 为 61.5% 和 50.5%，中位 OS 尚未达到。3~4 级 TRAE 发生率分别为 73.6% 和 72.0%。

（三）双免疫联合

CheckMate227 Part1 是一项多中心 RCT Ⅲ 期研究，主要评估不同 PD-L1 表达人群纳武利尤单抗联合伊匹木单抗对比化疗的疗效，此外，PD-L1 阳性人群设置了纳武利尤单抗单药组，PD-L1 阴性人群设置了纳武利尤单抗联合化疗组。纳入 1 739 例受试者，结果显示高肿瘤突变负荷人群双免疫联合中位 PFS（7.2 个月）优于化疗组（5.5 个月），$HR=0.58$，$97.5\%CI$ 0.41~0.81。PD-L1 阳性人群双免疫联合中位 OS（17.1 个月）优于化疗组（14.9 个月），$HR=0.79$，$97.72\%CI$ 0.65~0.96。PD-L1 阴性人群联合中位 OS（17.2 个月）优于化疗组（12.2 个月），$HR=0.62$，$95\%CI$ 0.48~0.78。

CheckMate9LA 在双免疫基础上联合 2 个周期化疗对比化疗在 NSCLC 一线治疗中的疗效。纳入 719 例受试者，结果显示免疫联合组显著优于化疗组，中位 OS 分别为 15.6 个月和 10.9 个月（$HR=0.66$，$95\%CI$ 0.55~0.80），中位 PFS 分别为 6.8 个月和 5.0 个月（$HR=0.70$，$97.48\%CI$ 0.57~0.86），ORR 分别为 38% 和 25%。安全性方面，免疫联合组的 3~4 级 TRAE 发生率为 47%，化疗组为 38%。相比免疫联合常规 4~6 个周期化疗，TRAE 发生率明显减少。

双免疫联合已被 FDA 批准用于驱动基因阴性 PD-L1≥1% 的 NSCLC 一线治疗，双免疫联合加 2 个周期化疗已被 FDA 批准用于驱动基因阴性 NSCLC 一线治疗。这为晚期 NSCLC 患者的治疗提供更多选择，尤其是双免疫联合，为拒绝化疗或不耐受患者提供了新选择。对于 PD-L1 TPS≥50% 的人群双免疫联合相比免疫单药是否能带来更多获益也值得思考。从 CheckMate227 Part1 高表达人群数据来看，双免疫联合组在 18 个月前和纳武利尤单抗单药组 KM 曲线交叉，早期并没有表现出优势，这和 KEYNOTE-598 研究公布的疗效数据类似，帕博利珠单抗联合伊匹木单抗组中位 OS 21.4 个月，帕博利珠单抗（pembrolizumab）单药 21.9 个月（$HR=1.08$，$95\%CI$ 0.85~1.37，$P=0.74$）。但 CheckMate227 Part1 随着随访时间延长，双免疫联合组和纳武利尤单抗单药组 3 年总生存率分别为 43% 和 36%，提示双免疫联合疗效更持久，有可能提升长期生存率。

三、NSCLC 患者的二线免疫治疗

NSCLC 患者二线治疗将免疫检验点抑制剂作为标准治疗是由 CheckMate017/057 研究证明的，这两个研究分别针对二线鳞状和非鳞状细胞 NSCLC 患者评估接受纳武利尤单抗治疗（3mg/kg，每 2 周 1 次）对比标准治疗多西他赛（75mg/m²，每 3 周 1 次）的疗效。CheckMate017 结果显示纳武利尤单抗疗效显著优于

化疗,中位 OS 分别为 9.2 个月和 6.0 个月(*HR*=0.59,95%*CI* 0.44~0.79,*P*=0.000 25),ORR 分别为 20% 和 9%,CheckMate017 中未观察到纳武利尤单抗疗效与 PD-L1 表达相关。CheckMate057 结果同样显示纳武利尤单抗疗效显著优于化疗,中位 OS 分别为 12.2 个月和 9.4 个月(*HR*=0.73,96%*CI* 0.59~0.89,*P*=0.002),ORR 分别为 19% 和 12%,CheckMate057 中发现纳武利尤单抗和化疗相比,疗效和 PD-L1 表达呈正相关。安全性方面,两项研究都显示纳武利尤单抗显著优于化疗。此后,CheckMate078 研究证明中国人群中纳武利尤单抗同样显著优于多西他赛,中位 OS 分别为 11.9 个月和 9 个月(*HR*=0.64,95%*CI* 0.50~0.83,*P*=0.000 4),与全球研究 CheckMate017 及 057 表现一致。安全性方面也一致,纳武利尤单抗组 3~4 级 TRAE 的发生率低于多西他赛组,分别为 10% 和 47%。

与纳武利尤单抗不同的是帕博利珠单抗在二线 NSCLC 开展的研究选择了 PD-L1 TPS≥1% 的人群。该研究即 KEYNOTE-010,它评估了帕博利珠单抗 2mg/kg 或 10mg/kg、每 3 周 1 次对比多西他赛的疗效。结果显示帕博利珠单抗(pembrolizumab)对比多西他赛显著改善总生存期,2mg/kg 组中位 OS 为 10.4 个月化疗,10mg/kg 组为 8.5 个月(*HR*=0.71,95%*CI* 0.58~0.88),10mg/kg 组中位 OS 为 12.7 个月化疗,2mg/kg 组为 8.5 个月(*HR*=0.61,95%*CI* 0.49~0.75)。在预设分层分析中也发现 PD-L1 TPS≥50% 人群,帕博利珠单抗比多西他赛疗效提升更明显(*HR*=0.53,95%*CI* 0.40~0.70),PD-L1 TPS≥50% 人群是能从帕博利珠单抗治疗中获益的优势人群。这也为帕博利珠单抗 KEYNOTE-024 研究设计提供了参考。安全性方面,3~5 级 TRAE 分别为 16% 和 36%。在评估帕博利珠单抗以中国人群为主(73.2%)的 NSCLC 二线研究 KEYNOYE-033 中,仍然只纳入 PD-L1 TPS≥1% 的人群,但在 PD-L1 TPS≥50% 人群中未证明帕博利珠单抗显著优于化疗,所以后续统计检验停止。这可能与研究设计以及后线免疫药物上市有关。

OAK 研究是评估阿特珠单抗对比多西他赛在 NSCLC 二线的 RCT Ⅲ 期研究。在 ITT 人群中,阿特珠单抗疗效优于化疗,中位 OS 分别为 13.8 个月和 9.6 个月(*HR*=0.73,95%*CI* 0.62~0.87)。在 PD-L1≥1% 的人群中,阿特珠单抗疗效对比化疗提升更明显。鳞癌和非鳞癌患者有相似的生存获益。安全性方面,阿特珠单抗优于化疗,3~4 级 TRAE 分别为 15% 和 43%。

目前国内只有纳武利尤单抗获批用于 EGFR、ALK 驱动基因阴性 NSCLC 二线治疗。纳武利尤单抗、帕博利珠单抗和阿特珠单抗都已被 FDA 批准用于 NSCLC 二线治疗,帕博利珠单抗 PD-L1 表达作为伴随诊断,纳武利尤单抗(非鳞状细胞 NSCLC)、阿特珠单抗 PD-L1 表达作为补充诊断。不同 PD-L1 检测要求主要是依据不同药物研究设计入组人群来决定。另一方面也反映了 PD-L1 作为 PD-1/PD-L1 抑制剂疗效预测生物标志物有一定作用,尤其在非鳞状细胞 NSCLC 中,但也要注意到阴性人群仍能从 PD-1/PD-L1 抑制剂获得疗效,只是获益人群比例低。

四、驱动基因阳性一线 TKI 耐药后免疫治疗

在一项对 CheckMate057、KEYNOTE-010、POPLAR 及 OAK 试验进行的荟萃分析显示:纳武利尤单抗、帕博利珠单抗和阿特珠单抗用于经治的 *EGFR* 突变患者疗效未优于化疗。在 Ⅱ 期 ATLANTIC 研究中,度伐利尤单抗用于 111 例 *EGFR/ALK* 突变的 NSCLC 患者三线及以上治疗,以 PD-L1 表达 25% 为界值,分为两组,PD-L1 表达≥25% 组应答率更高(12.2% *vs.* 3.6%),总体应答率较野生型患者略低。在 ⅢB 期 CheckMate870 研究中,纳武利尤单抗用于 32 例 *EGFR* 突变 TKI 耐药 T790M 阴性患者,也有 14.7% 的患者获得缓解,和全组人群没有差异,但 PD-L1 表达状态在这个队列中的患者不详,推测可能 PD-L1 阳性表达患者占较高比例。在 PD-L1 高表达 *EGFR* 突变 TKI 耐药患者中,PD-1/PD-L1 抑制剂有一定疗效。对于不限 PD-L1 表达的 *EGFR* 突变耐药患者,需要探索免疫联合治疗的方式。

几项在 *EGFR* 突变 TKI 耐药患者中探索免疫联合靶向的 Ⅰ、Ⅱ 期研究发现,免疫联合 EGFR-TKI 3~4 级间质性肺炎和肝损伤发生率较高,这类研究大多因毒性而终止。

双免疫联合也在这一人群中进行了探索,一项纳武利尤单抗单药或联合伊匹木单抗的 Ⅱ 期研究结果显示,双免疫联合对于不论 PD-L1 表达状态的 *EGFR* 突变 TKI 耐药患者疗效有限,16 例患者只有 1 例获得缓解。

CT18 研究评估特瑞普利单抗联合化疗用于 EGFR-TKI 治疗失败的 *EGFR* 突变阳性 T790M 阴性晚期 NSCLC 的 Ⅱ 期研究(纳入 40 例患者)中,发现 ITT 人群特瑞普利单抗联合化疗 ORR 达 50.0%,PFS 7.0 个

月;PD-L1 高表达患者 PFS 有获益趋势 8.3 个月,L858R 突变及 TMB 高的患者 PFS 有获益更多的趋势;特瑞普利单抗联合化疗安全性可控,15% 患者出现与化疗相关的恶心、呕吐、白细胞减少等不良反应。目前该联合方案的 RCT Ⅲ期研究正在进一步探索中。

IMpower130 研究评估阿特珠单抗联合化疗在非鳞状细胞 NSCLC 的一线研究中纳入了 EGFR 突变患者(EGFR 突变和 ALK 重排两组一共 44 例),对于 EGFR 突变患者,结果显示中位 PFS 和中位 OS 阿特珠联合组未优于化疗。IMpower150 研究共纳入了 124 例 EGFR 突变阳性 NSCLC 患者。中位随访 39.3 个月结果显示:在所有 *EGFR* 突变患者中,ABCP 组和 BCP 组的中位 PFS 分别为 10.2 个月和 7.1 个月(*HR*=0.56,95%*CI* 0.34~0.91),两组中位 OS 分别为 26.1 个月和 20.3 个月(*HR*=0.91,95%*CI* 0.53~1.59)。两组 ORR 分别为 73.5% 和 40.9%。阿特珠单抗联合贝伐珠单抗和化疗对经治 EGFR 突变患者对比贝伐珠单抗联合化疗短期疗效有提升,长期疗效有提升趋势,还需独立研究证明。

对于 *ALK* 重排的 NSCLC 患者,免疫治疗的疗效证据较少。在 Ⅱ期 ATLANTIC 研究中,15 例 *ALK* 阳性患者接受度伐利尤单抗治疗,无论 PD-L1 表达水平如何,都未获得缓解。有 14 例小样本量回顾分析 *ALK* 重排患者 TKI 耐药后接受免疫单药疗效,PD-L1 阳性(9 例 PD-L1≥50%)经治患者,ORR 14.3%。*ALK* 重排免疫联合靶向的早期研究提示肝毒性升高较明显。在 IMpower150 研究中,34 例 *ALK* 阳性的患者 ABCP 组较 BCP 治疗组 PFS 有提高趋势(8.3 个月 *vs.* 5.9 个月;*HR*=0.65)。对这类患者免疫联合最佳治疗模式仍需大样本研究证明。

五、不同 PD-L1 检测抗体的一致性

针对晚期 NSCLC 免疫治疗的不同免疫检验点抑制剂使用不同的 PD-L1 检测抗体,见表 9-4-3。一项纳入 27 个不同 PD-L1 抗体检测结果(包括蓝印计划Ⅰ期和Ⅱ期)的荟萃分析结果显示:22C3、28-8 和 SP263 三个抗体完全按标准操作检测,检测结果具有相似的肿瘤细胞阳性百分比,一致性较高,而 SP142 染色阳性的肿瘤细胞较少,且 22C3 和 28-8 具有最高的肿瘤细胞染色的一致性。实验室自制试剂(laboratory-developed test,LDT)按照严格操作流程结果与标注试剂仍有很高的一致性。但当以 cut-offs 值来比较不同抗体染色结果时,22C3、28-8 和 SP263 判定结果的一致性会降低,LDT 试剂同样存在这个问题。提示对于严格按照 cut-offs 值来使用免疫检验点抑制剂时,不同 PD-L1 抗体结果不能互换,如果仅是用于预测疗效,可以参考非研究中使用的 PD-L1 抗体的检测结果。

表 9-4-3 检测 PD-L1 表达的单抗

药物	诊断平台	抗体克隆号	PD-L1 评分细胞类型	伴随诊断(FDA)	补充诊断(FDA)
纳武利尤单抗	Dako	28-8	肿瘤细胞(TC)	1L NSCLC TC≥1%	2L NSQ NSCLC
帕博利珠单抗	Dako	22C3	肿瘤细胞	1L 或 2L NSCLC TPS≥1%	无
阿特珠单抗	Ventana	SP142	肿瘤细胞和免疫细胞(IC)	1L NSCLC TC≥50% 或 IC≥10%	2L NSCLC
度伐利尤单抗	Ventana	SP263	肿瘤细胞	无	无

注:1L,一线治疗;2L,二线治疗;NSCLC,非小细胞肺癌。

六、TMB 生物标志物的价值

肿瘤突变负荷(tumor mutation burden,TMB)表示肿瘤基因组去除胚系突变后的体细胞突变数量。当体细胞的突变产生新的抗原,这些新抗原被自身免疫系统识别,可能激活 T 细胞,引起免疫反应,也即高 TMB,可能免疫原性强,有可能预测免疫治疗疗效。在当前的临床研究中 TMB 的检测主要是全外显子组测序(whole exome sequencing,WES)和基因 panel 两种,WES 是检测所有编码区大约 18 万个外显子,而 panel 是用预先设定的基因来反映整体体细胞突变的情况,与 WES 相比可缩短检测时间,降低检测成本,

但必须与 WES 进行一致性验证。在一项 7 042 例不同瘤种的肿瘤样本检测试验中发现,NSCLC 中位 TMB 处于较高水平,仅次于恶性黑色素瘤。且发现 TMB 与 PD-L1 表达相关性很弱,高 TMB 与高 PD-L1 表达不是同一人群。

在 Checkmate026 回顾性分析中,用 WES 评估 TMB,高 TMB 定义为 >243 错义突变 / 每个样本。相较低 TMB 人群,高 TMB 人群纳武利尤单抗对比化疗 ORR 和 PFS 显著改善,OS 未观察到显著改善,可能与对照组后线使用纳武利尤单抗比例高有关。227 Part1 是第一个 RCT 中试图回答 TMB 能否作为纳武利尤单抗联合伊匹木单抗生物标志物的研究。该研究中用 FoundationOne CDx 所测基因 panel 结果定义高 TMB 为 ≥10mut/Mb。研究证明高 TMB 患者双免疫组 PFS 显著优于化疗组,但高 TMB 和低 TMB 组,OS 都优于化疗。10mut/Mb 作为高 TMB 的阈值没有发挥预测双免疫疗效生物标志物的作用。

KEYNOTE-010 研究和 KEYNOTE-042 研究回顾分析中,对可获得组织样本的病例进行全外显子组测序(WES),以 TMB=175mut/exome 作为阈值,在高 TMB 患者中,帕博利珠单抗(pembrolizumab)组中位 OS(HR=0.56,95%CI 0.38~0.83)和 PFS(HR=0.59,95%CI 0.40~0.87)都显著优于化疗组,两组 ORR 分别为 23.5% 和 9.8%。而低 TMB 患者两组没有明显差异。在 KEYNOTE-042 研究中同样以组织 TMB=175mut/exome 作为阈值,得到相似结果。而在 Keynote-021G 队列和 Keynote-189、Keynote-407 回顾分析中,取相同 TMB 阈值,未发现该阈值可以作为预测免疫联合化疗的生物标志物。提示组织 TMB 可以预测帕博利珠单抗单药在晚期 NSCLC 中的疗效,但是对帕博利珠单抗联合化疗疗效预测性差。

临床中有一定比例患者无法获得组织标本,血液标本在靶向治疗中已作为补充标本指导治疗,因此也有研究在探索血液标本进行 TMB 分析来预测免疫治疗疗效。在 B-F1RST 阿特珠单抗单药一线治疗 NSCLC II 期前瞻性研究中,用 FoundationOne 基因 panel 检测血液样本中的 TMB,评估 bTMB 作为预测性生物标志物的作用,发现随着 TMB 值增高,ORR、PFS 和 OS 都随着提升。

TMB 目前看来不适合作为双免疫联合或免疫联合化疗的生物标志物,能否作为免疫单药疗效预测生物标志物还需要前瞻性 RCT 验证。

七、NSCLC 患者免疫治疗长生存和免疫检验点抑制剂使用时长

免疫检验点抑制剂能使部分患者实现长期生存。第一个在 NSCLC 中报道长期随访数据的是纳武利尤单抗 I 期研究 CheckMate003,接受纳武利尤单抗治疗的晚期经治 NSCLC 患者 5 年总生存率为 16%。而帕博利珠单抗 I 期研究 KEYNOTE-001 中经治 NSCLC 患者 5 年总生存率为 15.5%,两个药物长期疗效结果相似。且 III 期随机对照研究结果确认,CheckMate017/057 汇总分析结果,纳武利尤单抗组和化疗组的 5 年总生存率分别为 13.4%(95%CI 10.4~16.9)和 2.6%(95%CI 1.4~4.5),PD-L1≥1% 人群 5 年总生存率为 18.3%(95%CI 13.0~24.2),Keynote010 中 PD-L1 TPS≥1% 的患者帕博利珠单抗治疗组和化疗组 5 年总生存率为 15.6% 和 6.5%,对于 PD-L1≥1% 的人群两个药物长期疗效结果仍然相似。

在 III 期临床试验中免疫检查点抑制剂最长治疗时间大多为 2 年,少部分设计为直至进展。从最长用 2 年 PD-1/PD-L1 抑制剂的 I 期研究 CheckMate003 和用到直至进展的 KEYNOTE-001 5 年 OS 结果来看,长期生存获益并没有区别。临床实践中免疫检验点抑制剂持续有效的患者使用时长是个问题。CheckMate153 研究的探索性结果显示持续使用纳武利尤单抗相比使用 1 年可以延长 PFS(HR=0.42,95%CI 0.25~0.71)和 OS(HR=0.63,95%CI 0.33~1.20),虽然这不是研究的主要终点,但也提示了 PD-1/PD-L1 抑制剂治疗 1 年和持续治疗相比,复发风险会增加,对于 PD-1/PD-L1 抑制剂有效患者治疗 1 年可能不够。CheckMate017/057 汇总分析中 10% 的 5 年随访时仍存活患者因不良反应停止使用纳武利尤单抗,没有接受后续治疗也未出现疾病进展。Keynote010 中完成最长 2 年治疗后,仍有 21 例患者出现进展,再次接受了帕博利珠单抗治疗,52.4% 的患者又有响应。由于目前缺乏持续使用对比最长使用 2 年的 III 期随机对照研究结果,考虑免疫检验点抑制剂的使用成本,临床上对于 PD-1/PD-L1 抑制剂有效患者使用 2 年后是否停药仍是个未解决的问题,根据现有证据及级别目前推荐最长使用 2 年。

知识要点

EGFR、*ALK* 等驱动基因野生型,PD-L1≥50%(PD-L1 22c3 抗体)的 NSCLC 患者一线治疗可推荐使用帕博利珠单抗单药治疗,但是对于肿瘤负荷较大,肿瘤相关症状明显的患者,选择免疫联合化疗可能更合适。

帕博利珠单抗、卡瑞利珠单抗和信迪利单抗联合培美曲塞和铂类目前已获批成为国内驱动基因阴性非鳞状细胞 NSCLC 一线治疗方案。帕博利珠单抗、替雷利珠单抗联合紫杉醇 / 白蛋白结合型紫杉醇和铂类已获批成为国内驱动基因阴性鳞状细胞 NSCLC 一线治疗方案;免疫联合抗血管生成及化疗、双免疫治疗模式初见成效,疗效及安全性需进一步探索。

目前国内只有纳武利尤单抗获批用于 *EGFR*、*ALK* 驱动基因阴性 NSCLC 的二线治疗。纳武利尤单抗、帕博利珠单抗和阿特珠单抗都已被 FDA 批准用于 NSCLC 二线治疗,帕博利珠单抗 PD-L1 表达作为伴随诊断,纳武利尤单抗(非鳞状细胞 NSCLC)、阿特珠单抗 PD-L1 表达作为补充诊断。

EGFR-TKI 治疗失败的 EGFR 突变阳性 T790M 阴性晚期 NSCLC,阿特珠单抗联合贝伐珠单抗和化疗对经治 EGFR 突变患者比贝伐珠单抗联合化疗 PFS 有获益;特瑞普利单抗联合化疗 PFS 有获益,《2020 CSCO 非小细胞肺癌诊疗指南》及《2020 CSCO 免疫检查点抑制剂临床应用指南》新增注释推荐。

不同 PD-L1 抗体结果不能互换,如果仅是用于预测疗效,可以参考非研究中使用的 PD-L1 抗体的检测结果。

TMB 目前看来不适合作为双免疫联合或免疫联合化疗的生物标志物,能否作为免疫单药疗效预测生物标志物还需要前瞻性 RCT 验证。

临床上对于 PD-1/PD-L1 抑制剂有效患者使用 2 年后是否停药仍是未解决的问题,根据现有证据及级别目前推荐最长使用 2 年。

(董晓荣)

● 推荐阅读文献

[1] LAVIN Y,KOBAYASHI S,LEADER A,et al. Innate immune landscape in early lung adenocarcinoma by paired single-cell analyses. Cell,2017,169(4):750-765. E17.

[2] DATAR I,SANMAMED M F,WANG J,et al. Expression analysis and significance of PD-1,LAG-3,and TIM-3 in human non-small cell lung cancer using spatially resolved and multiparametric single-cell analysis. Clin Cancer Res,2019,25(15):4663-4673.

[3] DIETEL M,SAVELOV N,SALANOVA R,et al. Real-world prevalence of programmed death ligand 1 expression in locally advanced or metastatic non-small-cell lung cancer:the global,multicenter EXPRESS study. Lung Cancer,2019,134:174-179.

[4] RECK M,RODRíGUEZ-ABREU D,ROBINSON A G,et al. Pembrolizumab versus chemotherapy for PD-L1-positive non-small-cell lung cancer. N Engl J Med,2016,375(19):1823-1833.

[5] RECK M,RODRIGUEZ-ABREU DELVYS,ROBINSON A G,et al. OA14.01 KEYNOTE-024 3-year survival update:pembrolizumab vs platinum-based chemotherapy for advanced non-small-cell lung cancer. J Thorac Oncol,2019,14(10):S243.

[6] SAADETTIN K,SEZER A,GÜMÜ M,et al. Clinical benefits of first-line(1L) cemiplimab monotherapy by PD-L1 expression levels in patients with advanced NSCLC. IASLC World Conf on Lung Cancer. J Thorac Oncol,2020,16(3):S101.

[7] MOK T,WU Y L,KUDABA I,et al. Pembrolizumab versus chemotherapy for previously untreated,PD-L1-expressing,locally advanced or metastatic non-small-cell lung cancer(KEYNOTE-042):a randomised,open-label,controlled,phase 3 trial. Lancet,2019,393(10183):1819-1830.

[8] HERBST R S,GIACCONE G,DE MARINIS F,et al. Atezolizumab for first-line treatment of PD-L1-selected patients

with NSCLC. N Engl J Med, 2020, 383 (14): 1328-1339.

［9］CARBONE D P, RECK M, PAZ-ARES L, et al. First-line nivolumab in stage Ⅳ or recurrent non-small-cell lung cancer. N Engl J Med, 2017, 376 (25): 2415-2426.

［10］GADGEEL S, RODRíGUEZ-ABREU D, SPERANZA G, et al. Updated analysis from KEYNOTE-189: pembrolizumab or placebo plus pemetrexed and platinum for previously untreated metastatic nonsquamous non-small-cell lung cancer. J Clin Oncol, 2020, 38 (14): 1505-1517.

［11］WEST H, MCCLEOD M, HUSSEIN M, et al. Atezolizumab in combination with carboplatin plus nab-paclitaxel chemotherapy compared with chemotherapy alone as first-line treatment for metastatic non-squamous non-small-cell lung cancer (IMpower130): a multicentre, randomised, open-label, phase 3 trial. Lancet Oncol, 2019, 20 (7): 924-937.

［12］ZHOU C, CHEN G, HUANG Y, et al. Camrelizumab plus carboplatin and pemetrexed versus chemotherapy alone in chemotherapy-naive patients with advanced non-squamous non-small-cell lung cancer (CameL): a randomised, open-label, multicentre, phase 3 trial. Lancet Respir Med, 2021, 9 (3): 305-314.

［13］ZHANG L, YANG Y, WANG Z, et al. ORIENT-11: sintilimab + pemetrexed + platinum as first-line therapy for locally advanced or metastatic non-squamous NSCLC. J Thorac Oncol, 15 (10): E41.

［14］LU S, WANG J, YU X, et al. Tislelizumab plus chemotherapy as first-line treatment for locally advanced or metastatic nonsquamous NSCLC (RATIONALE 304): a randomized phase 3 trial. J Thorac Oncol, 2021, 16 (9): 1512-1522.

［15］PAZ-ARES L, VICENTE D, TAFRESHI A, et al. A randomized, placebo-controlled trial of pembrolizumab plus chemotherapy in patients with metastatic squamous nsclc: protocol-specified final analysis of KEYNOTE-407. J Thorac Oncol, 2020, 15 (10): 1657-1669.

［16］ZHOU C, WU L, FAN Y, et al. Sintilimab plus gemcitabine and platinum (GP) as first-line (1L) treatment for locally advanced or metastatic squamous non-small-cell lung cancer. Presented at the 2020 ESMO Annual Meeting; (2020) Sep 19-21; Virtual Congress.

［17］WANG J, LU S, HU C, et al. Updated analysis of tislelizumab plus chemotherapy vs chemotherapy alone as first-line treatment of advanced squamous non-small cell lung cancer (SQ NSCLC). Ann Oncol, 2020, 31 (Suppl 4): S817.

［18］SOCINSKI M A, JOTTE R M, CAPPUZZO F, et al. Atezolizumab for first-line treatment of metastatic nonsquamous NSCLC. N Engl J Med, 2018, 378 (24): 2288-2301.

［19］LEE J S, SUGAWARA S, KANG J H, et al. Randomized phase Ⅲ trial of nivolumab in combination with carboplatin, paclitaxel, and bevacizumab as first-line treatment. Ann Oncol, 2020, 31 (Suppl 4): S1184-S1185.

［20］HELLMANN M D, CIULEANU T E, PLUZANSKI A, et al. Nivolumab plus Ipilimumab in Lung Cancer with a High Tumor Mutational Burden. N Engl J Med, 2018, 378 (22): 2093-2104.

［21］HELLMANN M D, PAZ-ARES L, BERNABE CARO R, et al. Nivolumab plus ipilimumab in advanced non-small-cell lung cancer. N Engl J Med, 2019, 381 (21): 2020-2031.

［22］PAZ-ARES L, CIULEANU T E, COBO M, et al. First-line nivolumab plus ipilimumab combined with two cycles of chemotherapy in patients with non-small-cell lung cancer (CheckMate 9LA): an international, randomised, open-label, phase 3 trial. Lancet Oncol, 2021, 22 (2): 198-211.

［23］RAMALINGAM S S, CIULEARNU T E, PLUZANSKI A, et al. Nivolumab + ipilimumab versus platinum-doublet chemotherapy as first-line treatment for advanced non-small cell lung cancer: three-year update from CheckMate 227 Part 1. Presented at ASCO Annual meeting, 2020.

［24］RECK M, RODRíGUEZ-ABREU D, ROBINSON A G, et al. Updated analysis of KEYNOTE-024: pembrolizumab versus platinum-based chemotherapy for advanced non-small-cell lung cancer with PD-L1 tumor proportion score of 50% or greater. J Clin Oncol, 2019, 37 (7): 537-546.

［25］BORGHAEI H, GETTINGER S, VOKES E E, et al. Five-year outcomes from the randomized, phase Ⅲ trials checkmate 017 and 057: nivolumab versus docetaxel in previously treated non-small-cell lung cancer. J Clin Oncol, 2021, 39 (7): 723-733.

［26］WU Y L, LU S, CHENG Y, et al. Nivolumab versus docetaxel in a predominantly Chinese patient population with previously treated advanced NSCLC：checkmate 078 randomized phase Ⅲ clinical trial. J Thorac Oncol, 2019, 14（5）: 867-875.

［27］HERBST R S, BAAS P, KIM D W, et al. Pembrolizumab versus docetaxel for previously treated, PD-L1-positive, advanced non-small-cell lung cancer（KEYNOTE-010）: a andomized controlled trial. Lancet, 2016, 387（10027）: 1540-1550.

［28］ZHOU C, FENG J, MA S, et al. Randomized, open-label phase 3 study of Pembrolizumab vs Docetaxel in patients with previously treated NSCLC with PD-L1 tumor proportion score≥1%: KEYNOTE-033. Ann Oncol, 2020, 30（Suppl 4）: S816.

［29］RITTMEYER A, BARLESI F, WATERKAMP D, et al. Atezolizumab versus docetaxel in patients with previously treated non-small-cell lung cancer（OAK）: a phase 3, open-label, multicentre randomised controlled trial. Lancet, 2017, 389（10066）: 255-265.

［30］LEE C K, MAN J, LORD S, et al. Checkpoint inhibitors in metastatic EGFR-mutated non-small cell lung cancer-a Meta-analysis. J Thorac Oncol, 2017, 12（2）: 403-407.

［31］LU S. Flat-dose nivolumab as second-line treatment for Asian patients with advanced non-small cell lung cancer: CheckMate 870. American Association for Cancer Research Annual meeting, 2020.

［32］GARASSINO M C, CHO B C, KIM J H, et al. Durvalumab as third-line or later treatment for advanced non-small-cell lung cancer（ATLANTIC）: an open-label, single-arm, phase 2 study. Lancet Oncol, 2018, 19（4）: 521-536.

［33］LAI G, ALVAREZ J, YEO J C, et al. Randomised phase 2 study of nivolumab（N）versus nivolumab and ipilimumab（NI）combination in EGFR mutant NSCLC. J Thorac Oncol, 2021, 16（3）: S102-S103.

［34］KOOMEN B M, BADRISING S K, VAN DEN HEUVEL M M, et al. Comparability of PD-L1 immunohistochemistry assays for non-small-cell lung cancer: a systematic review. Histopathology, 2020, 76（6）: 793-802.

［35］ALEXANDROV L B, NIK-ZAINAL S, WEDGE D C, et al. Signatures of mutational processes in human cancer. Nature, 2013, 500（7463）: 415-421.

［36］ROY S H. Association between tissue TMB and clinical outcomes with pembrolizumab monotherapy in PD-L1-positive advanced NSCLC in the KEYNOTE-010 and 042 trials. Presented at ESMO Annual Meeting, 2019.

［37］LUIS P A. Pembrolizumab plus platinum-based chemotherapy for metastatic NSCLC: tissue TM B（tTM B）and outcomes in KEYNOTE-021, 189, and 407. Presented at ESMO Annual Meeting, 2019.

［38］GETTINGER S, HORN L, JACKMAN D, et al. Five-year follow-up of nivolumab in previously treated advanced non-small-cell lung cancer: results from the CA209-003 study. J Clin Oncol, 2018, 36（17）: 1675-1684.

［39］GARON E B, HELLMANN M D, RIZVI N A, et al. Five-year overall survival for patients with advanced non-small-cell lung cancer treated with pembrolizumab: results from the phase Ⅰ KEYNOTE-001 study. J Clin Oncol, 2019, 37（28）: 2518-2527.

［40］Herbst R, GARON E, KIM D, et al. 5-year survival update from KEYNOTE-010: pembrolizumab versus docetaxel in previously treated, PD-L1-positive advanced NSCLC. J Thorac Oncol, 2021, 16（3）: S223-S224.

［41］REMON J, PASSIGLIA F, AHN M J, et al. Immune checkpoint inhibitors in thoracic malignancies: review of the existing evidence by an IASLC expert panel and recommendations. J Thorac Oncol, 2020, 15（6）: 914-947.

［42］PETERS S, RECK M, SMIT E F, et al. How to make the best use of immunotherapy as first-line treatment of advanced/metastatic non-small-cell lung cancer. Ann Oncol, 2019, 30（6）: 884-896.

第五节　免疫治疗耐药机制及应对策略

对肿瘤免疫生物学的深入认识，使得人们从直接杀伤肿瘤细胞转向利用免疫系统攻击肿瘤，免疫检查点抑制剂的使用是近十年肿瘤领域的突破性疗法，已获批可用于数十个瘤种。

PD-1/PD-L1抑制剂最显著的特点是能够使部分患者获得长期的、可能治愈的临床疗效。但同时也发现大多数患者未能从免疫治疗中获益。未获益患者主要是初始对PD-1/PD-L1抑制剂无应答（原发耐药性）；部分患者是在应答后复发（获得性耐药）。

笔记

一、肿瘤免疫治疗耐药定义

无论由于患者自身的环境和遗传因素,还是由于外科手术、化学疗法、放射疗法和免疫疗法在内的治疗干预措施,免疫反应在每位患者中都是动态且不断发展的。Sharma 等将肿瘤免疫治疗耐药分为原发性、适应性和获得性耐药。原发性耐药(primary drug-resistance)指肿瘤对免疫治疗无反应,缺失的机制可能包括适应性免疫耐药。适应性耐药(adaptive drug-resistance)指免疫系统能够识别肿瘤,但是肿瘤能够通过多种机制适应免疫攻击来保护自己,临床上可以表现为原发性耐药、混合反应或者获得性耐药。获得性耐药(acquired drug-resistance)指初始对免疫治疗有反应,但是一段时间后肿瘤复发或进展。这里适应性耐药主要从免疫机制角度出发,而原发性耐药和获得性耐药主要从临床表现出发,分类标准不同,且对于不同的耐药类型没有评估标准,不利于临床使用。为此癌症免疫治疗学会(SITC)免疫治疗耐药委员会讨论后给出一个指导意见:对于免疫抑制剂使用大于 6 周,出现肿瘤进展或者疾病稳定小于 6 个月,且首次进展后有至少 4 周的影像再次确认,定义为原发性耐药。对于免疫抑制剂使用大于 6 个月,出现肿瘤响应或者疾病稳定大于 6 个月,且进展后有至少 4 周的影像再次确认,定义为继发性耐药。这个意见分类清晰可衡量,主要目的是帮助临床研究更精准确定耐药人群,指导转化医学发现生物学机制,同时,对临床实践亦有指导意义,随着临床实践验证,相信会不断完善。

二、肿瘤免疫治疗耐药机制

从免疫系统抗原提呈细胞识别肿瘤到 T 细胞重新被激活杀伤肿瘤细胞整个环路,任一环节出现问题都可能导致免疫治疗失败,从这个角度看原发和继发耐药存在许多相似之处。目前研究发现 PD-1/PD-L1 抑制剂主要包括以下耐药机制。

(一)肿瘤抗原识别异常

1. 肿瘤新抗原的耗竭　肿瘤免疫编辑假说认为,免疫系统和肿瘤细胞的频繁"交流"会导致免疫系统无法再识别肿瘤。已有证据支持免疫编辑可能促进检查点抑制剂的获得性耐药。Anagnostou 等通过比较免疫治疗前和治疗后进展的非小细胞肺癌的肿瘤新抗原谱发现,复发肿瘤丢失 7~18 个预测新抗原,并且相比于原有或新获得的抗原,这些丢失的预测新抗原具有更高的同源 MHC 可变区亲和力,并能引起更强的 T 细胞受体应答,故此类肿瘤新抗原的耗竭可能诱发免疫治疗耐药。

2. 抗原提呈异常　肿瘤表达大量异源的抗原肽 -MHC 分子复合物,可以成为细胞毒性 T 淋巴细胞(CTL)的靶标,因而具有免疫原性。不过肿瘤通过基因突变或表观遗传修饰的方法,失去抗原呈递能力,从而逃脱免疫识别。其中涉及的机制包括抗原加工过程中的蛋白酶体成员、转运蛋白、MHC 本身及 B2M 的功能缺陷,导致不能有效地将肿瘤抗原提呈至细胞表面。这些基因包括 MHC 分子复合物的编码基因(*HLA*、*B2M*),MHC 分子折叠相关的基因(*CANX*、*HSPA5*)和抗原呈递和装载相关的基因(*TAP1*、*TAP2*、*TAPBP*、*CALR*、*PDIA3*)等。

3. CD8$^+$ T 细胞组库　T 细胞初始活化不仅需要抗原,还需要共刺激分子信号,任一因素缺乏都可能导致 T 细胞无法活化增殖。小鼠黑色素瘤模型研究发现,肿瘤存在固有激活的 β-catenin 信号传导通路,可以通过上调 ATF3 转录因子抑制 ATF3 的表达,减少 CD103$^+$ 树突状细胞的募集,最终导致 T 细胞活化受抑,形成原发性抗 PD-1/ 抗 CTLA-4 治疗耐药。

(二)T 细胞效应分子相关

肿瘤特异 T 细胞产生的细胞因子如 γ 干扰素(IFN-γ),能够识别肿瘤细胞或抗原提呈细胞上的相应受体,从而发挥有效的抗肿瘤免疫应答。IFN-γ 可促进 MHC 分子的表达,从而增强肿瘤抗原提呈作用,还可直接抑制肿瘤细胞的增殖,促进其凋亡。因此肿瘤细胞上 IFN-γ 通路相关蛋白,上游 cGAS-STING,IFN-γ 受体 IFNGR1 与 IFNGR2,IFN-γ 受体链 JAK1 与 JAK2,STATs,IRF1 等突变与缺失,都会导致免疫检查点抑制剂的耐药。

(三)肿瘤微环境和血管生成

1. 免疫抑制细胞和免疫抑制细胞因子　免疫抑制细胞和免疫抑制细胞因子主要包括调节 T 细胞(Treg)、髓样抑制细胞(MDSC)、M2 巨噬细胞、其他的抑制性免疫检查点与抑制性细胞因子等。Treg 能通

笔记

过分泌抑制性细胞因子 IL-10、IL-35、TGF-β 或者通过直接的细胞接触来抑制效应 T 细胞的响应。由于 CTLA-4 在 Treg 上高表达,抗 CTLA-4 能够显著提高 Teff/Treg 的比例,从而提高肿瘤对免疫疗法的响应。髓样抑制细胞(MDSC)在多种病理条件下(包括肿瘤),发挥着免疫响应调节因子的作用。MDSC 能够促进血管生长,肿瘤侵袭与转移。在不同瘤种中发现 MDSC 浸润降低免疫检查点抑制剂疗效,是生存预后负性相关因素。肿瘤相关的巨噬细胞(tumor-associated macrophages,TAMs)包括 M1 巨噬细胞和 M2 巨噬细胞,在大多数情况下 M2 巨噬细胞占 TAMs 的大多数。其中 M1 巨噬细胞能够高表达 IL-12、IL-23、MHC 及 B7 家族分子来促进抗原提呈与 Th1 细胞的激活,从而发挥抗肿瘤免疫作用;而 M2 巨噬细胞能够分泌抑制性细胞因子 IL-10 与 TGF-β,会抑制免疫应答与促进肿瘤生长与转移。

2. 其他免疫抑制检查点　抗 CTLA-4 和抗 PD-1/PD-L1 抗体治疗过程中,由于干扰素信号通路的作用,肿瘤浸润淋巴细胞多种抑制性检查点会代偿性上调,并激活不同的信号通路(如 PI3K-AKT),最终导致治疗失败。例如,在初始抗 PD-1 治疗部分缓解的肺腺癌患者的新发病灶中,发现 TIM-3 表达上调。而该抑制性检查点主要与 PD-1 共表达于 T 细胞上,该共表达现象与 PD-1 抑制剂的疗程显著相关,并标志着适应性免疫抵抗。多种抑制性免疫检查点的代偿性表达上调已经在多种肿瘤模型的单药免疫治疗中发现,包括 PD-1、LAG3、2B4、TIM-3、CD160 等。

3. 免疫代谢的失调　CD8⁺ T 细胞在发挥效应阶段高度依赖有氧糖酵解供能,由于肿瘤微环境中急性缺氧、肿瘤代谢产生乳酸、葡萄糖和氨基酸缺乏等原因,生物能量生成受限,阻碍了杀伤性 T 细胞激活和发挥效应功能。目前已发现,血清乳酸脱氢酶浓度升高与免疫治疗原发耐药有关,同时与 CTLA-4 和 PD-1 抑制剂疗效呈负相关。此外,恶性黑色素瘤患者数据库分析发现,肿瘤乳酸脱氢酶的表达量与 CTL 激活的标记物呈明显的负相关,这可能是由于肿瘤细胞外高浓度的乳酸浓度抑制 CD8⁺ T 细胞泵出乳酸,从而减弱正常的氧酵解过程。而调节性 T 细胞由于能够吸收利用乳酸,仍可正常发挥作用,故而进一步抑制抗肿瘤免疫。

4. 血管生成　肿瘤的新脉管系统对淋巴细胞的运输和外渗构成了物理屏障。血管内皮生长因子(VEGF)和促血管生成信号通路相关基因的表达上调与免疫治疗的原发性或继发性耐药相关,研究发现 VEGF 可以诱导 FasL 在血管内皮细胞的表达,从而选择性去除 CD8⁺ 效应 T 细胞,但允许 FoxP3⁺ 调节性 T 细胞渗出血管,进而抑制抗肿瘤免疫。

(四)肿瘤的可塑性和多能性

治疗引起的炎症会增强肿瘤的可塑性和肿瘤细胞的异质性,促使肿瘤抵抗各种治疗。已有研究显示,在 PD-1 抑制剂原发性耐药的肿瘤中发现了与上皮间质转化(EMT)相关的基因(*AXL*、*TWIST2*、*WNT5A*、*LOXL2*、*ROR2*、*TAGLN*、*FAP*)表达上调,进一步研究明确 EMT 转录特征与肿瘤坏死因子 α(TNF-α)通路相关,后者可以促使转化重编程,从而增强表型可塑性。通过 TCGA 等数据库分析发现 EMT 相关基因表达变化与多个免疫抑制检查点表达上调有关,这些发现都说明肿瘤的可塑性调节与免疫耐受有关。

(五)肠道微生物组

越来越多的研究认为,肠道菌群与多种疾病的治疗效果是相互影响的,包括肥胖、多发性硬化症、关节炎、银屑病等。多个人体和动物实验表明肠道菌群同样会影响免疫检查点抑制剂的抗肿瘤疗效。一项回顾性研究分析了抗生素的使用与免疫治疗疗效的关系,结果发现,28% 因感染等原因在接受免疫治疗前使用过抗生素的患者,在接受 PD-1 抑制剂治疗之后,总体生存期比未服用抗生素的患者显著缩短。动物实验也发现,经广谱抗生素治疗或经无菌饲养的小鼠对 CTLA-4 抑制剂无效。肠道菌群与肿瘤的关系复杂,不同肠道菌群在不同瘤种中作用不同,目前已发现一些免疫疗效正性相关的特定菌群,研究证实这类菌群通过 CD103⁺ DC 细胞,识别 MHC Ⅰa 类分子呈递抗原,促使 IFNγ⁺ CD8 T 细胞扩增,进而提高免疫治疗疗效。

三、肿瘤免疫治疗耐药应对策略

PD-1/PD-L1 抑制剂的作用机制目前仍未完全研究清楚,肿瘤微环境中各种细胞的动态变化、免疫调节及异质性,都给应对耐药带来困难。实际临床应对耐药策略有两条:结合现有的手段和根据 PD-1/PD-L1 抑制剂耐药机制开发新的治疗药物。

Memorial Sloan Kettering 癌症中心回顾分析 1 201 例接受 PD-1/PD-L1 抑制剂治疗患者发现,20% 获得缓解的患者中 56% 属于寡进展(进展部位≤2 个部位),对这部分患者予以局部放疗和手术治疗能带来一定获益。联合免疫治疗中,恶性黑色素瘤 CheckMate067 研究 5 年随访数据已证明,与纳武利尤单抗(nivolumab)单药相比,纳武利尤单抗(nivolumab)联合 CTLA-4 抑制剂伊匹木单抗(ipilimumab)提高了生存期,5 年总生存率为 52%。在 NSCLC CheckMate227 中同样看到纳武利尤单抗(nivolumab)联合伊匹木单抗(ipilimumab)有助于获得长期生存,尤其在 PD-L1 阴性人群中,3 年总生存率 34%。联合抗血管生成,Impower150 研究中阿特珠单抗联合贝伐珠单抗和化疗方案在肝转移和 EGFR/ALK 阳性人群中相比单纯阿特珠单抗联合化疗获益更多。

根据 PD-1/PD-L1 抑制剂耐药机制开发新的治疗药物涉及肿瘤微环境和 T 细胞介导的细胞免疫的各个环节,包括促进免疫激活和 T 细胞初始活化、肿瘤自体疫苗、融瘤病毒、STING 激动剂。融瘤病毒 T-VEC 在晚期黑色素瘤的安全性和有效性已被证明,目前联合帕博利珠单抗(pembrolizumab)在实体瘤中的 I 期研究正在开展。STING 激动剂 MK1454 联合帕博利珠单抗(pembrolizumab)在早期研究中显示出较好疗效。针对肿瘤微环境中免疫抑制细胞或细胞代谢物,如开发联合抑制 MDSC、Treg 的小分子或抗 TGF-β、IDO、CD73/ 腺苷类药物。Sitravatinib 能够通过减少 TME 中的免疫抑制性细胞,转变对 PD-1/PD-L1 抑制剂的耐药。II 期研究 MRTX-500 中免疫检验点抑制剂耐药的非鳞状细胞 NSCLC 接受纳武利尤单抗(nivolumab)联合 sitravatinib 治疗,获得 29% 的 ORR,期待 III 期研究 SAPPHIRE 的结果。针对其他抑制性免疫检查点,如联合抗 LAG3、TIM3、TIGIT 等。Tiragolumab 是一种全人源抗 TIGIT 单克隆抗体,可阻断 TIGIT 与其受体 PVR 的结合,II 期 CITYSCAPE 研究结果显示在 PD-L1≥50% 的 NSCLC 患者中,tiragolumab 联合阿特珠单抗相较阿特珠单抗单药 ORR 及 PFS 均获益明显,期待 III 期研究 SKYSCRAPER-01 的结果。还可利用肠道微生物来抵抗免疫耐药,一项 I 期临床试验评估 10 例免疫耐药的黑色素瘤患者接受 PD-1 抑制剂联合粪便微生物群移植(FMT),ORR 达到 30%,FMT 移植后肠道固有层和肿瘤微环境中免疫细胞浸润和 T 细胞效应相关基因表达增加。

但是,目前已有多个免疫新药联合治疗 III 期研究失败,例如,IDO1 抑制剂 epacadostat 与帕博利珠单抗(pembrolizumab)联合治疗晚期黑色素瘤的研究 ECHO-301 试验由于未达到主要终点[与帕博利珠单抗(pembrolizumab)相比 PFS 未改善],已提前终止。靶向 PD-L1/TGF-β 双功能融合蛋白 M7824 III 期研究 INTR@PID Lung 037 与帕博利珠单抗(pembrolizumab)相比未能达到主要终点,提前终止。因此,克服免疫耐药还需对肿瘤免疫环境有更深入和全面的认识,需要更多的研究进一步探索。

知识要点

肿瘤免疫治疗耐药分为原发性、适应性和获得性耐药。

原发性耐药:免疫抑制剂使用大于 6 周,出现肿瘤进展或者疾病稳定小于 6 个月,且首次进展后有至少 4 周的影像再次确认。

继发性耐药:对于免疫抑制剂使用大于 6 个月,出现肿瘤响应或者疾病稳定大于 6 个月,且进展后有至少 4 周的影像再次确认。

肿瘤免疫治疗耐药机制主要包括肿瘤抗原识别异常、T 细胞效应分子相关、免疫抑制细胞和免疫抑制细胞因子、免疫相关代谢失调、肿瘤血管生成、肿瘤的可塑性和多能性及肠道菌群失调。

实际临床应对耐药策略有两条:结合现有的手段,如寡进展(进展部位≤2 个部位)时加以局部治疗,以及根据 PD-1/PD-L1 抑制剂耐药机制开发新的治疗药物。

(董晓荣)

● **推荐阅读文献**

[1] SYN N L,TENG M,MOK T,et al. De-novo and acquired resistance to immune checkpoint targeting. Lancet Oncol, 2017,18(12):E731-E741.

[2] SHARMA P,HU-LIESKOVAN S,WARGO J A,et al. Primary,adaptive,and acquired resistance to cancer

immunotherapy. Cell,2017,168(4):707-723.

[3] KLUGER H M,TAWBI H A,ASCIERTO M L,et al. Defining tumor resistance to PD-1 pathway blockade: recommendations from the first meeting of the SITC Immunotherapy Resistance Taskforce. J Immunother Cancer,2020,8(1): E000398.

[4] TANOUE T,MORITA S,PLICHTA D R,et al. A defined commensal consortium elicits CD8 T cells and anti-cancer immunity. Nature,2019,565(7741):600-605.

[5] LU C,GUAN J,LU S,et al. DNA sensing in mismatch repair-deficient tumor cells is essential for anti-tumor immunity. Cancer Cell,2021,39(1):96-108,E6.

[6] BARUCH E N,YOUNGSTER I,BEN-BETZALEL G,et al. Fecal microbiota transplant promotes response in immunotherapy-refractory melanoma patients. Science,2021,371(6529):602-609.

[7] O'DONNELL J S,TENG M,et al. Cancer immunoediting and resistance to T cell-based immunotherapy. Nat Rev Clin Oncol,2019,16(3):151-167.

第十章 肺癌的放射治疗

第一节 概 述

一、放射治疗进展概述

自1895年伦琴发现X线,1896年居里夫人发现镭以来,放射线逐渐广泛用于治疗恶性肿瘤。20世纪后期,^{60}Co治疗机和直线加速器的发展使放射治疗的应用更为广泛,目前的精准放射治疗技术和质子、重离子生物放疗的发展更是使得现代放射治疗成为了肿瘤综合治疗的重要手段。目前,放射治疗可参与约70%肿瘤的临床治疗,更是肺癌的重要治疗手段之一。随着放射生物学、医学影像及计算机技术的发展,三维适形放射治疗(three dimensional conformal radiation therapy,3D-CRT)、调强放射治疗(intensity modulated radiation therapy,IMRT)、立体定向体部放射治疗(stereotactic body radiation therapy,SBRT或stereotactic ablative radiation therapy,SABR)、图像引导放射治疗(image guided radiation therapy,IGRT)等现代放疗技术逐渐实现了精准放疗,在提高肿瘤治疗效果的同时也降低了放射性损伤的发生,改善了患者的生存期和生活质量。因此,精准放疗现已成为包括肺癌在内放疗的主流技术。由于优越的物理学和/或生物学特性,目前粒子放疗(主要是质子、重离子放疗)已经在临床上逐步应用。中子捕获及通过在毫秒时间级别内向肿瘤发射束流以显著杀灭肿瘤细胞,同时对周围正常组织细胞影响小的Flash放疗研究也是方兴未艾。

二、肺癌放射治疗进展概述

目前,放射治疗已贯穿肺癌治疗的全程。在肺癌包括非小细胞肺癌(NSCLC)及小细胞肺癌(SCLC)的各个期别中都是综合治疗不可或缺的部分,作为重要的局部治疗手段,参与了约70%肺癌患者的临床治疗。在早期无淋巴结转移($T_{1-2}N_0$)的NSCLC患者,放射治疗已成为手术高风险人群的替代疗法,也是不能或不愿手术者的标准治疗,SBRT的治愈效果可与手术相媲美。放射治疗是局部晚期NSCLC患者的重要根治手段,根治性同步放化疗后免疫巩固是目前的标准治疗,部分患者可通过它获得治愈;放射治疗同时也是晚期远处转移的Ⅳ期NSCLC患者的重要姑息治疗手段及部分寡转移患者的有效根治手段。

近年来,随着对肿瘤放射生物学行为认知的深入、肿瘤治疗理念的更新及放疗技术的改进,放射治疗精准度越来越高,副作用越来越小,放射治疗同时向早期和晚期肺癌的治疗进行扩展,目前已在早期肺癌和晚期肺癌治疗中逐渐占有一席之地。对于早期的可手术或不可手术的NSCLC,目前部分小样本的临床研究已显示了SBRT的生存优势。而由于晚期肺癌系统治疗的进展,对局部病灶进行放射治疗不仅应用于寡转移患者,而且越来越多地应用于一些广泛转移患者。2019年美国放射肿瘤学会(American Society for Therapeutic Radiology Oncology,ASTRO)大会的关于"放疗治愈转移性肿瘤"的讨论,更是掀起了放射治疗在晚期肺癌治疗研究的热潮。放射治疗在单独使用不能满足治疗需求时,可和化疗、手术、靶向、免疫等手段联合以期获得更好疗效。近年来这种联合的方式及其机制已成为研究热点,其发展必将为现代放射治疗带来突破性的变化。目前放化疗联合应用已经较成熟,放射治疗与靶向治疗及免疫治疗,尤其是放射免疫治疗的研究更是方兴未艾的热点,具有广阔的前景。

笔记

> **知识要点**
> 1. 放射治疗可贯穿肺癌治疗的全程,在非小细胞肺癌(NSCLC)及小细胞肺癌(SCLC)的各个期别中都是综合治疗中重要的局部治疗手段。
> 2. 放射治疗适应证正在同时向早期和晚期肺癌的治疗进行扩展。

(付振明　宋启斌)

● 推荐阅读文献

[1] CHANG J Y,SENAN S,PAUL M A,et al. Stereotactic ablative radiotherapy versus lobectomy for operable stage I non-small-cell lungcancer:a pooled analysis of two randomised trials. Lancet Oncol,2015,16(6):630-637.

[2] RAHIMI A,TIMMERMAN R. Curing metastatic disease with radiation therapy:myth or reality:arguing for reality. Int J Radiat Oncol Biol Phys,2020,107(3):429-432.

第二节　早期非小细胞肺癌的放射治疗

早期非小细胞肺癌(NSCLC)指 I 期($T_{1-2}N_0M_0$)和 II 期($T_{1-2}N_1M_0$)肺癌。对于早期 NSCLC 患者的治疗,可分为两种情况:可手术患者,手术为标准的治疗手段,但立体定向体部放射治疗(SBRT)或立体定向消融放射治疗(stereotactic ablative radiotherapy,SABR)可作为手术潜在的替代手段;对于各种原因不适宜手术治疗的早期(I 、II 期)NSCLC 患者,放射治疗是首选的治疗策略。

一、放射治疗人群选择

(一)可手术的早期 NSCLC

可手术的早期 NSCLC 患者,尽管肺叶切除术加系统性纵隔淋巴结清扫术是其标准治疗手段,但已有部分小样本的前瞻性临床研究和回顾性临床研究证实 SBRT 取代手术取得了同样良好的疗效。2018 年 ASCO 公布了日本临床肿瘤组评估 SBRT 用于可手术 $T_1N_0M_0$ NSCLC I 期(JCOG-0403)患者的结果,患者的 5 年、10 年总生存率达到 54%、23.8%,结果显示 SBRT 用于可手术 I 期 NSCLC 安全有效。张玉蛟等汇总分析了这两项临床研究,结果显示 SBRT 组和手术组 3 年总生存率分别为 95% 和 79%(P=0.037)、3 年无复发生存率(relapse-free survival,RFS)分别为 86% 和 80%(P=0.54),SBRT 的疗效优于手术治疗,该研究结果显示 SBRT 也可用于可手术 I 期 NSCLC,但是该研究样本量小,随访时间短,目前在欧洲、美国和中国至少有 5 项前瞻性随机对照研究(RAXSIA、POSTILV、STABLE-MATES、VALOR 等)比较可手术早期肺癌的 SBRT 和手术疗效正在进行中。尽管部分小样本的临床研究显示了 SBRT 的生存优势,但尚不能取代手术成为标准治疗,但可作为拒绝手术患者的替代手段。

(二)不可手术的早期 NSCLC 患者

多个研究评价了 SBRT 在不可手术 I 期 NSCLC 的疗效。RTOG 0813 为 II 期临床研究,评估中央型肺癌(定义为支气树周围 2cm 以内)行 SBRT 50~60Gy/5 次疗效,2 年的局部控制率、生存率分别为 89.4%~87.7% 和 70%~72%,3 级以上毒性为 16%~21%。美国多中心 II 期临床研究 RT0G 0236 评估周围型肺癌(定义为超过支气树周围 2cm),60Gy/3 次,5 年原发灶控制率 80%,证实 SBRT 安全有效。Senthi 等回顾性分析 676 例患者,5 年局部、区域和远处失败率分别为 10.5%、12.7% 和 19.9%。Sun 等长达 7.2 年的随访研究显示 I 期 NSCLC SBRT 治疗结局可与手术相媲美,7 年总生存期高达 47.5%,并且 3 级以上不良反应发生率低。因此,SBRT 取得了良好的局部控制率和长期生存时间,是该类患者的标准治疗。

此外,对于 II 期肺癌,SBRT 后化疗亦显示出一定的疗效。Peterson Justin 等对 SBRT 治疗 II 期 NSCLC(>5cm)的数据分析发现,41 例患者中有 13 例(31%)发生远处转移,只有 2 例(4.8%)出现局部复发,提示对于 II 期 NSCLC 需要进行辅助化疗。2017 年世界肺癌大会(WCLC)上 Ernani 等对 2004—2013 年美国国家癌症数据库的回顾性分析发现,II 期 NSCLC SBRT 联合化疗组疗效优于单独 SBRT 组(P<0.001)。尚

需开展随机对照试验用于验证该结论,并需探讨Ⅱ期NSCLC治疗时SBRT是同步还是序贯化疗。2020年中国临床肿瘤学会(CSCO)的指南中也指出,对于不适宜手术者,采用放疗 ± 化疗。综上所述,目前Ⅰ期不可手术患者推荐单独放疗,Ⅱ期不可手术患者推荐放疗联合化疗,如预期不能耐受者,可考虑单纯放射治疗。

二、放疗技术选择

(一)常规分割放疗

常规分割放疗(conventional fractionated radiotherapy,CFRT)是既往早期NSCLC放疗的基本治疗手段,其局部控制率和生存率难以令人满意,而SBRT可以进行短时间、大剂量放疗,如果其生物有效剂量(biologically effective dose,BED)较高,可以取得较高的、满意的局部控制率和生存率。SPACE和CHISEL两项研究对比SBRT和常规分割放疗不可手术的Ⅰ期NSCLC,SBRT总生存率及局部控制率优于CFRT,耐受性良好,生活质量提高。各国指南已将SBRT/SABR技术推荐为早期NSCLC的标准放射治疗技术。

(二)立体定向体部放疗(SBRT/SABR)

SBRT具有分割次数少和单次剂量高的特点,在提高肿瘤剂量的同时降低正常组织的照射剂量,减少周围组织器官损伤。

如何选择合适的剂量分割模式和总剂量至关重要,RTOG 0813对周围型肺癌SBRT的合适剂量进行了前瞻性研究,在5组剂量中,50Gy/5次,没有出现不能耐受的毒性。对于位于中央型肿瘤(定义为在支气管近端和/或纵隔胸膜的2cm以内),甚至是超中心肿瘤(定义为靠近支气管近端),48~70Gy/4~10次方案似乎是有效和安全的。但是,应特别注意对于靠近支气管树和食管的肿瘤,应2Gy/次,避免对正常组织造成严重的毒性。2021年NCCN指南中,推荐常规放疗分割剂量是60~70Gy,2Gy/次,时间共6~7周,而SBRT剂量是BED≥100Gy;有关放疗剂量和正常器官限量见表10-2-1、表10-2-2。

表 10-2-1　立体定向体部放射治疗(SBRT/SABR)常用推荐剂量

总剂量/Gy	次数	适用情况
25~34	1	周围型,小的(<2cm)肿瘤,距胸壁>1cm
45~60	3	距胸壁>1cm 的周围型肿瘤
48~50	4	<5cm 的中央或周围型肿瘤,距胸壁<1cm
50~55	5	中央型或周围型肿瘤,距胸壁<1cm
60~70	8~10	中央型肿瘤

表 10-2-2　早期肺癌立体定向体部放射治疗(SBRT/SABR)的危及器官最大剂量限制　　　　单位:Gy

危及器官	1 次	3 次	4 次	5 次
脊髓	14.0	18.0	26.0	30.0
食管	15.4	30.0	30.0	32.5
臂丛	17.5	21.0	27.2	30.0
心脏/心包	22.0	30.0	34.0	35.0
大血管	37.0	39.0	49.0	55.0
气管和近端支气管	20.2	30.0	34.8	32.5
肋骨	30.0	30.0	30.0	32.5
皮肤	26.0	30.0	36.0	40.0
胃	12.4	27.0	30.0	35.0

笔记

三、早期非小细胞肺癌体部立体定向靶区勾画

（一）体位及固定

1. 患者仰卧位。

2. 双手抱肘放在额头或双侧上肢自然垂放在身体两侧。

3. 真空负压固定装置或热塑体膜固定体位。

（二）CT 扫描

1. CT 扫描前对患者进行呼吸训练。

2. 扫描范围：上界平喉结，下界位于 L_2 下缘，包括整个胸部。

3. 扫描层厚 3mm。

4. 扫描时需静脉注射造影剂，尤其是肺病灶靠近纵隔和胸壁的患者。

5. 首先采集 3D-CT 图像，然后采集 4D-CT 图像。

6. 4D-CT 扫描过程中借助带有传感器的弹性腹带记录呼吸周期，并将 4D-CT 图像每 10% 递增为 1 个时相（0、10%、20%、10%……90%），使用呼吸时相融合控制技术，将 10 个时相的图像重建后得到最大密度投影（MIP）和平均密度投影 AIP（图像）。

（三）靶区定义及剂量

1. 3D-CT 及 4D-CT 定位

（1）肿瘤区（GTV）：在 3D-CT 上根据增强 CT 图像所示肿瘤病灶勾画 GTV。

（2）ITVmip：根据 4D-CTmip 图像勾画靶区即 ITVmip。

（3）ITVcomb：融合 GTV-3D 和 ITVmip 图像。

（4）PTV-4D：计划靶体积，ITVcomb 外扩 5mm。

2. 3D-CT 定位

（1）GTV-3D：在 3D-CT 上根据增强 CT 图像所示肿瘤病灶勾画 GTV。

（2）PTV-3D：GTV-3D 基础上头足方向外扩 10mm，左右腹背方向外扩 5mm。

备注：靠近肺的边界在标准肺窗（窗宽 1 600HU 邻近纵隔，窗位 –600HU）上勾画，邻近纵隔的边界在标准纵隔窗（窗宽 400HU，窗位 +40HU）上勾画。

（四）危及器官的勾画

1. 必须勾画的危及器官

（1）肺：勾画双肺用肺窗，左右肺分别勾画，所有膨胀的、塌陷的、纤维化的肺组织都应勾画，肺门之外的小血管也应包括，应减去治疗前的 GTV、肺门、气管 / 主支气管。

（2）心脏及心包：沿着心包，心脏上缘自过中线的肺动脉干下缘开始勾画，直至心尖部下缘。

（3）食管：用纵隔窗，从环状软骨下方开始勾画一直到胃食管结合部入胃处。

（4）椎管：以椎管的骨性限制为基础，脊髓在环状软骨水平以下勾画（肺尖肿瘤从颅底 C_1 层面勾画）至 L_2 下缘，并应包含椎间孔在内。

（5）臂丛神经：仅上叶肿瘤的患者需要勾画臂丛神经，仅需勾画同侧的臂丛神经，包括自 C_5 上缘至 T_2 上缘从椎间孔发出的脊神经。

2. 可选择性勾画的危及器官

（1）心包：心包结构包括心包脂肪组织、部分大血管、正常的心包隐窝、心包积液及心房、心室，勾画心包时自主动脉弓上缘开始至膈顶心尖部结束。心包包括心脏在内。

（2）近端支气管树：此结构包括远端 2cm 的气管、隆突、左右主支气管、左右上叶支气管、中间支气管、右中叶支气管、舌叶支气管、左右下叶支气管。

（3）大血管（主动脉、上腔静脉、下腔静脉、肺静脉、肺动脉）：从心脏发出的大血管应分别勾画，应用纵隔窗勾画相应的血管壁及肌层向外至脂肪外膜，大血管应至少在 PTV 上缘上 3cm 然后继续逐层勾画至 PTV 下缘下至少 3cm，右肺的肿瘤要勾画上腔静脉，左肺的肿瘤要勾画主动脉，另外要勾画病变同侧的肺动脉。

笔记

（4）肺组织外 2cm 的胸壁：可与同侧肺自动分开，并在外侧方、前方、后方外放 2cm，在前面内侧界终止于胸骨缘，在后面内侧界终止于椎体缘，但包括脊神经根出口处。

（五）臂丛的勾画

1. 臂丛是由 $C_{5\sim8}$ 颈神经前支和 T_1 胸神经前支大部分纤维组成。

2. 神经根从椎间孔发出后，在前斜角肌外侧缘组成神经干，$C_{5\sim6}$ 组成上干，C_7 为中干，$C_8\sim T_1$ 组成下干。

3. 在相当于锁骨中段水平处，每一干又分成前、后两股，上干与中干的前股组成外侧束，下干的前股组成内侧束，三干的后股组成后束。

4. 各束在喙突平面分出神经支，外侧束分出肌皮神经和正中神经外侧头，后束分为腋神经和桡神经，内侧束分出尺神经和正中神经内侧头。

备注：实际勾画时，CT 图像上无法详细分辨出外侧束、内侧后束，只能勾画出上干、中干和下干。

臂丛勾画方法介绍：

（1）CT 上辨认并勾画出 C_5、T_1、T_2 椎体。

（2）辨认并勾画锁骨下和腋下的神经血管束。

（3）从 C_5 开始辨认并勾画出前、中斜角肌，一直到斜角肌止点第 1 肋骨。

（4）从 C_5 到 T_1 椎体的神经孔开始勾画臂丛（从椎管外侧缘到前、中斜角肌之间的间隙）。

（5）在看不到神经孔的 CT 层面上，只勾画前、中斜角肌之间的间隙。

（6）持续勾画前、中斜角肌之间的间隙，直到中斜角肌止于锁骨下神经血管束区域。

（7）在锁骨头下 1~2 层的 CT 层面上继续勾画臂丛，作为神经血管束的后部。

举例：患者，男，65 岁，非小细胞肺癌 $T_1N_0M_0$，行 SBRT（图 10-2-1~ 图 10-2-3）：

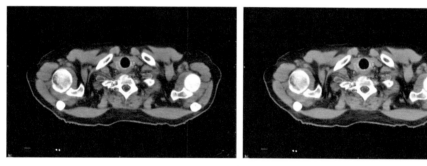

图 10-2-1 危及器官勾画

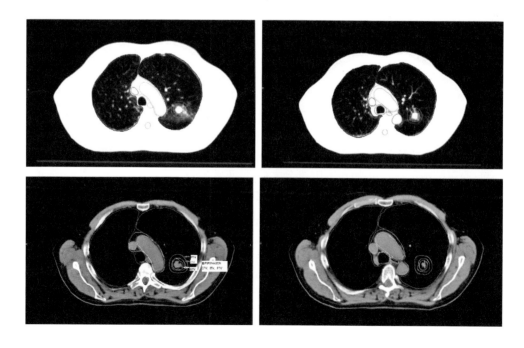

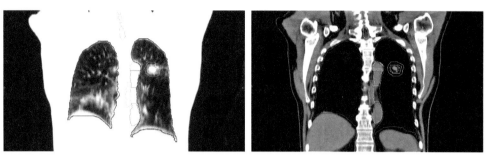

图 10-2-2　立体定向靶区勾画：肺窗、纵隔窗

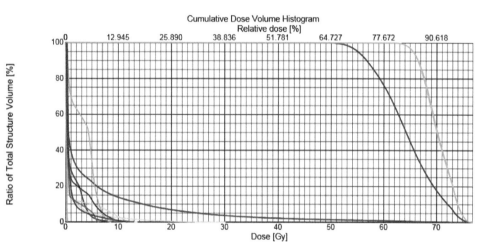

Structure	Structure Status	Coverage [%/%]	Volume	Min Dose	Max Dose	Mean Dose	Modal Dose	Median Dose	Std Dev
ITV1	Approved	100.0 / 100.1	9.8 [cm³]	62.0 Gy	76.9 Gy	70.2 Gy	67.9 Gy	70.0 Gy	2.9 Gy
PTV1	Approved	100.0 / 100.0	27.4 [cm³]	48.2 Gy	76.9 Gy	64.3 Gy	64.0 Gy	64.3 Gy	5.6 Gy
PRV-cord	Approved	100.0 / 100.1	102.9 [cm³]	0.0 Gy	13.7 Gy	1.1 Gy	0.0 Gy	0.1 Gy	2.7 Gy
Lung R	Approved	100.0 / 100.0	2272.3 [cm³]	0.0 Gy	11.5 Gy	1.1 Gy	0.1 Gy	0.3 Gy	1.6 Gy
Lung L	Approved	100.0 / 100.0	2727.3 [cm³]	0.0 Gy	76.9 Gy	4.7 Gy	0.1 Gy	0.5 Gy	10.2 Gy
D2cm	Approved	100.0 / 100.0	27798.3 [cm³]	0.0 Gy	30.2 Gy	0.8 Gy	0.0 Gy	0.1 Gy	2.7 Gy
AS	Approved	100.0 / 100.0	10.3 [cm³]	0.1 Gy	0.3 Gy	0.1 Gy	0.1 Gy	0.1 Gy	0.0 Gy
JV	Approved	100.0 / 100.0	13.8 [cm³]	0.1 Gy	6.3 Gy	0.8 Gy	0.1 Gy	0.3 Gy	1.4 Gy

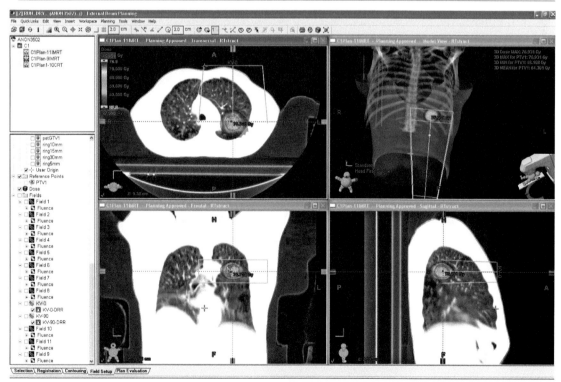

图 10-2-3　计划评估过程示意图

知识要点

对于可手术的早期NSCLC患者,手术为标准的治疗手段,但SBRT可成为手术潜在的替代手段;对于各种原因不适宜手术治疗的早期(Ⅰ、Ⅱ期)NSCLC患者,放射治疗是首选。

SBRT有较好的局部肿瘤控制率和总生存率,并且疗效好于常规分割放疗。

(李祥攀 宋启斌)

● 推荐阅读文献

[1] XU L. Stereotactic ablative radiotherapy versus lobectomy for operable stage i non-small-cell lung cancer: a pooled analysis of two randomized trials-interpretation of thoracic surgeons. Zhongguo Fei Ai Za Zhi, 2015, 18 (6): 321-322.

[2] BEZJAK A, PAULUS R, GASPAR L E, et al, Primary study endpoint analysis for NRG oncology/RTOG 0813 trial of stereotactic body radiation therapy (SBRT) for centrally located non-small cell lung cancer (NSCLC). Int J Rad Oncol Biol Phys, 2016, 94 (1): 5-6.

[3] TIMMERMAN R. D, HU C, MICHALSKI J, et al, Long-term results of RTOG 0236: a phase Ⅱ trial of stereotactic body radiation therapy (SBRT) in the treatment of patients with medically inoperable stage i non-small cell lung cancer. Int J Rad Oncol Biol Phys, 2014, 90 (1): S30.

[4] SENTHI S, LAGERWAARD F J, HAASBEEK C J, et al. Patterns of disease recurrence after stereotactic ablative radiotherapy for early stage non-small-cell lung cancer: a retrospective analysis. Lancet Oncol, 2012, 13 (8): 802-809.

[5] SUN B, BROOKS E D, KOMAKI R U, et al. 7-year follow-up after stereotactic ablative radiotherapy for patients with stage I non-small cell lung cancer: results of a phase 2 clinical trial. Cancer, 2017, 123 (16): 3031-3039.

[6] PETERSON J, NILES C, PATEL A, et al. Stereotactic body radiotherapy for large (>5cm) non-small-cell lung cancer. Clin Lung Cancer, 2017, 18 (4): 396-400.

[7] NYMAN J, HALLQVIST A, LUND J Å, et al. SPACE-A randomized study of SBRT vs conventional fractionated radiotherapy in medically inoperable stage Ⅰ NSCLC. Radiother Oncol, 2016, 121 (1): 1-8.

[8] CHAUDHURI A A, TANG C, BINKLEY M S, et al. Stereotactic ablative radiotherapy (SABR) for treatment of central and ultra-central lung tumors. Lung Cancer, 2015, 89 (1): 50-56.

[9] HASELTINE J M, RIMNER A, GELBLUM D Y, et al. Fatal complications after stereotactic body radiation therapy for central lung tumors abutting the proximal bronchial tree. Pract Radiat Oncol, 2016, 6 (2): E27-E33.

[10] CHANG J Y, LI Q Q, XU Q Y, et al. Stereotactic ablative radiation therapy for centrally located early stage or isolated parenchymal recurrences of non-small cell lung cancer: how to fly in a "no fly zone". Int J Radiat Oncol Biol Phys, 2014, 88 (5): 1120-1128.

第三节 局部晚期非小细胞肺癌的放射治疗

根据NCCN指南,临床分期为Ⅲ期的NSCLC为局部晚期非小细胞肺癌(locally advanced non-small cell lung cancer, LA-NSCLC),占全部NSCLC的25%~40%,是高度异质性的一组疾病。根据第8版美国癌症联合委员会(AJCC)分期,Ⅲ期NSCLC分为ⅢA、ⅢB和ⅢC期。ⅢA期包括$T_4N_0M_0$、$T_{3-4}N_1M_0$和$T_{1-2}N_2M_0$;ⅢB期包括$T_{3-4}N_2M_0$和$T_{1-2}N_3M_0$;ⅢC期包括$T_{3-4}N_3M_0$。LA-NSCLC的治疗模式分为"可手术"和"不可手术"两大类。Ⅲ期NSCLC是有可能治愈的,应采取积极的、根治性的综合治疗策略。但由于其高度的临床和病理异质性,治疗的选择常存在争议,因此其临床治疗强调多学科诊疗模式,进行有针对性的个体化治疗。治疗策略由胸外科、放疗科、肿瘤内科、呼吸内科、病理科和影像科等多学科医师组成的专家团队讨论决定。

一、可手术局部晚期非小细胞肺癌的放疗

可手术切除的 LA-NSCLC 包括：ⅢA 期中 $T_{3-4}N_{0-1}M_0$、单站纵隔淋巴结转移且短径 <2cm 的 N_2 和同侧不同肺叶内存在卫星结节的 $T_4N_1M_0$。对于可切除的 Ⅲ 期 NSCLC，其治疗目标是完全性切除并尽可能多地保留未受累肺实质，放疗的选择需要个体化。

（一）新辅助放疗

新辅助放疗是指对于可接受根治性手术的肿瘤，在术前所做的以缩小肿块、消灭亚临床病灶以利于完整切除肿块为目的的放疗。LA-NSCLC 的新辅助放疗与化疗联用可能有生存获益，称为新辅助放化疗。目前的观点是：对于局部侵犯胸壁但无纵隔淋巴结转移（$T_{3-4}N_1$）的肺上沟瘤，推荐新辅助同步放化疗后行根治性手术，2 年生存率为 50%~70%，5 年生存率为 40%。而其他新辅助治疗模式，如单纯化疗、序贯化放疗、化疗后同步放化疗、靶向治疗、免疫治疗等亦有报道。

目前联合治疗模式包括放化疗 + 手术 *vs.* 放化疗 + 放疗（INT0139 研究）、化疗 + 手术 *vs.* 放化疗 + 手术（SAKK 研究）、化疗 + 放化疗 + 手术 *vs.* 化疗 + 放化疗（ESPATUE 研究）、靶向治疗 + 手术 *vs.* 化疗 + 手术（CTONG1103 研究）及免疫检查点抑制剂（PD-1/PD-L1 单抗）为基础的新辅助治疗 + 手术。除 INT0139 研究结果显示新辅助同步放化疗后接受手术切除者可能有一定 PFS 优势外，其他研究均未显示出新辅助放疗在生存方面的优势。因此除肺上沟瘤外，不推荐临床常规使用新辅助放疗。

（二）辅助放疗

辅助放疗通常指手术后给予，以消灭可能残存的微转移病灶、降低远处转移风险、提高生存率为目的的治疗。以三维适形放射治疗（3D-CRT）和调强放射治疗（IMRT）为代表的精准放疗技术不仅提高了肺癌的疗效，而且显著降低了心肺毒性等放射损伤带来的非肿瘤病死率。目前的观点是：对于完全切除术后病理分期 N_{0-1} 的 LA-NSCLC 患者，不推荐术后放疗；对于术后 N_2 的患者，是否需行术后放疗（postoperative radiotherapy，PORT）尚存争议，两个大型 Ⅲ 期前瞻性临床研究均显示 PORT 未显著改善 ⅢA/N_2 期 NSCLC 的生存率。此外，尚有多项大样本回顾性研究评估了 3D-CRT/IMRT 技术条件下 Ⅲ/N_2 期 NSCLC 行 PORT 的价值，结果显示 PORT 可改善 Ⅲ/N_2 期 NSCLC 患者的总生存率，但对于老年人，因合并症多、对放疗耐受性差，接受 PORT 是否同样获益还需要进一步研究。

二、不可手术局部晚期非小细胞肺癌的放疗

不可手术切除的 LA-NSCLC 包括：部分 ⅢA 期、ⅢB 期和全部 ⅢC 期，通常包括单站 N_2 纵隔淋巴结短径 ≥3cm 或多站 N_2 及多站淋巴结融合成团（CT 上短径 ≥2cm）的患者，侵犯食管、心脏、主动脉、肺静脉的 T_4 和全部 N_3。不可手术切除的 LA-NSCLC 仍有治愈的希望，应以根治性放化疗作为标准治疗方案。首选同步放化疗。对于高龄、PS=2 分、有合并症或无法耐受同步放化疗者，序贯放化疗或单纯放疗可作为替代方案。近年来放疗联合靶向和免疫治疗也是不可手术切除的 LA-NSCLC 治疗的研究热点，尤其同步放化疗后采用免疫巩固治疗已成为新的标准治疗。

（一）同步放化疗

对于 PS 为 0~1 分不可手术的 LA-NSCLC 首选同步放化疗。RTOG 9410 研究证实，与序贯放化疗比较，同步放化疗可明显改善患者总生存率。含铂双药的同步放化疗是不可手术的 LA-NSCLC 的标准治疗，其中最常用的两种化疗方案是依托泊苷 + 顺铂和紫杉醇 + 卡铂。需要注意的是，目前研究证据不推荐诱导化疗序贯同步放化疗作为一种常规的治疗模式；同样也没有大型临床研究结果显示同步放化疗后加巩固化疗对患者有长期生存获益。

（二）序贯放化疗

对于老年、合并系统性疾病的患者，需综合 PS 评分、系统性疾病的种类及严重程度来判断是否行序贯放化疗。PS=2 分者，可考虑化疗序贯根治性放疗。Miller 等对比了美国国家癌症数据库（NCDB）中 ≥70 岁、未行手术的 Ⅲ 期 NSCLC 的疗效。结果显示，与单纯放疗比较，根治性放化疗可显著改善总生存率；与同步放化疗比较，序贯放化疗可降低 9% 的死亡风险。

笔记

（三）单纯放疗

对于因各种原因不适合综合治疗且身体状况较差者，目前并无标准治疗，单纯放疗或是合理的策略。单纯根治性放疗可用于因 PS≤2 或严重合并症不适合放化综合治疗者。Ⅲ期 NSCLC 接受单纯放疗可获得的中位 OS 约为 10 个月，5 年总生存率约为 5%。根治性放疗后预后改善的相关因素包括原发瘤较小和肿瘤总体积有限。

（四）放疗联合靶向治疗

目前尚无放疗与靶向治疗联合治疗不可手术的 LA-NSCLC 生存获益的前瞻性Ⅲ期临床研究证据。山东省肿瘤医院于金明院士团队进行的多中心随机开放Ⅱ期临床研究，对比了厄洛替尼或依托泊苷 + 顺铂（EP）方案化疗同步放疗Ⅲ期不可切除的 EGFR 19 或 21 外显子突变的 NSCLC，结果显示中位 PFS 厄洛替尼组显著优于化疗组。目前国内外多项酪氨酸激酶抑制剂（TKI）联合放疗治疗驱动基因阳性的 LA-NSCLC 的临床研究如 RT0901（NCT01091376）、RTOG1306（NCT01822496）正在进行。

（五）放疗联合免疫治疗

放疗联合免疫治疗是目前 LA-NSCLC 的研究热点。不可手术切除的Ⅲ期 NSCLC 同步放化疗后无进展的患者，推荐使用 PD-L1 抑制剂度伐利尤单抗（durvalumab）巩固治疗 1 年。PACIFIC 研究是一项针对不可手术的 LA-NSCLC 根治性同步放化疗后，予以度伐利尤单抗（durvalumab）巩固治疗对比安慰剂的Ⅲ期随机对照临床研究。结果显示，同步放化疗后度伐利尤单抗（durvalumab）组的中位 OS 显著优于安慰剂组（47.5 个月 *vs.* 29.1 个月），两组 4 年总生存率分别为 49.6% 和 36.3%。基于这一研究结果，度伐利尤单抗（durvalumab）于 2018 年获 FDA 批准用于 LA-NSCLC 同步放化疗后的巩固治疗。

三、局部晚期非小细胞肺癌放射治疗的靶区勾画与剂量限定

放疗技术标准至少要求基于 CT 定位的 3D-CRT，放疗方案推荐常规分割。PORT 靶区主要包括同侧肺门（残端）、同侧纵隔和隆突下等局部复发的高危区域，总剂量 50~54Gy。但是如有术后残留（R1、R2 切除）等则可加量到 60Gy 或以上，并考虑同步或序贯化疗。根治性放疗的靶区为累及野放疗即原发灶加累及淋巴区；总剂量 60~66Gy/（30~33 次·6~7 周）。总治疗时间不应超过 7 周，序贯放化疗应尽量缩短放疗的总时间。有条件的单位建议应用 IMRT 及 4 维 CT（4D-CT）和 / 或呼吸门控等技术。

（一）体位及固定

参见本章第二节。

（二）CT 扫描

参见本章第二节。

（三）靶区定义及剂量

首先采集 3D-CT 图像，然后采集 4D-CT 图像以测量及管理肿瘤及（呼吸）器官运动幅度，PET/CT 扫描用于诊断及靶区勾画（4D-CT 技术细节见本章第二节）。

1. 术后放疗（PORT）靶区勾画　术后放疗目前无统一采纳的靶区勾画原则，但一般要包括支气管断端 + 阳性区域淋巴结，主要存在以下三种勾画模式。

（1）临床靶区（CTV）：全纵隔，不包括对侧肺门；计划靶区（PTV）：CTV 外扩 5~10mm。分为无在线 kV 和锥形束 CT（CBCT）校正扩 0.7~1cm；kV 每天校正 +CBCT 每周校正扩 5mm；CBCT 每天校正扩 3mm。

（2）CTV：支气管断端 + 受累阳性的淋巴结区域；PTV：同第一种模式。

（3）Lung ART 临床试验靶区定义（One Up One Down 原则）：已切除的肿瘤体积（rCTV）为支气管断端，同侧肺门，同侧阳性的淋巴结区域，包括瘤床面的纵隔胸膜。内部临床靶区（iCTV）为 rCTV+ 外放（上下一站区域淋巴结，所有非连续受累淋巴结区域之间的所有区域淋巴结，7 区、4 区淋巴结；如果肿瘤位于左侧，需要包括 5 区和 6 区淋巴结）；PTV 为前后，左右 5mm；上下 1cm。

2. 局部晚期 NSCLC 根治性同步放化疗靶区勾画

（1）大体肿瘤靶区（GTV）：肉眼可见的肿瘤和淋巴结（短径直径≥1cm 或 PET 扫描高代谢或纵隔镜检发现有肿瘤细胞），4D-CT 定位者可综合 10 个呼吸时相，生成 iGTV。肺实质病变应使用肺窗（窗宽 1 000HU，窗位 600HU），淋巴结勾画用纵隔窗（窗宽 400HU，窗位 20HU）。

（2）CTV 勾画：原发肿瘤外放 6~8mm（鳞癌 6mm，腺癌 8mm），淋巴结勾画阳性淋巴结所在淋巴结区（如 4R）。CTV 建议包括同侧肺门淋巴结区域，即使其没有淋巴结转移（RTOG0538）。

（3）PTV：同"1. 术后放疗（PORT）靶区勾画"。

（4）诱导化疗后靶区勾画原则：化疗后的原发肿瘤，化疗前的淋巴结区域。

GTV：化疗后残留的肿瘤和淋巴结；CTV 勾画：GTV 外放 6~8mm，需要包括化疗前淋巴结的体积。如果原发肿瘤和淋巴结完全消失，需要将化疗前原发肿瘤体积和淋巴结所在区域作为 CTV；PTV 外放：同"1. 术后放疗（PORT）靶区勾画"。

3. 危及器官（OAR）的勾画　见本章第二节"早期非小细胞肺癌的放射治疗"。

4. 放疗剂量及限制

（1）新辅助和辅助处方剂量

术前：45Gy。

术后：N_2 为 50.4Gy，1.8~2.0Gy/ 次。

淋巴结包膜外侵犯（ECE）或切缘阳性，则增加到 54~60Gy，1.8~2.0Gy/ 次。

有肉眼可见的残留肿瘤，则加强至 60~66Gy，1.8~2.0Gy/ 次。

（2）根治性放疗剂量

原发性和受累淋巴结：60~66Gy，同步化疗。不同步化疗时可考虑高达 77.4Gy（保持 V20≤35%）；当不能耐受化疗时，考虑大分割（例如，45Gy，3Gy/ 次）。

（3）剂量限制（术后放疗和同步放化疗参考相同的剂量限制）

1）常规分割（SBRT 见本章第二节"早期非小细胞肺癌的放射治疗"）

肺：双肺≥20Gy（V20），<35%（同步放化疗 <30%）；肺平均剂量 <20Gy；V30<20%；V5<65%。

食管：最大剂量 < 处方剂量的 105%，平均剂量 <34Gy。

心脏：V40<80%，V45<60%，V60<30%，平均剂量 <35Gy。

脊髓：单独放疗最大剂量（D_{max}）<50Gy，1.8~2Gy/ 次；放化疗同步 D_{max}<46Gy，每日 1 次；如果每日 2 次，则 D_{max}<36Gy。

臂丛：最大剂量 <66Gy。

2）对于大分割放疗模式如 60GySIB/45Gy/15 次，52.5GySIB/5Gy/15 次，45Gy/15 次，60Gy/15 次或 60Gy/20 次，通常参考常规分割的剂量限制，唯有脊髓最大量不超过 36Gy。

3）有起搏器 / 内部心脏除颤器（ICD）者：如果起搏器总剂量 >2Gy，移动到放射野外或考虑在放疗期间暂时停用 ICD 并替换为体外心脏除颤器（ECD）。

（四）靶区及计划举例

患者，男，65 岁，非小细胞肺癌 $T_3N_3M_0$，行常规放疗。定位 CT 与 PET/CT 融合（肺窗、纵隔窗），见图 10-3-1~ 图 10-3-5。

> **知识要点**
>
> 临床分期为Ⅲ期的局部晚期非小细胞肺癌（LA-NSCLC），是高度异质性的一组疾病，可分为"可手术"和"不可手术"两大类，临床治疗强调多学科诊疗模式。
>
> 可手术切除 LA-NSCLC 的放疗包括新辅助放疗、辅助放疗（PORT）。
>
> 不可手术切除 LA-NSCLC 的放疗包括同步放化疗、序贯放化疗、单纯放疗、放疗联合靶向治疗、放疗联合免疫治疗。
>
> 不可手术切除 LA-NSCLC 同步放化疗后无进展者，接受 PD-L1 抑制剂度伐利尤单抗（durvalumab）巩固治疗是标准治疗模式。

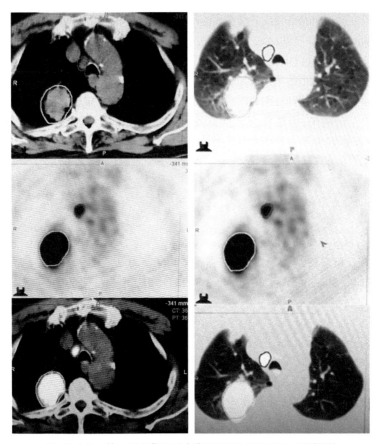

图 10-3-1 第一阶段靶区（放疗至 PTV-GTV 50Gy 后缩野）

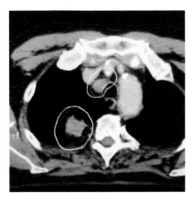

图 10-3-2 10 个时相融合的 iGTV 及 iCTV

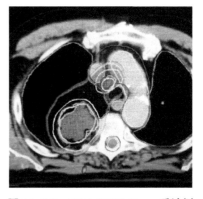

图 10-3-3 PTV=iCTV+5mm 后计划

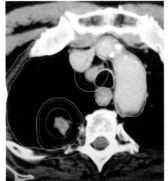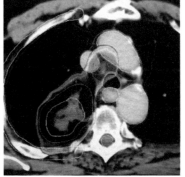

图 10-3-4 第二阶段靶区（残留 GTV，加量 24Gy）

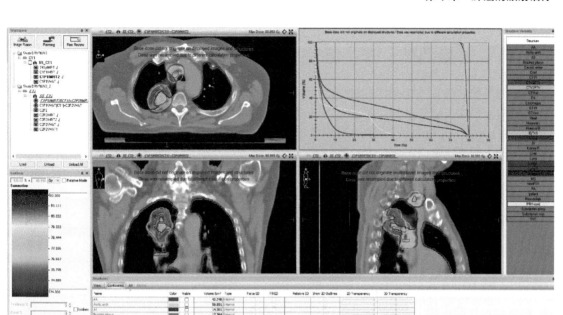

图 10-3-5　总计划及计划评估

（姚　颐　胡伟国　付振明　宋启斌）

● 推荐阅读文献

［1］赫捷,李进,马军,等.中国临床肿瘤学会（CSCO）常见恶性肿瘤诊疗指南.北京:人民卫生出版社,2020:91-131.

［2］National Comprehensive Cancer Network. NCCN Clinical Practice Guidelines in Oncology:non-Small Cell Lung Cancer,V1.0,2021［2021-09-01］. https://www.nccn.org/store/Profile/.

［3］PLESS M,STUPP R,RIS H B,et al. Induction chemoradiation in stage ⅢA/N₂ non-small-cell lung cancer:a phase 3 randomised trial. Lancet,2015,386（9998）:1049-1056.

［4］Le Pechoux C. Abstract LBA3_PR. Presented at:European Society for Medical Oncology（ESMO）Virtual Congress,2020.

［5］MILLER E D,FISHER J L,HAGLUND K E,et al. The addition of chemotherapy to radiation therapy improves survival in elderly patients with stage Ⅲ non-small cell lung cancer. J Thorac Oncol,2018,13（3）:426-435.

［6］CURRAN W J Jr,PAULUS R,LANGER C J,et al. Sequential vs. concurrent chemoradiation for stage Ⅲ non-small cell lung cancer:randomized phase Ⅲ trial RTOG 9410. J Natl Cancer Inst,2011,103（19）:1452-1460.

［7］XING L,WU G,WANG L,et al. A multicenter,randomized,open-label,phase Ⅱ trial of erlotinib versus etoposide plus cisplatin with concurrent radiotherapy in unresectable stage Ⅲ non-small cell lung cancer（NSCLC）with epidermal growth factor receptor（EGFR）activating mutation. Journal of Clinical Oncology,2017,35（15 suppl）:8531-8531.

［8］ANTONIA S J,VILLEGAS A,DANIEL D,et al. durvalumab after chemoradiotherapy in stage Ⅲ non-small-cell lung cancer. N Engl J Med,2017,377（20）:1919-1929.

［9］ANTONIA S J,VILLEGAS A,DANIEL D,et al. Overall survival with durvalumab after chemoradiotherapy in stage Ⅲ NSCLC. N Engl J Med,2018,379（24）:2342-2350.

［10］BRADLEY J D,PAULUS R,KOMAKI R,et al. Standard-dose versus high-dose conformal radiotherapy with concurrent and consolidation carboplatin plus paclitaxel with or without cetuximab for patients with stage ⅢA or ⅢB non-small-cell lung cancer（RTOG 0617）:a randomised,two-by-two factorial phase 3 study. Lancet Oncol,2015,16（2）:187-199.

笔记

第四节 非小细胞肺癌围手术期放射治疗

非小细胞肺癌(NSCLC)围手术期放疗主要包括手术前的新辅助放疗及术后的辅助放疗。围手术期放疗主要针对可手术切除的ⅢA/N₂期患者,因为ⅢA/N₂期NSCLC是一组异质性较大的肿瘤,治疗较为复杂,以手术治疗为基础的新辅助和辅助治疗及根治性同步放化疗均为常用的治疗方案,对于最佳治疗模式目前尚无定论。下面就放疗在新辅助及辅助治疗中的应用进行阐述。

一、非小细胞肺癌新辅助放疗

目前,对于NSCLC患者术后辅助治疗已经达成共识,但术前新辅助治疗的地位仍在探讨之中。抑制肿瘤原发病灶,杀灭可能存在的微小转移灶,降低术中肿瘤生长因子的释放,延长患者生存期,对部分患者的术前诱导治疗(induction therapy)——新辅助治疗(neoadjuvant therapy)成为近年来研究的热点,多项国内及国际临床研究已经显示了其生存优势,并成为未来关注和研究的热点。

(一)新辅助放疗的目的及适应证

1. 新辅助放疗的目的 实行新辅助放疗是为了达到缩小手术范围,降低肿瘤分期,提高治疗完成率,从而提高局部控制率,改善患者的总生存率,同时减轻治疗相关毒性反应的目的。

2. 新辅助放疗的适应证 放射治疗属局部治疗的范畴,目前尚无仅接受术前局部放疗的报道。

(1)对于不能直接进行R0切除的ⅢA期NSCLC患者,基本策略为根治性同步放化疗,可选策略为新辅助治疗后再评估,决定给予完全性切除或是继续放化疗至根治剂量。目前尚无高级别证据显示新辅助化疗后联合手术能够优于根治性放化疗,也无证据表明新辅助放化疗+手术的三联疗法优于化疗+手术或根治性放化疗的二联疗法。一些学者也做了此类患者新辅助放疗的价值探讨,多为阴性结果。2015年,Pless等开展了新辅助放化疗能否改善NSCLC患者生存获益的一项前瞻性Ⅲ期随机研究。共纳入了2001—2012年23个中心的232例T₁₋₃N₂的ⅢA/N₂期NSCLC患者,随机分为新辅助化疗组和新辅助放化疗组。全组中位随访时间52.4个月。结果显示,新辅助化疗组中位无病生存期和总生存期分别为11.6个月和26.2个月,而新辅助放化疗组患者的中位无病生存期及总生存期为12.8个月和37.1个月,两组之间均无明显统计学差异。与新辅助化疗相比,新辅助放化疗组对于ⅢA/N₂期NSCLC患者放疗的加入并没有显著改善新辅助化疗联合手术的生存获益,而且两组的病理完全缓解率和淋巴结降期率相似。国内学者针对新辅助放化疗的生存获益进行一项荟萃分析,共纳入了12项临床试验,包括2724例Ⅲ期NSCLC患者,其中8项为随机对照试验,4项为回顾性研究。结果同样显示新辅助放化疗在生存获益方面并不优于新辅助化疗。但是对比单纯新辅助化疗,新辅助放化疗对于提高肿瘤降期($P=0.01$)、纵隔淋巴结的完全缓解率($P=0.028$)、局部控制率($P=0.002$)有意义。

(2)对于可手术切除且无纵隔淋巴结转移的肺上沟瘤(T₃₋₄N₀₋₁),NCCN指南推荐采用新辅助放化疗联合根治性手术的治疗模式,2年生存率50%~70%,5年生存率为40%。因此,术前同步放化疗可提高肺上沟瘤的手术可切除率,改善患者的长期生存率。然而也有学者认为术前也可选择新辅助化疗。临床上判断不可切除的部分T₄N₀₋₁病变是否采用新辅助治疗联合手术的治疗策略存在较多争议,尚无明确指南推荐。然而最新ESPATUE研究显示,部分不可切除的T₄N₀₋₁病变经过诱导化疗或放化疗后,T分期明显降期,转变为可手术切除,且有明显的长期生存获益。因此,对于这类患者在初始治疗时应进行有效的多学科会诊,以制订个体化的治疗策略。

(二)新辅助放疗的剂量

对于NSCLC患者新辅助放疗剂量学方面,一些学者也进行了相关研究。一项回顾性分析显示对局部晚期的患者术前给予大剂量放疗联合化疗可延长患者的生存期。局部放疗平均剂量为60Gy(60~72Gy),其中32.9%的患者疗效评价为CR,70%的患者在放疗结束约7周后(平均51天,34~89天)接受了肺叶切除术,所有患者5年生存率为34%,其中纵隔淋巴结分期为N₀的患者其平均5年生存率为42%,N₂患者为38%,疗效评价为CR的患者中有45%5年仍生存。另一项回顾性研究于2009年欧洲肿瘤内科学会(ESMO)年会进行报道。该研究入组54例局部晚期NSCLC患者(ⅢA及ⅢB期)接受同步放化疗后行手

笔记

术及辅助化疗,患者放疗期间的化疗方案为多西他赛联合顺铂,采用周疗模式,放疗总剂量58~66Gy,同步治疗后使59.3%患者达到肿瘤降期的结果,48.1%患者接受了手术治疗(多数为肺叶切除术或肺楔形切除术),所有患者最终均接受多西他赛联合顺铂的辅助化疗,最终分析结果显示所有患者无病生存期及总生存期分别为14个月及22个月。此项研究结果显示对于不可切除的中晚期NSCLC患者进行新辅助同步放化疗可为部分患者提供手术机会进而改善其生存情况。

上述两项研究中所给予的术前放疗剂量均为60Gy左右,但考虑不同人种对治疗时的耐受性具有差异,中国版肺癌放疗指南指出术前放疗应谨慎,建议总量44~45Gy,每次分割剂量1.8~2Gy,这可能与不同人种对治疗的耐受性差异有关。

二、非小细胞肺癌辅助放疗

对于完全性切除患者,术后病理N分期为pN_0~N_1的患者,辅助含铂双药化疗后无须行术后放疗;pN_2患者辅助含铂双药化疗后是否行放疗,目前仍存在争议。如未能完全切除的患者,早期如可能实现R0切除者建议二次手术切除,或精确放疗+化疗(肿瘤残存明显、一般情况好者首选同步放化疗)。

(一)ⅢA/N_2期NSCLC术后放疗的价值探索

术后辅助放疗早期荟萃分析显示,术后放疗对ⅢA/N_2患者的效果不明确。Lally等研究显示,PORT使pN_2患者的5年生存率由20%提高到27%,并使死亡风险降低了14.5%。2008年的ANITA研究显示,PORT使ⅢA/N_2期NSCLC的5年生存率从34%提高到47%。基于此项研究,2014版NCCN指南推荐对pN_2期NSCLC患者行PORT。但2017年版ASCO指南不建议将辅助放疗常规用于ⅢA/N_2期患者,而是建议术后多方面评估每位N_2患者行辅助放疗的益处和风险。欧洲自2007年启动了大规模的随机对照Ⅲ期临床研究(Lung ART),采用三维适形放疗技术探讨PORT对比观察的获益情况,于2020年ESMO年会进行报道,中位随访4.8年后发现,PORT并未带来3年无病生存期的获益(30.5个月 *vs.* 22.8个月,*P*=0.16),两组的3年总生存率分别为66.5%和68.5%。中国医学科学院肿瘤医院王绿化教授牵头组织和启动了N_2(ⅢA期)NSCLC术后化疗后三维精确放射治疗多中心随机对照Ⅲ期临床研究,结果已于2021年发表在*JAMA Oncology*上,研究也带来了同Lung ART类似的结果:中位随访53.3个月,PORT组和观察组中位无病生存期分别为26.5个月和22.7个月(*P*=0.1),3年总生存率分别为81.5%和85.4%(*P*=0.94)。

目前ⅢA/N_2期NSCLC术后不应常规推荐辅助放疗,但对于多站N_2或伴有高危因素的患者可考虑给予辅助放疗,或进行多学科团队(MDT)讨论决定辅助放疗带来的价值。

(二)ⅢA/N_2期NSCLC术后放疗的时机、靶区、剂量及方式

1. 术后放疗时间:术后2~9周。

目前ⅢA/N_2期NSCLC术后放疗的时机没有统一的标准。术后过早放疗可能会因患者的免疫功能尚未恢复而降低生存率,过晚放疗则可能因术后残留的肿瘤发生加速再增殖或者手术瘢痕形成而降低疗效;因此,王绿化等建议放疗开始时间一般不超过手术后2~4周。美国全美放射治疗协作组建议,PORT的时间应在术后9周内。Wang等将放疗的同时行2个周期化疗或放疗先于化疗定义为早期放疗,2个周期化疗后行放疗定义为晚期放疗;研究显示,早期PORT能改善ⅢA/N_2期NSCLC患者的预后。Sura等研究显示术后开始放疗的时间≥8周,同时行序贯化疗可改善术后病理为N_2患者的生存。Lee等研究了PORT后是否行序贯化疗对患者生存的影响,结果显示术后先行放疗的策略似乎不会影响ⅢA/N_2期NSCLC患者的临床结局,但需进一步研究PORT和POCT的顺序。

2. 对于术后放疗推荐采用三维适形或调强技术,靶区主要包括同侧肺门(残端)、同侧纵隔和隆突下等局部区域复发高危的区域。

3. 剂量推荐　NCCN建议NSCLC完全切除术后行放疗的剂量是50~54Gy,1.8~2Gy/次,对高危区域包括淋巴结囊外扩散区域或镜下切缘阳性区域可予推量。Corso等研究发现术后放疗剂量为45~54Gy组较术后未放疗组有生存优势,而术后放疗剂量超过54Gy与未放疗组相比无生存优势。

4. 术后放疗的方式　推荐为序贯放化疗。术后放疗的方式主要有术后单纯放疗(PORT)、序贯放化疗(sequential radiochemotherapy,SCRT)、同步放化疗(concurrent chemoradiotherapy,CCRT),SCRT及CCRT的疗效优于PORT。Lee等研究显示,ⅢA/N_2期NSCLC行PORT或CCRT均是安全可行的治疗方式,66岁

以下的患者中可见总生存期增加,且 CCRT 较 PORT 有更好的局部控制和改善无病生存的倾向。Francis 等研究显示 SCRT 较 CCRT 能改善完全切除术后 pN₂ 期 NSCLC 患者的生存。Moreno 等研究也得出了类似的结论,但 SCRT 中先化疗或者先放疗对患者生存的影响无明显差异。SCRT 是否优于 CCRT,SCRT 中优先放疗或化疗能使患者获益需行前瞻性研究明确。

ⅢA/N₂ 期 NSCLC 综合治疗方式的选择,应对患者的病情行 MDT 讨论,综合制订精准治疗策略,给予个体化治疗,使患者获益最优,是临床工作的重要研究方向。

附:靶区勾画示例(图 10-4-1~图 10-4-3)

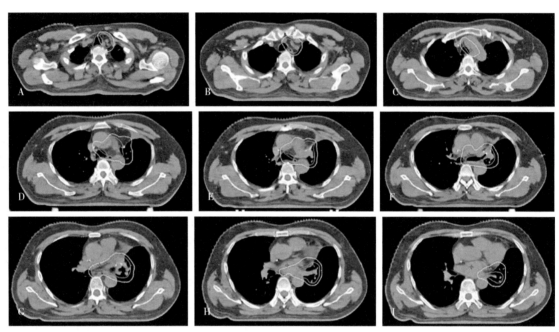

图 10-4-1 ⅢA/N₂ 期左肺癌术后靶区勾画示例
红线代表临床靶区(CTV),黄线代表计划靶区(PTV)。

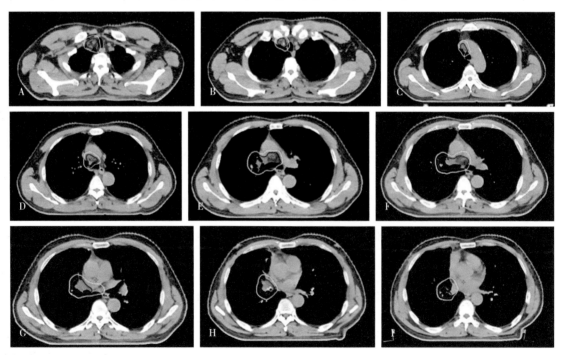

图 10-4-2 ⅢA/N₂ 期右肺癌术后靶区勾画示例
红线代表临床靶区(CTV),黄线代表计划靶区(PTV)。

笔记

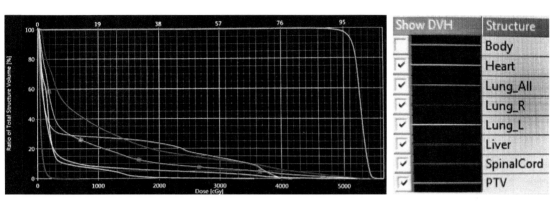

图 10-4-3 剂量体积直方图（DVH）图例

知识要点

目前新辅助放疗指南仅推荐用于可手术切除且无纵隔淋巴结转移的肺上沟瘤（$T_{3\sim4}N_{0\sim1}$），对于新辅助放疗在ⅢA/N_2期中的应用仍具有争议。

ⅢA/N_2期 NSCLC 术后辅助放疗较观察组并未带来更好的生存获益。仍需多学科讨论筛选获益人群。

本节知识拓展

目前多项以免疫检查点抑制剂（PD-1单抗或PD-L1单抗）为基础的方案作为早中期 NSCLC 新辅助治疗的研究已经完成入组并公布了初步结果，包括 Checkmate816 Ⅲ期临床研究。

LCMC3 研究旨在评估阿替利珠单抗用于ⅠB/Ⅱ/ⅢA或经过筛选的ⅢB期 NSCLC 患者新辅助治疗的疗效与安全性。MPR 率为18%，4例达到 pCR，12个月 DFS 率为89%。

NADIM 研究针对可切除的ⅢA/N_2期 NSCLC 患者，给予化疗联合纳武利尤单抗新辅助治疗，术后纳武利尤单抗辅助治疗1年。PCR 率为71.4%，MPR 率为85.36%，降期率为93%，ITT 人群42个月 PFS 率和 OS 率分别为69.6%和78.9%。NEOSTAR 研究针对ⅠA~ⅢA（单站 N_2）期的可切除 NSCLC 患者，随机接受纳武利尤单抗或纳武利尤单抗+伊匹木单抗作为新辅助治疗，MPR 率为24%，pCR 率为15%。

JCSE01.10 研究针对可切除的ⅠA~ⅡB NSCLC 患者，给予信迪利单抗作为新辅助治疗，pCR 率为16.2%，MPR 率为40.5%。这些研究结果显示 PD-1单抗或 PD-L1单抗为基础的新辅助治疗具有较好的应用前景，但尚需总生存数据的公布及Ⅲ期随机对照研究进一步证实。

以上研究显示，新辅助免疫治疗联合化疗优于新辅助单纯免疫治疗，放疗与免疫治疗具有协同效应，未来新辅助免疫联合放化疗是否能够带来更好的临床获益，同样值得进一步研究。

（高振华　袁双虎）

● 推荐阅读文献

[1] PLESS M, STUPP R, RIS H B, et al. Induction chemoradiation in stage ⅢA/N2 non-small-cell lung cancer: a phase 3 randomised trial. Lancet, 2015, 386(9998): 1049-1056.

[2] GUO S X, JIAN Y, CHEN Y L, et al. Neoadjuvant chemoradiotherapy vesus chemotherapy alone followed by surgery for resectable stage Ⅲ non-small-cell lung cancer: a meta-analysis. Sci Rep, 2016, 6: 34388.

[3] RUSCH V W, GIROUX D J, KRAUT M J, et al. Induction chemoradiation and surgical resection for superior sulcus non-small-cell lung carcinomas: long-term results of Southwest Oncology Group Trial 9416(Intergroup Trial 0160). J Clin Oncol, 2007, 25(3): 313-318.

笔记

［4］THOMAS M,RüBE C,HOFFKNECHT P,et al. Effect of preoperative chemoradiation in addition to preoperative chemotherapy:a randomised trial in stage Ⅲ non-small-cell lung cancer. Lancet Oncol,2008,9(7):636-648.

［5］EBERHARDT W E,PöTTGEN C,GAULER T C,et al. Phase Ⅲ study of surgery versus definitive concurrent chemoradiotherapy boost in patients with resectable stage ⅢA(N₂) and selected ⅢB non-small-cell lung cancer after induction chemotherapy and concurrent chemoradiotherapy(ESPATUE). J Clin Oncol,2015,33(35):4194-4201.

［6］Postoperative radiotherapy in non-small-cell lung cancer:systematic review and meta-analysis of individual patient data from nine randomised controlled trials. PORT meta-analysis trialists group. Lancet,1998,352(9124):257-263.

［7］LALLY B E,ZELTERMAN D,COLASANTO J M,et al. Postoperative radiotherapy for stage Ⅱ or Ⅲ non small cell lung cancer using the surveillance epidemiology and end results database. Clin Oncol,2006,24(19):2998-3006.

［8］DOUILLARD J Y,ROSELL R,DE LENA M,et al. Impact of postoperative radiation therapy on survival in patients with complete resection and stage Ⅰ,Ⅱ,or ⅢA non-small-cell lung cancer treated with adjuvant chemotherapy:the adjuvant Navelbine International Trialist Association(ANITA)randomized trial. Int J Radiat Oncol Biol Phys,2008,72(3):695-701.

［9］王绿化,朱广迎. 肿瘤放射治疗学. 北京:人民卫生出版社,2016:56.

［10］WANG H H,DENG L,WEN Q L,et al. Early postoperative radiotherapy is associated with improved outcomes over late postoperative radiotherapy in the management of completely resected(R0)stage ⅢA-N₂ non-small cell lung cancer. Oncotarget,2017,8(38):62998-63013.

［11］SURA K,GRILLS I S,VU C C,et al. Improved survival with increased time-to-radiation and sequential chemotherapy after surgery for pN2 non-small-cell lung cancer. Clin Lung Cancer,2018,19(2):E185-E194.

［12］LEE H W,NOH O K,OH Y T,et al. Radiation therapy-first strategy after surgery with or without adjuvant chemotherapy in stage ⅢA-N₂ non-small cell lung Cancer. Int J Radiat Oncol Biol Phys,2016,94(3):621-627.

［13］CORSO C D,RUTTER C E,WILSON L D,et al. Re-evaluation of the role of postoperative radiotherapy and the impact of radiation dose for non-small-cell lung cancer using the National Cancer Database. J Thorac Oncol,2015,10(1):148-155.

［14］LEE H C,KIM Y S,OH S J,et al. The single institutional outcome of postoperative radiotherapy and concurrent chemoradiotherapy in resected non-small cell lung cancer. Radiat Oncol J,2014,32(3):147-155.

［15］FRANCIS S,ORTON A,STODDARD G,et al. Sequencing of postoperative radiotherapy and chemotherapy for locally advanced or incompletely resected non-small-cell lung cancer. J Clin Oncol,2018,36(4):333-341.

［16］MORENO A C,HAQUE W,VERMA V,et al. Concurrent versus sequential chemoradiation therapy in completely resected pathologic N2 non-small cell lung cancer:propensity-matched analysis of the national cancer data base. Ann Surg Oncol,2018,25(5):1245-1253.

第五节 晚期非小细胞肺癌放射治疗

一般来说,对于晚期 NSCLC 患者,应以包括化疗、靶向治疗、免疫治疗在内的全身治疗为主,同时采取积极的放疗等局部治疗。放疗适用于晚期肺癌的姑息减症,对于小部分筛选患者甚至可给予根治性放疗。对于转移数目有限的寡转移 NSCLC 可考虑根治性局部放疗;对于广泛转移的 NSCLC,可给予局部姑息性放疗以改善症状并提高生活质量。根治性/姑息放疗的剂量和分割方式应根据治疗的目的、患者症状及一般情况等个体化制订。

(一)晚期 NSCLC 原发肿瘤的根治性放疗

晚期 NSCLC 单纯化疗后原发肿瘤大小、位置、外侵与压迫等均与生存相关,提示原发肿瘤局部治疗的重要性。一项荟萃分析研究显示非同期诊断寡转移、N₀、腺癌与总生存期(OS)延长有关,原发灶手术切除、无肺内转移、无脑转移是无进展生存期(PFS)的相关因素。两项回顾性研究评估了是否接受胸部放疗对寡转移 NSCLC 的生存影响,结果提示胸部放疗组的 PFS 和 OS 显著优于未行胸部放疗组。多项研究显示在全身治疗基础上给予寡转移 NSCLC 胸部病变局部根治性放疗 ± 转移病变局部治疗,中位 PFS 为 6.6~16 个月,中位 OS 达 10~27 个月,3 年生存率达 10%~62.5%,生存结果显著优于全身化疗。

尽管上述研究结果令人鼓舞,但是根治性放疗用于晚期 NSCLC 原发肿瘤的证据尚不充足,仍需前瞻性Ⅲ期随机对照研究证实。

(二) NSCLC 寡转移的根治性放疗

一般≤5 个转移灶不超过 3 个器官考虑为寡转移。随着影像技术的发展,尤其是 ^{18}F-FDG PET/CT 的应用,在传统影像学手段检出的Ⅰ~Ⅲ期 NSCLC 中检出了 19% 的隐匿性转移,多数为寡转移。

全身治疗联合手术或放疗等局部治疗手段对转移灶给予根治为目的的积极治疗是目前 NSCLC 寡转移的主要治疗策略,前提是原发灶得到控制。对于小部分体力状态较好(PS 为 0~2 分)并已给予胸部病变根治性治疗的寡转移 NSCLC 患者,可考虑给予寡转移病变根治性放疗,建议采用立体定向放射治疗(SRT)。若寡转移 NSCLC 经全身治疗未进展的患者可考虑给予寡转移病变局部放疗,推荐 SRT。晚期 NSCLC 经全身治疗后仅少量病变进展的患者(寡进展)亦可考虑给予 SRT。如果 NSCLC 寡转移 / 寡进展不适合 SRT,可考虑给予剂量密集的大分割放疗。

哪些 NSCLC 寡转移患者能够从局部放疗中获益是临床医师关注的问题之一。Vin 等建立了 SRT≤5 个转移灶 NSCLC 的预后模型,模型显示以下 4 个危险因素与 OS 独立相关:非腺癌组织学类型、颅内转移、同步寡转移和男性。有 0、1 和 2 个危险因素的患者中位 OS 分别为 40、29 和 23 个月,被定义为预后良好的患者;有 3、4 个危险因素的患者中位 OS 仅为 9 个月和 4 个月,被定义为不良预后患者。基于这一研究结果,具有≤2 个危险因素的患者可能获益于 NSCLC 寡转移病变局部放疗。然而,这一结果仍需前瞻性随机临床研究证实。

常用的 SRT 治疗方案包括 50Gy/10 次、48Gy/8 次和 40Gy/5 次等。

(三) 晚期 NSCLC 的姑息性放疗

放疗对于缓解晚期 NSCLC 的疼痛、出血等具有较好的作用。姑息性放疗的剂量和分割应根据治疗目标、症状、体力状态及经济方面的考虑等进行个体化选择。常用的姑息性放疗方案包括 30Gy/10 次、20Gy/5 次和 8Gy/1 次等。

对于体力状态较差和 / 或预期寿命较短的患者,一般首选短程放疗,因为短程放疗提供了与长程放疗相似的症状缓解,尽管短程放疗有更高的再治疗可能。

对于胸部症状的缓解,更高剂量 / 更长疗程的胸部放疗(例如,≥30Gy/10 次)与中等程度地改善生存率和症状相关,特别是对体力状态较好的患者。有研究显示与标准的 30Gy/10 次相比,单次 12~16Gy 照射能更好地控制疼痛并获得更好的非脊柱骨转移的局部控制,并且有希望延长患者的生存。

(四) NSCLC 脑转移的放疗

许多 NSCLC 患者有脑转移(30%~50%),这极大地影响了他们的生活质量。在临床试验中,全脑放疗(WBRT)与神经认知功能的明显下降有关,特别是随着剂量的增加和患者年龄的增长。然而,控制脑转移可以改善神经认知功能。对于有限脑转移,随机研究发现在 SRT 中加入 WBRT 可以减少颅内复发,但不能提高生存率,还可能增加认知能力下降的风险。因此,对于脑转移数量有限的患者,推荐单独使用 SRT。一项评估认知功能的随机研究纳入 213 例 1~3 个脑转移灶患者,多数为肺癌患者,接受了 SRT 或 SRT 联合 WBRT;治疗后 3 个月单独使用 SRT 的患者认知能力比接受 SRT 联合 WBRT 的患者认知能力下降更少,差异显著。有研究显示脑转移瘤切除后的瘤床给予 SRS(而不是切除后的 WBRT)将降低神经认知问题的风险。研究表明,使用海马回避的 IMRT 可能有助于降低 WBRT 后的记忆力受损。一项Ⅲ期随机研究评估了在不符合神经外科手术或 SRT 条件的伴有脑转移的 NSCLC 患者中,最佳支持治疗联合 WBRT 对比最佳支持治疗,两组之间的总生存率相似,总体生活质量、地塞米松的使用和报道的不良事件也相似。有报道称,接受 SRT 联合同步免疫检查点抑制剂治疗的 NSCLC 脑转移患者的生存期延长。

NSCLC 有限脑转移的治疗方案包括:①单独使用 SRT;②对选定的患者进行手术切除,术后给予 SRT 或 WBRT。一般状况较好(PS 为 1~2 分)的无症状 NSCLC 有限脑转移可首选 SRT,常用的 SRT 方案包括 27Gy/3 次、30Gy/5 次等。若有症状或需要明确诊断,则可选择手术联合术后 SRT 或 WBRT,常用的术后 SRT 方案包括 16~20Gy/1 次、27Gy/3 次和 30Gy/5 次等。

多发脑转移的 NSCLC 可选择 WBRT。WBRT 标准方案包括 30Gy/10 次或 37.5Gy/15 次,对预计预后较差的患者可给予 20Gy/5 次,而对预计生存大于等于 4 个月的患者可给予海马保护的 WBRT。

（五）NSCLC 术后胸内复发的放疗

对于术后胸内局部区域复发的 NSCLC,可给予再次手术切除或放疗。研究显示术后胸内局部复发的 NSCLC 仅有不到 2% 的患者接受了再次手术切除,放疗是更为常用的治疗方式。回顾性研究显示接受治疗的术后胸内复发与初诊 NSCLC 的中位 OS 分别为 19.8 个月和 12.2 个月,5 年生存率分别为 14.8% 和 11.0%;对于初诊和复发后再分期的 Ⅰ~Ⅲ 期亚组患者,两组 5 年总生存率和 PFS 均无显著差异。该研究提示术后胸内局部复发的 NSCLC 经积极治疗可能获得与初诊 NSCLC 相似的生存期。对于 NSCLC 术后胸内局部复发的放疗靶区设计,建议参考术后辅助放疗和局部晚期 NSCLC 的靶区范围,放疗剂量根据治疗目的进行适当调整。

（六）NSCLC 放疗后胸内复发的二程放疗

NSCLC 放疗后胸内复发可进行二程放疗,但需谨慎实施。如果首次放疗时正常组织器官已达到最大耐受剂量,并且二程放疗不能避开这些组织器官,短期内不能给予二程放疗;若正常组织器官在首次放疗时受量并未达到最大耐受剂量,经过一段时间间隔正常组织器官损伤能够部分或全部修复。因此,对于 NSCLC 放疗后胸内复发的二程放疗,需要充分权衡正常组织器官损伤与二程放疗获益之间的关系。一项研究显示 NSCLC 放疗后胸内复发给予 50Gy 二程放疗,中位 OS 达 18.1 个月。

附：放疗靶区勾画和计划评估 DVH 示例

病例　非小细胞肺癌放疗后原发灶复发的靶区勾画

右肺鳞癌（$cT_3N_2M_0$）放化疗后复发。

治疗经过:因"咳嗽、咯血 10 个月"首诊。完善气管镜及胸部 CT 等检查,确诊"右肺鳞癌（$cT_3N_2M_0$ ⅢB 期）",因手术难度大,予化疗 2 个周期后给予放疗,靶区:右肺原发灶、右侧 2 区和 4 区转移淋巴结,放疗后行化疗 4 个周期,疾病稳定（SD）。1 年后胸部 CT 示右肺门原发灶较前增大,疾病进展（PD）。

放疗靶区:右肺门复发病变。靶区勾画见图 10-5-1。

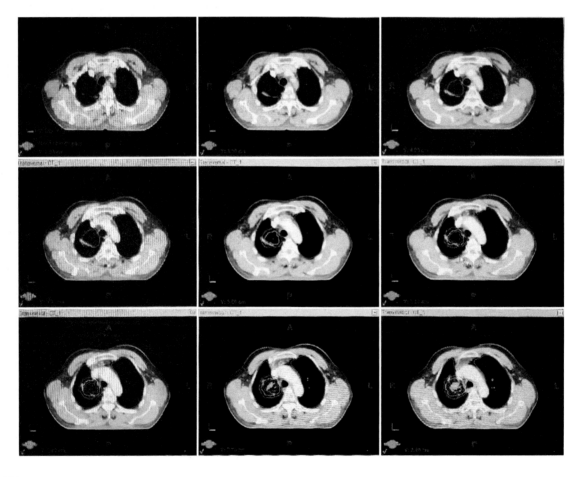

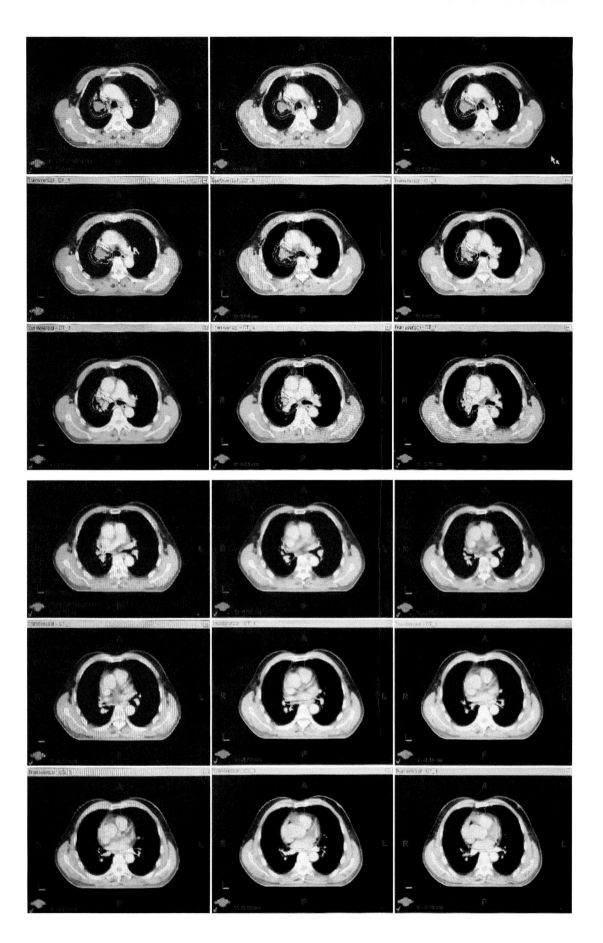

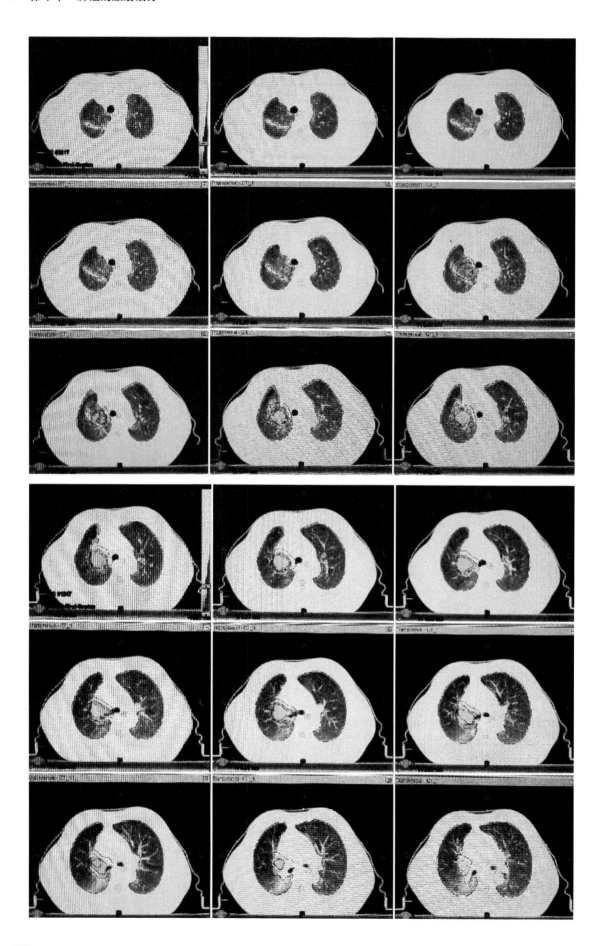

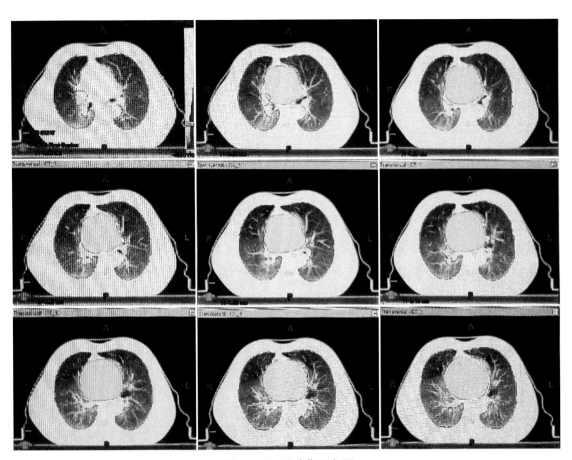

图 10-5-1　患者靶区勾画

图谱显示：靶区包括 GTV、CTV、PTV；正常器官包括左肺、右肺、心脏、脊髓、食管。

计划评估 DVH：见图 10-5-2。

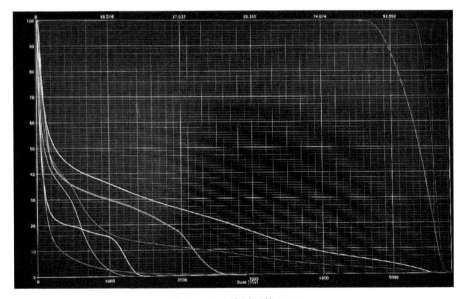

图 10-5-2　计划评估 DVH

知识要点

1. 体力状态较好的寡转移 NSCLC 在控制胸部病变的基础上可给予转移病变根治性放疗。

2. 一般放疗对于缓解晚期 NSCLC 的疼痛、出血等具有较好的作用。

3. 一般状况较好（PS 为 1~2 分）的无症状 NSCLC 有限脑转移可首选 SRT，多发脑转移可选择 WBRT。

4. 对于术后胸内局部区域复发的 NSCLC，可给予再次手术切除或放疗。

5. NSCLC 放疗后胸内复发可进行二程放疗，但需谨慎实施。

本节知识拓展

对于在系统治疗后未进展的寡转移 NSCLC 患者，放疗可用于巩固治疗原发和寡转移病变，这种治疗策略可能延长生存期。一项 II 期随机临床试验显示：接受局部巩固治疗的寡转移 NSCLC 患者的中位 OS 可达 41.2 个月，而接受维持治疗或观察的患者中位 OS 仅为 17.0 个月（*P*=0.017）。另一项单中心 II 期随机临床研究发现：放疗作为巩固治疗能延长系统治疗后未进展的寡转移 NSCLC 患者中位 PFS（9.7 个月 *vs.* 3.5 个月，*P*=0.01）。以上研究结果需要大样本人群的 III 期随机研究进行确认，并且需要考虑新的治疗模式下免疫治疗的作用，目前一项 III 期随机研究正在进行（ClinicalTrials. gov identifier：NCT03137771）。

（刘文举　袁双虎）

● 推荐阅读文献

［1］ASHWORTH A B, SENAN S, PALMA D A, et al. An individual patient data meta analysis of outcomes and prognostic factors after treatment of oligometastatic non-small-cell lung cancer. Clin Lung Cancer, 2014, 15(5):346-355.

［2］GOMEZ D R, BLUMENSCHEIN G R Jr, LEE J J, et al. Local consolidative therapy versus maintenance therapy or observation for patients with oligometastatic non-small-cell lung cancer without progression after first-line systemic therapy: a multicentre, randomised, controlled, phase 2 study. Lancet Oncol, 2016, 17(12):1672-1682.

［3］GOMEZ D R, TANG C, ZHANG J, et al. Local consolidative therapy vs. maintenance therapy or observation for patients with oligometastatic non-small-cell lung cancer: long-term results of a multi-institutional, phase II, randomized study. J Clin Oncol, 2019, 37(18):1558-1565.

［4］IYENGAR P, WARDAK Z, GERBER D E, et al. Consolidative radiotherapy for limited metastatic non-small-cell lung cancer: a phase 2 randomized clinical trial. JAMA Oncol, 2018, 4(1):E173501.

［5］LUTZ S, BERK L, CHANG E, et al. Palliative radiotherapy for bone metastases: an ASTRO evidence-based guideline. Int J Radiat Oncol Biol Phys, 2011, 79(4):965-976.

［6］KOSHY M, MALIK R, MAHMOOD U, et al. Comparative effectiveness of aggressive thoracic radiation therapy and concurrent chemoradiation therapy in metastatic lung cancer. Pract Radiat Oncol, 2015, 5(6):374-382.

［7］BROWN P D, PUGH S, LAACK N N, et al. Memantine for the prevention of cognitive dysfunction in patients receiving whole-brain radiotherapy: a randomized, double-blind, placebo-controlled trial. Neuro Oncol, 2013, 15(10):1429-1437.

［8］GONDI V, PUGH S, BROWN P D, et al. NCOG-01. Preservation of neurocognitive function(NCF) with hippocampal avoidance during whole-brain radiotherapy(WBRT) for brain metastases: preliminary results of phase III trail NRG Oncology CC001. Neuro Oncol, 2018, 20:vi172.

［9］YAMAMOTO M, SERIZAWA T, SHUTO T, et al. Stereotactic radiosurgery for patients with multiple brain metastases(JLGK0901): a multi-institutional prospective observational study. Lancet Oncol, 2014, 15(4):387-395.

［10］GONDI V, PUGH S L, TOME W A, et al. Preservation of memory with conformal avoidance of the hippocampal neural stem-cell compartment during whole-brain radiotherapy for brain metastases(RTOG 0933):a phase Ⅱ multi-institutional trial. J Clin Oncol,2014,32(34):3810-3816.

［11］OHGURI T,IMADA H,YAHARA K,et al. Re-irradiation plus regional hyperthermia for recurrent non-small cell lung cancer:a potential modality for inducing long-term survival in selected patients. Lung Cancer,2012,77(1):140-145.

［12］CAI X W,XU L Y,WANG L,et al. Comparative survival in patients with postresection recurrent versus newly diagnosed non-small-cell lung cancer treated with radiotherapy. Int J Radiat Oncol Biol Phys,2010,76(4):1100-1105.

［13］BROWN P D,JAECKLE K,BALLMAN K V,et al. Effect of radiosurgery alone vs radiosurgery with whole brain radiation therapy on cognitive function in patients with 1 to 3 brain metastases:a randomized clinical trial. JAMA,2016,316(4):401-409.

［14］GONDI V,PUGH S L,TOME W A,et al. Preservation of memory with conformal avoidance of the hippocampal neural stem-cell compartment during whole-brain radiotherapy for brain metastases(RTOG 0933):a phase Ⅱ multi-institutional trial. J Clin Oncol,2014,32(34):3810-3816.

［15］MULVENNA P,NANKIVELL M,BARTON R,et al. Dexamethasone and supportive care with or without whole brain radiotherapy in treating patients with non-small cell lung cancer with brain metastases unsuitable for resection or stereotactic radiotherapy(QUARTZ):results from a phase 3,non-inferiority,randomised trial. Lancet,2016,388(10055):2004-2014.

［16］DE VIN T,ENGELS B,GEVAERT T,et al. Stereotactic radiotherapy for oligometastatic cancer:a prognostic model for survival. Ann Oncol,2014,25(2):467-471.

［17］COLLEN C,CHRISTIAN N,SCHALLIER D,et al. Phase Ⅱ study of stereotactic body radiotherapy to primary tumor and metastatic locations in oligometastatic nonsmall-cell lung cancer patients. Ann Oncol,2014,25(10):1954-1959.

［18］PARIKH R B,CRONIN A M,KOZONO D E,et al. Definitive primary therapy in patients presenting with oligometastatic non-small cell lung cancer. Int J Radiat Oncol Biol Phys,2014,89(4):880-887.

第六节　放射治疗相关不良反应及处理

一、放射性肺损伤

（一）放射性肺损伤的临床、病理、影像学表现

胸部肿瘤放疗时肺是主要的剂量限制性器官,照射 25Gy 以上就可产生相应的 CT 密度变化。肺的放射性损伤分为急性放射性肺炎和晚期放射性肺纤维化,前者发生在放疗开始后 3 个月内;后者发生在 3 个月以后,在放疗后半年到 1 年左右逐步稳定。

1. 急性放射性肺炎　通常发生于放射治疗后 3 个月内,同步放化疗及放射损伤高度敏感的患者可提前发生,呈急性渗出性改变。Ⅱ型肺泡上皮细胞损伤导致肺泡表面活性物质减少,肺泡塌陷。毛细血管内皮细胞肿胀、空泡化、脱落,微血栓形成、毛细血管阻塞。肺实质和间质充血。肺泡水肿,胶原纤维肿胀,炎性细胞浸润,肺泡上皮细胞脱落,蛋白物质渗出。此阶段多数患者不产生症状,若合并感染或损伤严重可产生临床症状。这些急性改变大多会在数周或数月后逐渐消失。急性放射性肺炎的临床症状表现为咳嗽、咳痰、气短、发热、胸痛、呼吸困难等,合并感染者可有高热,痰血少见。多数患者无明显体征,部分患者可出现呼吸音粗糙或闻及干湿啰音,部分患者有胸膜摩擦音和胸腔积液等表现,严重者出现急性呼吸窘迫,甚至导致肺源性心脏病或死亡。急性期后将经历一个逐步肺纤维化的过程。肺部放疗后 70% 的患者会出现影像学改变,多数无症状或者症状轻微,仅有 20% 患者出现临床症状。急性放射性肺炎常规 X 线片表现为与放射野形状一致的弥漫密度增高影。胸部 CT 检查出现与放射野走行基本一致的斑片状淡薄密度增高影,部分患者发生部位超出照射野外,甚至弥漫分布于双肺。

2. 晚期放射性肺纤维化　晚期放射性肺纤维化在放疗 3 个月后开始,病理改变主要是逐步发展的纤维化。肺泡间隔胶原蛋白沉积增厚。肺泡缩小塌陷,代之以纤维结缔组织。血管壁也有胶原蛋白沉积,管腔狭窄阻塞。肺的放射性纤维化进展缓慢,在放疗后半年到 1 年趋于稳定。大多数患者无明显症状,或仅

有干咳;少数严重者有临床症状,表现为咳嗽、气短、运动能力下降、端坐呼吸、发绀、慢性肺源性心脏病,除非感染,很少发热。影像学检查会出现纤维化的表现。在 X 线片或 CT 上出现与放射野形状基本相似的条索状阴影,或呈蜂窝样改变。肺局部纤维化使纵隔、肺门移位,横膈上抬。

(二)放射性肺损伤的预防

1. 肺属于晚反应放射组织,与放射性肺炎发生相关的因素如下:

照射体积、总剂量和分割剂量:适形调强放疗时代,推荐的剂量体积限值为 V30<20%,V20<30%,V10<42%,V5<65%~70%,MLD<17Gy。

照射的时间间隔:一般认为两次照射的间隔时间至少需要 6 小时,亚致死性损伤才可以得到有效修复。

年龄:儿童肺的放射耐受性比成人差,老年人的肺耐受性也差于成年人。

照射前肺功能状态:慢性阻塞性肺疾病患者放射耐受剂量降低,容易产生急性放射性肺炎和肺纤维化。

全身疾病:血管硬化和糖尿病所致血管损害使肺的放射耐受性下降。

合并用药:合并化疗患者肺的放射耐受性下降,特别是使用肺毒性化疗药物,如博来霉素、环磷酰胺、吉西他滨、紫杉醇等,某些靶向药物如吉非替尼、厄洛替尼与放疗联合放射性肺炎也会增加。免疫治疗与放疗的序贯或同步应用也会明显增加放射性肺炎的发生。

肺叶切除:接受肺叶切除的患者肺放射耐受量下降。

肺照射部位:肺底部放射耐受性比肺尖部差。

2. 放射性肺炎重在预防。放射治疗前充分评估肺功能,控制感染。计划优化时应尽量采取适形或调强放疗并控制肺的受照剂量体积。

(三)放射性肺损伤的治疗

不良事件通用术语标准(CTCAE4.0)根据损伤严重程度将急性放射性肺炎分为五级:Ⅰ级没有症状,仅需要临床观察,不需要治疗干预;Ⅱ级以上有临床症状;Ⅲ级患者有严重症状,日常生活不能自理,需要吸氧;Ⅳ级指危及生命的呼吸困难,需要紧急干预如气管切开或者气管插管等;Ⅴ级指引起死亡的放射性肺炎。

急性放射性肺炎的治疗以激素和抗生素为主。皮质激素的用量要大,减量要慢,骤然停药会引起放射性肺炎的症状反跳。对症治疗包括止咳、化痰、平喘等,必要时可予以吸氧、中医中药清热活血化瘀等治疗。

参考 2014 版放射性肺损伤国内专家共识,根据 CTCAE4.0 分级标准治疗推荐如下。

Ⅰ级:观察。

Ⅱ级:无发热,密切观察 ± 对症治疗 ± 抗生素;伴发热、CT 上有急性渗出性改变者或有中性粒细胞比例升高,对症治疗 + 抗生素 ± 糖皮质激素。

Ⅲ级:糖皮质激素 + 抗生素 + 对症治疗,必要时吸氧。

Ⅳ级:糖皮质激素 + 抗生素 + 对症治疗 + 机械通气支持。

放射性肺纤维化无有效治疗方法,重在预防,即在制订放疗计划时尽可能避免和减少对正常肺组织的照射。

二、放射性食管损伤

(一)放射性食管炎的临床表现

放射性食管损伤有两种表现形式:早期的急性放射性食管炎和晚期放射性食管损伤。急性放射性食管炎是胸部肿瘤放疗过程中常见的急性反应,其机制为放射线损伤了快速增殖的黏膜上皮细胞。临床症状加重通常开始于放疗第 2 个周末,患者表现为进食疼痛、胸骨后疼痛或烧灼感,合并化疗者的食管炎出现更早,发生率更高,程度更严重。4 周后随着黏膜的修复加速患者疼痛减轻,放疗结束后这些症状多自行消失。晚期放射性食管损伤很少见,主要是食管狭窄、放射性溃疡和瘘管形成。

(二)放射性食管炎的预防

放疗前减少黏膜损伤类药物的应用,计划优化时尽量减少食管受照剂量及体积:$D_{mean}<34Gy$,V50<50%。

笔记

放疗过程中保持口腔清洁,尽量减少辛辣食物的刺激,积极处理反流性食管炎等基础疾病。

（三）放射性食管炎的治疗

放射性食管炎主要是对症治疗,放疗期间可给予黏膜保护剂康复新液或硫糖铝混悬液等保护黏膜及促进黏膜修复,吞咽疼痛患者可用黏膜表面麻醉剂,如以庆大霉素、地塞米松、利多卡因为主的口服液。嘱患者进软食,避免酸辣等刺激性食物。症状严重不能进食者必要时给予鼻饲、胃造瘘或静脉营养。

三、放射性脊髓损伤

早期的放射性脊髓损伤主要表现为患者低头时出现背部自头向下的触电感,放射到足跟,多为一过性。若脊髓放射剂量在耐受剂量范围以内,上述症状多在数月后自行消失,不需要任何治疗。放射性脊髓病是脊髓的晚期放射性损伤,发生在放疗结束 1 年以后。由放射线对少突神经胶质细胞和毛细血管的损伤引起,产生神经脱髓鞘等退行性病变,严重者有脊髓白质坏死。临床上表现为横断性脊髓损伤,严重者出现截瘫,瘫痪平面与受照脊髓段所支配部位一致。放射性脊髓病是不允许出现的放射性损伤,一旦发生,无有效的治疗方法。因此,设计和执行放疗计划时,必须保证脊髓照射剂量在其耐受范围以内（$D_{max}<45Gy$）。

四、放射性脑损伤

一直以来全脑放疗是非小细胞肺癌脑转移的标准治疗,可有效缓解症状,提高局部控制率,改善远期生存。NCCN 指南对局限期和广泛期小细胞肺癌化疗后获得 CR 或者 PR 的患者推荐全脑预防性照射。脑预防性照射已经成为治疗有效的小细胞肺癌患者的标准治疗方案。全脑放疗后出现的神经系统症状,可分为急性、亚急性及晚期放射性反应。急性反应发生在放疗中的几周内,主要表现为放疗中与脑水肿相关的头痛、恶心、呕吐及神经受损症状。亚急性反应是指放疗结束后 1~6 个月内出现的神经症状,主要为短期记忆受损及神经脱髓鞘症状。晚期放射性反应发生在放疗结束 6 个月以后,包括智力下降、记忆力下降、性格改变等。脑预防性照射后长期生存患者的认知功能会减退,多数患者半年后认知功能及记忆力明显下降。研究表明,海马回的神经干细胞损伤是引起记忆力减退的主要因素。放疗技术的进步使得海马保护的全脑放疗成为可能。在现有的放疗技术中,IMRT、TOMO、容积弧形调强放疗（VMAT）均可实现海马保护,其中 TOMO 技术剂量参数最优。

五、其他放射性损伤

全身反应:如乏力、食欲减退、骨髓抑制。

心脏损伤:由放射线对心肌细胞本身或心包等损伤引起。临床表现为心包积液、心包积血、缩窄性心包炎和心肌病。合并化疗会增加其发生率。放化疗同步治疗中不应该使用表柔比星等心脏毒性药物。控制心脏剂量:$D_{mean}<30Gy$,$V30<40\%$,$V40<30\%$。

臂丛损伤:肺尖癌或锁骨上淋巴结转移时高剂量放疗可引起臂丛损伤。照射 50Gy 以内一般不会发生,常规分割臂丛的耐受量为 $D_{max}<66Gy$。

放射性肋骨骨折、疼痛:发生于放疗 1 年至数年后,距离胸壁小于 1cm 的周围型肺癌行 SBRT 是高危因素,表现为射野内的肋骨骨折,一般无症状,不需要处理,疼痛患者可予止痛处理。

知识要点

胸部放疗时常见的放射性损伤包括放射性肺损伤、放射性食管损伤、放射性脊髓损伤、全身反应、心脏损伤、臂丛损伤、放射性肋骨骨折。如果行脑放疗还有脑损伤表现。肺是胸部放疗的主要剂量限制性器官。

放射性肺损伤的临床、病理、影像学表现,分级及相应的治疗推荐。

放射性食管炎的临床表现及治疗手段。

本节知识拓展

　　PACIFIC 研究奠定了同步放化疗 + 度伐利尤单抗（durvalumab）在不可手术Ⅲ期非小细胞肺癌患者中的标准治疗地位。≥3 级肺炎发生率方面，度伐利尤单抗组为 3.4%，安慰剂组为 2.6%，而真实世界肺炎的发生率要高于临床试验。近期，KEYNOTE-799 研究分析了帕博利珠单抗（pembrolizumab）联合同步放化疗在局部晚期 NSCLC 的安全性。≥3 级 AE 研究中队列 1 及队列 2 发生率分别为 64.3% 和 50.0%，最常见的≥3 级的不良反应均为肺炎，发生率分别为 16.1% 和 9.8%。所以免疫治疗时代，肺炎的防治应该引起足够的重视。免疫性肺炎与放射性肺炎发生时间及临床表现相似，鉴别主要依靠治疗经过及影像表现，放射性肺炎多与射野走行一致，边界较清晰，很少两肺弥漫性分布，两者治疗主要依靠激素。

（蒋爱军　袁双虎）

● 推荐阅读文献

　　[1] KRENGLI M,SACCO M,LOI G,et al. Pulmonary changes after radiotherapy for conservative treatment of breast cancer:a prospective study. Int J Radiat Oncol Biol Phys,2008,70(5):1460-1467.

　　[2] DE JAEGER K,SEPPENWOOLDE Y,BOERSMA L J,et al. Pulmonary function following high-dose radiotherapy of non-small-cell lung cancer. Int J Radiat Oncol Biol Phys,2003,55(5):1331-1340.

　　[3] MILLER K L,ZHOU S M,BARRIER R C Jr,et al. Long-term changes in pulmonary function tests after definitive radiotherapy for lung cancer. Int J Radiat Oncol Biol Phys,2003,56(3):611-615.

　　[4] GOPAL R,STARKSCHALL G,TUCKER S L,et al. Effects of radiotherapy and chemotherapy on lung function in patients with non-small-cell lung cancer. Int J Radiat Oncol Biol Phys,2003,56(1):114-120.

　　[5] FU X L,HUANG H,BENTEL G,et al. Predicting the risk of symptomatic radiation-induced lung injury using both the physical and biologic parameters V(30) and transforming growth factor beta. Int J Radiat Oncol Biol Phys,2001,50(4):899-908.

　　[6] ZHAO L,WANG L,JI W,et al. Elevation of plasma TGF-beta1 during radiation therapy predicts radiation-induced lung toxicity in patients with non-small-cell lung cancer:a combined analysis from Beijing and Michigan. Int J Radiat Oncol Biol Phys,2009,74:1385-1390.

　　[7] SANUKI N,ONO A,KOMATSU E,et al. Association of computed tomography-detected pulmonary interstitial changes with severe radiation pneumonitis for patients treated with thoracic radiotherapy. J Radiat Res,2012,53(1):110-116.

　　[8] 王琦,戴东,赵金坤,等. 放疗前 HRCT 肺组织异常影像学征象与肺癌三维技术放疗后 RP 的相关性研究. 中华放射肿瘤学杂志,2014,23(4):297-301.

　　[9] 周海芝,曹科,曹培国,等. 332 例肺癌临床病理因素及放射性肺炎与糖尿病的相关性分析. 中南大学学报（医学版）,2013,38(2):138-141.

　　[10] 宋浩,于金明. 糖尿病与放射性肺炎发生的相关危险性分析. 中华肿瘤杂志,2009,31(1):45-47.

　　[11] ZHAO L,JI W,OU G,et al. Risk factors for radiation-induced lung toxicity in patients with non-small cell lung cancer who received postoperative radiation therapy. Lung Cancer,2012,77(2):326-330.

　　[12] 王绿化,傅小龙,陈明,等. 放射性肺损伤的诊断及治疗. 中华放射肿瘤学杂志,2015,24(1):4-9.

　　[13] GONDI V,PUGH S L,TOME W A,et al. Preservation of memory with conformal avoidance of the hippocampal neural stem-cell compartment during whole-brain radiotherapy for brain metastases(RTOG 0933):a phase Ⅱ multi-institutional trial. J Clin Oncol,2014,32(34):3810-3816.

笔记

第十一章　肺癌其他局部治疗手段

第一节　介　入　治　疗

依据全球 2018 年统计数据显示,肺癌的新发病例为 209 万人次 / 年,死亡人数为 176 万人次 / 年,均位居所有癌肿的首位;我国 2015 年的权威数据统计显示,2015 年我国预估肺癌发病率为 57.26/10 万,新发肺癌病例预计为 78.7 万例 / 年,死亡患者约 61.02 万例 / 年,亦位居所有癌肿的首位。

外科手术作为根治性治疗方式,仅在少数患者身上可以应用。依据美国 2004—2017 年统计数据显示,仅 16% 肺癌患者罹患未发生淋巴结转移的早期肺癌,22% 肺癌患者为出现淋巴结转移的中期,而过半的肺癌患者(57%)诊断时即出现了远处转移。而在少数适合手术的早期肺癌患者中,仍有一部分患者因为体力情况较差、心肺功能较差或并发症及合并症较多等问题无法耐受外科切除术进行根治性手术而失去了治愈机会,因此仍需更多针对肺癌的治疗手段。

放疗和化疗是针对这些无法耐受手术治疗的早期肺癌、治疗后局部复发的肺癌及晚期肺癌患者的标准治疗方案。但是对于这些患者除了放化疗外还可以选择一些局部介入治疗方案,包括消融治疗、短距离放射治疗(brachytherapy)及经导管动脉化疗栓塞术(transcatheter arterial chemoembolization,TACE)。本节将介绍这几种治疗技术在肺癌中的应用。

一、消融治疗

在多部指南中消融治疗被认为是无法接受外科切除术的早期非小细胞肺癌(NSCLC)患者的替代治疗方案,同时也是肺癌患者接受根治性治疗后局部肿瘤复发后可选择的局部治疗手段,因此消融治疗在肺癌的局部治疗中占有重要的作用。

消融治疗主要包括温度消融及化学消融,应用于肺癌消融治疗的多为温度消融。温度消融是通过高频射频电流、微波电磁场或者氩 - 氦气体造成消融范围内的肿瘤组织极端的高温或低温,从而对肿瘤细胞造成不可逆损伤,引起肿瘤细胞凋亡或者肿瘤组织凝固性坏死,从而达到近乎切除效果的根治性介入治疗方法,因其造成肿瘤温度变化原理的不同又主要分为射频消融、微波消融及冷冻消融,其中在肺癌中应用最广泛的为射频消融技术。

Lencioni 等通过一项前瞻性多中心临床研究证实了以射频消融为代表的消融治疗对于早期肺癌或者肺癌局部复发的治疗效果(RAPTURE 研究)。该研究纳入了 106 位肺部肿瘤患者,其中 33 例患者为 NSCLC。在这 33 例 NSCLC 患者中,13 例为合并肺功能异常无法接受手术及放疗的早期肺癌患者;余下 20 例为外科切除术后局部复发、可疑肺内转移或远处转移无法行手术治疗的晚期肺癌患者,这些患者经过 MDT 讨论后认为可以接受消融治疗。这 33 例 NSCLC 患者的肺部肿瘤最大径平均为 2.2cm,最大肿瘤直径 3.0cm,所有患者的肺部肿瘤均按计划成功消融,技术成功率为 100%,均未出现明显的肺功能减低,其中 24 例患者成功随访 1 年以上,1 年时 21 例患者评估为 CR(87.5%),1 年生存率为 70%,2 年生存率为 48%。

为进一步探索消融治疗在早期肺癌中的作用,Dupuy 等通过多中心前瞻性临床研究(ACOSOG Z4033 研究)纳入 54 例无法接受手术的 Ⅰ A 期 NSCLC 患者进行射频消融治疗,通过规律随访显示,早期肺癌患者消融治疗后 1 年及 2 年的生存率分别为 68.9% 及 59.8%,并且研究中所有患者均未出现操作相关的严重并发症。此外,研究指出,肿瘤小于 2cm 及体力情况较好(PS 为 0~1 分)的肺癌患者 1 年及 2 年的生存率可达 83% 及 78%,证实了消融治疗对于早期肺癌的良好治疗效果。此后也有许多研究证实了消融治疗对于早期肺癌的治疗效果,也有研究显示对于合适的早期肺癌患者其疗效可与放疗相当。因此在多部

笔记

163

肺癌治疗的指南中,把消融治疗作为早期不可接受手术的肺癌患者,特别是 NSCLC 患者的替代治疗方案之一。

而对于全时期的肺部肿瘤治疗而言,根据 Yuan 等进行的荟萃分析结果显示,射频消融及微波消融治疗肺部原发肿瘤的中位 OS 为 28.4 个月及 24.4 个月,中位 PFS 可达 14.6 个月及 8.4 个月,均具有较好的治疗效果。

二、短距离放射治疗

短距离放射治疗是将微小放射源放置在肿瘤中或肿瘤边缘,通过持续释放放射线杀伤肿瘤细胞达到治疗效果,目前常用的放射源包括 ^{125}I、^{192}Ir、^{60}Co、^{103}Pd 及 ^{131}Pa 等。短距离放射治疗于 1901 年由 Danlos 及 Bloch 提出相关概念,之后很快应用于临床,于 1903 年由 Cleaves 首次应用于宫颈癌的治疗中,之后开始广泛应用于乳腺癌、宫颈癌、前列腺癌、胰腺癌等肿瘤的治疗中。短距离放射治疗的优势在于可以将放射源放置在肿瘤中或附近,从而允许肿瘤部位有更高的放射剂量,更好地灭活肿瘤,同时由于放射量随距离增加而显著减低,短距离放射治疗对周围组织和器官的放射损伤较少,可对周围脏器进行有效保护,从而降低放射性损伤所致的相关并发症。

1922 年 Yankauer 报道了 2 例使用镭短距离放射治疗肺癌的病例,之后短距离放射治疗就开始逐步应用于肺癌的治疗中,但是由于早期放射源的储备较难及辐射量较大等缺点,且放射源需要外科开刀植入,临床应用难度较大,因此早期未被广泛应用。而随着新型放射源及影像引导技术的发展,近年来短距离放射治疗在肺癌的治疗中逐渐开始发挥重要的作用。以 ^{125}I 粒子为例,^{125}I 粒子是目前常用的短距离放射治疗使用的放射源,放射源能量 27~35keV,其半衰期约 59.6 天,可以满足大多数临床需求。

临床中研究者期待早期肺癌进行短距离放射治疗可降低远期复发的风险,但是目前研究所得到的结果无法完全支持这个推测,仍需要进一步高质量的临床研究证实这一观点。

在肺癌切除术后复发患者的治疗方面,Huo 等回顾性分析了短距离放射治疗联合化疗治疗 38 例局部复发的 NSCLC 患者,其中 15 例同时接受铂类为基础的化疗,结果显示,患者 2 年的总生存率及无进展生存率分别为 47.4% 及 30.5%,中位总生存期为 22.5 个月,短距离放射治疗具有一定的治疗效果。

而在短距离放射治疗联合其他治疗方式治疗晚期肺癌方面,Zhan 等通过一项荟萃分析总结发现晚期 NSCLC 联合短距离放射治疗及化疗较单纯化疗获得了更好的 OS、ORR 及疾病控制率(DCR),可提高患者的生活质量,具有一定临床应用前景。

此外,短距离放射治疗也应用于晚期肺癌患者的辅助治疗。Langendijk 等开展了前瞻性随机对照研究中,以探索外放射联合短距离放射治疗对比单纯外放疗对于晚期肺癌症状缓解,发现联合治疗可减轻患者的呼吸困难症状,但是对于患者总体生活质量却没有显著改善,因此目前一般认为在特殊患者中可行外放射联合短距离放射治疗缓解其症状,但不推荐将这种方式作为常规治疗方式。

三、经导管动脉化疗栓塞术

经导管动脉化疗栓塞术(TACE)是一种联合向肿瘤供血动脉内注射细胞毒性化疗药物[经导管动脉灌注化疗(transarterial infusion,TAI)]及对肿瘤供血血管进行栓塞[经导管动脉栓塞术(transarterial embolization,TAE)]的治疗方式,从而使肿瘤内部药物浓度增高,增强化疗药物的细胞毒性作用,同时引发肿瘤组织的缺血反应,从而达到更好治疗效果的介入治疗方式。目前,TACE 已经成为中期肝癌的标准一线治疗手段。虽然这种治疗方式目前尚未被纳入肺癌治疗指南,但也有许多研究者在进行相关的探索,而在肺癌的研究中,常采用的治疗方法多不合并 TAE,而是选择行 TAI。

Nakanishi 等的一项前瞻性观察性研究显示,对于无法耐受化疗的晚期 NSCLC 患者,接受紫杉醇及顺铂的 TAI 治疗,患者的总缓解率可达 52%,中位 OS 及中位 PFS 可达 17.4 个月及 6.5 个月。Zeng 等通过回顾性研究分析得出结论,联合应用支气管灌注化疗及 TACE 治疗晚期肺癌(Ⅲ/Ⅳ期),其 30 天总缓解率可达 78.3%,中位 OS 可达 15.6 个月。

对于肺癌合并咯血的患者,临床上常联合 TAE 治疗,以期在控制咯血的基础上兼顾对肺癌的辅助治疗。Seki 等对 10 例化疗后进展或无法接受化疗的肺癌咯血患者每 3~4 周进行一次 TACE 治疗,治疗采用

笔记

顺铂及氟尿嘧啶(5-FU)的灌注联合微球或者明胶海绵颗粒的栓塞,结果显示平均止血时间为 11.9 个月,并且对肿瘤具有一定的治疗效果。

因此 TACE 应用于肺癌的治疗可给晚期肺癌患者带来收益,但是这一方式在肺癌中的疗效还需更多高质量的临床证据支持,治疗的细节如化疗方案的选择等还需要更多的探索。在结直肠癌肝转移瘤的研究中心,研究者发现,TACE 的化疗方案使用之前静脉应用过且已经发生肿瘤进展的化疗方案时仍然可以获得较好的治疗效果,其原因可能与 TACE 造成的局部高药物浓度有关,但仍需更进一步研究。因此在肺癌中 TACE 相关的临床研究也应不落窠臼,才能更好地阐释效果因素。

回顾介入治疗在肺癌中的应用,可以看出目前介入治疗在特定患者中可发挥较好的临床结果,但是部分治疗方法仍需要大规模的随机临床试验证据进一步支持。在肺癌的介入治疗中,临床工作应结合患者的实际情况,通过多学科协作制订合理的、个体化的治疗方案,从而能使患者更好地收益。

> **本节知识要点**
>
> 临床上较常应用于肺癌局部治疗的介入治疗方法包括消融治疗、短距离放射治疗及经导管动脉化疗栓塞术。
>
> 消融治疗可应用于早期不可接受手术的肺癌患者。
>
> 对于晚期肺癌患者而言,适当的介入治疗可以使患者受益,不同介入治疗方式更具优缺点,需结合患者实际情况进行选择。

(李　肖)

● 推荐阅读文献

［1］郑荣寿,孙可欣,张思维,等. 2015 年中国恶性肿瘤流行情况分析. 中华肿瘤杂志,2019,41(1):19-28.

［2］BRAY F,FERLAY J,SOERJOMATARAM I,et al. Global cancer statistics 2018:GLOBOCAN estimates of incidence and mortality worldwide for 36 cancers in 185 countries. CA Cancer J Clin,2018,68(6):394-424.

［3］SIEGEL R L,MILLER K D,JEMAL A. Cancer statistics,2019. CA:A Cancer Journal for Clinicians,2019,69(1):7-34.

［4］CHU K F,DUPUY D E. Thermal ablation of tumours:biological mechanisms and advances in therapy. Cancer,2014,14(3):199-208.

［5］LENCIONI R,CROCETTI L,CIONI R,et al,Response to radiofrequency ablation of pulmonary tumours:a prospective,intention-to-treat,multicentre clinical trial(the RAPTURE study). Lancet Oncol,2008,9(7):621-628.

［6］DUPUY D E,FERNANDO H C,HILLMAN S,et al. Radiofrequency ablation of stage IA non-small cell lung cancer in medically inoperable patients:results from the American College of Surgeons Oncology Group Z4033(Alliance)trial. Cancer,2015,121(19):3491-3498.

［7］LI M,XU X,QIN Y,et al. Radiofrequency ablation vs. stereotactic body radiotherapy for stage IA non-small cell lung cancer in nonsurgical patients. J Cancer,2021,12(10):3057-3066.

［8］YUAN Z,WANG Y,ZHANG J,et al. A meta-analysis of clinical outcomes after radiofrequency ablation and microwave ablation for lung cancer and pulmonary metastases. J Am Coll Radiol,2019,16(3):302-314.

［9］MAYER C,KUMAR A. StatPearls. Treasure Island(FL):StatPearls Publishing LLC.,2021.

［10］Marcus D M,Jani A B,Godette K,et al. A review of low-dose-rate prostate brachytherapy:techniques and outcomes. J Natl Med Assoc,2010,102(6):500-510.

［11］HAN K,MILOSEVIC M,FYLES A,et al. Trends in the utilization of brachytherapy in cervical cancer in the United States. Int J Radiat Oncol Biol Phys,2013,87(1):111-119.

［12］STEWART A,PARASHAR B,PATEL M,et al. American Brachytherapy Society consensus guidelines for thoracic brachytherapy for lung cancer. Brachytherapy,2016,15(1):1-11.

［13］ZHANG W,LI J,LI R,et al. Efficacy and safety of iodine-125 radioactive seeds brachytherapy for advanced non-small cell lung cancer:A meta-analysis. Brachytherapy,2018,17(2):439-448.

[14]YOUROUKOU A,GKIOZOS I,KALAITZI Z,et al. The potential role of brachytherapy in the irradiation of patients with lung cancer:a systematic review. Clin Transl Oncol,2017,19(8):945-950.

[15]PATRINI D,LAWRENCE D,ADAMS B,et al. Panagiotopoulos,is brachytherapy effective for local recurrence control in sublobar resections for non-small-cell lung cancer? Int Card Thor Surg,2015,21(5),677-681.

[16]HUO X,WANG H,YANG J,et al. Effectiveness and safety of CT-guided(125)I seed brachytherapy for postoperative locoregional recurrence in patients with non-small cell lung cancer. Brachytherapy,2016,15(3):370-380.

[17]European Association for the Study of the Liver. EASL Clinical Practice Guidelines:Management of hepatocellular carcinoma. J Hepatol,2018,69(1):182-236.

[18]NAKANISHI M,YOSHIDA Y,NATAZUKA T. Prospective study of transarterial infusion of docetaxel and cisplatin to treat non-small-cell lung cancer in patients contraindicated for standard chemotherapy. Lung Cancer,2012,77(2):353-358.

[19]ZENG Y,YIN M,ZHAO Y,et al. Combination of bronchial arterial infusion chemotherapy plus drug-eluting embolic transarterial chemoembolization for treatment of advanced lung cancer-A retrospective analysis of 23 patients. J Vasc Interv Radiol,2020,31(10):1645-1653.

[20]SEKI A,SHIMONO C. Transarterial chemoembolization for management of hemoptysis:initial experience in advanced primary lung cancer patients. Jpn J Radiol,2017,35(9):495-504.

[21]DE BAERE T,TSELIKAS L,YEVICH S,et al. The role of image-guided therapy in the management of colorectal cancer metastatic disease. Eur J Cancer,2017,75:231-242.

[22]YOSHINO T,ARNOLD D,TANIGUCHI H,et al. Pan-Asian adapted ESMO consensus guidelines for the management of patients with metastatic colorectal cancer:a JSMO-ESMO initiative endorsed by CSCO,KACO,MOS,SSO and TOS. Ann Oncol,2018,29(1):44-70.

第二节 呼吸内镜下介入治疗

一、光动力治疗

将光动力用于气道肿瘤始于1982年,其主要通过单线态氧诱导的直接细胞死亡、肿瘤内血管损伤及血栓形成、诱导免疫应答等机制发挥重要的临床治疗作用。国内目前主要采用第一代光敏剂,第二代光敏剂他拉泊芬钠(日本)国内尚未引进,常用波长630nm,功率密度100~200mW/cm²,总能量密度150~200J/cm²。对于气道内腔肿瘤小者,可直接光动力治疗,肿瘤较大者,可先行减瘤术后再行光动力治疗。治疗前先清除气道内的坏死物质,光敏剂注射40~48小时后将光纤置于气道肿瘤一侧或插入肿瘤,间断光照(一般每次3~5分钟,间隔1~3分钟),光照后需及时清除气道内的坏死物质,防止气道堵塞。治疗过程中需对患者行避光宣教,告知避光时间及程度。

1. 主要的适应证

(1)早期肺癌:美国胸科医师学会指南仅推荐对直径<1.0cm的小病灶进行光动力治疗。日本光动力协会和日本激光外科医学会也确定了以下光动力治疗的适应证:①基于内镜评估的早期肺癌;②正常的胸部X线和CT表现;③没有淋巴结转移证据;④肿瘤直径<1.0cm。光动力治疗前最好使用自发荧光支气管镜以确定病变边缘,支气管内超声检查以确定病变深度。

(2)晚期肺癌姑息治疗:对于不适合标准手术和放射治疗的肿瘤患者的阻塞性疾病,光动力治疗可用作单独疗法或与手术、化疗或标准放疗法结合使用。

(3)其他少数研究报道集中于肺部肿瘤围手术期的应用:Ⅰ期NSCLC显微镜下残留(R1切除)的残端应用光动力治疗安全有效。光动力诱导治疗可使不可切除的病变变为可切除,提高Ⅲ期NSCLC的可切除率。术中光动力治疗能改善恶性胸膜间皮瘤的生存,可使胸腺瘤和胸膜播散的NSCLC获益。

2. 光动力治疗常见的并发症

(1)光过敏:多为皮肤晒伤样改变,重者可出现脱皮、水疱,需立即避光,严重者行局部激素或全身激

笔记

素治疗。

（2）其他并发症：咳嗽、发热、咯血，较严重的并发症包括气道瘘、急性黏液性水肿。

二、热消融治疗

热消融包括高频电刀、氩离子凝固术、激光、微波等方法。这些方法能有效地灭活或烧灼支气管腔内的肿瘤组织，减轻管壁肿瘤浸润程度，减少瘤负荷，解除气道阻塞。

三、冷冻治疗

冷冻技术是利用超低温破坏异常活组织的一种方法，根据焦耳 - 汤姆逊原理，高压 CO_2 气体通过小孔释放、节流膨胀制冷产生低温，最低温度可达 $-80℃$，在冷冻探针的前段形成一定大小的冰球，可有效杀灭肿瘤。胸部肿瘤的治疗主要是大气道恶性肿瘤的冻切、管壁出血后血凝块的摘除，异物、坏死物、黏液栓子摘除等。

四、支架置入术

气道支架置入术是在支气管镜等器械的操作下及 X 线监视下，依据病灶特点将不同形状、材质、张力、规格的支架送入病变段（狭窄处），重建呼吸通道，缓解患者呼吸困难的症状。恶性气道狭窄可直接放置支架，也可以行激光、冷冻、电烧灼等方式清除肿瘤，扩宽气道后置入覆膜内支架或放射性粒子支架。良性气道狭窄可直接放入支架，也可以经球囊或电针处理后再置入支架。支架最好在消融治疗后 1 周进行，否则大量坏死物质易致支架堵塞。管外型气道狭窄可考虑直接置入支架，然后再结合外放疗或瘤体内置入放 / 化疗粒子等。对于管外肿块较大、严重气道狭窄的患者，应该选择支撑力大的支架（如 Z 形支架），否则有可能支架置入后不能张开而导致窒息。此类患者亦可考虑气管插管后再进行放 / 化疗等。对管内型和管壁型气道狭窄切忌放置金属裸支架，必要时应放置可回收覆膜支架。

五、腔内后装放疗

腔内后装放疗，医师先将合适的施源器准确安放到肿瘤内，通过计算机计算肿瘤内放疗剂量的分布，然后由计算机控制放射源进入患者体内的施源器，采用 CT、MRI 等三维引导，可使肿瘤区和周围正常组织的剂量分布达到最优化。能有效控制局部肿瘤增长，可与激光治疗、支架置入治疗联合应用，在恶性气道肿瘤的姑息治疗中发挥有效作用。

六、放射性粒子治疗

^{125}I 粒子可释放 γ 射线，放射半径 10~15mm，半衰期是 60.2 天，经足够时间及剂量后可不间断杀灭肿瘤细胞，分为经支气管镜植入放射性粒子、CT 引导下的粒子置入术、放射性粒子支架置入术等。1989 年国外研究，对于气道内肿瘤放疗失败或者无法手术及放疗的肿瘤患者，气管镜下置入胶囊 ^{125}I 可使 75% 患者病灶消退。国内近年，气管镜下应用 c-TBNA 针或粒子植入针等按照建模或者肿瘤表面多点植入方式，于气道肿瘤腔内置入 ^{125}I 亦可使气道肿瘤明显减小，缓解阻塞症状。一般采用 0.4~0.6mCi（$1mCi=3.7 \times 10^7Bq$）活度 ^{125}I。

主要的适应证：①心肺功能差或高龄不能耐受手术；②术后复发不能再次手术者；③放化疗后肿瘤残留或进展；④其他抗肿瘤治疗后进展；⑤功能状态评分（PS）≤2 分，生存期大于 3 个月。

主要的并发症：①粒子迁移、脱落、脱落后放射污染，因子腔内肿瘤一般不宜直接植入粒子；②出血及频繁咳嗽；③气道瘘。

七、肿瘤内药物注射技术

气管腔内局部药物注射：腔内注射常用的化疗药如顺铂、丝裂霉素、表柔比星，近期疗效明显，能迅速缓解症状，尤其是对肿瘤造成的管腔阻塞可使瘤体缩小，解除气道阻塞，缓解呼吸困难、肺不张及阻塞性肺炎的症状。对明确为恶性气管内肿瘤者，可配合冷冻、热疗，瘤体内注射化疗药，起到协同治疗作用。该技术是对全身化疗效果不佳或不能耐受大剂量持久化疗者,控制原发病灶的手段之一。

八、球囊扩张治疗

球囊扩张技术主要用液压枪通过支气管介导的球囊导管向球囊内注入水或气体,使气道形成多发小的纵形撕裂伤。撕裂伤修复过程中,组织纤维化与气道长轴一致且具有保持外展的作用,属于机械性治疗技术,主要用于良性纤维瘢痕病变导致的狭窄。对恶性病变导致的狭窄,只能作为辅助治疗手段。球囊扩张术方法简单、安全、见效快,可作为各种病变所致的良性瘢痕性气管支气管狭窄的首选治疗。其不足之处在于为达到满意效果,时常需反复进行且存在扩张气道再狭窄的可能,不合适的扩张甚至会诱发气道撕裂、气道瘘等。

> **知识要点**
> 呼吸内镜下介入治疗是肺癌局部治疗的一种方式,包括冷冻治疗、热消融治疗、光动力学治疗、支架植入术等。应掌握其主要适应证和并发症。

(张 蕾)

● 推荐阅读文献

[1] OHTANI K,IKEDA N. Photodynamic therapy for lung cancer. Kyobu Geka,2016,69(8):694-699.

[2] IKEDA N,USUDA J,MAEHARA S. Photodynamic therapy for central-type early-stage lung cancer. Gen Thorac Cardiovasc Surg,2020,68(7):679-683.

[3] SHAFIRSTEIN G,BATTOO A,HARRIS K,et al. Photodynamic therapy of non-small cell lung cancer. Narrative review and future directions. Ann Am Thorac Soc,2016,13(2):265-275.

[4] GUIBERT N,MAZIERES J,MARQUETTE C H,et al. Integration of interventional bronchoscopy in the management of lung cancer. Eur Respir Rev,2015,24(137):378-391.

[5] MARSH B R. Bronchoscopic brachytherapy. Laryngoscope,1989,99(7 Pt 2 Suppl 47):1-13.

[6] JIANG A G,LU H Y,DING Z Q. Implantation of ^{125}I radioactive seeds via c-TBNA combined with chemotherapy in an advanced non-small-cell lung carcinoma patient. BMC Pulm Med,2019,19(1):205.

[7] DEMAIO A,STERMAN D. Bronchoscopic intratumoural therapies for non-small cell lung cancer. Eur Respir Rev,2020,29(156):200028.

第十二章 小细胞肺癌的治疗

第一节 局限期小细胞肺癌的放化疗

小细胞肺癌（small cell lung cancer，SCLC）约占所有肺癌患者的15%，其中约有1/3为局限期小细胞肺癌（limited-stage small cell lung cancer，LS-SCLC）。SCLC恶性程度高，倍增时间短，早期容易扩散，预后差，治疗上与非小细胞肺癌有很大不同。除了少部分极早期（$T_{1-2}N_0M_0$）的患者可以进行手术，对于大部分局限期SCLC（$T_{3-4}N_0M_0$）患者，化疗联合胸部放疗（thoracic radiotherapy）是标准治疗方法。

一、化疗联合胸部放疗提高生存期

大部分SCLC患者诊断时已经有隐匿性转移，因此化疗是SCLC治疗的重要手段。然而单纯化疗LS-SCLC局部失败率达50%~90%，中位OS仅有12~16个月。LS-SCLC对放疗敏感，胸部放疗能够减少局部复发风险，但是对于生存获益，早期进行的多个随机对照试验得到的结果并不一致。直到1992年发表的两项荟萃分析才证实了胸部放疗联合化疗能够同时提高LS-SCLC的生存期和局部控制率。其中Pignon等进行荟萃分析纳入了13个化疗联合胸部放疗对比单纯化疗的随机对照研究，共2 140例LS-SCLC患者，中位随访时间为43个月，联合治疗组相比化疗组死亡率降低了14%，3年OS获益为5.4%±1.4%（化疗组8.9%±0.9%，联合治疗组5.4%±1.4%；$P=0.001$）。亚组分析显示年轻患者比老年患者死亡风险减少更明显（$P=0.01$），小于55岁的患者HR为0.72（95%CI 0.56~0.93），而>70岁的患者HR为1.07（95%CI 0.70~1.64）。Warde等进行的荟萃分析探讨了胸部放疗联合系统化疗对LS-SCLC的生存和局部控制率的影响。该研究纳入了11项随机对照研究，结果显示，胸部放疗组相比对照组2年OS率的比值比（odds ratio，OR）为1.53（95%CI 1.30~1.76，$P<0.001$），2年OS率提高了5.4%（95%CI 1.1%~9.7%）。胸部放疗组局部控制率明显提高，相比对照组OR为3.02（95%CI 2.80~3.24，$P<0.001$），胸内肿瘤控制率提高25.3%（95%CI 16.5%~34.1%），放疗组治疗相关风险仅增加1.2%（95%CI 0.6%~3.0%）。这两项研究奠定了胸部放疗在LS-SCLC治疗中的地位。

LS-SCLC化疗方案的演变也经历了一个漫长的过程。最早SCLC采用单药化疗，20世纪70年代，环磷酰胺、蒽环类和长春新碱（cyclophosphamide+anthracyclines+vincristine，CAV）联合化疗方案成为标准治疗。1979年Sierocki等的一项研究探讨了依托泊苷联合顺铂（EP）方案治疗SCLC。该研究纳入了38例初始治疗的患者，进行2个周期EP方案诱导化疗，随后进行4个周期CAV方案化疗及预防性脑照射（prophylactic cranial irradiation，PCI）治疗，总缓解率达到95%，其中21例局限期患者完全缓解（CR）率达到52%，部分缓解（PR）率达48%。1985年Evans等的研究纳入了由于严重心脏病或肝病导致CAV方案化疗禁忌或脑转移的初始治疗SCLC患者，采用EP方案化疗，结果显示，28例可分析患者中12例达到CR（43%），12例达到PR（43%），11例局限期患者7例达CR（64%），2例达PR（18%），中位缓解时间39周，所有局限期患者中位OS为69周。随着胸部放疗在LS-SCLC治疗中的地位被确定，EP方案由于不会引起肺毒性，和胸部放疗同步使用耐受性好而显现出更大的优势。

2002年Sundstrom等发表的一项Ⅲ期随机研究纳入了436例SCLC患者，其中局限期患者218例，随机进入EP组和环磷酰胺、表柔比星和长春新碱（cyclophosphamide+epirubicin+vincristine，CEV）组，均化疗5个周期。EP组给予依托泊苷100mg/m^2，静脉注射；顺铂75mg/m^2，静脉注射，第1天；依托泊苷200mg/m^2，口服，每天1次，第2~4天；每3周1次。CEV组给予表柔比星50mg/m^2，环磷酰胺1 000mg/m^2，长春新碱2mg，静脉注射，第1天，每3周1次。局限期患者在第3个周期化疗时同步胸部放疗，治疗期间完全缓解的患者接受PCI。结果显示EP组的2年和5年OS率（14%和5%，$P=0.000\ 4$）显著高于CEV组（6%和2%）。

局限期患者 EP 组优于 CEV 组,中位 OS 分别为 14.5 个月和 9.7 个月(P=0.001),EP 组的 2 年和 5 年 OS 分别为 25% 和 10%,而 CEV 组分别为 8% 和 3%(P=0.000 1)。两组生活质量评估没有明显差异。如今 EP 方案已经成为指南推荐的 LS-SCLC 一线首选化疗方案。

二、同步放化疗优于序贯治疗,早放疗优于晚放疗

胸部放疗与化疗的结合模式及胸部放疗开始的时间是研究者一直在探讨的问题。理论上来讲,早期进行胸部放疗能够消灭对化疗不敏感的肿瘤细胞,避免其在化疗开始后不受影响地增殖和播散转移,但同步放化疗会导致治疗毒性增加。2002 年发表的 JCOG 9104 研究是一项同步放化疗对比序贯放化疗治疗 LS-SCLC 的Ⅲ期随机对照研究,共纳入 231 例患者,接受 45Gy/(30 次·3 周)、1.5Gy/ 次、每天 2 次的胸部放疗。所有患者均接受 4 个周期 EP 方案化疗,同步组每 3 周为 1 个周期,在第 1 个周期化疗的第 2 天开始胸部放疗,序贯组每 4 周为 1 个周期,4 个周期化疗后开始胸部放疗。同步组和序贯组中位生存期分别为 27.2 个月和 19.7 个月,2 年、3 年、5 年 OS 率分别为 54.4% vs. 35.1%、29.8% vs. 20.2%、23.7% vs. 18.3%(P=0.097)。同步组≥3 级血液学毒性发生率更高(≥3 级白细胞减少发生率:88% vs. 54%,P<0.001),两组≥3 级食管炎发生率均不高(同步组 9%,序贯组 4%;P=0.17),对于大多数患者来说治疗耐受良好。尽管同步组与序贯组生存差异未达统计学意义,但仍显示出同步组生存获益的趋势。

1993 年加拿大国家癌症研究所(National Cancer Institute of Canada,NCIC)的Ⅲ期随机研究探讨了 LS-SCLC 联合治疗中胸部放疗加入的时机,纳入 308 例患者,所有患者交替使用 CAV 方案(环磷酰胺 1 000mg/m²、第 1 天,表柔比星 50mg/m²、第 1 天,长春新碱 2mg/m²、第 1 天)和 EP 方案(依托泊苷 100mg/ m²、第 1~3 天,顺铂 25mg/m²、第 1~3 天)化疗,每 3 周 1 次,各进行 3 个周期,随机进入早放疗组(第 1 个周期 EP 化疗即总第 2 个周期化疗时)和晚放疗组(第 3 个周期 EP 化疗即总第 6 个周期化疗时),均接受 40Gy/15 次 /3 周的胸部放疗。胸部放疗和化疗结束后无疾病进展的患者接受 25Gy/10 次 /2 周的 PCI 治疗。结果显示,两组缓解率没有显著差异,但是早放疗组 PFS 和 OS 均优于晚放疗组(PFS:15.4 个月 vs. 11.8 个月,P=0.036;OS:21.2 个月 vs. 16.0 个月,P=0.008),3 年和 5 年 OS 率分别为 29.7% vs. 21.5% 和 20% vs. 11%(P=0.006),早放疗组和晚放疗组脑转移总占比分别为 18.1%(28/155)和 28.1%(43/153)(P=0.042),晚放疗组脑转移率更高(P=0.006)。毒性方面早放疗组发生率显著高于晚放疗组的是贫血(<80g/L)、食管炎、皮炎(分别为 49% 和 36.8%,81.2% 和 75.2%,6% 和 2.2%),严重肺毒性少见(3.2% vs. 0.7%;差异不显著)。两组各有 2 例治疗相关死亡。因此该研究认为 LS-SCLC 联合治疗模式中早期介入胸部放疗疗效优于晚放疗或巩固性放疗。

1997 年 Jeremic 发表的一项Ⅲ期随机对照研究探讨了加速超分割放疗联合同步化疗治疗 LS-SCLC 的最佳时机,入组患者中 103 例可评估。所有患者均接受剂量为 54Gy(1.5Gy/ 次,每天 2 次)的加速超分割放疗,同步卡铂 / 依托泊苷各 30mg/d 化疗。早放疗组(n=52)在第 1~4 周同步放化疗,后进行 4 个周期顺铂 / 依托泊苷(P/E)化疗(第 6、9、12、15 周)。晚放疗组(n=51)先进行 2 个周期 P/E 化疗(第 1、4 周),第 6~9 周进行同步放化疗,然后再进行 2 个周期 P/E 化疗(第 11 周和第 14 周)。CR 或 PR 的患者在第 16~17 周接受 PCI。早放疗组和晚放疗组中位 OS 分别为 34 个月和 26 个月,5 年 OS 率分别为 30% 和 15%,单因素分析差异接近显著(P=0.052),多因素分析差异显著(P=0.027)。早放疗组局部控制率显著高于晚放疗组(5 年局部无复发发生存率 58% vs. 37%),而远处转移率两组没有差异(5 年无远处转移生存率 49% vs. 45%)。最常见的不良反应是血小板减少、白细胞减少和食管毒性,两组急性或晚期 3~4 级毒性发生率没有差异,没有出现 5 级毒性或治疗相关死亡。

2004 年 Fried 等的荟萃分析对比胸部放疗联合化疗时早放疗(化疗开始后 9 周内,第 3 个周期化疗前)和晚放疗(化疗开始后 9 周后,或第 3 个周期化疗开始后)治疗 LS-SCLC,纳入 7 项随机临床试验中 1 524 例患者。结果显示,2 年 OS 的 RR 值为 1.17(95%CI 1.02~1.35,P=0.03),3 年 OS 的 RR 值为 1.13(95%CI 0.92~1.39,P=0.2)。亚组分析显示,加速超分割放疗时早放疗组与晚放疗组 2 年和 3 年 OS 率 RR 值分别为 1.44(95%CI 1.17~1.77,P=0.001)和 1.39(95%CI 1.02~1.90,P=0.04),而使用每天 1 次的常规分割早放疗组和晚放疗组 2 年和 3 年 OS 率没有差异。使用含铂化疗方案 2 年和 3 年 OS 率 RR 值分别为 1.30(95%CI 1.10~1.53,P=0.002)和 1.35(95%CI 1.07~1.70,P=0.01),提示早放疗组具有生存优势,而使用非含铂方案化

疗的研究两组 OS 则没有显著差异。该研究提示胸部放疗联合化疗采用早放疗相比晚放疗能够提高 2 年 OS，而当使用加速超分割放疗和含铂化疗方案时早放疗组与晚放疗组 OS 差异更大。

肿瘤细胞在放化疗后出现加速再增殖已经成为治疗失败的一个公认原因。2006 年 Ruysscher 等发表的荟萃分析引入了 SER（the start of any treatment until the end of radiotherapy）的概念，即任何治疗开始到胸部放疗结束的时间，作为反映原发肿瘤细胞增殖的定量指标。该研究纳入了 4 项 Ⅲ 期临床试验。短 SER 组 5 年 OS 率明显高于长 SER 组（*RR*=0.62，95%*CI* 0.49~0.80，*P*=0.000 3），SER 短于 30 天时 5 年 OS 率超过 20%。但短 SER 也与严重食管炎发生风险增高有关（*RR*=0.55，95%*CI* 0.42~073，*P*=0.000 1）。2016 年 Ruysscher 等发表的一项基于随机试验中个体数据的荟萃分析比较了早放疗与晚放疗及短程放疗与长程放疗治疗 LS-SCLC，可供分析的数据来自 9 项临床试验中 2 305 例患者，中位随访时间 10 年。在化疗完成度良好的患者中早放疗或短放疗 OS 明显获益（*HR*=0.79，95%*CI* 0.69~0.91），3 年 OS 和 5 年 OS 分别增加了 5.7% 和 7.7%。不过早放疗或短程放疗严重急性食管毒性的发生率也明显增加（14% *vs.* 8%，*P*<0.001）。

目前同步放化疗是指南推荐的 T$_{3~4}$N$_+$ 的 LS-SCLC 的标准治疗，优于序贯放化疗。包括 2021 版 NCCN 指南、2020 年美国放射肿瘤学会（ASTRO）SCLC 放疗指南、2020 年美国镭学会（American Radium Society，ARS）LS-SCLC 放疗指南在内的多个指南均建议胸部放疗开始时间在第 1 个周期或第 2 个周期化疗时同步开始，不晚于第 3 个周期化疗开始时间。

三、胸部放疗剂量及分割模式

LS-SCLC 的最佳剂量和分割模式目前仍有争议。

1998 年，Choi 等发表的 Ⅰ 期研究探讨了 LS-SCLC 每天 1 次常规分割和每天 2 次加速超分割方案放疗联合同步化疗的最大耐受放疗剂量（maximum-tolerated dose，MTD）。研究采用连续剂量爬坡，初始剂量为 40.0~40.5Gy，后续队列一次加量总剂量的 7%~11%，共设置 5 个加速超分割放疗剂量组[50Gy/（40 次·26 天）、45Gy/（30 次·19 天）、50Gy/（33.3 次·23 天）、55.5Gy/（37 次·24.5 天）、60Gy/（40 次·26 天）]，4 个常规分割放疗剂量组[（56Gy（28 次·38 天）、60Gy/（30 次·40 天）、66Gy/（33 次·45 天）、70Gy/（35 次·47 天）]。MTD 定义为低于导致 33% 以上患者出现 ≥4 级急性食管炎和 / 或 ≥3 级肺毒性的剂量水平。所有患者接受 3 个周期顺铂 + 环磷酰胺 + 依托泊苷方案化疗及 2 个周期顺铂 + 依托泊苷方案化疗，第 4 个周期化疗开始时开始胸部放疗。共纳入 50 例患者，加速超分割放疗组中，50Gy（1.25Gy/ 次）、45Gy、50Gy（1.5Gy/ 次）和 55.5Gy 剂量组出现 4 级急性食管炎的比例分别为 2/5（40%）、2/7（29%）、4/6（67%）和 5/6（83%）。常规分割放疗组中，56Gy、60Gy、66Gy 和 70Gy 出现 ≥4 级急性食管炎患者比例分别为 0/4、0/4、1/5（20%）、2/6（33%）。未出现 3 级及以上肺毒性。该研究得出结论为每天 2 次超分割方案的 MTD 为 45Gy/（30 次·3 周），而常规分割方案的 MTD 为至少 70Gy/（35 次·7 周）。

1999 年 Turrisi 等发表的 INT0096 Ⅲ 期随机研究对比了加速超分割放疗同步化疗和常规分割放疗同步化疗治疗 LS-SCLC。该研究纳入 417 例患者，所有患者接受 4 个周期 EP 方案化疗，在第 1 个周期化疗同步开始胸部放疗，放疗剂量均为 45Gy，随机分为每天 1 次组（单次剂量 1.8Gy，25 次 /5 周）和每天 2 次组（单次剂量 1.5Gy，30 次 /3 周），中位随访时间 8 年。所有患者 2 年和 5 年 OS 率分别为 44% 和 23%。每天 2 次组生存显著优于每天 1 次组，每天 1 次组和每天 2 次组中位 OS 分别为 19 个月和 23 个月，2 年 OS 率分别为 41% 和 47%，5 年 OS 率分别为 16% 和 26%（*P*=0.04）。但每天 2 次组 3 级食管炎的发生率明显高于每天 1 次组（27% *vs.* 11%，*P*<0.001）。基于这一研究，45Gy/30 次、1.5Gy/ 次、每天 2 次的加速超分割放疗同步化疗成为目前多数指南推荐的 LS-SCLC 首选治疗方案。

2003 年 Miller 等回顾性分析了 65 例 LS-SCLC 患者接受 60Gy（总剂量 58~66Gy，单次剂量 1.8~2.0Gy）常规分割胸部放疗的结果，所有患者中位随访时间为 16.7 个月。其中 32 例患者接受了同步放化疗，33 例患者序贯化疗和放疗，17 例患者接受了 PCI。结果显示，所有患者 3 年局部失败率、无进展生存率和总生存率分别为 40%、25% 和 23%。1 例发生急性 3 级食管炎；出现晚期并发症 10 例，包括 4 例肺毒性，2 例食管毒性，2 例感染，1 例白血病，1 例 PCI 治疗后的视网膜毒性，其中 6 例为轻症，经治疗后好转。2004 年 Bogart 进行的前瞻性研究（CALGB 39808）探讨了 70Gy、每天 1 次胸部放疗联合化疗治疗 LS-

笔记

SCLC 的可行性,所有患者接受 2 个周期紫杉醇 + 伊立替康诱导化疗,然后进行 3 个周期卡铂联合依托泊苷化疗,在第 1 个周期卡铂联合依托泊苷化疗时同步开始胸部放疗。治疗后达 CR 或良好 PR 的患者进行 PCI 治疗。最终 57 例患者接受了胸部放疗,中位随访时间 24.7 个月,1 例发生治疗相关死亡,胸部放疗期间及之后发生率 >10% 的 3~4 级非血液学毒性包括吞咽困难(16%、5%)和发热性中性粒细胞减少(12%、4%)。总缓解率 92%,中位 OS 为 22.4 个月(95%CI 16.1~∞)。初步证明了 70Gy 常规分割放疗的安全性和有效性。

INT0096 研究中超分割放疗和常规放疗模式采用的总放疗剂量均为 45Gy,而常规放疗模式采用较高的总剂量与超分割放疗模式总剂量为 45Gy,孰优孰劣并不清楚。2017 年 Faivre-Finn 等发表的 CONVERT 研究是一项旨在探讨 LS-SCLC 同步放化疗的最佳放疗剂量和分割模式的Ⅲ期多中心随机试验,共入组 547 例患者,随机分入每天 2 次组(n=274)和每天 1 次组(n=273)。每天 2 次组处方剂量为 45Gy/30 次,1.5Gy/次;每天 1 次组处方剂量为 66Gy/33 次,2Gy/次。所有患者接受 4~6 个周期 EP 方案化疗,在化疗第 22 天开始放疗,主要研究终点为 OS。中位随访时间 45 个月。结果显示,每天 2 次组和每天 1 次组中位 OS 分别为 30 个月和 25 个月(HR=1.18,95%CI 0.95~1.45,P=0.14),2 年 OS 率分别为 56%(95%CI 50%~62%)和 51%(95%CI 45%~57%),两组间的绝对差异为 5.3%(95%CI 3.2%~13.7%),5 年 OS 率分别为 34%(95%CI 27%~41%)和 31%(95%CI 25%~37%),绝对差异为 2.8%(95%CI 6.4%~12.0%)。每天 2 次组和每天 1 次组 3~4 级食管炎和放射性肺炎发生率没有差异(分别为 19% vs. 19%,P=0.85 和 3% vs. 2%,P=0.70)。11 例患者死于治疗相关不良反应,每天 2 次组 3 例,每天 1 次组 8 例。该研究认为超分割放疗和常规分割放疗同步放化疗用于 LS-SCLC 患者生存没有显著差异,毒性反应相似。但需要注意的是,由于该研究设计是探讨常规分割放疗是否优于超分割放疗的优效性研究,而非等效性研究,因此研究结果并没有足够的检验效能证明总剂量 66Gy 的常规分割放疗与总剂量 45Gy 的超分割放疗疗效相同。

基于以上研究,目前国外指南推荐常规分割放疗作为不能或不愿进行加速超分割放疗的 LS-SCLC 患者的可替代方案。如果使用常规分割放疗,总剂量应该达到 60~70Gy,至少不低于 50Gy,单次剂量 1.8~2Gy。另一项探讨 LS-SCLC 超分割放疗(45Gy)对比高剂量常规分割放疗(70Gy)联合同步 EP 方案化疗的Ⅲ期研究 CALGB-30610/RTOG 0538 目前仍在进行中,期待其结果。

四、放疗靶区勾画

尽管 INT0096 研究采用同步放化疗获得较为理想的结果,但仍有许多研究在胸部放疗前进行诱导化疗。原发肿瘤是按照化疗前还是化疗后的范围进行照射曾是 LS-SCLC 胸部放疗靶区勾画中有争议的问题。另一方面,以往 LS-SCLC 放疗采用选择性淋巴结照射(elective nodal irradiation,ENI),常规包括临床未受累的纵隔淋巴结,而一般不包括锁骨上淋巴结。后续多项前瞻性或回顾性研究提示由于忽略 ENI 而导致的淋巴结复发的风险是很低的,尤其是如果参考治疗前 PET/CT 制订靶区时。Ruysscher 等进行的Ⅱ期研究提示 LS-SCLC 患者省略 ENI 后的孤立淋巴结复发率为 11%,高于预期,但该研究样本量较小,不足以得出明确结论。

1987 年美国西南肿瘤协作组(Southwest Oncology Group Study,SWOG)的早期Ⅲ期随机对照研究,将 191 例诱导化疗后 PR/SD 的 LS-SCLC 患者,按原发灶靶区范围随机分为大野(化疗前靶体积)照射和小野(化疗后靶体积)照射组,结果显示两组复发模式和中位 OS(51 周 vs. 46 周,P=0.73)均无显著差异。1994 年 Liengswangwong 等回顾性分析了 59 例接受 2~3 个周期化疗后接受同步放化疗的 LS-SCLC 患者,其中 28 例患者胸部放疗照射野按照化疗后肿瘤体积,31 例患者按照化疗前肿瘤体积。结果显示共有 19 例患者胸腔内复发作为最早复发部位(两组分别有 9 例和 10 例),均为照射野内复发。28 例胸部放疗野按照化疗后肿瘤体积的患者,化疗前肿瘤体积超出胸部放疗野边缘的最大距离为 0.5~5.0cm,中位数为 2.5cm。提示胸部放疗照射野按照化疗后肿瘤体积,不增加边缘失败和照射野外胸腔内复发风险。

我国中山大学肿瘤医院开展了一项前瞻性随机对照研究,所有 LS-SCLC 患者共接受 6 个周期 EP 方案化疗,化疗 2 个周期后加入同步放疗,放疗处方剂量为 45Gy/(30 次·19 天),按照原发肿瘤照射体积不同随机分为两组,研究组按诱导化疗后肿瘤体积照射,对照组按诱导化疗前肿瘤体积照射,两组淋巴结均采用累及野照射,GTV 勾画化疗前阳性淋巴结,CTV 勾画化疗前阳性淋巴结区域,省略 ENI。达到 CR 的

笔记

患者接受 PCI 治疗。考虑到研究组可能出现生存劣势,计划对最初入组的 80 例患者随访 6 个月以上时进行中期分析,2012 年发表的中期分析结果显示,研究组入组 38 例,对照组 42 例,局部复发率分别为 31.6%(12/38)和 28.6%(12/42)(P=0.81),孤立淋巴结失败率分别为 2.6%(1/38)和 2.4%(1/42)(P=1.00),失败部位均在同侧锁骨上窝。纵隔 N_3 是预测孤立淋巴结失败的唯一因素(P=0.004,OR=29.33)。研究组和对照组 1 年、3 年 OS 率分别为 80.6% 和 78.9%、36.2% 和 36.4%(P=0.54),差异无统计学意义。2020 年该研究发表了最终结果,自 2002 年至 2017 年研究组和对照组各入组 159 例和 150 例患者,分别有 21.4% 和 19.1% 的患者使用 PET/CT 进行分期(P=0.31)。生存患者中位随访时间 54.1 个月,研究组和对照组 3 年局部无进展率分别为 58.2% 和 65.5%(P=0.44),绝对差异为 −7.3%,中位 OS 分别为 21.9 个月、26.6 个月,5 年 OS 率分别为 22.8% 和 28.1%(P=0.26)。毒性方面研究组 3 级食管炎发生率明显低于对照组,分别为 5.9% 和 15.5%(P=0.01)。研究组孤立的照射野外失败率较对照组未增加,分别为 2.6% 和 4.1%(P=0.46),均位于锁骨上区或对侧肺门,没有出现纵隔野外复发,分析显示 7、3P、4L、6、4R、5 和 2L 区接受的随机剂量 >30Gy,可能消除了肉眼不可见的淋巴结微小转移。该研究进行的病理分析显示 SCLC 接受新辅助治疗后从 GTV-T 到 CTV-T 外扩 1.4mm 的边缘即可覆盖 95% 的微转移(CTV-T 定义为 GTV-T 外扩 0.8cm),这可以解释研究组仅照射残留淋巴结而不会出现原发肿瘤野外或边缘复发。尽管由于入组缓慢提前终止,样本量未能达到设计要求,但该研究结果仍支持 LS-SCLC 胸部放疗原发肿瘤定义为诱导化疗后肿瘤体积及淋巴结采用累及野照射。

基于现有的研究结果,诱导化疗后的 LS-SCLC 推荐原发肿瘤 GTV 勾画化疗后残留的肿瘤区域,按照化疗前受累淋巴结区域勾画 GTV-nd,淋巴结 CTV 省略 ENI。靶区勾画应参考治疗前的 PET/CT 和胸部增强 CT,PET/CT 最好是治疗前 4 周内,最晚不超过 8 周获得。

五、早期($T_{1-2}N_0M_0$)SCLC 术后放疗

目前对于临床分期为 $T_{1-2}N_0M_0$(AJCC 第 8 版)的 LS-SCLC 患者,NCCN 指南推荐进行纵隔分期,除外纵隔淋巴结转移的患者行肺叶切除 + 纵隔淋巴结清扫。术后病理 N_0 的患者,可接受单纯化疗。然而由于 $T_{1-2}N_0M_0$ 的患者很少,手术的证据并不充分,目前缺乏对比手术 + 辅助化疗和同步放化疗的前瞻性随机对照研究。回顾性研究显示 Ⅰ 期 SCLC 患者术后 5 年 OS 率为 40%~70%。

术前分期 N_0、术后病理淋巴结阳性的患者是否进行术后纵隔放疗同样缺乏研究数据,目前国外指南推荐多基于专家共识。NCCN 指南建议术前纵隔分期 N_0、术后病理 N_1/N_2 的患者选择化疗同步胸部放疗。ASTRO 指南则推荐术后胸部放疗可用于临床分期 N_0、术后病理 N_2 的患者。

六、不可手术早期 SCLC 放化疗

$T_{1-2}N_0M_0$ 的 LS-SCLC 中有部分高龄、肺功能差或存在其他内科合并症而不能或不愿接受手术的患者,以往这部分患者多选择单纯化疗或联合常规分割放疗。立体定向体部放射治疗 / 立体定向消融放射治疗(SBRT/SABR)具有局部控制率高、毒性低、方便经济等优点,目前已成为不可手术早期非小细胞肺癌的标准治疗。近年来 SBRT 逐渐用于早期 SCLC 患者的治疗,但尚无随机对照研究证据。两项回顾性研究探讨了 SBRT 治疗的不可手术早期 SCLC 的可行性。日本的一项回顾性研究纳入了 11 个中心的 43 例接受 SBRT 治疗的 Ⅰ 期(AJCC 第 7 版)、病理证实为 SCLC 的患者,其中 80% 患者由于医学原因不可手术,8 例接受了 3~4 个周期的化疗,8 例接受了 PCI 治疗,总剂量 48~60Gy,放疗 4~8 次,中位生物有效剂量(BED)为 105.6Gy(α/β=10Gy),2 年局部控制率达 80.2%,2 年 OS 率、PFS 率及无远转生存率分别为 72.3%、44.6%、47.2%。失败模式分析显示 47% 的患者出现远处转移,28% 的患者出现淋巴结转移,16% 的患者出现局部复发。没有出现 3 级及以上 SBRT 治疗相关毒性。

Verma 等回顾性分析了来自 24 个中心的组织学证实为 SCLC、分期 $T_{1-2}N_0M_0$ 的 74 例患者(76 个病变),分别有 56% 和 23% 的患者接受了化疗和 PCI。中位 SBRT 剂量 / 分割为 50Gy/5 次。1 年和 3 年局部控制率分别达 97.4% 和 96.1%,中位无病生存期(DFS)为 49.7 个月,1 年 DFS 率 58.3%,3 年 DFS 率 53.2%,中位 OS 为 17.8 个月,1 年和 3 年 OS 率分别为 69.9% 和 34.0%。接受化疗的患者 DFS(61.3 个月 *vs.* 9.0 个月,P=0.02)和 OS(31.4 个月 *vs.* 14.3 个月,P=0.02)显著延长。多因素分析显示化疗是 DFS 和 OS 的预后良好

笔记

的独立预测因素（P=0.01）。毒性反应不常见，2级及以上肺炎发生率仅5.2%。治疗后最常见的失败部位是远处（45.8%），其次是淋巴结（25.0%）和其余肺（20.8%）。中位失败时间均为5~7个月。

基于以上研究，目前NCCN指南建议对于不可手术或拒绝手术的Ⅰ~ⅡA期（$T_{1\sim2}N_0M_0$）（AJCC第8版）SCLC患者，常规分割放疗同步化疗或SBRT序贯化疗均可作为治疗选择。2020年ASTRO指南则认为Ⅰ~Ⅱ期淋巴结阴性（$T_{1\sim3}N_0M_0$）（AJCC第8版）的患者，可选择常规分割放疗或SBRT。理想状态下这些患者应该进行有创纵隔分期以确认淋巴结阴性状态。

知识要点

局限期小细胞肺癌（LS-SCLC）以放化疗综合治疗为主，胸部放疗联合EP方案化疗能够提高肿瘤局部控制率，并改善患者生存。

胸部放疗首选同步放化疗，建议胸部放疗开始时间不晚于第3个周期化疗开始时间。

胸部放疗分割模式和剂量仍有争议，根据现有证据，总剂量45Gy的超分割放疗仍然是标准治疗，如果选择常规分割放疗，总剂量应达到60~70Gy。

诱导化疗后应按照原发肿瘤残留体积进行放疗；根据现有证据，淋巴结GTV勾画治疗前受累淋巴结是合适的选择，淋巴结CTV省略ENI。

经纵隔分期确认$T_{1\sim2}N_0M_0$的患者R0术后，如果病理为N_0，进行单纯辅助化疗，病理淋巴结阳性的患者，考虑进行术后放化疗。

不可手术的$T_{1\sim2}N_0M_0$患者可选择常规同步放化疗或SBRT，如果选择SBRT，则应序贯化疗。

（徐晓虹 朱广迎）

● 推荐阅读文献

［1］WANG S,ZIMMERMANN S,PARIKH K,et al. Current diagnosis and management of small-cell lung cancer. Mayo Clin Proc,2019,94（8）:1599-1622.

［2］JEREMIC B,SHIBAMOTO Y,ACIMOVIC L,et al. Initial versus delayed accelerated hyperfractionated radiation therapy and concurrent chemotherapy in limited small-cell lung cancer:a randomized study. J Clin Oncol,1997,15（3）:893-900.

［3］MURRAY N,COY P,PATER J L,et al. Importance of timing for thoracic irradiation in the combined modality treatment of limited-stage small-cell lung cancer. The National Cancer Institute of Canada Clinical Trials Group. J Clin Oncol,1993,11（2）:336-344.

［4］PIGNON J P,ARRIAGADA R,IHDE D C,et al. A meta-analysis of thoracic radiotherapy for small-cell lung cancer. N Engl J Med,1992,327（23）:1618-1624.

［5］WARDE P,PAYNE D. Does thoracic irradiation improve survival and local control in limited-stage small-cell carcinoma of the lung? A meta-analysis. J Clin Oncol,1992,10（6）:890-895.

［6］SUNDSTRØM S,BREMNES R M,KAASA S,et al. Cisplatin and etoposide regimen is superior to cyclophosphamide, epirubicin,and vincristine regimen in small-cell lung cancer:results from a randomized phase Ⅲ trial with 5 years' follow-up. J Clin Oncol,2002,20（24）:4665-4672.

［7］NCCN Clinical Practice Guidelines in Oncology（NCCN Guidelines®）Small Cell Lung Cancer（Version 2,2021）.

［8］TAKADA M,FUKUOKA M,KAWAHARA M,et al. Phase Ⅲ study of concurrent versus sequential thoracic radiotherapy in combination with cisplatin and etoposide for limited-stage small-cell lung cancer:results of the Japan Clinical Oncology Group Study 9104. J Clin Oncol,2002,20（14）:3054-3060.

［9］FRIED D B,MORRIS D E,POOLE C,et al. Systematic review evaluating the timing of thoracic radiation therapy in combined modality therapy for limited-stage small-cell lung cancer. J Clin Oncol,2004,22（23）:4837-4845.

［10］DE RUYSSCHER D,PIJLS-JOHANNESMA M,BENTZEN S M,et al. Time between the first day of chemotherapy and the last day of chest radiation is the most important predictor of survival in limited-disease small-cell lung cancer. J Clin

笔记

Oncol,2006,24(7):1057-1063.

[11] DE RUYSSCHER D,LUEZA B,LE PéCHOUX C,et al. Impact of thoracic radiotherapy timing in limited-stage small-cell lung cancer:usefulness of the individual patient data meta-analysis. Ann Oncol,2016,27(10):1818-1828.

[12] CHUN S G,SIMONE C B 2nd,AMINI A,et al. American radium society appropriate use criteria:radiation therapy for limited-stage SCLC 2020. J Thorac Oncol,2021,16(1):66-75.

[13] SIMONE C B 2nd,BOGART J A,CABRERA A R,et al. Radiation therapy for small cell lung cancer:an ASTRO clinical practice guideline. Pract Radiat Oncol,2020,10(3):158-173.

[14] CHOI N C,HERNDON J E 2nd,ROSENMAN J,et al. Phase I study to determine the maximum-tolerated dose of radiation in standard daily and hyperfractionated-accelerated twice-daily radiation schedules with concurrent chemotherapy for limited-stage small-cell lung cancer. J Clin Oncol,1998,16(11):3528-3536.

[15] TURRISI A T 3rd,KIM K,BLUM R,et al. Twice-daily compared with once-daily thoracic radiotherapy in limited small-cell lung cancer treated concurrently with cisplatin and etoposide. N Engl J Med,1999,340(4):265-271.

[16] MILLER K L,MARKS L B,SIBLEY G S,et al. Routine use of approximately 60Gy once-daily thoracic irradiation for patients with limited-stage small-cell lung cancer. Int J Radiat Oncol Biol Phys,2003,56(2):355-359.

[17] BOGART J A,HERNDON J E 2nd,LYSS A P,et al. 70Gy thoracic radiotherapy is feasible concurrent with chemotherapy for limited-stage small-cell lung cancer:analysis of Cancer and Leukemia Group B study 39808. Int J Radiat Oncol Biol Phys,2004,59(2):460-468.

[18] FAIVRE-FINN C,SNEE M,ASHCROFT L,et al. Concurrent once-daily versus twice-daily chemoradiotherapy in patients with limited-stage small-cell lung cancer(CONVERT):an open-label,phase 3,randomised,superiority trial. Lancet Oncol,2017,18(8):1116-1125.

[19] DE RUYSSCHER D,BREMER R H,KOPPE F,et al. Omission of elective node irradiation on basis of CT-scans in patients with limited disease small cell lung cancer:a phase Ⅱ trial. Radiother Oncol,2006,80(3):307-312.

[20] KIES M S,MIRA J G,CROWLEY J J,et al. Multimodal therapy for limited small-cell lung cancer:a randomized study of induction combination chemotherapy with or without thoracic radiation in complete responders;and with wide-field versus reduced-field radiation in partial responders:a Southwest Oncology Group Study. J Clin Oncol,1987,5(4):592-600.

[21] LIENGSWANGWONG V,BONNER J A,SHAW E G,et al. Limited-stage small-cell lung cancer:patterns of intrathoracic recurrence and the implications for thoracic radiotherapy. J Clin Oncol,1994,12(3):496-502.

[22] HU X,BAO Y,ZHANG L,et al. Omitting elective nodal irradiation and irradiating postinduction versus preinduction chemotherapy tumor extent for limited-stage small cell lung cancer:interim analysis of a prospective randomized noninferiority trial. Cancer,2012,118(1):278-287.

[23] SHIELDS T W,HIGGINS G A Jr,MATTHEWS M J,et al. Surgical resection in the management of small cell carcinoma of the lung. J Thorac Cardiovasc Surg,1982,84(4):481-488.

[24] TAKEI H,KONDO H,MIYAOKA E,et al. Surgery for small cell lung cancer:a retrospective analysis of 243 patients from Japanese Lung Cancer Registry in 2004. J Thorac Oncol,2014,9(8):1140-1145.

[25] NCCN clinical practice guidelines in oncology(NCCN Guidelines®) Non-Small Cell Lung Cancer(Version 4, 2021).

[26] SALEM A,MISTRY H,HATTON M,et al. Association of chemoradiotherapy with outcomes among patients with stage Ⅰ to Ⅱ vs stage Ⅲ small cell lung cancer:secondary analysis of a randomized clinical trial. JAMA Oncol,2019,5(3):e185335.

[27] VERMA V,SIMONE C B 2nd,ALLEN P K,et al. Multi-institutional experience of stereotactic ablative radiation therapy for stage Ⅰ small cell lung cancer. Int J Radiat Oncol Biol Phys,2017,97(2):362-371.

[28] VERMA V,SIMONE C B 2nd,ALLEN P K,et al. Outcomes of stereotactic body radiotherapy for T_1~T_2N_0 small cell carcinoma according to addition of chemotherapy and prophylactic cranial irradiation:a multicenter analysis. Clin Lung Cancer, 2017,18(6):675-681. e1.

笔记

第二节 广泛期小细胞肺癌的治疗

根据美国退伍军人医院肺癌研究组（VALG）的二期分期法，SCLC 分为局限期和广泛期，广泛期小细胞肺癌（extensive stage small cell lung cancer，ES-SCLC）指病变超过一侧胸腔，包括血行转移，恶性胸腔、心包积液等，约 2/3 的患者在初诊时即为 ES-SCLC，仅约 1/3 的患者在初诊时为局限期小细胞肺癌。

一、总体治疗原则

在 ES-SCLC 患者的治疗中，阿替利珠单抗（atezolizumab）或度伐利尤单抗（durvalumab）联合依托泊苷与卡铂或顺铂的全身治疗方案及伊立替康或依托泊苷联合顺铂或卡铂双药化疗方案是无脑转移、无局部症状的 ES-SCLC 患者的一线推荐治疗方案。有局部症状的患者，如上腔静脉综合征、骨转移、脊髓压迫综合征等情况，全身化疗联合局部放疗是目前指南推荐的治疗方案。存在脑转移的患者，如无症状者可先行全身治疗再联合全脑放疗，如有症状则需先行全脑放疗，待症状稳定后再联合全身治疗。对一线化疗敏感者，疗效达到完全缓解（CR）或部分缓解（PR）的患者，且一般状态良好，联合胸部放疗可有获益。但是，总体而言，SCLC 患者预后差，大多数患者在初始治疗后不久就出现复发且病情相对较难控制，几乎没有有效的治疗选择，中位生存期仅为 10 个月左右，5 年总生存率约为 2%。

二、化学治疗

1. 一线化疗方案 化学治疗通过细胞毒药物直接杀伤肿瘤细胞，在肿瘤的治疗中扮演着重要的角色。化疗是 SCLC 患者的基础治疗，在过去近 30 年的时间里，化疗是 ES-SCLC 的标准治疗方案，也是 SCLC 患者的生存希望。随着免疫治疗时代的来临，阿替利珠单抗或度伐利尤单抗联合依托泊苷 + 铂类为基础的双药化疗是目前我国指南推荐的一线治疗方案。考虑药物可及性结合患者免疫治疗的适应证、禁忌证及经济情况，依托泊苷或伊立替康联合顺铂或卡铂也是目前一线治疗的标准化疗方案。

依托泊苷或伊立替康联合顺铂（EP 或 IP 方案）或卡铂（EC 或 IC 方案）是目前一线治疗的标准化疗方案。根据我国开展的一项依托泊苷联合洛铂（EL）对比 EP 一线治疗 ES-SCLC 的Ⅲ期临床研究结果，推荐洛铂也可作为 ES-SCLC 可选的一线化疗药物。该研究结果表明 EL 组和 EP 组中位无进展生存期（PFS）和中位总生存期（OS）无显著统计学差异，但肾毒性、恶心和呕吐的发生率在 EL 组显著降低。由于顺铂剂量限制性肾毒性、耳毒性、神经毒性和消化道毒性，以及治疗诱导性耐药等缺点，对于不适用于顺铂的患者，可选择依托泊苷联合洛铂方案，在 CSCO 指南中作为Ⅱ级推荐。

2. 二线化疗方案 虽然 SCLC 对化疗敏感，但大多数患者在初始治疗后易发生耐药出现疾病复发和转移，这些患者在接受进一步化疗后中位 OS 只有 4~5 个月。二线的系统治疗效果远不如一线治疗，二线化疗疗效与一线疗效和一线治疗结束的时间间隔密切相关。如果一线治疗过程中或治疗后疾病进展间隔时间小于 6 个月，称为难治或耐药性复发，推荐拓扑替康、伊立替康、紫杉醇、多西他赛等多种药物单药治疗，拓扑替康是唯一被 FDA 批准的 SCLC 二线用药，在我国的指南中作为Ⅰ级推荐，其他药物作为Ⅱ级推荐。如果复发时间超过 6 个月，称为敏感性复发，二线化疗预期反应率约为 25%；对于复发间隔时间大于 6 个月，可继续原方案化疗。

在接受全身化疗的患者中，应监测化疗药物相关不良反应，如化疗后骨髓抑制、消化道反应、心脏毒性、肝肾毒性等情况，并根据患者具体情况进行预防性处理及全面的评估，当出现化疗相关不良反应时，尤其是Ⅲ级及以上不良反应时应根据情况减量或停药，并积极处理患者的不良反应。

近年来，关于 SCLC 化疗药物的探索也在进行中，Lurbinectedin 于 2020 年 6 月 15 日获得美国 FDA 的加速批准，可用于采用铂类药物化疗期间或之后出现疾病进展的转移性 SCLC 成人患者。该项批准基于一项 Lurbinectedin 单药治疗 105 例铂类药物化疗后疾病进展的成人患者（包括铂类敏感和耐药患者）的开放标签、多中心、单臂研究的单药临床资料。在 105 例患者中，Lurbinectedin 治疗后，研究者评估的缓解率为 35.2%。37 例患者达到 PR，另有 35 例患者病情稳定，疾病控制率为 68.6%，但该药目前尚未在我国获批。Lurbinectedin 的Ⅲ期临床试验及另一个化疗药物米托蒽醌二线治疗 SCLC 的临床试验正在进行中。

笔记

三、放射治疗

1. ES-SCLC 放疗的适应证（指南推荐） ES-SCLC 经过全身系统性化疗后，大部分患者可获得缓解，然而 1 年内超过 70% 的患者会发生局部区域治疗失败，严重影响患者的长期生存和生活质量。局限期 SCLC 的标准治疗是同步放化疗，从局限期 SCLC 的胸部放疗有助于提高生存时间中得到启示，开始进行胸部放疗在 ES-SCLC 患者中的探索和应用。

2015 年 Slotman 等报道的Ⅲ期 CREST 临床试验共纳入 495 例 ES-SCLC 患者在化疗有效后行巩固性胸腔放疗（30Gy/10 次），且纳入的患者均接受了全脑预防性照射，中位随访 24 个月，结果显示接受胸部放疗的患者可降低 50% 胸部复发风险，提高 2 年总体生存率（13% vs. 3%，P=0.004）。2020 年 CSCO 指南纳入该研究并且明确提出 ES-SCLC 患者对于一线化疗敏感者，疗效判定为 CR/PR，且一般状态良好，加用胸部放疗可有获益，尤其是针对胸部有残余病灶和远处转移病灶体积较小者，低剂量的胸部放疗耐受性良好，可降低症状性胸部复发风险，在一部分患者中可延长生存期。对于局部无症状且无脑转移的患者化疗联合胸部放疗作为 2A 类证据行Ⅱ级推荐。并且该指南在放射治疗技术的选择上提到至少应采用基于 CT 定位的 3D-CRT，推荐使用如 IMRT/VMAT、IGRT 等更为先进的技术。而对于胸部放疗剂量的推荐则建议总剂量和分割次数在 30Gy/10 次至 60Gy/30 次，或选择在此范围内的等效方案。但目前对于胸部放疗的时机、剂量分割模式及采用序贯还是同步放疗上还有待随机对照临床研究进一步明确。

2. 放疗的时机及分割方式 基于 ES-SCLC 患者的定义，这类患者通常合并局部症状和 / 或远处转移。ES-SCLC 患者常在初治时即伴有脑、脊髓、纵隔淋巴结和骨转移等，可综合患者临床症状的轻重缓急及化疗疗效等因素给予即期或限期姑息性放疗。目前临床最常用的放疗方案为 30Gy/（10 次·2 周）。临床最常见的肿瘤急症如上腔静脉综合征的患者推荐其接受即期放疗，放射野原则上应包括原发灶、整个纵隔区域（包含上腔静脉区）和双侧锁骨上区，同时应遵循个体化的姑息局部放疗原则，对 PS 评分差（≥3 分）的患者，不推荐常规采用同步放化疗。放疗期间还需要注意给予吸氧、激素、利尿及碱化尿液、镇静、止痛等对症处理。而对于伴有脊髓压迫综合征或骨转移患者首先推荐局部放疗以控制和解除压迫症状，缓解疼痛，显著改善生活质量。常用放疗方案是 30Gy/（10 次·2 周）或 40Gy/（20 次·4 周）；对于单个椎体转移导致脊髓压迫的患者，PS 评分差不能耐受多次放疗，可考虑给予大剂量少分次放疗 20Gy/5 次至 8Gy/1 次。2020 年 CSCO 指南中提出对于具有局部症状和 / 或远处转移的患者局部放疗联合化疗均为Ⅰ类推荐。

3. ES-SCLC 伴脑转移放疗介入时机及模式 ES-SCLC 在初始诊断时即出现脑转移的患者依据其临床症状推荐放疗的不同时机。对于无颅脑转移症状者建议先以系统化疗为主，化疗 3~4 个周期后择期进行颅脑放疗；对于有明显颅脑转移症状患者，则应尽快进行颅脑放疗。颅脑放疗建议采用全脑放疗（WBRT），剂量建议 30Gy/10 次。根据患者的预期生存期应选择个体化的放疗方式，其中预期生存 4 个月以上者，可以采用立体定向放射外科（SRS）或者立体定向放射治疗（SRT）局部巩固治疗残留病灶，或者采用全脑放疗的同时局部病灶加量的调强放疗方式（SIB-IMRT）。

四、免疫治疗

在过去 20 余年的新药研究探索中，多种化疗药物及靶向药物的研究均未获得有效的成果。随着免疫治疗时代的到来，免疫治疗为癌症治疗的模式带来革命性的变化，逐步发展成为继手术、化疗和放疗之后的第四种肿瘤治疗模式。在 ES-SCLC 中，免疫治疗的临床研究也在如火如荼地进行，并取得了突破性的进展。随着免疫治疗时代的来临，阿替利珠单抗（atezolizumab）联合依托泊苷为基础的双药化疗是目前推荐的一线治疗方案。

1. 免疫检查点抑制剂在 ES-SCLC 一线和维持治疗中应用

（1）在一线治疗中应用：在一线治疗中，IMpower133 研究是 20 余年来首个达到双终点阳性结果的免疫联合化疗用于 ES-SCLC 一线治疗的Ⅲ期临床研究。共纳入 403 例初治的 ES-SCLC 患者，并按 1∶1 比例随机分配接受 4 个周期卡铂 + 依托泊苷 + 阿替利珠单抗或安慰剂，序贯阿替利珠单抗或安慰剂维持治疗，直至出现不可接受的毒性或疾病进展或无临床获益。阿替利珠单抗联合依托泊苷 + 卡铂（EC）方案患者的中位 OS 首次超过 1 年，达到 12.3 个月，较安慰剂联合化疗组延长 2 个月，阿替利珠单抗联合 EC 化疗

笔记

方案组的中位 PFS 也有所提高（5.2 个月 *vs.* 4.3 个月），提高了 1 年总生存率（51.7% *vs.* 38.2%），死亡风险下降 30%。两组分别有 77%（阿替利珠单抗联合 EC 化疗方案组）和 81%（化疗联合安慰剂组）患者接受了维持治疗。接受维持治疗的患者，免疫联合组从入组开始计算中位 OS 为 15.7 个月，优于化疗组的 11.3 个月。IMpower133 研究奠定了阿替利珠单抗联合依托泊苷 / 卡铂在 ES-SCLC 一线治疗中的标准治疗地位。国家药品监督管理局（NMPA）和其他多个国家都批准阿替利珠单抗联合化疗用于 ES-SCLC 的一线治疗。

CASPIAN 研究是一项随机、开放标签、全球多中心的Ⅲ期临床研究，共入组 805 例初治的广泛期小细胞肺癌患者，比较度伐利尤单抗（durvalumab，PD-L1 抑制剂）+EP 方案、度伐利尤单抗 +CTLA-4 抑制剂（tremelimumab）+EP 方案，并用度伐利尤单抗维持治疗及单独化疗一线治疗广泛期小细胞肺癌患者的疗效和安全性，主要终点是总生存期（OS）。目前已有的结果显示度伐利尤单抗联合 EP 方案作为广泛期小细胞肺癌的一线治疗与允许长达 6 个周期 EP 方案化疗和 PCI 治疗方案相比，能改善患者 OS。度伐利尤单抗联合化疗组中位 OS 达 13 个月，优于化疗组的 10.3 个月，死亡风险降低 27%。因此 NCCN 指南将度伐利尤单抗联合依托泊苷 / 卡铂或顺铂方案作为 ES-SCLC 的一线治疗方案，但目前国内指南尚未批准。

（2）在维持治疗中的探索：SCLC 初治时对放化疗十分敏感，但极易产生耐药、复发。因此，关于 SCLC 的维持治疗也引起广泛关注。其中，临床多项研究正在评估帕博利珠单抗作为一线方案治疗 ES-SCLC 的效果，如 KEYNOTE-011（Ⅰ期临床试验）、REACTION（Ⅱ期临床试验）、KEYNOTE-604（Ⅲ期临床试验）。45 例 ES-SCLC 在 EP 方案治疗后使用帕博利珠单抗维持治疗，中位 PFS 为 1.4 个月，中位 OS 为 9.6 个月，1 年的 OS 为 37%，SCLC 患者并不能在帕博利珠单抗的维持治疗中获益。但由于该研究纳入例数过少，其结论尚需进一步研究证实。

2. 免疫检查点抑制剂在 ES-SCLC 二线治疗中探索研究进展　SCLC 患者接受依托泊苷联合铂类的一线治疗方案缓解率虽可高达 60%~80%，但 80% 以上的患者会在 2 年内复发，当这些患者接受进一步全身治疗，中位生存期仅为 4~5 个月。免疫治疗在广泛期小细胞肺癌二线治疗中的地位仍在探索中，CheckMate032 研究评估了纳武利尤单抗（nivolumab）单药或纳武利尤单抗联合伊匹木单抗（ipilimumab）治疗复发性 SCLC 的有效性和安全性。结果提示：纳武利尤单抗联合伊匹木单抗治疗组能够提高治疗效果，因此，NCCN 指南推荐纳武利尤单抗联合伊匹木单抗用于一线治疗后 6 个月内复发的 SCLC。除此之外，CheckMate331 研究也在探索纳武利尤单抗对比化疗二线治疗 ES-SCLC 的疗效，在 82 例中国患者中，两组中位 OS 分别为 11.5 个月和 7.0 个月，纳武利尤单抗显著降低患者的死亡风险，纳武利尤单抗组客观缓解率显著高于化疗组，但是在全球患者中，纳武利尤单抗二线治疗和化疗相比在生存期和客观缓解率方面无显著统计学差异。在 PASSION 研究关于卡瑞利珠单抗联合阿帕替尼的Ⅱ期研究中显示，不论是敏感复发还是耐药复发均可从联合治疗中获益，但目前还缺乏Ⅲ期临床研究的数据，还需扩大样本量继续探索。其他关于 ES-SCLC 免疫二线治疗临床研究还很多，例如关于阿特利珠单抗的Ⅱ期临床试验（IFCT-1603）并未获得阳性结果。其余的研究仍在进行中，期待结果的发表。

3. 免疫检查点抑制剂在 ES-SCLC 三线治疗中研究进展　在三线治疗中，Ⅰ/Ⅱ期 CheckMate032 研究结果显示，纳武利尤单抗用于治疗既往接受过含铂方案化疗及至少一种其他疗法后疾病进展的转移性 SCLC 患者，ORR 达到 12%，12 个月和 18 个月的总生存率分别为 28.3% 和 20.0%。基于Ⅰ期 KEYNOTE-028 研究和Ⅱ期 KEYNOTE-158 研究结果发现，既往治疗失败或对标准治疗不耐受的晚期 SCLC 患者给予帕博利珠单抗单药治疗，客观缓解率为 18.7%、中位 PFS 为 2 个月、中位 OS 为 9.1 个月。基于上述研究，NCCN 指南推荐帕博利珠单抗和纳武利尤单抗可用于接受过二线及以上治疗后出现疾病进展的晚期 SCLC 患者。

五、靶向治疗

SCLC 恶性程度高、患者预后差，进入三线治疗时可选择的方案目前也十分有限。靶向治疗在 SCLC 中有诸多尝试，但目前仅安罗替尼获得了确切的疗效。在 SCLC 的三线治疗中，安罗替尼为 SCLC 患者生存时间的提高做出了重要的贡献。安罗替尼是一种小分子多靶点酪氨酸激酶抑制剂，可抑制 VEGFR、PDGFR、c-kit 等激酶，我国开展的 ALTER1202 Ⅱ期临床研究，旨在比较接受安罗替尼与安慰剂作为三线及以上治疗的疗效，研究结果显示，安罗替尼的中位 PFS 为 4.1 个月，较安慰剂组延长了 3.4 个月，疾病进展风险降低了 81%,中位 OS 为 6.3 个月,较安慰剂组延长了 3.7 个月。基于此,我国指南将其作为 ES-SCLC 三线及以上治疗的 I 级推荐。

随着基因检测技术的进步和对疾病基因表型研究的开展,研究者们提出了小细胞肺癌的分子分型,根据转录因子 ASCL1、NeuroD1、YAP1、POU2F3 表达水平将 SCLC 分为以下四个分子分型:SCLC-A(ASCL1 high)、SCLC-N(NeuroD1 high)、SCLC-Y(YAP1)和 SCLC-P(POU2F3)。这些亚型反映了潜在的基础生物学机制,并发现不同亚型的细胞可能对不同药物敏感,根据目前的研究,A 型可能对 BCL-2 抑制剂易感,N 型可能对 Aurora 激酶抑制剂相对敏感,P 型可能对 PARP 抑制剂和核苷类似物敏感,Y 型可能对免疫检查点抑制剂敏感。对于分子亚型的研究及信号通路的分析为小细胞肺癌的治疗又提供了新的思路。

关于 SCLC 靶向治疗学者开展了许多研究,包括在 SCLC 中取得明显生存获益的酪氨酸激酶受体抑制剂吉非替尼、慢性髓性白血病和胃肠道间质肿瘤靶向药伊马替尼等,但均未取得明显的疗效。目前也有其他针对不同靶点的靶向药物在 ES-SCLC 中进行研究,例如在复发的 ES-SCLC,采用贝伐珠单抗联合伊立替康治疗的 II 期临床研究中显示有一定疗效;AMG-757 的研究数据初步公布,其也有一定的期待价值,但都需要更深入、更大规模的研究进一步证实。目前还有许多靶向治疗药物在基础级临床试验中,如凋亡通道抑制剂、Hedgebog 通路抑制剂等。SCLC 的靶向治疗空白很多,需要不断填充。

知识要点

初诊的小细胞肺癌中约 2/3 的患者为广泛期小细胞肺癌,其恶性程度高,预后生存极差。

对于广泛期小细胞肺癌的治疗,系统化疗是基础,阿替利珠单抗(atezolizumab)或度伐利尤单抗(durvalumab)联合依托泊苷与卡铂或顺铂的全身治疗方案及伊立替康联合顺铂或卡铂双药化疗方案是无脑转移、无局部症状的广泛期小细胞肺癌的一线推荐治疗方案。

对伴有局部症状的广泛期小细胞肺癌患者,如上腔静脉综合征、骨转移、脊髓压迫综合征等情况,全身化疗联合局部放疗是目前指南推荐的治疗方案。

存在脑转移的小细胞肺癌患者,如无症状可先行全身治疗再联合全脑放疗,如有症状则需先行全脑放疗待症状稳定后再联合全身治疗。对一线化疗敏感者,疗效达到完全缓解(CR)或部分缓解(PR)的患者,且一般状态良好,联合胸部放疗可有获益。

安罗替尼在广泛期小细胞肺癌中获得了确切的疗效,指南将其作为广泛期小细胞肺癌三线及以上治疗的 I 级推荐。

本节知识拓展

1. 免疫治疗在 SCLC 治疗领域获得了显著的成就,但是,其生存获益仅限于一小部分人群,因此需要发现一些可靠的标志物来探寻优势人群。关于免疫治疗的标志物包括肿瘤免疫微环境相关标志物,如程序性死亡配体 1(programmed death ligand-1,PD-L1)、肿瘤浸润淋巴细胞(tumor infiltrating lymphocytes,TILs)等,肿瘤免疫新抗原,如肿瘤突变负荷(TMB)、微卫星不稳定(MSI)、基因错配修复功能(MMR),驱动基因相关生物标记物,如 EGFR、ALK、KRAS 等,以及肠道菌群等。

2. 就已有结果而言,PD-L1 的表达在帕博利珠单抗(pembrolizumab)的小样本研究中有阳性预测价值。TMB 在纳武利尤单抗(nivolumab)单独或联合伊匹木单抗(ipilimumab)治疗的临床试验中有阳性价值。但是 TMB 的最佳截止值尚无统一标准且目前相关临床研究较少,不具有普遍性。

3. 免疫联合治疗反应的预后生物标志物仍有待探索。应积极寻找免疫的预测因子,筛选获益人群,实施个体化精准治疗。

(姚文秀)

● 推荐阅读文献

［1］TRIGO J,SUBBIAH V,BESSE B,et al. Lurbinectedin as second-line treatment for patients with small-cell lung cancer：a single-arm，open-label，phase 2 basket trial. Lancet Oncol，2020，21（5）：645-654.

［2］SLOTMAN B J，VAN TINTEREN H，PRAAG J O，et al. Use of thoracic radiotherapy for extensive stage small-cell lung cancer：a phase 3 randomised controlled trial. Lancet，2015，385（9962）：36-42.

［3］HORN L，MANSFIELD A S，SZCZęSNA A，et al. First-line atezolizumab plus chemotherapy in extensive-stage small-cell Lung cancer. N Engl J Med，2018，379（23）：2220-2229.

［4］RUDIN C M，POIRIER J T，BYERS L A，et al. Molecular subtypes of small cell lung cancer：a synthesis of human and mouse model data. Nat Rev Cancer，2019，19（5）：289-297.

［5］GIACCONE G，FERRATI P，DONADIO M，et al. Reinduction chemotherapy in small cell lung cancer. Eur J Cancer Clin Oncol，1987，23（11）：1697-1699.

［6］ANTONIA S J，LóPEZ-MARTIN J A，BENDELL J，et al. Nivolumab alone and nivolumab plus ipilimumab in recurrent small-cell lung cancer（CheckMate 032）：a multicentre，open-label，phase 1/2 trial. Lancet Oncol，2016，17（7）：883-895.

［7］READY N E，OTT P A，HELLMANN M D，et al. Nivolumab monotherapy and nivolumab plus ipilimumab in recurrent small cell lung cancer：results from the CHECKMATE 032 randomized cohort. J Thorac Oncol，2020，15（3）：426-435.

［8］CHUNG H C，PIHA-PAUL S A，LOPEZ-MARTIN J，et al. Pembrolizumab after two or more lines of previous therapy in patients with recurrent or metastatic sclc：results from the KEYNOTE-028 and KEYNOTE-158 studies. J Thorac Oncol，2020，15（4）：618-627.

［9］CHENG Y，WANG Q，LI K，et al. OA13.03 anlotinib as third-line or further-line treatment in relapsed SCLC：Amulticent re，randomized，double-blind phase 2 trial. J Thorac Oncol，2018，13（10）：S351-S352.

［10］CHENG Y，WANG Q，LI K，et al. 1738O Overall survival（OS）update in ALTER 1202：Anlotinib as third-line or further-line treatment in relapsed small-cell lung cancer（SCLC）. Ann Oncol，2019，30（Suppl 5）.

第三节 预防性脑照射

小细胞肺癌（SCLC）脑转移发生率高。化疗药物很难穿过血脑屏障，标准的依托泊苷＋顺铂（etoposide-platinum，EP）化疗方案在颅内的作用十分有限，接受放化疗的 SCLC 患者仍有一半以上会出现脑转移，中枢神经系统成为重要的失败部位。预防性脑照射（prophylactic cranial irradiation，PCI）在 1977 年被首次提出，在 SCLC 治疗中占据重要地位。

1. SCLC 预防性脑照射适应证 预防性脑照射在局限期小细胞肺癌（LS-SCLC）中的应用已得到广泛认可。Arriagada 等的一项纳入 294 例治疗后完全缓解（CR）的 SCLC 患者前瞻性研究提示，PCI 能够显著降低脑转移率，并显示 PCI 组 2 年 OS 获益的趋势。Auperin 等的荟萃分析纳入 7 个随机对照研究，共 987 例治疗后 CR 的 SCLC 患者，其中 LS-SCLC 占 85%。结果显示 PCI 能够改善生存，减少脑转移率并提高无病生存期（disease free survival，DFS），PCI 组和对照组 3 年总生存率分别为 20.7% 和 15.3%（PCI 组绝对获益 5.4%），3 年脑转移率分别为 33.3% 和 58.6%，3 年 DFS 率分别为 24.1% 和 15.3%。美国国家癌症研究所监测、流行病学和最终结果（surveillance，epidemiology，and end results，SEER）数据库的一项回顾性分析纳入了 7 995 例 LS-SCLC 患者，其中 670 例接受了 PCI。中位随访时间 13 个月，未接受 PCI 的患者 2 年、5 年和 10 年时的 OS 率分别为 23%、11% 和 6%，接受 PCI 的患者 2 年、5 年和 10 年 OS 率分别为 42%、19% 和 9%（P <0.001）。未接受 PCI 的患者 2 年、5 年和 10 年的疾病特异性生存率分别为 28%、15% 和 11%，而接受 PCI 的患者分别为 45%、24% 和 17%（P<0.001）。目前 PCI 已成为 NCCN 指南、ASTRO 指南等推荐的初始治疗后 CR 或 PR 的 LS-SCLC 患者标准治疗。放化疗结束后推荐进行脑 MRI 检查重新分期，除外无症状的脑转移，不能进行 MRI 检查的患者可选择 CT 检查。回顾性研究提示，即使是重新分期除外脑转移的患者，仍然能够从 PCI 治疗中获益。2020 年美国镭学会（American Radium Society，ARS）LS-SCLC 放疗指南提出，尽管证据级别低，每 3 个月进行脑 MRI 检查监测脑转移可以作为 PCI 的替代选择。然而，对于大部分患者来说，PCI 仍然是标准治疗。

广泛期小细胞肺癌（ES-SCLC）患者是否应该进行 PCI 仍有争议。欧洲癌症治疗研究组织（European

笔记

Organization for Research and Treatment of Cancer,EORTC)进行的多中心Ⅲ期随机对照研究显示,PCI能降低治疗有效的 ES-SCLC 脑转移率并改善生存。该研究入组 286 例化疗有效的 ES-SCLC 患者,分为 PCI 组($n=143$)和对照组($n=143$)。PCI 组中 10 例患者未接受 PCI 治疗,接受治疗的患者 PCI 组分割方案包括 20Gy/5 次($n=89$)、30Gy/10 次($n=23$)、30Gy/12 次($n=9$)、25Gy/10 次($n=7$),其他分割方案包括 20Gy/8 次、24Gy/12 次($n=5$)。PCI 组和对照组 1 年症状性脑转移发生率分别为 14.6% 和 40.4%($HR=0.27,95\%CI$ $0.16\sim0.44,P<0.001$),1 年 OS 率分别为 27.1% 和 13.3%。但是 EORCT 研究中脑部影像学检查不是 PCI 治疗前的必要检查,PCI 可能作为部分未发现的无症状脑转移患者的治疗措施而使 OS 提高。该研究的另一个局限性是没有统一 PCI 剂量和分割次数。日本临床肿瘤研究组(Japan Clinical Oncology Group,JCOG)的一项多中心Ⅲ期随机对照研究则提示 PCI 不能改善 LS-SCLC 的远期生存。该研究入组 224 例一线化疗有效的 ES-SCLC 患者,随机进入 PCI 组($n=113$)或观察组($n=111$),PCI 组采用 25Gy/10 次的全脑照射,所有患者在入组前需 MRI 证实没有脑转移,并在随访中进行脑 MRI 监测。中期分析显示 PCI 组和观察组的中位 OS 分别为 10.1 个月和 15.1 个月,由于没有观察到 PCI 组的生存获益,该研究提前终止。最终分析结果显示 PCI 组和观察组的中位 OS 分别为 11.6 个月和 13.7 个月($HR=1.27,95\%CI$ $0.96\sim1.68,P=0.094$)。基于以上研究结果,目前指南推荐治疗有效的 ES-SCLC 可以个体化考虑 PCI 治疗或仅脑 MRI 监测;无论是否进行 PCI,都应该使用影像学检查监测脑转移。

对于初始治疗可手术的早期($T_{1\sim3}N_0M_0$)SCLC 患者 R0 切除后是否进行 PCI,目前尚缺乏大样本前瞻性临床试验的证据。一项荟萃分析结果显示,R0 切除的 SCLC 患者进行 PCI 能够提高 OS($HR=0.52,95\%CI$ $0.33\sim0.82$),并降低脑转移率($HR=0.50,95\%CI$ $0.32\sim0.78$)。但亚组分析显示 pⅠ期患者不能从 PCI 治疗中获益,可能与 pⅠ期患者脑转移率较低(约 10%)有关。ASTRO 指南不常规推荐Ⅰ期患者 PCI 治疗。

2. 脑预放剂量分割模式与神经毒性 提高 PCI 剂量不能进一步降低 SCLC 患者的脑转移率、改善生存,反而会增加神经毒性。欧洲发起的一项多中心随机对照临床试验,共纳入来自 22 个国家的 720 例患者,分为标准治疗组(25Gy/10 次,每天 1 次)和高剂量组(36Gy/18 次,每天 1 次或 36Gy/24 次,每天 2 次),结果显示标准治疗组和高剂量组 2 年脑转移率分别为 29% 和 23%($HR=0.80,95\%CI$ $0.57\sim1.11,P=0.18$),高剂量组并未降低 2 年脑转移率,而 2 年 OS 率下降(42% *vs.* 37%,$HR=1.20,95\%CI$ $1.00\sim1.44,P=0.05$),且出现了更多疾病相关死亡。疲劳、头痛和恶心、呕吐是最常见的急性毒性反应。

RTOG 0212 研究入组 265 例患者,随机分为标准剂量组(25Gy/10 次,每天 1 次)和 36Gy 的高剂量组,高剂量组第二次随机分为常规分割组(36Gy/18 次,每天 1 次)和超分割组(36Gy/24 次,每天 2 次),进行神经心理学成套测验(NPTB)及生活质量(quality of life,QoL)评估,结果显示高剂量组慢性神经毒性发生率增加($P=0.02$),超分割放疗未能减少神经毒性。另外,此前研究报道与远期神经毒性相关的因素包括年龄 >60 岁,常规分割单次剂量超过 3Gy 及 PCI 期间同步化疗。RTOG 0212 研究显示年龄是慢性神经毒性发生的最显著预测因素,超过 60 岁的患者中 83% 出现了慢性神经毒性,而在年龄不超过 60 岁的患者中这一比例仅有 56%($P=0.009$)。

目前 NCCN 指南、ASTRO 指南等推荐的首选剂量仍为 25Gy/10 次,部分经过选择的 ES-SCLC 可考虑 20Gy/5 次的短程放疗(基于 EORTC 研究采用该方案的患者超过 60%),避免 PCI 总剂量超过 30Gy 或同步化疗。超过 60 岁的患者 PCI 的慢性神经毒性增加。大多数显示 PCI 获益的研究排除了 70 岁以上的患者。ASTRO 指南推荐 PCI 用于 70 岁以下、ECOG 评分 0~2 分的患者。对于高龄、全身状况差或有严重并发症的患者建议与患者充分讨论后共同进行治疗决策,不建议 ECOG 评分 3~4 分或已有神经认知功能受损的患者进行 PCI。

美金刚胺是一种 N- 甲基 -D- 天冬氨酸(NMDA)受体拮抗剂,可延缓接受全脑放疗患者的认知功能障碍。RTOG 0614 是一项探讨美金刚胺预防接受全脑放疗的患者认知功能障碍的随机、双盲、安慰剂对照试验,美金刚胺组用法为第 1 周(从 WBRT 第 1 天开始),每天早上 5mg;第 2 周,每天早晚各 5mg;第 3 周,每天早上 10mg,晚上 5mg;第 4~24 周,每天早晚各 10mg。共入组 508 例患者,两组患者的 3 级或 4 级毒性和依从性相似。美金刚胺组在 24 周时延迟回忆衰退更小,但两组差异没有达到统计学意义($P=0.059$),可能是因为 24 周时仅有 149 例患者可供分析,导致统计力仅有 35%。美金刚胺组发生认知减退的时间更晚($HR=0.78,95\%CI$ $0.62\sim0.99,P=0.01$),24 周时美金刚胺组认知功能缺陷发生率为 53.8%,安慰剂组为

64.9%。美金刚胺组的执行功能在 8 周（P=0.008）、16 周（P=0.004 1）、24 周（P=0.013 7）时的执行速度和延迟认知能力（P=0.014 9）优于安慰剂组。因此 NCCN 指南建议接受 PCI 或全脑放疗的患者可考虑在治疗中及治疗后使用美金刚胺。

3. 海马回区躲避技术　海马回脑转移率低，但海马齿状回颗粒下层的神经干细胞与新记忆的形成有关，且对放射线敏感，海马回受照后会导致认知障碍。为降低 PCI 所致神经认知功能毒性，海马保护的全脑放疗，即海马回区躲避技术（hippocampus avoidance，HA）成为近年来 WBRT 的一个研究热点。随着 IMRT、VMAT、TOMO 等技术发展，HA-WBRT 能实现减少至少 80% 的海马区神经干细胞平均剂量，同时保证剩余的脑实质覆盖率和剂量均匀性。近年来开展了多项 HA-WBRT 治疗脑转移的研究，初步提示 HA-WBRT 不会明显增加海马回区脑转移风险，能够减少神经认知功能障碍发生率，提高生活质量，而海马回保护的 PCI 用于 SCLC 的 Ⅲ 期研究正在进行中，尚待进一步的研究结果。目前 NCCN 指南提出 SCLC 患者可以考虑运用 IMRT 进行 HA-PCI。

> **知识要点**
>
> 1. PCI 是治疗有效的局限期小细胞肺癌的标准治疗。广泛期小细胞肺癌可选择 PCI 治疗 + 脑 MRI 监测或仅脑 MRI 监测。早期小细胞肺癌术后 PCI 仍待进一步证据支持，不建议 pⅠ 期患者常规进行 PCI 治疗。
>
> 2. PCI 首选剂量 25Gy/10 次，部分经过选择的 ES-SCLC 可考虑 20Gy/5 次。
>
> 3. 避免 PCI 总剂量超过 30Gy 或同步化疗；超过 70 岁的患者需慎重考虑 PCI；PS 评分 3~4 分或已有神经认知功能受损的患者不宜进行 PCI。
>
> 4. 美金刚胺可延缓接受全脑放疗患者的认知功能障碍。预防性脑照射的患者可考虑使用美金刚胺。
>
> 5. 海马回区躲避技术可减少海马回区受照，有利于减少认知障碍，可以考虑运用 IMRT 进行海马保护的预防性脑照射。

（徐晓虹　朱广迎）

● 推荐阅读文献

［1］ARRIAGADA R，LE CHEVALIER T，RIVIèRE A，et al. Patterns of failure after prophylactic cranial irradiation in small-cell lung cancer：analysis of 505 randomized patients. Ann Oncol，2002，13（5）：748-754.

［2］TAKAHASHI T，YAMANAKA T，SETO T，et al. Prophylactic cranial irradiation versus observation in patients with extensive-disease small-cell lung cancer：a multicentre，randomised，open-label，phase 3 trial. Lancet Oncol，2017，18（5）：663-671.

［3］JACKSON D V Jr.，RICHARDS F，2nd，COOPER M R，et al. Prophylactic cranial irradiation in small cell carcinoma of the lung. A randomized study. JAMA，1977，237（25）：2730-2733.

［4］ARRIAGADA R，LE CHEVALIER T，BORIE F，et al. Prophylactic cranial irradiation for patients with small-cell lung cancer in complete remission. J Natl Cancer Inst，1995，87（3）：183-190.

［5］AUPéRIN A，ARRIAGADA R，PIGNON J P，et al. Prophylactic cranial irradiation for patients with small-cell lung cancer in complete remission. Prophylactic Cranial Irradiation Overview Collaborative Group. N Engl J Med，1999，341（7）：476-484.

［6］PATEL S，MACDONALD O K，SUNTHARALINGAM M. Evaluation of the use of prophylactic cranial irradiation in small cell lung cancer. Cancer，2009，115（4）：842-850.

［7］NCCN Clinical Practice Guidelines in Oncology（NCCN Guidelines®）Small Cell Lung Cancer（Version 2，2021）.

［8］SIMONE C B 2nd，BOGART J A，CABRERA A R，et al. Radiation therapy for small cell lung cancer：an astro clinical practice guideline. Pract Radiat Oncol，2020，10（3）：158-173.

［9］CHUN S G，SIMONE C B 2nd，AMINI A，et al. American Radium Society appropriate use criteria：radiation therapy

笔记

for limited-stage SCLC 2020. J Thorac Oncol,2021,16(1):66-75.

［10］FAROOQI A S,HOLLIDAY E B,ALLEN P K,et al. Prophylactic cranial irradiation after definitive chemoradiotherapy for limited-stage small cell lung cancer:do all patients benefit? Radiother Oncol,2017,122(2):307-312.

［11］QIU G,DU X,ZHOU X,et al. Prophylactic cranial irradiation in 399 patients with limited-stage small cell lung cancer. Oncol Lett,2016,11(4):2654-2660.

［12］GIULIANI M,SUN A,BEZJAK A,et al. Utilization of prophylactic cranial irradiation in patients with limited stage small cell lung carcinoma. Cancer,2010,116(24):5694-5699.

［13］SLOTMAN B,FAIVRE-FINN C,KRAMER G,et al. Prophylactic cranial irradiation in extensive small-cell lung cancer. N Engl J Med,2007,357(7):664-672.

［14］YANG Y,ZHANG D,ZHOU X,et al. Prophylactic cranial irradiation in resected small cell lung cancer:a systematic review with meta-analysis. J Cancer,2018,9(2):433-439.

［15］LE PéCHOUX C,DUNANT A,SENAN S,et al. Standard-dose versus higher-dose prophylactic cranial irradiation (PCI) in patients with limited-stage small-cell lung cancer in complete remission after chemotherapy and thoracic radiotherapy (PCI 99-01,EORTC 22003-08004,RTOG 0212,and IFCT 99-01):a randomised clinical trial. Lancet Oncol,2009,10(5): 467-474.

［16］WOLFSON A H,BAE K,KOMAKI R,et al. Primary analysis of a phase II randomized trial Radiation Therapy Oncology Group (RTOG)0212:impact of different total doses and schedules of prophylactic cranial irradiation on chronic neurotoxicity and quality of life for patients with limited-disease small-cell lung cancer. Int J Radiat Oncol Biol Phys,2011,81 (1):77-84.

［17］DALY M E,ISMAILA N,DECKER R H,et al. Radiation therapy for small-cell lung cancer:ASCO Guideline Endorsement of an ASTRO Guideline. J Clin Oncol,2021,39(8):931-939.

［18］BROWN P D,PUGH S,LAACK N N,et al. Memantine for the prevention of cognitive dysfunction in patients receiving whole-brain radiotherapy:a randomized,double-blind,placebo-controlled trial. Neuro Oncol,2013,15(10):1429-1437.

［19］GONDI V,PUGH S L,TOME W A,et al. Preservation of memory with conformal avoidance of the hippocampal neural stem-cell compartment during whole-brain radiotherapy for brain metastases(RTOG 0933):a phase II multi-institutional trial. J Clin Oncol,2014,32(34):3810-3816.

［20］BROWN P D,GONDI V,PUGH S,et al. Hippocampal avoidance during whole-brain radiotherapy plus memantine for patients with brain metastases:phase III Trial NRG Oncology CC001. J Clin Oncol,2020,38(10):1019-1029.

［21］GONDI V,PUGH S,MEHTA M,et al. NRG Oncology CC003:a randomized phase II/III trial of prophylactic cranial irradiation with or without hippocampal avoidance for small cell lung cancer. J Clin Oncol,2019,37(TPS8578-TPS).

［22］GONDI V,TOLAKANAHALLI R,MEHTA M P,et al. Hippocampal-sparing whole-brain radiotherapy:a "how-to" technique using helical tomotherapy and linear accelerator-based intensity-modulated radiotherapy. Int J Radiat Oncol Biol Phys,2010,78(4):1244-1252.

第十三章 肺癌的多学科治疗

第一节 肺癌多学科诊疗路径

20世纪90年代,美国学者率先提出多学科团队(multiple disciplinary team,MDT)诊疗的概念,即指由多个科室医师组成工作团队,针对某一疾病,通过定期定址会议讨论,为患者提供合理、综合和个体化的诊疗方案。目前,MDT诊疗模式已成为国际医学领域的重要医学模式之一,其目的是使传统的个体式、经验式医疗模式转变为现代的小组协作、决策模式。作为国际公认的肿瘤诊疗模式,MDT在欧美发达国家已成为常态。我国《三级综合医院评审标准实施细则(2011版)》要求:对疑难危重患者、恶性肿瘤患者,应实施多学科综合诊疗,建立多学科协作机制。国家卫生健康委员会印发的《关于开展肿瘤多学科诊疗试点工作的通知》(国卫办医函713号),决定于2018—2020年在全国范围内开展肿瘤多学科诊疗试点工作,重点是消化道肿瘤。然而,虽然我国探索肿瘤MDT诊疗实践已经历了10余年的发展历程,但迄今为止只发布过针对肺癌的单瘤种MDT诊疗共识。总体上看,恶性肿瘤的MDT诊疗在我国仍处于初始阶段,仅在部分发达地区的大型综合性医院或省级肿瘤医院开展;少部分医院虽然制定了相关诊疗制度,但实施起来困难很大,甚至是流于形式。

肺癌在中国是发病率和死亡率最高的恶性肿瘤。根据病理类型、TNM分期和基因突变状态等对不同的肺癌患者实施精准的个体化治疗已经成为常态。目前,已有多项国内外指南、共识对肺癌的诊治给出了指导性意见,然而在部分问题上并非完全一致。NCCN指南明确指出:在肺癌患者从诊断到治疗的全病程管理中,以MDT诊疗模式为中心、结合最佳的循证证据和个体数据,能为肺癌患者提供最优的治疗方案,从而提高肺癌患者治疗获益、降低并发症和疾病进展风险。同理,结合中国国情在国内对肺癌患者实施MDT诊疗模式,能充分考虑到患者个体差异、肿瘤的异质性,不仅能保证治疗方案的科学性,同时能确保治疗方案实施的完整性、公允性、实用性、可追溯性和时效性,从而有效提高肺癌患者的生存预期和生活质量。以局部晚期NSCLC为例,由于其临床与病理方面异质性明显,在ⅢA、ⅢB和ⅢC期患者之间,治疗差异很大;即使在ⅢA期内部,还分为可手术、潜在可手术和不可手术等多种类型,其治疗原则也不尽相同。肺癌(包括NSCLC、SCLC)寡转移也是如此,有无寡转移相关症状、基因突变状况可能导致不同患者的治疗选择完全不同。在肺癌领域中,局部晚期NSCLC、肺癌寡转移和局限期SCLC等疾病较为复杂,治疗选择也较多,因此迫切需要加强对上述病种实施MDT诊疗制度。

肺癌MDT诊疗制度在中国依然处于探索阶段。2019年,全国已开展肺癌MDT诊疗模式的18家医院的27位专家进行过一次现场讨论、投票和调研,结果显示,目前中国肺癌MDT在指南遵循度、民主决策、落地执行和反馈、会议记录、患者随访等方面还有很大的提升空间;MDT成员也强烈呼吁建立更有效的激励机制,体现MDT成员价值;同时,期望通过MDT合作,提高患者入组临床研究的机会及提升研究质量。同年底,中国抗癌协会肺癌专业委员会等在《中华肿瘤杂志》上发表了《Ⅲ期非小细胞肺癌多学科诊疗专家共识(2019版)》。2020年底,中国抗癌协会肺癌专委会、中国医师协会MDT专委会联合在《中华肿瘤杂志》上发表了《肺癌多学科团队诊疗中国专家共识》。这两个共识分别是中国首次针对Ⅲ期NSCLC和肺癌患者MDT诊疗标准建立的共识文件,构建了以患者为中心的肺癌MDT诊疗模式,包括MDT责任义务、组织架构、工作形式、标准流程、评估方法与激励机制等管理体系,有望成为目前中国肺癌MDT开展的指导性文件。然而,从共识制定到临床落地,依然是道阻且长。

一、局部晚期非小细胞肺癌的诊疗路径

中国抗癌协会肺癌专业委员会和中华医学会肿瘤学分会肺癌学组针对局部晚期Ⅲa、Ⅲb、Ⅲc期

NSCLC 多学科诊疗的目标、诊疗方式、随访监测等方面的热点问题和争议进行了深入研讨,联合发布《Ⅲ期非小细胞肺癌多学科诊疗专家共识(2019 版)》,旨在更好地指导临床医师进行 NSCLC 多学科诊疗的临床实践,具体见图 13-1-1、图 13-1-2。

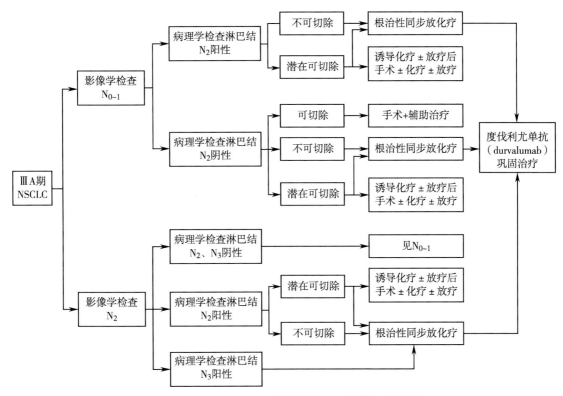

图 13-1-1　ⅢA 期非小细胞肺癌(NSCLC)患者诊疗路径

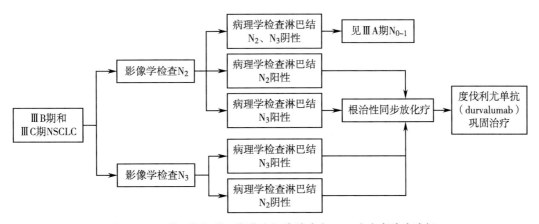

图 13-1-2　ⅢB 期和ⅢC 期非小细胞肺癌(NSCLC)患者诊疗路径

(章必成　宋启斌)

二、肺癌寡转移诊疗路径

中国临床肿瘤学会(CSCO)、美国国家综合癌症网络(NCCN)和欧洲肿瘤内科学会(ESMO)基于循证医学证据、吸纳精准医学最新进展,针对肺癌寡转移多学科诊疗目标、诊疗方式和随访监测等方面的问题和争议进行了深入研讨,以便更好地指导临床医师进行肺癌寡转移诊疗临床实践。笔者综合上述指南基本诊疗原则,将肺癌寡转移诊疗路径进行了整理,见图 13-1-3。

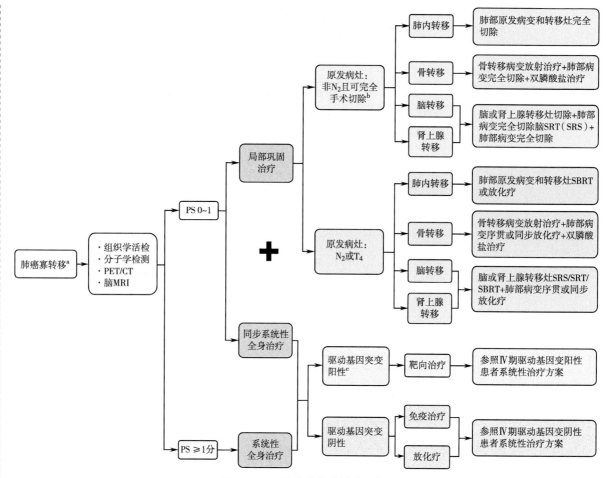

图 13-1-3 肺癌寡转移诊疗路径

PS. 体力活动状态（performance status）；SRT. 立体定向放射治疗（stereotactic radiation therapy）；SRS. 立体定向放射外科（stereotactic radiosurgery）；SBRT. 立体定向体部放射治疗（stereotactic body radiation therapy）。a. 单个器官中不超过3 个转移灶；b. 对于不能或不愿意手术切除的肺部病灶，可考虑 SBRT 或放化疗等作为替代治疗方案；c. 驱动基因主要包括 *EGFR、ALK、BRAF、ROS1* 等。

（陈　昶　顾　畅）

三、局限期小细胞肺癌的多学科诊疗路径

肿瘤多学科团队（MDT）诊疗模式源于 20 世纪 90 年代的美国，是指以患者为中心，以肿瘤外科、肿瘤内科、放疗科、影像科、介入科、病理科等多学科专业人员为依托，提供科学诊疗服务的一种诊疗模式。针对某一疾病，通过定期会议的形式，提出适合患者的最佳治疗方案，具体通过 MDT 病例讨论会的形式开展。MDT 有助于争取最佳的医疗决策，在欧美已成为肿瘤治疗的规范模式。2012 年美国临床肿瘤学会的年会主题是"合作战胜癌症"，认为恶性肿瘤的多学科诊疗是永恒的主题。随着欧洲肿瘤外科学会主席格雷姆·J.波斯顿将 MDT 概念引入我国，近些年肿瘤多学科治疗的理念在我国也得到了很大的推广和应用。

现阶段，我国肿瘤 MDT 的开展与国际水准尚存在较大差距。目前一些大型医院已经建立了单病种首席专家负责制，但在普通的综合性医院组织 MDT 尚存在技术上的困难。由于医疗资源的局限性，即使在国内一线城市的肿瘤中心也是选择部分病例进入 MDT 程序。为进一步提高我国肿瘤规范化诊疗水平，保障患者医疗安全，2018 年国家卫生健康委员会颁发了《肿瘤多学科诊疗试点工作方案（2018—2020 年）》，在全国范围内开展肿瘤多学科诊疗试点工作，协助提高国内各级医院 MDT 协作和肿瘤诊疗水平，使众多患者从中受益。目前，国家肿瘤质控中心肺癌质控专委会将 MDT 的开展作为质控的重要内容，国内多家肿瘤医院和综合医院肿瘤科已将 MDT 纳入临床常规诊疗工作（图 13-1-4）。

笔记

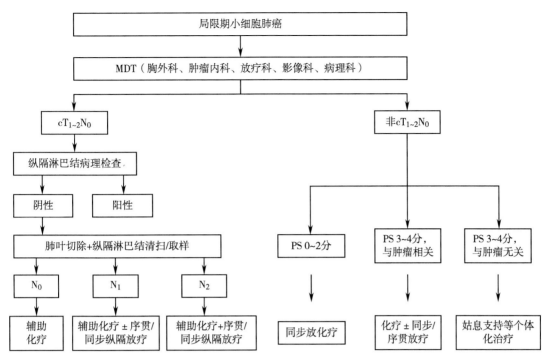

图 13-1-4 局限期小细胞肺癌的多学科诊疗路径

小细胞肺癌(SCLC)是一种难治顽固的恶性肿瘤,治疗进展非常缓慢,中位生存时间为 10~12 个月,5 年生存率不足 7%。2020 年版《中国临床肿瘤学会(CSCO)小细胞肺癌诊疗指南》明确强调了 MDT 在 SCLC 临床诊疗中的重要意义,指出:① SCLC 异质性、侵袭性强,诊治过程中更应重视 MDT 的作用,推荐有条件的单位尽可能进行 SCLC 的 MDT,对患者进行全程管理。② MDT 实施过程中需由多个学科的专家共同分析患者的病史、临床表现、影像学、病理学和分子生物学资料,并对患者的一般状况、疾病的诊断、分期、发展趋势和预后做出全面的评估,根据当前国内外的治疗指南/规范和高级别的循证医学证据,结合目前可及的治疗手段和患者的治疗意愿,为患者制订个体化的整体治疗策略。③ MDT 可根据治疗过程中患者体能状态的变化和治疗疗效适时调整治疗方案,目的是最大化延长患者的生存期、提高有效率和改善生活质量。

(蒋继宗 褚 倩)

● 推荐阅读文献

[1]钟文昭,中国胸部肿瘤研究协作组,中国抗癌协会肺癌专业委员会,等.肺癌多学科团队诊疗中国专家共识.中华肿瘤杂志,2020,42(10):817-828.

[2]中国抗癌协会肺癌专业委员会,中华医学会肿瘤学分会肺癌学组.Ⅲ期非小细胞肺癌多学科诊疗专家共识(2019 版).中华肿瘤杂志,2019,41(12):881-890.

[3]吴毅,蒋珏,贾慧,等.中国大陆部分医院癌症诊疗模式和临床分期使用情况的调查.中国癌症杂志,2015,25(1):67-72.

[4]中国临床肿瘤学会指南工作委员会.中国临床肿瘤学会非小细胞肺癌诊疗指南 2020.北京:人民卫生出版社,2021.

[5]ETTINGER D S. NCCN guidelines insights:non-small cell lung cancer,version 1.2020:featured updates to the NCCN guidelines. J Natl Compr Canc Netw,2019,17(12):1464-1472.

[6]PLANCHARD D. Metastatic non-small cell lung cancer:ESMO Clinical Practice Guidelines for diagnosis,treatment and follow-up. Ann Oncol,2018,29:iv192-iv237.

[7]SOUKUP T,LAMB B W,ARORA S,et al. Successful strategies in implementing a multidisciplinary team working in the care of patients with cancer:an overview and synthesis of the available literature. J Multidiscip Healthc,2018,11:49-61.

笔记

［8］JALIL R，LAMB B，RUSS S，et al. The cancer multi-disciplinary team from the coordinators perspective：results from a national survey in the UK. BMC Health Serv Res，2012，12：457.

第二节　临床案例精解

肺鳞癌新辅助免疫治疗降期手术案例分析

【病情简介】

患者，男，57 岁，因"确诊肺鳞癌半个月"于 2019 年 12 月 16 日入院。患者 2019 年 9 月体检发现右下肺阴影。10 月查胸部 CT 平扫：右肺下叶背段团块样占位（大小约 4.5cm×5.7cm×4.5cm）；两肺上叶胸膜旁多发肺大疱，右肺下叶局限性纤维化。2019 年 12 月 3 日患者至医院行 CT 引导下肺穿刺，病理示：鳞癌（图 13-2-1）。基因检测：未检测到有意义的基因突变，TMB 14.9mut/Mb（TMB-H），PD-L1 表达阴性，TPS<1%。2019 年 12 月 9 日胸腹部增强 CT：右肺下叶支气管开口处见软组织肿块，最大截面大小约 6.6cm×6.0cm，局部胸膜牵拉，符合肺癌伴周围阻塞性炎症；纵隔肿大淋巴结，最大短径 14mm，考虑转移可能（图 13-2-2）。头颅 MRI 增强：未见明显异常强化灶。骨 ECT：全身骨显像未见明显异常。病程中患者无畏寒、发热，无咳嗽、咳痰，无胸闷、气喘，无腹痛、腹胀，食欲、睡眠一般，大小便正常，近期体重有所下降。患者既往有"糖尿病"病史 3 年，平日规律注射胰岛素降糖治疗，血糖控制良好。否认"高血压、冠心病"等慢性病史。否认"肝炎、结核"等传染病史。吸烟 30 余年，每天 10 支，已戒烟 1 个月余。饮酒 30 余年，已戒。父亲 63 岁因"胰腺癌"去世。姑妈有"口腔癌"病史。

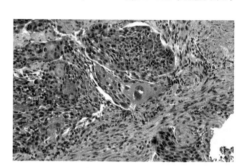

图 13-2-1　右肺穿刺病理示鳞癌

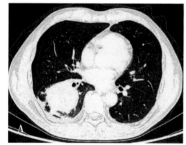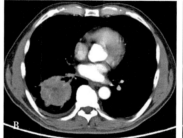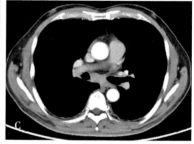

图 13-2-2　新辅助治疗前增强 CT 表现

A. 增强 CT 肺窗，右下肺肿块伴阻塞性炎症；B. 增强 CT 纵隔窗，右下肺肿块最大径 6.6cm；C. 增强 CT 纵隔淋巴结，纵隔淋巴结最大短径 14mm。

院内查体显示：体温 36.3℃、脉搏 76 次 /min、呼吸 18 次 /min、血压 130/75mmHg。神志清楚，全身浅表淋巴结无肿大，气管位置居中，胸廓正常。肺部呼吸运动度对称，肋间隙正常，语颤对称，无胸膜摩擦感，无皮下捻发感，双肺叩诊呈正常清音。呼吸规整，双肺呼吸音清，均无啰音。心率 76 次 /min，心律齐。腹壁柔软，无压痛，腹肌无紧张，无反跳痛。肝、脾未触及，腹部无包块，移动性浊音阴性，双侧肾区无叩痛，肠鸣音正常，每分钟 3 次，脊柱正常，棘突无压痛，无叩痛，四肢活动正常，双侧下肢无水肿。无杵状指 / 趾。生理反射正常，肌张力正常，肌力 5 级，病理反射未引出。

入院诊断：右肺下叶鳞癌 $cT_3N_2M_0$ ⅢB 期。

【MDT 诊治意见】

患者预约肺癌多学科会诊门诊，邀请肿瘤内科肺癌专家、胸外科专家、影像科专家、放疗科专家、病理科专家等共同会诊。其间各科室专家通过详细询问患者病史、症状、有无基础疾病，仔细阅读患者影像片后讨论认为:患者初诊右肺下叶鳞癌 $cT_3N_2M_0$ ⅢB 期,建议经过 2~4 个周期的新辅助治疗,争取使原发病灶缩小,纵隔肿大淋巴结缩小,达到临床降期目的后尝试行手术治疗。

【诊疗经过及转归】

(1)新辅助治疗:2019 年 12 月 17 日肿瘤标志物 6 项,癌胚抗原 5.23ng/ml(升高),糖类抗原 72-4 14.74U/ml(升高),细胞角蛋白 19 片段 11.66ng/ml(升高),神经元特异性烯醇化酶 23.09ng/ml(升高)。2019 年 12 月 18 日、2020 年 1 月 21 日、2020 年 2 月 15 日、2020 年 3 月 22 日分别行"纳武利尤单抗(nivolumab) 200mg(第 1 天)+ 紫杉醇脂质体 175mg/m²(第 1 天)+ 卡铂 450mg(AUC=4)(第 2 天)"方案化疗 4 个周期。其间于 2020 年 1 月 19 日复查胸部平扫 CT:右肺下叶支气管开口处见软组织肿块,最大截面约 4.2cm×3.7cm,边缘不光整,局部胸膜牵拉改变;纵隔及右肺门见多发淋巴结,较大短径约 10mm。提示右肺下叶肿块较前(2019 年 12 月 9 日)减小,周围阻塞性炎症有所吸收。纵隔及右肺门多发淋巴结,较前减小。

2020 年 2 月 13 日和 2020 年 3 月 17 日分别再次行胸部 CT 复查,均提示"右肺下叶肿块继续较前缩小"。2020 年 4 月 24 日复查胸部 CT:右肺下叶支气管开口处见软组织肿块,最大截面约 2.9cm×2.5cm,边缘不光整,局部胸膜牵拉改变;纵隔及右肺门见多发淋巴结,较大短径约 10mm(图 13-2-3)。综合评效 PR。肿瘤指标 6 项仅糖类抗原 72-4(20.14U/ml)升高,其余指标均在正常范围。

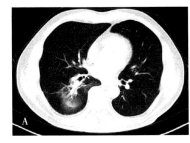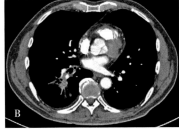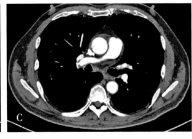

图 13-2-3　新辅助治疗后复查增强 CT

A. 增强 CT 肺窗,右下肺肿块;B. 增强 CT 纵隔窗,右下肺肿块最大径 2.9cm;C. 增强 CT 纵隔淋巴结,纵隔淋巴结最大短径 10mm。

(2)手术治疗:患者于 2020 年 4 月 29 日在胸外科经全麻下行"肺癌根治术(右下肺切除)+ 淋巴结采样术"。术中探查见:肿块位于右肺下叶,外周型,见胸膜凹陷,未侵犯胸壁,未累及肺门、心包、膈肌、膈神经。隆突下淋巴结区域呈化疗后表现,下肺支气管和基底动脉干之间致密粘连,遂决定改行开放切口右肺下叶切除、淋巴结清扫术。术后病理:(右下肺)镜下病变区见出血,大量炎细胞浸润,淋巴滤泡形成,泡沫细胞及多核巨细胞反应,散在钙化,灶性区残留少量肿瘤组织,病变最大径为 0.8cm,结合病史符合鳞癌治疗后改变;支气管切缘及带钉切缘未见肿瘤残留;支气管旁淋巴结未见肿瘤转移(0/2);第 2、4 组淋巴结未见肿瘤转移(0/4);第 7 组淋巴结示脂肪纤维组织;第 11 组淋巴结未见肿瘤转移(0/1);第 12 组淋巴结未见肿瘤转移(0/1),见图 13-2-4。

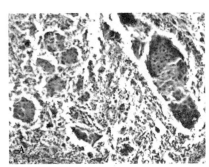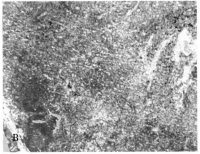

图 13-2-4　新辅助治疗后手术病理所见

A. 肺部肿瘤组织,病变最大径为 0.8cm,符合鳞癌治疗后改变;B. 手术病理淋巴结,淋巴结未见癌转移。

（3）术后辅助治疗：患者术后恢复良好。2020年5月27日复查术后胸部CT：右肺术后改变，右侧液气胸，纵隔、右肺门及左侧腋窝多发稍大淋巴结，较大短径约10mm，与之前相仿。于2020年5月30日、6月21日予紫杉醇脂质体＋卡铂术后化疗第5、6个周期。其间复查肿瘤指标6项均在正常范围。免疫治疗相关评估显示，血皮质醇、促肾上腺皮质激素、甲状腺功能全套、心肌酶谱及标志物在正常范围。2020年7月20日、8月15日予"纳武利尤单抗（nivolumab）200mg（第1天）＋紫杉醇脂质体175mg/m²（第1天）＋卡铂AUC=40（第2天）"方案治疗第7、8个周期。2020年9月11日复查胸部CT：右肺术后改变，右侧胸腔少量积液，纵隔、右肺门及两侧腋窝见多发小淋巴结，较大短径约5mm（图13-2-5）。此后患者停用化疗，予"纳武利尤单抗（nivolumab）200mg（第1天），21天/周期"维持治疗满1年，末次用药时间为2021年2月。患者在PD-1单抗单药维持治疗期间出现间断腹泻，每天3~4次，无发热、腹痛，无便血，予对症处理后症状有所好转。

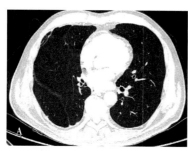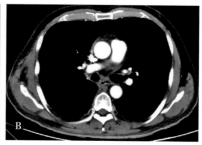

图13-2-5 术后辅助治疗后增强CT表现

A. 增强CT肺窗，右肺术后改变；B. 增强CT纵隔窗，纵隔、右肺门见多发小淋巴结，较大短径5mm。

（4）随访：患者目前一般状况良好。无明显咳嗽、咳痰，无胸闷、胸痛，食欲体重如常。每3个月来院复查1次。术后至今多次复查肿瘤指标6项均在正常范围。胸腹部增强CT与之前相仿，头颅磁共振、全身骨扫描均未见明显异常。

【要点解析】

（1）肺癌MDT诊疗模式的临床应用：治疗肺癌并不能只靠一种治疗手段，需要汇集多学科优势才能给患者带来最大获益。多学科团队协作是以肿瘤（疾病）特征为基础，综合患者身体状况和客观条件，在循证医学指导下多学科合作为患者提供有计划的科学、规范、合理的个性化治疗。肺癌MDT成员通常由呼吸内科、肿瘤内科、心胸外科、放疗科、影像科、病理科等科室的专业人员组成。

其在临床应用中的优势在于：MDT可通过组织多学科专家共同讨论，采取恰当的检查手段，确保获得组织的最大机会，提高分期的准确性，有助于减少不必要的手术；MDT有利于采取最佳个体化治疗方案，可使更多晚期肺癌患者接受多学科综合治疗；MDT有利于根据指南及循证医学证据进行治疗，提高医生的临床诊疗能力及科研能力。

因此，MDT模式通过多学科参与，相互取长补短，有利于肺癌的全程化管理，使患者获得及时准确的诊断，最佳的个体化治疗策略，从而达到提高肺癌患者生命质量，延长生存期的目的。

（2）非小细胞肺癌新辅助治疗适应证：临床中，约有1/3的非小细胞肺癌确诊时已处于局部进展期（Ⅲ期），例如对于可手术切除的ⅢA（N_2期）NSCLC，单纯手术切除术后5年生存率仍为20%~35%，且术后复发率及远处转移率高。因此目前国内外指南推荐的基本治疗策略已经从既往的手术切除＋术后辅助含铂双药方案化疗模式过渡到根治性同步放化疗或者新辅助治疗后再行根治性手术等综合治疗模式。最新证据表明，新辅助治疗可显著改善（潜在）可切除非小细胞肺癌患者的预后，且安全、可行。

新辅助治疗具有其理论基础，包括使肿瘤缩小、分期降低，提高手术的可切除性；消灭或预防术前可能存在的微转移，改善远期生存；提高患者化疗的耐受性；术前因肿瘤血供保持完整，化疗药物更有效地到达病灶；可测病灶的存在提供了活体药敏检测的效果。

与此同时，新辅助治疗也存在一定风险：在一定程度上延后了手术的时间，可能有肿瘤进展的风险，尤其是对新辅助治疗不敏感的患者；新辅助治疗后会存在组织水肿、充血和炎症等反应，可能会增加手术难度。

非小细胞肺癌新辅助治疗的主要适应人群是具备可切除或潜在可切除特征的 ⅢA 及部分 ⅢB 期患者,如 T_3 侵犯胸壁、T_4 侵犯纵隔结构或者气管、肺上沟瘤(T_{3-4}/N_{0-1})及 T_{1-3}/N_2 病变。

(3)新辅助治疗术后病理评估:新辅助治疗效果的评判指标,目前参考应用较多的是主要病理学缓解(major pathological response,MPR),即残留肿瘤细胞≤10%,病理学缓解可以反映疗效,且缓解程度与 OS 有关,因此它预示着更好的预后,所以可以采用 MPR 作为评估新辅助疗效的终点指标之一。此外,病理学完全缓解(pCR)、R0 切除率、联合 ORR、OFS、OS 等也是常用的疗效判定指标。

(4)需要指出的是,目前围手术期化疗,NCCN/CSCO 等指南中均推荐 4 个周期,更长周期的化疗能带来生存获益。安全性如何平衡,还有待于更多的研究证实。

【循证医学证据】

近年来,非小细胞肺癌新辅助治疗模式的探索和进展大致包括三个方面。

(1)新辅助化疗、放疗:荟萃分析已经获得共识,新辅助化疗或放化疗联合,相比于单纯手术可以显著改善患者生存。

(2)新辅助靶向治疗:一项 Ⅱ 期 EMERGING 研究(CTONG1103)评估了厄洛替尼对比含铂双药方案用于 ⅢA/N_2 期非小细胞肺癌患者新辅助治疗的疗效和安全性。结果显示,厄洛替尼新辅助治疗未达到主要终点 ORR,但厄洛替尼新辅助治疗对比 GC 新辅助化疗可以显著改善 ⅢA/N_2 期 EGFR 敏感突变非小细胞肺癌患者的 PFS。该研究显示,目前术前 EGFR-TKI 诱导治疗的有效性和耐受性尚不确定,但生物标志物指导下的新辅助治疗策略在 ⅢA/N_2 期非小细胞肺癌患者中仍具有一定潜力。

(3)新辅助免疫治疗:与传统新辅助化放疗力求缩小肿瘤病灶、获得术前降期的目的不同,新辅助免疫治疗更多着眼于通过诱导机体对于肿瘤的免疫效应从而实现长期获益。其理论依据有:免疫抑制性微环境在肿瘤早期业已形成,新辅助治疗时原发肿瘤和引流淋巴结的免疫环境仍然完整;早期未治疗的非小细胞肺癌患者体内存在大量肿瘤新抗原,PD-1/PD-L1 抑制剂可以激活抗肿瘤免疫从而建立早期的免疫记忆,消除潜在转移灶,延长患者生存;新辅助免疫治疗的获益或可持续存在。由于 ⅢA 期非小细胞肺癌患者的治疗极具差异性,因此基于以上理论,对于潜在可手术治疗的患者,术前给予新辅助治疗是标准的治疗策略,目前免疫治疗为基础的治疗策略包括免疫单药、双免疫联合及免疫联合化疗等。

西班牙的研究人员展开了 NADIM 研究,旨在评估纳武利尤单抗(nivolumab)联合标准化疗用于可切除 ⅢA 期非小细胞肺癌患者新辅助治疗的可行性、安全性、抗肿瘤活性和生存结局。研究是一项开放标签、多中心、单臂 Ⅱ 期试验,患者入组后于手术切除前接受化疗(紫杉醇 + 卡铂)+ 纳武利尤单抗治疗 3 周期,然后于术后进行 1 年纳武利尤单抗辅助治疗。该研究是评估纳武利尤单抗联合标准化疗用于可切除 ⅢA 期非小细胞肺癌患者新辅助治疗的首项临床研究。结果表明,在 ⅢA 期非小细胞肺癌患者中,纳武利尤单抗联合标准化疗新辅助治疗可达到良好的 24 个月 PFS 率和 24 个月 OS 率。

美国癌症研究协会(AACR)2021 年会上首次公布了 Ⅲ 期 CheckMate816 试验的结果。该研究在可切除的 ⅠB~ⅢA 期非小细胞肺癌患者中开展,评估了抗 PD-1 疗法纳武利尤单抗联合化疗用于新辅助治疗的疗效和安全性。该研究的主要终点是病理学完全缓解(pCR)。结果显示研究达到了主要终点:术前接受纳武利尤单抗 + 化疗治疗 3 周期的患者中有 24% 实现了 pCR,而化疗组比例仅为 2.2%。此外,纳武利尤单抗 + 化疗方案的耐受性良好,无论 PD-L1 表达水平、组织学或疾病分期如何,pCR 均表现出一致的改善。

2021 年 WCLC 大会上,研究者公布了 Ⅱ 期 LCMC3 研究结果,该研究旨在评估阿替利珠单抗(atezolizumab)用于初治 ⅠB~ⅢB 期可切除非小细胞肺癌患者新辅助治疗的疗效和安全性。主要终点为无 EGFR/ALK 突变接受手术治疗患者的主要病理学缓解(MPR),次要研究终点包括根据 PD-L1 分层的病理缓解率等。该研究达到了主要研究终点:MPR 率达到 21%,PCR 率为 7%,43% 患者接受阿替利珠单抗新辅助单抗治疗后实现降期,且患者耐受性良好,安全性可控。

【专家点评】

该病例为一位局部晚期肺鳞癌($cT_3N_2M_0$ ⅢB 期)初治男性患者的诊疗经过,治疗在遵从 NCCN 指南、CSCO 诊疗指南的基础上,参考最新的国内外循证医学研究数据制订流程规范。该病例经肺癌 MDT 讨论,推荐免疫联合化疗的新辅助治疗方案,经治疗患者临床 TNM 分期获得降期,手术病理获得完全缓解的结果,治疗效果满意。

该病例展示了当今临床多学科会诊的重要性和必要性,MDT模式值得临床推广。此外,如今新药及新的治疗模式的临床研究和真实世界研究蓬勃发展,给广大临床一线医生带来了很多最新的循证医学证据,也更有利于我们对患者采取最合适的个体化精准诊疗和肿瘤治疗的全程管理方案。

(束永前)

● 推荐阅读文献

[1] 聂俊,何文杰,江波.肺癌多学科综合诊疗模式的探讨.医学与哲学,2017,38(6):79-81.

[2] BLUMENTHAL G M,BUNN P A Jr,CHAFT J E,et al. Current status and future perspectives on neoadjuvant therapy in lung cancer. J Thorac Oncol,2018,13(12):1818-1831.

[3] ZHONG W Z,CHEN K N,CHEN C,et al. Erlotinib versus gemcitabine plus cisplatin as neoadjuvant treatment of stage ⅢA-N2 EGFR-mutant non-small-cell lung cancer(EMERGING-CTONG 1103):a randomized phase Ⅱ study. J Clin Oncol,2019,37(25):2235-2245.

[4] Bristol Myers Squibb. Opdivo(nivolumab)plus chemotherapy shows statistically significant improvement in pathologic complete response as neoadjuvant treatment of resectable non-small cell lung cancer in phase 3 CheckMate-816 trial. (2020-10-07)[2021-09-01]. https://bit.ly/3iDKRAW.

[5] ClinicalTrials. A neoadjuvant study of nivolumab plus ipilimumab or nivolumab plus chemotherapy versus chemotherapy alone in early stage non-small cell lung cancer(NSCLC)(CheckMate 816).[2021-09-01]https://clinicaltrials.gov/ct2/show/NCT02998528.

[6] PROVENCIO M,NADAL E,INSA A,et al. Neoadjuvant chemotherapy and nivolumab in resectable non-small-cell lung cancer(NADIM):an open-label,multicentre,single-arm,phase 2 trial. Lancet Oncol,2020,21(11):1413-1422.

EGFR 突变肺癌新辅助治疗案例分析

【病情简介】

患者,女,49岁,2019年1月无明显诱因出现咳嗽咳痰,症状持续不缓解。于当地医院行肺CT检查:右肺中叶中央型占位,考虑肺癌可能;双肺小结节,性质待查。支气管镜检查:右肺中叶支气管开口黏膜水肿,未见明显新生物,刷检病理可见异型细胞,腺癌不除外。未行任何治疗,于2019年4月到上级医院就诊。既往史和家族史无特殊。2019年4月8日,行胸腹增强CT检查:右肺中叶肿块伴阻塞性肺不张,考虑肺癌可能性大;右肺门稍大淋巴结;两肺多发斑点、结节影,暂诊断为慢性炎症,建议随访复查;肝脏及左肾脏囊肿,左侧肾上腺稍增厚。2019年4月8日头颅MRI检查:脑内未见异常占位性病变。2019年4月9日,PET/CT检查:右肺中叶近肺门见软组织肿块,FDG代谢增高,考虑右中叶肺癌可能性大,伴肺不张;右肺门见肿大淋巴结,FDG代谢增高,考虑淋巴结转移可能性大;两肺门见肿大淋巴结,FDG代谢不高,不除外转移;鼻咽部FDG代谢稍高,鼻咽隐窝清晰,炎症可能;双侧颈部见小淋巴结,部分FDG代谢稍高;两侧乳腺似见结节影,FDG代谢稍高,建议必要时结合超声或钼靶摄片;肝脏近膈顶见囊状低密度影,FDG代谢缺失,考虑肝囊肿可能;右侧附件区见囊状低密度影,FDG代谢缺失,考虑囊肿或生理性改变可能。乳腺超声检查未见异常。

患者行CT引导下肺穿刺,病理结果示:右肺(穿刺)腺癌。基因检测结果示:存在*EGFR*基因21外显子L858R突变。MDT讨论的问题:该患者为存在*EGFR*敏感突变的肺腺癌患者,现有两肺多发斑点影,疾病应如何分期,治疗上能否行手术或同步或序贯放化疗,靶向治疗与以上治疗同时使用时如何进行。

【MDT诊治意见】

影像学专家:患者为右肺中叶中央型腺癌,从影像学看右肺中叶占位伴远端肺不张,肿块大小难以测量,T分期至少是T_{2a}。患者有右肺门淋巴结肿大,PET/CT提示右肺门淋巴结FDG代谢增高,考虑有N_1淋巴结转移。患者除了右肺病灶外两肺还有多发斑点结节影,FDG代谢不高,考虑炎症可能性大,但转移或多原发肺癌不除外。因此患者的分期是$T_{2a}N_1M_x$ⅡB期(图13-2-6)。

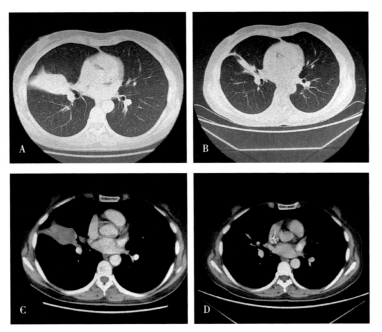

图 13-2-6　治疗前（A、C）和新辅助治疗后（B、D）右中肺肿块及淋巴结对比

胸外科专家：该患者为中年女性，体质状况好，有积极手术意愿。从影像学看患者有同侧肺门淋巴结转移，肿块偏大，伴有阻塞性肺不张。因此建议患者进行新辅助治疗，待肿瘤缩小后再考虑手术治疗。如新辅助治疗后肿瘤缩小不明显或出现增大无法手术，可考虑按照局部晚期患者进行同步或序贯放化疗。

放疗科专家：同意胸外科专家的意见。该患者应尽量争取手术。如无法手术，可行同步或序贯放化疗。患者有 EGFR 基因敏感突变，关于新辅助治疗的方案如何选择，能不能在新辅助化疗的基础上加上 EGFR-TKI 治疗或单纯使用 EGFR-TKI 治疗现在还没有高级别循证医学证据。

肿瘤内科专家：对于驱动基因阳性的局部晚期肺腺癌患者是否可以使用靶向治疗作为新辅助治疗，现在国内外没有统一的意见。由于没有高级别的循证医学证据，国内外各大指南也均没有这方面的推荐或专家共识。2019 年吴一龙教授报道了首个根据 EGFR 突变状态指导患者新辅助靶向治疗的临床试验（CTONG 1103 研究），但该临床试验的结果为阴性结果。CTONG1103 研究是一项厄洛替尼对比 GC 方案新辅助治疗ⅢA-N$_2$ 期 EGFR 突变非小细胞肺癌患者的随机对照多中心Ⅱ期临床试验，这个试验首次证实新辅助靶向治疗患者的 ORR、MPR、切除率和 R0 切除率在数值上均优于新辅助化疗组，但未达到主要终点（ORR）。该临床试验也首次证实新辅助靶向治疗与新辅助化疗相比能明显延长患者的 PFS，但新辅助靶向治疗能否延长患者的 OS 尚无数据报道。该患者年纪较轻，体质状况好，从临床经验上讲，为了取得更好的新辅助治疗效果，可考虑使用化疗联合靶向治疗作为新辅助治疗方案。这也是借鉴了晚期 EGFR 敏感突变肺癌患者的治疗经验。目前有包括 NEJ009 试验在内的多个Ⅱ、Ⅲ期临床试验结果显示 EGFR 敏感突变的肺癌患者一线使用吉非替尼联合化疗较单纯化疗的患者 PFS 和 OS 均有明显延长，ORR 在数据上也有提高。虽然毒性反应的发生率也明显提高，但总体来讲患者尚可耐受。因此，该患者可以考虑选择化疗和靶向的联合治疗作为新辅助治疗方案，有望获得较好的治疗结果。

综合诊治意见：患者目前分期考虑为 T$_{2a}$N$_1$M$_0$ ⅡB 期，两肺其他病灶性质待定。患者手术意愿强烈且有 EGFR 敏感突变，建议行化疗 +EGFR-TKI 治疗后再考虑手术治疗。

【诊疗经过及转归】

患者于 2019 年 4 月 24 日开始口服吉非替尼（易瑞沙）治疗，分别于 4 月 25 日和 5 月 17 日行培美曲塞 0.9g（第 1 天）+ 顺铂 120mg（第 1 天）化疗 2 个周期。治疗耐受尚可。6 月 10 日复查胸腹 CT（见图 13-2-6）：右肺中叶软组织结节影与远端肺不张分界不清，较前明显退缩改善；右肺门稍大淋巴结，较前缩小；两肺见散在斑点、结节影，变化不大。疗效评价 PR。

请胸外科评估，认为有手术指征，于 2019 年 6 月 13 日行 VAST 右胸探查术。术中见右肺中叶 4.5cm ×

3.0cm×3.0cm肿块,质硬,累及胸膜,有胸膜皱缩;右肺下叶邻近右中下叶的叶间裂2个肺结节,质硬,表面有皱缩,考虑转移结节;第2、3、4、7、10、11、12组淋巴结肿大,质韧。中下叶动脉、支气管之间多枚肿大淋巴结并融合,与周围结构界限不清,遂行右肺中下叶切除术。术后病理:右肺下叶为中央型结节性腺癌(腺泡型),中-低分化,累及胸膜;右肺中叶为肺间质纤维组织增生,炎细胞浸润伴多核巨细胞、大量泡沫组织细胞反应,局部见少量腺癌(腺泡型),中-低分化;10组(1/5)、12组(1/1)淋巴结见转移癌。免疫组化结果:TTF-1(+),NapsinA(+),CDX-2(−),PAX8(−),GATA3(−),ROS-1(−),PD-L1ZR3(+30%),Ki-67(+3%),ALK(V)(−)。

根据术后病理考虑患者为多原发或转移肺腺癌,术后继续口服吉非替尼治疗并定期随访。至2021年2月病情稳定,复查CT无异常。

【要点解析】

该病例的主要关注点是驱动基因阳性的局部晚期肺癌患者能否将靶向治疗纳入新辅助治疗方案。此类患者用单纯的靶向治疗或者靶向联合化疗作为新辅助治疗方案尚无统一的专家共识。虽然该病例术后证实是存在转移或多原发的肺腺癌患者,但使用EGFR-TKI联合化疗作为新辅助治疗确实取得了良好的治疗效果。所以,这种联合治疗模式值得进一步探索。

【循证医学证据】

目前有三项中国报道的将靶向药物单药用于肺癌患者新辅助治疗的Ⅱ期临床试验结果,其中一项临床试验结果为阴性结果,另一项获得了PFS延长的阳性结果,还有一项临床试验结果疗效一般。其他化疗联合靶向治疗驱动基因阳性局部晚期非小细胞肺癌患者的临床试验样本量均很小,或因患者入组缓慢而被迫提前终止。因此,到目前为止,没有高级别的循证医学证据支持或反对将靶向治疗联合化疗作为新辅助治疗用于驱动基因阳性的局部晚期非小细胞肺癌患者。

【专家点评】

该例患者使用靶向联合化疗的新辅助治疗方案总体上比较成功,肿块明显缩小,其中右肺中叶肿块仅有少量癌细胞存在。患者有如此好的治疗效果,如果增加新辅助治疗的周期数或靶向药物服用时间,可能会获得更好的效果。另外,患者手术切除的两个标本最好均能进行二代测序检测来分析是否为同一起源,有助于判断病灶是多原发病灶还是转移病灶。靶向治疗在驱动基因阳性非小细胞肺癌患者新辅助治疗中的地位到现在为止尚不清楚。NeoADAURA是一项比较奥希替尼加或不加化疗对比标准化疗用于*EGFR*突变阳性可切除非小细胞肺癌患者的Ⅲ期临床研究(NCT04351555),该项临床研究正在入组患者,预计2024年会有中期分析结果,2029年预计研究结束。该项临床研究可能会提供关于这个问题的最终答案。

(冯继锋　于韶荣)

● 推荐阅读文献

[1] ZHONG W, YANG X, YAN H, et al. Phase Ⅱ study of biomarker-guided neoadjuvant treatment strategy for ⅢA-N$_2$ non-small cell lung cancer based on epidermal growth factor receptor mutation status. J Hematol Oncol, 2015, 8:54.

[2] ZHONG W Z, CHEN K N, CHEN C, et al. Erlotinib versus gemcitabine plus cisplatin as neoadjuvant treatment of stage ⅢA-N$_2$ EGFR-mutant non-small-cell lung cancer (EMERGING-CTONG 1103): a randomized phase Ⅱ study. J Clin Oncol, 2019, 37(25):2235-2245.

[3] XIONG L, LI R, SUN J, et al. Erlotinib as neoadjuvant therapy in stage ⅢA(N$_2$) EGFR mutation-positive non-small cell lung cancer: a prospective, single-arm, phase Ⅱ study. Oncologist, 2019, 24(2):157-164.

[4] LARA-GUERRA H, WADDELL T K, SALVARREY M A, et al. Phase Ⅱ study of preoperative gefitinib in clinical stage I non-small-cell lung cancer. J Clin Oncol, 2009, 27(36):6229-6236.

[5] TAKAMOCHI K, SUZUKI K, SUGIMURA H, et al. Surgical resection after gefitinib treatment in patients with lung adenocarcinoma harboring epidermal growth factor receptor gene mutation. Lung Cancer, 2007, 58(1):149-155.

[6] KAPPERS I, KLOMP H M, BURGERS J A, et al. Neoadjuvant (induction) erlotinib response in stage ⅢA non-small-cell lung cancer. J Clin Oncol, 2008, 26(25):4205-4207.

[7] MARECH I, VACCA A, GNONI A, et al. Surgical resection of locally advanced epidermal growth factor receptor

笔记

（EGFR）mutated lung adenocarcinoma after gefitinib and review of the literature. Tumori,2013,99（5）:e241-244.

不可手术切除局部晚期非小细胞肺癌免疫治疗案例分析

【病情简介】

患者叶某,女,62 岁。2019 年 9 月体检发现左上肺小结节,后定期复查,2020 年 6 月行 PET/CT 提示:左肺上叶结节,考虑周围型肺癌,左肺门、纵隔（4L）肿大淋巴结代谢异常增高,考虑转移。颈部超声提示:左侧锁骨上淋巴结肿大,行穿刺活检病理回报:淋巴结转移性腺癌,结合临床及免疫表型符合肺腺癌。免疫组化:CK7（+）,NapsinA（+）,CK20（-）,Villin（-）,CDX-2（-）,Ki-67（LI 约 30%）,ALK（-）,完善脑部增强 MRI、骨 ECT 未见转移。临床诊断为左肺腺癌 $cT_1bN_3M_0$。组织基因检测结果:*EGFR* 突变检测结果为阴性。MDT 会诊结果:建议患者行根治性同步放化疗。2020 年 8 月完成根治性同步放化疗。后给予患者单药度伐利尤单抗 620mg,每 2 周 1 次维持治疗。2020 年 12 月复查脑 MRI 显示:右侧颅顶结节及广泛脑膜强化,考虑脑转移及脑膜转移（leptomeningeal metastasis,LM）。判定为肿瘤疾病进展 PD。PS 评分 1 分,提交 MDT 指导下一步诊疗方案。

【MDT 诊治意见】

1. 病理科专家　根据 EANO-ESMO 的 LM 临床实践指南及肺癌脑（膜）转移诊断治疗共识,为增加脑膜转移诊断的准确性,需综合患者临床神经症状、影像学以及脑脊液（CSF）细胞学信息检测对 LM 进行诊断。CSF 检测对于脑膜转移诊断的敏感性及特异性均高于影像学及神经功能提示,补充 CSF 肿瘤标志物的检测。CSF ctDNA 检测结果表明,脑膜转移具有不同于原发肿瘤病灶的独特基因突变谱,可考虑给予患者行 CSF 二代测序。

2. 影像科专家　MRI 对于 LM 诊断具有重要意义。增强 MRI LM 的典型表现包括,可延伸至脑沟回的线样强化影,可连续或局灶分布,也可为结节状,少部分患者可发现脑室扩张、脑积水表现。对于合并典型临床症状的 NSCLC 患者,增强 MRI 的典型表现可作为 LM 的一个诊断依据。但可导致脑膜强化的疾病还包括急慢性脑膜炎、化学性脑膜炎及自身免疫病等,此时需结合 CSF 细胞学明确诊断。

3. 肿瘤内科专家　该患者为典型不可切除ⅢB 期 NSCLC,经过标准根治性同步放化疗后失败。基于 PACIFIC 研究不可切除ⅢB 期 NSCLC,经过标准根治性同步放化疗后进行单药度伐利尤单抗维持治疗,患者能从免疫维持治疗中获益,度伐利尤单抗维持组 PFS 17.2 个月 *vs.* 安慰剂组 5.6 个月。且从安全性角度考虑,度伐利尤单抗组和安慰剂组至肺炎发生时间也相似。度伐利尤单抗组和安慰剂组中,无论是发生肺炎的患者,还是未发生肺炎的患者,总体治疗周期数相似,故患者伴不伴肺炎不影响治疗暴露。因此,对于Ⅲ期不可切除 NSCLC 根治性同步放化疗后度伐利尤单抗维持治疗,是一种新的治疗选择。免疫维持治疗中,该患者出现了颅内及软脑膜转移（LM）,LM 的出现,预示患者的预后较差。目前,LM 的治疗策略包括全脑放疗、化疗 + 抗血管生成 / 免疫治疗、鞘内化疗、化疗、支持治疗、手术等。建议该患者进行全脑放疗,后续进行化疗联合抗血管生成 / 免疫治疗。鞘内注射化疗药物（MTX 等）有助于快速缓解脑膜转移相关症状。

4. 放疗科专家　LM 是 NSCLC 的一个灾难性的事件,患者临床症状重,如不进行治疗,生存期仅 4~6 周。由于肿瘤细胞在 CSF 广泛播散,LM 患者需接受全脑全脊髓放疗。由于全脑全脊髓放疗毒性大,且患者一般情况差,患者无法耐受,治疗相关不良反应大,不延长生存期。部分 LM 患者可接受全脑放疗,或是针对局部病变进行放疗。实体瘤脑膜转移患者（乳腺癌及肺癌）,如仅接受全脑放疗,其生存期仅 8.1 周。放疗对于局灶性病灶的消除从而降低 CSF 中瘤负荷、改善血脑屏障通透性使得系统性治疗药物 CSF 浓度增高以及放疗对于脑实质内肿瘤病灶的治疗,可能是其改善预后的原因。因此,全脑放疗联合化疗或者抗血管生成治疗有可能在一定程度上改善 NSCLC-LM 患者的预后。建议患者全脑放疗联合化疗及抗血管生成 / 免疫治疗。

5. 外科专家　对于软脑膜转移,手术治疗无法达到消除肿瘤的目的,手术仅作辅助性治疗措施,对于颅内高压脑积水患者行侧脑室 - 腹腔分流术,可显著缓解颅内高压引起的脑积水,改善颅内高压引发的脑病,脑室 - 腹腔分流（V-P 分流）可延长患者的生存期。必要时,可介入手术治疗。

笔记

【诊疗经过及转归】

脑脊液细胞可见肿瘤细胞,考虑患者之前基因检测阴性,故 CSF 未行基因检测。2020 年 12 月给予患者行全脑放疗。放疗后,2020 年 12 月 22 日始行培美曲塞 + 贝伐珠单抗治疗 2 个周期。复查 CT 示:肺内病灶 SD,颅顶转移病灶 CR,脑膜转移稍有好转。

【要点解析】

(1)该患者为典型的ⅢB 期不可手术,驱动基因阴性肺腺癌。Ⅲ期不可切除 NSCLC 患者的标准治疗方案是根治性同步放化疗,但是生存获益有限。基于 PACIFIC 研究,不可切除Ⅲ期 NSCLC,经过标准根治性同步放化疗后进行单药度伐利尤单抗维持治疗,患者可从抗 PD-L1 免疫维持治疗中获益。且从安全性角度考虑,度伐利尤单抗未增加患者发生放射性肺炎的风险。因此,对于Ⅲ期不可切除 NSCLC 根治性同步放化疗后度伐利尤单抗维持治疗,可成为一种新的治疗选择。

(2)抗 PD-L1 免疫维持治疗中,该患者出现了颅内及 LM,往往预示着患者的预后比较差。考虑患者免疫维持治疗不能继续获益。ASCO 大会上发布了一项随机对照Ⅲ期临床研究(IFCT-1103 ULTIMATE)结果,在晚期非鳞状细胞 NSCLC 患者中比较了贝伐珠单抗联合化疗和单用化疗的疗效。结果显示,贝伐珠单抗联合多西他赛作为二线或三线治疗,相比单用化疗可明显改善中位 PFS(5.4 个月 *vs.* 3.9 个月,*HR*=0.56,*P*=0.01)。与单用化疗比较,贝伐珠单抗联合化疗治疗组的 ORR 也明显提高(22.5% *vs.* 5.5%,*P*=0.006)。PASSPORT 研究显示化疗抗血管生成治疗对于脑转移患者中位 OS 为 6.3 个月。LM 的治疗策略包括鞘内注射治疗、全脑放疗、化疗 + 抗血管生成联合治疗、鞘内化疗、化疗、免疫治疗、支持治疗、手术等。建议该患者进行全脑放疗,后续进行化疗联合抗血管生成治疗。

【循证医学证据】

(1)Ⅲ期不可切除 NSCLC 根治性同步放化疗后度伐利尤单抗维持治疗,基于 PACIFIC 研究临床研究,1A 类证据。

(2)化疗联合贝伐珠单抗(安维汀)二线治疗晚期 NSCLC,基于 IFCT-1103 ULTIMATE 和 PASSPORT 临床研究,可考虑用于 NSCLC 二线伴有脑转移患者。

【专家点评】

该患者为典型的ⅢB 期不可手术驱动基因阴性肺腺癌。NSCLC 患者的标准治疗方案是根治性同步放化疗。基于 PACIFIC 研究,不可切除Ⅲ期 NSCLC,经过标准根治性同步放化疗后进行单药度伐利尤单抗维持治疗,目前也是 NCCN 指南/CSCO 指南作为 1A 类证据推荐。且从安全性角度考虑,临床试验中显示度伐利尤单抗未增加患者发生放射性肺炎的风险。因此,对于Ⅲ期不可切除 NSCLC 根治性同步放化疗后度伐利尤单抗维持治疗,经济情况允许下建议使用。对 NSCLC 出现颅内转移,往往预示着患者的预后比较差。综合 BEYOND、PASSPORT 以及 ASCO 大会上发布的一项随机对照Ⅲ期临床研究(IFCT-1103 ULTIMATE)结果,在晚期非鳞状细胞 NSCLC 患者无论一线还是二线,脑转移患者均可从贝伐珠单抗联合化疗中获益,但总体生存率仍然不佳,需要开展更多的基础及临床研究来改善预后。

(董晓荣)

● 推荐阅读文献

[1] ANTONIA S J,VILLEGAS A,DANIEL D,et al. Durvalumab after Chemoradiotherapy in Stage Ⅲ Non-Small-Cell Lung Cancer. N Engl J Med,2017,377(20):1919-1929. Yue D,Xu S,Wang Q,et al. Erlotinib versus vinorelbine plus cisplatin as adjuvant therapy in Chinese patients with stage ⅢA EGFR mutation-positive non-small-cell lung cancer(EVAN):a randomised,open-label,phase 2 trial. Lancet Respir Med,2018,6(11):863-873.

[2] ZHOU C,WU Y L,CHEN G,et al. BEYOND:A randomized,double-blind,placebo-controlled,multicenter,phase Ⅲ study of first-line carboplatin/paclitaxel plus bevacizumab or placebo in Chinese patients with advanced or recurrent nonsquamous non-small-cell lung cancer. J Clin Oncol,2015,33(19):2197-2204.

[3] Alexis B C,Clarisse A V,Olivier M,et al. Weekly paclitaxel plus bevacizumab versus docetaxel as second or third-line treatment in advanced non-squamous nonsmall cell lung cancer(NSCLC):Results from the phase Ⅲ study IFCT-1103 ULTIMATE. J Clin Oncol,2016,34(15 suppl):9005.

笔记

ⅢB 期 *EGFR* 阳性 NSCLC 案例分析

【病例简介】

患者女,62 岁。2020 年 5 月就诊外院。胸部 CT 示:左下肺占位(2.0cm×2.4cm),考虑恶性肿瘤;右下肺小结节影、右中肺及上肺下舌段陈旧性病变,双肺纹理增粗;纵隔、肺门多发淋巴结肿大。既往无烟酒史,无恶性肿瘤家族史。患者一般情况良好,ECOG 评分 0 分,疼痛评分 0 分,神志清楚,颈软、无抵抗,双侧瞳孔等大等圆,对光反射灵敏,外耳廓及鼻部未见明显畸形,听力及嗅觉可,咽未见红肿,未见扁桃体肿大。皮肤巩膜无黄染,皮肤结膜无苍白,甲状腺触诊软;双侧锁骨区等全身未触及明显淋巴结肿大。胸廓未见畸形,双肺呼吸音清,未闻及干湿啰音。心律齐,心脏各听诊区未闻及病理性杂音。腹软,未及明显压痛及反跳痛,肝脾肋下未及,肠鸣音每分钟 3~5 次,四肢肌力 5 级,肌张力正常,四肢感觉正常,双侧巴宾斯基征阴性。

辅助检查:① PET/CT(图 13-2-7):左肺下叶代谢增高结节,考虑肺癌可能性大;病灶远端小结节,考虑肿瘤浸润或转移待排;左侧肺门、纵隔多发淋巴结转移。②颅脑 MRI、腹部超声未见明显异常。③血常规、血生化、尿常规、凝血功能、肿瘤指标在正常范围内。

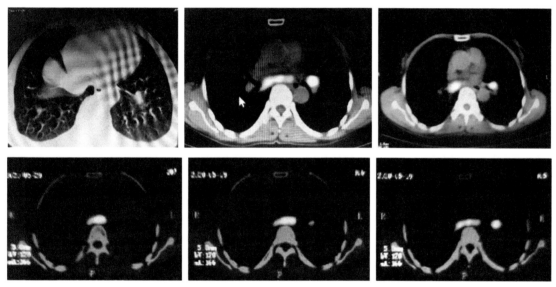

图 13-2-7 治疗前基线 PET/CT 影像

病理诊断及分子病理特征:支气管镜下针吸活检(20203349)示纵隔淋巴结(7 组、4R):考虑转移性腺癌。免疫组化:TTF-1(+),Napsina(−),CK7(+),P40(−),P63(−),CK5/6(−),CgA(−),Syn(−),CD56(−),Ki-67(70%+)。穿刺组织 NGS 检测结果(表 13-2-1):*EGFR* 19del、*MET* 突变、*TP53* 突变。标本量不足未行 PD-L1 检测。

表 13-2-1 穿刺组织 NGS 检测结果

突变基因	检测结果	突变丰度	潜在受益药物			潜在耐药信息
			A 级	B 级	C 级	
EGFR	exon 19 c. 2235_2249 delGGAATT AAGAGAA Gc p. E746_A750del	30.22%	阿法替尼,厄洛替尼,吉非替尼,埃克替尼,奥希替尼,达可替尼,厄洛替尼+雷莫芦单抗,厄洛替尼+贝伐珠单抗	无	厄洛替尼+伊马替尼	无

笔记

续表

突变基因	检测结果	突变丰度	潜在受益药物			潜在耐药信息
			A 级	B 级	C 级	
MET	cxon 2 e. 1019A>G p. D340G	8.34%	无	无	无	无
TP53	exon 5 c. 506_509T GAC>G p. M169_T17 0delinsR	35.75%	无	无	无	无

诊断分期:左下肺腺癌,左肺门、纵隔淋巴结转移($cT_1cN_3M_0$ ⅢB 期;EGFR 19del;PD-L1 未知)

【MDT 意见】

该患者属于ⅢB 期非小细胞肺癌,经过支气管镜下针吸活检证实纵隔淋巴结 7 组、4R 阳性,N_3 诊断明确,属于不可手术的ⅢB 期。根据 NCCN 指南,对于有根治性治疗可能且 PS 评分良好的患者,推荐同步放化疗。PACIFIC 研究显示对于局部晚期 NSCLC 根治性同步放化疗后,予以 PD-L1 抑制剂 durvalumab(度伐利尤单抗)巩固治疗可延长 PFS。而该患者同时合并 EGFR 19 缺失突变。已有研究显示 EGFR-TKI 联合化放疗能延长患者 PFS、改善总生存期。考虑根治性放疗后可能发生放射性肺炎,吉非替尼、奥希替尼等 TKI 的间质性肺炎发生率虽然不高(2.6%~3.9%),但一旦发生可能严重威胁患者生命。阿美替尼在临床研究中未观察到间质性肺炎发生。

经 MDT 决定为患者行 EGFR-TKI(阿美替尼)联合同步放化疗。

【诊疗经过】

患者于 2020 年 6 月开始给予"阿美替尼 110mg,每天 1 次"靶向治疗联合同步化放疗[培美曲塞(海玥)+卡铂](调强放疗,针对肺部病灶以及纵隔转移淋巴结为 GTV DT 6600cGy/33 次),最佳疗效 PR(图 13-2-8)。

目前定期复查病情稳定,疗效维持 PR。不良反应:Ⅰ度口腔黏膜炎;Ⅱ度骨髓抑制。

【循证医学证据】

在非小细胞肺癌(NSCLC)中,约 30% 属于局部晚期(Ⅲ期),Ⅲ期 NSCLC 是高度异质性的一组疾病,根据 TNM 分期可进一步分为ⅢA 期、ⅢB 期和ⅢC 期。ⅢA 期、ⅢB 期和ⅢC 期 NSCLC 的 5 年生存率分别为 36%、26% 和 13%。该例患者 N_3 诊断明确,属于不可手术的ⅢB 期。

对于这类ⅢB 期患者,根据 NCCN 指南,有根治性治疗可能并且 PS 评分良好的患者,推荐同步放化疗。RTOG 9410 是一项Ⅲ期随机对照研究,研究结果显示同步放化疗相对于序贯放化疗能提高 5 年生存时间,推荐采用常规剂量分割方式,根治性放疗处方剂量为 60~70Gy,分割为每次 2Gy。RTOG 0617 研究表明,进一步提高放疗总剂量并不能给患者带来生存获益。

随着免疫治疗时代的到来,免疫检查点抑制剂的应用给不可切除的局部晚期 NSCLC 的治疗带来新的突破。PACIFIC 研究是一项针对不可手术切除的局部晚期 NSCLC 根治性同步放化疗后,予以 PD-L1 抑制剂度伐利尤单抗巩固治疗(10mg/kg,时间为 1 年)对比安慰剂的Ⅲ期随机对照研究。结果显示同步放化疗后度伐利尤单抗巩固治疗组的 PFS(17.2 个月 *vs.* 5.6 个月)、OS(NA *vs.* 28.7 个月)均优于安慰剂组,且度伐利尤单抗巩固治疗组的疾病缓解率、疾病缓解维持时间、发生远处转移或死亡的时间均显著优于对照组。2018 年 2 月 FDA 批准其用于局部晚期 NSCLC 同步放化疗后的巩固治疗。但是 PACIFIC 研究入组患者未要求行驱动基因检测,*EGFR* 阳性例数较少,目前对于驱动基因阳性的局部晚期 NSCLC 尚缺乏明确的循证医学证据。

根据Ⅲ期非小细胞肺癌多学科诊疗专家共识,对Ⅲ期 NSCLC 患者推荐行 EGFR、ALK、ROS1 分子检测。该患者同时合并 *EGFR* 19 缺失突变。EGFR-TKI 在晚期 NSCLC 的疗效已获得认可,其在Ⅲ期不

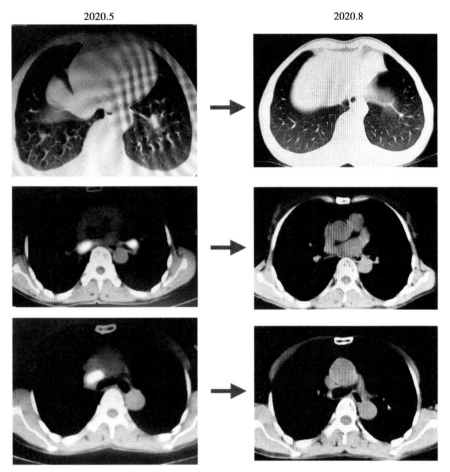

图 13-2-8　治疗前后胸部 CT 表现（与 2020 年 5 月 PET/CT 相比）

可切除的 NSCLC 患者中疗效究竟如何呢？ RECEL 研究（NCT01714908）是一项多中心、随机、开放标签的 2 期试验，评价了厄洛替尼（E）+ 放疗（RT）对比依托泊苷 / 顺铂（EP）+ 放疗（RT）治疗Ⅲ期不可切除 EGFR+NSCLC 的疗效。E+RT 组中位 PFS 位 24.5 个月（$95\%CI$ 13.7~29.4 个月），EP+RT 组为 9.0 个月（$95\%CI$ 5.8~15.4 个月），差异有统计学意义（$P<0.001$），疾病进展风险降低 90%，但是两组的 OS 无统计学差异。2020 年 ASCO 报道的一个多中心回顾性分析，纳入 367 例中国患者，探讨在不可切除局部晚期 EGFR 突变患者中进行以下分组治疗：① RT+TKI 组，RT+EGFR-TKI ± 化疗；② CRT 组，单独 CRT；③ TKI → RT 组，EGFR-TKI 治疗局部进展后序贯 RT。结果提示放疗联合 EGFR-TKI 一线治疗显著改善不可切除局部晚期 *EGFR* 突变患者的生存。

关于 EGFR-TKI 药物的选择，服用奥希替尼发生间质性疾病 / 肺炎的比例为 3.9%，其中 0.3% 是致命的。阿美替尼Ⅱ期 APOLLO 临床研究中则未观察到间质性肺炎发生。

【专家点评】

目前 PACIFIC 治疗模式占据不可切除的局部晚期 NSCLC 的主要治疗地位，NCCN 指南、CSCO 指南中均作为 1 类证据、Ⅰ级推荐。而驱动基因阳性患者在这种治疗模式中能否获益值得探讨。2021 年 1 月更新的 PACIFIC 研究 4 年生存数据中，EGFR 阳性亚组（$n=43$）在 OS 和 PFS 上获益均不确定。因此对于 *EGFR* 阳性的ⅢB 期患者是否选择 PACIFIC 治疗模式仍需验证。TKI 药物的选择，是否直接选择三代 TKI 药物，目前还需要大规模的前瞻性临床研究进一步验证。此外，放化疗后采用靶向药物维持的 LAURA 研究也正在进行中。

（林　根　郑晓彬）

● 推荐阅读文献

［1］MOK T S,WU Y L,THONGPRASERT S,et al. Gefitinib or carboplatin-paclitaxel in pulmonary adenocarcinoma. N Engl J Med,2009,361(10):947-957.

［2］MOK T S,Y-L W,M-J A,et al. Osimertinib or Platinum-Pemetrexed in EGFR T790M-Positive Lung Cancer. N Engl J Med,2017,376(7):629-640.

［3］MOSMANN M P,BORBA M A,DE MACEDO F P,et al. Solitary pulmonary nodule and(18)F-FDG PET/CT. Part 1: epidemiology,morphological evaluation and cancer probability. Radiol Bras,2016,49(1):35-42.

［4］GOLDSTRAW P,CHANSKY K,CROWLEY J,et al. The IASLC Lung Cancer Staging Project:Proposals for Revision of the TNM Stage Groupings in the Forthcoming(Eighth)Edition of the TNM Classification for Lung Cancer. J Thorac Oncol, 2016,11(1):39-51.

［5］CURRAN W J Jr.,PAULUS R,LANGER C J,et al. Sequential vs. concurrent chemoradiation for stage Ⅲ non-small cell lung cancer:randomized phase Ⅲ trial RTOG 9410. J Natl Cancer Inst,2011,103(19):1452-1460.

［6］BRADLEY J D,PAULUS R,KOMAKI R,et al. Standard-dose versus high-dose conformal radiotherapy with concurrent and consolidation carboplatin plus paclitaxel with or without cetuximab for patients with stage ⅢA or ⅢB non-small-cell lung cancer(RTOG 0617):a randomised,two-by-two factorial phase 3 study. Lancet Oncol,2015,16(2):187-199.

［7］ANTONIA S J,VILLEGAS A,DANIEL D,et al. Durvalumab after Chemoradiotherapy in Stage Ⅲ Non-Small-Cell Lung Cancer. N Engl J Med,2017,377(20):1919-1929.

［8］ANTONIA S J,VILLEGAS A,DANIEL D,et al. Overall survival with durvalumab after chemoradiotherapy in stage Ⅲ NSCLC. N Engl J Med,2018,379(24):2342-2350.

［9］Ⅲ期非小细胞肺癌多学科诊疗专家共识(2019版). 中华肿瘤杂志,2019(12):881-890.

［10］XING L,WU G,WANG L,et al. Erlotinib versus etoposide/cisplatin with radiation therapy in unresectable stage Ⅲ epidermal growth factor receptor mutation-positive non-small cell lung cancer:a multicenter,randomized,open-label,phase 2 trial. Int J Radiat Oncol Biol Phys,2021,109(5):1349-1358.

［11］BI N,WANG L,XU K,et al. Real-world treatment patterns and clinical outcomes in EGFR-mutant unresectable locally advanced NSCLC(LA-NSCLC):a retrospective multicenter study of 367 patients. J Clin Oncol,2020,38(15 suppl): 9047.

［12］YANG J C,CAMIDGE D R,YANG C T,et al. Safety,Efficacy,and pharmacokinetics of almonertinib(HS-10296) in pretreated patients with EGFR-mutated advanced NSCLC:a multicenter,open-label,phase 1 trial. J Thorac Oncol,2020,15 (12):1907-1918.

［13］FAIVRE-FINN C,VICENTE D,KURATA T,et al. Four-year survival with durvalumab after chemoradiotherapy in stage Ⅲ NSCLC-an update from the PACIFIC trial. J Thorac Oncol,2021,16(5):860-867.

局部晚期(Ⅲc期)肺鳞癌案例分析

【病情简介】

患者男,62岁,因"咳嗽、痰中带血10余天,诊断为右肺鳞癌3天"入院。患者10余天前无明显诱因出现咳嗽、痰中带血、右背部疼痛,无发热、无胸痛、无胸闷憋气,遂于2020年4月20日就诊于当地医院,行胸部CT检查示:"右肺上叶肺门侧见软组织密度影,大小约7.3cm×5.7cm,纵隔内可见多发肿大淋巴结,可见融合,大者直径约2.9cm";行锁骨上肿大淋巴结穿刺活检病理示:"鳞癌(右锁骨上淋巴结针吸)"。患者为求系统诊疗前来就诊。

患者既往高血压病史6年,最高达170/100mmHg,未规律服药;2型糖尿病2年,口服二甲双胍治疗。吸烟40年,每天20支;无饮酒史。

查体:右侧锁骨上可触及肿大淋巴结,直径约1.5cm,质硬,活动度差;右上肺呼吸音低,余双肺野呼吸音粗,未闻及干湿啰音;心律齐,心率约90次/min,各瓣膜听诊区未闻及病理性杂音;腹软,无压痛、反跳痛。

入院后诊疗:入院后进一步完善相关辅助检查。肿瘤标记物:SCC为14.04ng/ml(升高),CA125为

53.98IU/ml（升高），CEA 为 20.97ng/ml（升高），Cyfra21-1 为 53.01ng/ml（升高）。胸上腹部 CT 示：结合临床，考虑右肺中央型肺癌，右侧锁骨上、纵隔内及右肺门淋巴结转移；右肺下叶胸膜下结节，建议观察（图 13-2-9）。腹部 CT 示：未见肝、肾、肾上腺转移。腹腔未见增大淋巴结。骨扫描示：未见骨转移。颅脑 MRI：少许缺血灶。肺功能检查示：中度阻塞性通气功能障碍。会诊外院病理示：转移性鳞癌（右颈部淋巴结针吸）；基因检测：未做。

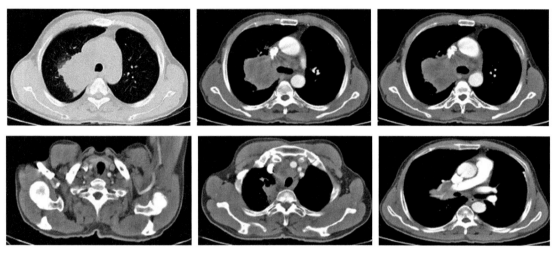

图 13-2-9　治疗前 CT 图像

明确诊断为：右肺鳞癌右肺门、纵隔、右侧锁骨上淋巴结转移（$cT_4N_3M_0$，Ⅲc 期）；高血压病（2 级，很高危）；2 型糖尿病。

【MDT 意见】

诱导化疗 2 个周期后同步放化疗；同步放化疗后评价疗效，如无进展，给予免疫巩固治疗。

【诊疗经过和转归】

给予 TP 方案化疗 2 个周期，具体用药为多西他赛 120mg（第 1 天），顺铂 40mg（第 1~3 天），21 天为 1 个周期；患者输注多西他赛时出现过敏反应，改为白蛋白结合紫杉醇 200mg（第 1 天，第 8 天），顺铂 40mg（第 1~3 天），21 天为 1 个周期。化疗消化道反应Ⅰ度，骨髓抑制Ⅱ度；2 个周期后复查颈胸上腹 CT 示：右肺中央型肺癌，右侧锁骨上、纵隔及右肺门淋巴结转移，较前明显好转（图 13-2-10）。疗效评价 PR。

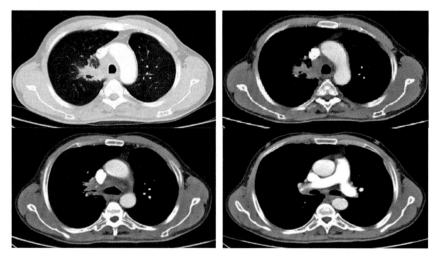

图 13-2-10　2 个周期化疗后 CT 图像

第 3 个周期起给予同步放化疗。TP 方案化疗，具体用药：白蛋白结合紫杉醇 $130mg/m^2$（第 1 天，第

8 天），顺铂 40mg（第 1~3 天），21 天为 1 个周期。放疗 60Gy/30 次，放疗 40Gy/20 次时复位，根据复位 CT 重新勾画靶区，修改治疗计划（图 13-2-11）。放化疗结束后 1 个月，复查 CT 病变明显缩小，无明显放射性肺炎（图 13-2-12），给予度伐利尤单抗每 3 周 1 次巩固治疗。目前放疗结束后 8 个月，维持 PR 状态（图 13-2-13），患者一般状况良好。

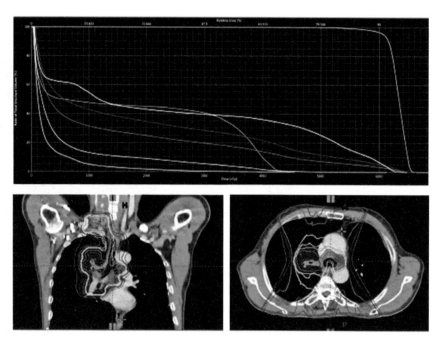

图 13-2-11 放疗计划典型层面及 DVH 图

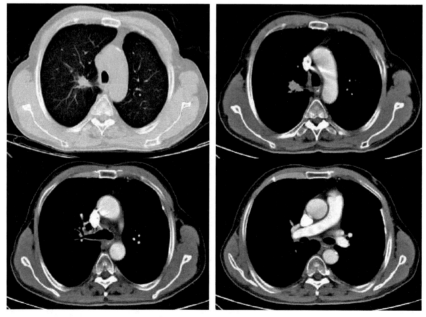

图 13-2-12 放疗 1 个月后 CT 图像

【要点解析】

1. 局部晚期 NSCLC 的定义 根据 NCCN 指南，临床Ⅲ期为局部晚期 NSCLC。中国抗癌协会肺癌专业委员会共识定义局部晚期 NCCN 为同侧纵隔淋巴结转移（N_2）、对侧纵隔和 / 或锁骨上淋巴结转移（N_3）、侵犯纵隔重要结构（T_4），以及Ⅲ期患者。

2. 局部晚期 NSCLC 分为可切除和不可切除两大类；对于不可切除的局部晚期 NSCLC，应首选同步放

笔记

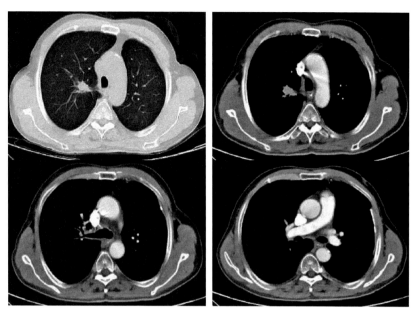

图 13-2-13　放疗 8 个月后 CT 图像

化疗,体弱、高龄、内科合并症严重者根据具体情况选择序贯放化疗或单纯放疗。

3. 放疗流程参照 ICRU Report 83 精确放射治疗流程(图 13-2-14)。

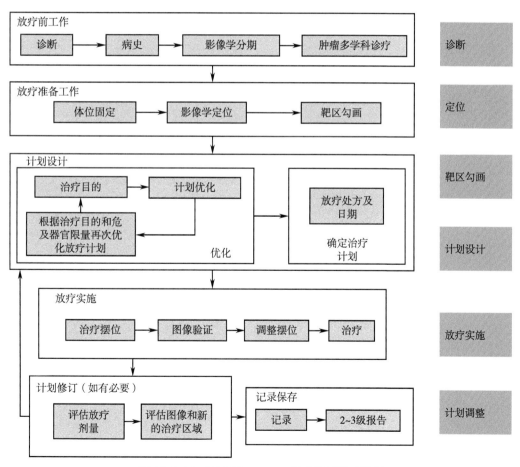

图 13-2-14　ICRU Report 83 精确放射治疗流程

4. 靶区勾画参照 2018 年 ESTRO ACROP 局部晚期 NSCLC 放疗靶区定义（图 13-2-15）。

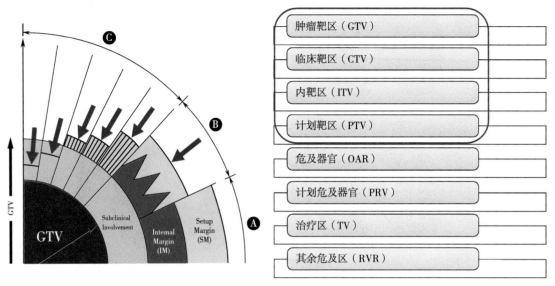

图 13-2-15　ICRU Report 83 靶区勾画总方针

5. 淋巴结区域勾画参照国际肺癌研究协会（IASLC）纵隔淋巴结分区图谱（图 13-2-16）。

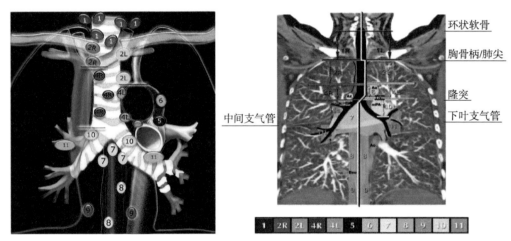

图 13-2-16　国际肺癌研究协会（IASLC）纵隔淋巴结分区图谱

6. 具体靶区勾画

（1）GTVp：右肺病灶（肺窗）。

（2）GTVnd：右侧锁骨上、纵隔可见转移淋巴结（纵隔窗）。

（3）CTV：GTVp 均匀外扩 6mm 及纵隔可见转移淋巴结所在引流区。

（4）PTV：CTV 向各个方向外扩 0.5cm。

7. 放疗剂量及照射技术

（1）剂量（dose）：常规分割，PTV 边缘剂量：60Gy/（30 次·6 周）。

（2）Linac：加速器型号 Halcyon。

（3）MODALITY：光子线。

（4）IMRT。

（5）ENERG Technique：6MV X 线。

（6）PORTALS：6 个照射野。

（7）PRESCRIPTION ISODOSE LINE：处方剂量线包括 97.1%PTV。

8. 计划评价 CB-CHOP方法(表13-2-2)。

表13-2-2 CB-CHOP方法

项目		内容
C:contours	评估靶区和危及器官勾画	肿瘤靶区和危及器官:GTVp、GTVn、CTV、PTV以及危及器官勾画无误
B:beam arrangement/field	合适和合理设野(数量和角度)	射野角度设置合理,共6野,角度分别是:20°、190°、150°、170°、210°、340°
C:coverage	评估三维剂量分布和DVH	6 000cGy剂量线包括97.1%PTV。95%等剂量线接受剂量高于处方剂量。水平面、矢状面、冠状面图像上,60Gy等剂量曲线覆盖不到的PTV区域为非肿瘤容易复发的部位,以及63Gy等剂量曲线包绕的PTV之外的区域未累及重要危及器官
H:heterogeneity	热点和冷点的空间位置	剂量分布均匀,CTV内无冷点;重要危及器官无热点
O:organs at risk	评估详细的剂量限值,计划中的等剂量线和DVH	处方剂量60Gy时,双肺D_{mean}=1 307.5cGy、V20=25%、V5=40%;右肺:D_{mean}=1 790.8cGy、V20=35%、V5=51%;心脏D_{mean}:250cGy;脊髓D_{max}=4 460.7cGy;食管D_{mean}=2 399.9cGy、D_{max}=6 285.2cGy、V60=6%;余危及器官剂量均在耐受范围内
P:prescription	总剂量、分割剂量	核定PTV边缘处方剂量,DT:60Gy/30次,2Gy/次。6MV光子线照射,IMRT。总剂量60Gy,每天剂量2Gy,每周5次,常规分割

9. 放疗施照 采用CBCT进行影像引导放疗。

10. 放射性肺炎是局部晚期NSCLC放疗常见副作用之一,放疗前应告知,放疗期间应关注患者有无发热、咳嗽、气短等放射性肺炎症状,如诊断为放射性肺炎,应接受规范足疗程激素治疗;放射性食管炎是局部晚期NSCLC放疗另一常见不良反应,应告知患者放疗期间避免进食干硬、热烫、刺激性食物。

【循证医学证据】

对于不可切除的Ⅲ期患者,优先推荐根治性同步放化疗,对于放化疗(包括同步及序贯)后4~8周无进展的患者,推荐使用度伐利尤单抗(durvalumab)巩固治疗,治疗时间为1年。可参考NCCN(2018版,Ⅰ级推荐)CSCO原发性肺癌诊疗指南(2018版)(1类证据,Ⅰ级推荐)、Ⅲ期非小细胞肺癌多学科诊疗专家共识(2019版)(所有专家一致推荐)。

RTOG 9410临床研究及2010年JCO发表的一项荟萃分析显示,同步放化疗比序贯放化疗获益更大。RTOG 9410临床研究:入组患者(n=610)随机分配到2个同步组和1个序贯组(arm1),两个同步组的放疗方案分别为常规分割(arm2)和超分割(arm3)。arm1、arm2、arm3的中位OS分别为14.6个月、17个月、15.6个月,5年生存率分别为10%、16%、13%,其中arm2与arm1具有统计学差异(HR=0.812,95%CI 0.663~0.996,P=0.046)。在毒性反应方面,arm1、arm2、arm3的3级以上食管炎分别为4%、22%、45%,但arm1与arm2在晚期食管炎方面无差别,分别为1%和3%;急性放射性肺炎的比较无差别,分别为9%和4%。

Aupérin等的荟萃分析中,包含了6项"比较同步放化疗与序贯放化疗治疗LA-NSCLC"的随机研究,共1 205例患者,中位随访时间6年时,同步放化疗与序贯放化疗的OS有显著差异(HR=0.84,95%CI 0.74~0.95,P=0.004),5年绝对生存获益提高了4.5%(10.6%~15.1%),3级以上食管炎增加了14%(4%~18%),但晚期食管炎无差别。因此与序贯放化疗相比,同步放化疗可提高局部晚期NSCLC患者的生存率,但代价是可控制的急性食管毒性增加。

PACIFIC研究使用度伐利尤单抗作为巩固治疗,用于接受标准含铂方案同步放化疗后未发生疾病进展的、无法手术切除的Ⅲ期NSCLC,对比标准同步放化疗后接受安慰剂治疗的疗效和安全性。研究的共同主要终点为PFS和OS,次要终点包括PFS率与OS率、客观缓解率(ORR)、安全性和毒性,以及缓解持续时间(DoR)等。PACIFIC研究刊登在 *The New England Journal of Medicine* 上的两次结果以及2020年

笔记

刊登在 *Journal of Thoracic Oncology* 上的结果表明，durvalumab（度伐利尤单抗）组与安慰剂组的中位 PFS 分别为 17.2 个月、5.6 个月（*HR*=0.51；95%*CI* 0.41~0.63）；两组的中位 OS 分别为未达到（NR）和 29.1 个月（*HR*=0.68；95%*CI* 0.53~0.87；*P*=0.002 51），3 年 OS 率方面，两组分别为 57.0%、43.5%。基于这一结果，PACIFIC 模式已成为这类不可切除Ⅲ期 NSCLC 患者的治疗新标准，相继被 NCCN、CSCO 等多个国内外临床实践指南推荐，并于 2019 年 12 月 6 日在中国获批相关适应证。2020 ESMO 年会的最终结果公布：中位 OS 47.5 个月，几乎达到了 4 年之久，相比安慰剂组的 29.1 个月，延长了 18.4 个月，也就是 1.5 年的生存时间，并降低了 29% 的死亡风险（*HR*=0.71；95%*CI* 0.57~0.88）。4 年 OS 率 49.6%，而安慰剂组则为 36.3%，换句话说，有一半的患者通过 PACIFIC 模式活过了 4 年。基于 PACIFIC 研究结果，对于放化疗（包括同步及序贯）后 4~8 周无进展的患者，推荐使用度伐利尤单抗巩固治疗，治疗时间为 1 年（Ⅰ级推荐）。

【专家点评】

本例患者为老年男性，既往合并高血压病、2 型糖尿病，明确诊断右肺鳞癌右肺门、纵隔、右侧锁骨上淋巴结转移（cT₄N₃M₀，ⅢC 期）；初诊时肿块较大，合并多发淋巴结转移，直接同步放化疗放疗野大、放疗时肺受量高，考虑患者耐受差，给予 2 个周期诱导化疗，复查 CT 病变明显缩小，给予同步放化疗，同步放化疗后 1 个月复查 CT 无明显放射性肺炎，给予度伐利尤单抗每 3 周 1 次巩固治疗，目前放疗后 8 个月，患者生活质量良好，未出现免疫相关性肺炎、甲状腺炎、心肌炎等毒性反应。为 1 例治疗规范、疗效确切的病例。

（赵　芬　袁双虎）

● 推荐阅读文献

［1］The ICRU Report 83：prescribing，recording and reporting photon-beam intensity-modulated radiation therapy（IMRT）Strahlenther Onkol，2012 Jan；188（1）：97-99.

［2］NESTLE U，DE RUYSSCHER D，RICARDI U，et. al. ESTRO ACROP guidelines for target volume definition in the treatment of locally advanced non-small cell lung cancer. Radiother Oncol，2018，127（1）：1-5.

［3］CURRAN W J Jr.，PAULUS R，LANGER C J，et al. Sequential vs. concurrent chemoradiation for stage Ⅲ non-small cell lung cancer：randomized phase Ⅲ trial RTOG 9410. J Natl Cancer Inst，2011，103（19）：1452-1460.

［4］AUPéRIN A，LE PECHOUX C，ROLLAND E，et al. Meta-analysis of concomitant versus sequential radiochemotherapy in locally advanced non-small-cell lung cancer. J Clin Oncol，2010，28（13）：2181-2190.

［5］ANTONIA S J，VILLEGAS A，DANIEL D，et al. Durvalumab after Chemoradiotherapy in Stage Ⅲ Non-Small-Cell Lung Cancer. N Engl J Med，2017，377（20）：1919-1929.

［6］ANTONIA S J，VILLEGAS A，DANIEL D，et al. Overall Survival with Durvalumab after Chemoradiotherapy in Stage Ⅲ NSCLC. N Engl J Med，2018，379（24）：2342-2350.

［7］GRAY J E，VILLEGAS A，DANIEL D，et al. Three-Year Overall Survival with Durvalumab after Chemoradiotherapy in Stage Ⅲ NSCLC-Update from PACIFIC. J Thorac Oncol，2020，15（2）：288-293.

局部晚期非小细胞肺癌治疗过程中寡进展案例分析

【病情简介】

患者女，63 岁。2012 年 11 月 9 日因体检发现左肺上叶占位（图 13-2-17）行左肺上叶切除术，术后病理：左肺上叶尖后段多形性癌（伴腺癌成分）。肿瘤 3.5cm×3.0cm×3.0cm，侵犯壁层胸膜，肺动脉壁组织癌累及，支气管切缘及主动脉弓下组淋巴结 3 枚，隆突下组淋巴结 1 枚，下肺韧带组淋巴结 1 枚，肺门组淋巴结 2 枚，叶间组淋巴结 1 枚，下叶管口组淋巴结 1 枚未见癌转移。分子病理检测：EGFR 基因检测 18/19/20 外显子未见明显突变，21 外显子 L858R 错义突变。KRAS 基因突变检测：2 号外显子第 12/13 密码子均为野生型，3 号外显子第 61 密码

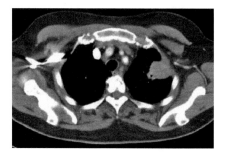

图 13-2-17　入院前体检发现左肺上叶占位

子为野生型。入院诊断：$pT_4N_0M_0$ ⅢA 期；PS 评分：1 分。

【MDT 诊治意见】

患者系局部晚期 NSCLC，术后病理提示分期为 $pT_4N_0M_0$ ⅢA 期，腺癌，肿瘤侵犯壁层胸膜及肺动脉，清扫淋巴结未见转移，术后 CT 也未见明显异常，基因检测提示 21 外显子 L858R 突变。此患者出现术后复发转移的概率较大，应行辅助治疗以降低患者的局部区域复发率及远处转移率。术后化疗 4 个周期应为此类患者的标准治疗；术后放疗在此患者中也有应用的价值，术后放疗的适应证为纵隔淋巴结转移，即 N_2 患者，但非一级证据，此患者清扫淋巴结虽为阴性，但肿瘤直接侵犯胸壁及肺动脉，相应瘤床局部复发风险加大，如加入术后胸壁及肺动脉区域的放疗对减小患者局部复发概率有益。但考虑到患者驱动基因阳性，有靶向药物挽救治疗的手段，是否行术后放疗可与患者及家属充分沟通后决定。

【诊疗经过及转归】

术后从 2012 年 12 月 18 日至 2013 年 3 月 20 日行培美曲塞 1.0g（第 1 天）+ 卡铂 600mg（第 1 天）方案化疗 4 个周期，化疗结束复查 PET/CT 提示"纵隔淋巴结（$SUV_{max}=7.0$）转移"（图 13-2-18）。

2013 年 4 月 11 日至 5 月 20 日经 MDT 讨论后行 6MV X 线调强放疗 60.2Gy/（28 次·39 天），照射范围包括纵隔肿大淋巴结、区域淋巴结引流区及瘤床等（图 13-2-19），同步周剂量多西他赛化疗。放疗后转移淋巴结缩小，但发生Ⅲ级放射性肺炎。且放疗后 3 个月时肿瘤标志物 CA125 开始明显上升，再次 MDT 讨论后从 2013 年 9 月 18 日开始口服吉非替尼，每天 1 片。

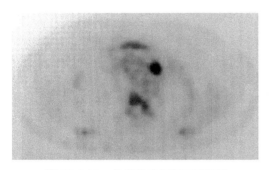

图 13-2-18 化疗结束复查 PET/CT

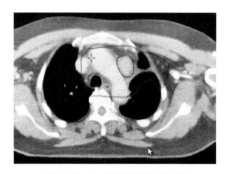

图 13-2-19 X 线调强放疗后

口服吉非替尼后 CA125 恢复正常，但第 9 个月起 CA125 渐进性升高，第 11 个月时左肺门心包旁出现占位，因邻近肺门及心脏，无法穿刺，故采用 PET/CT 检查。结果显示左肺门心包旁病变 FDG 摄取不均匀升高，$SUV_{max}=3.5$，临床判断复发。遂尝试加倍剂量服用吉非替尼半个月，CA125 从加倍前 96U/ml 迅速上升至加倍半个月后的 150U/ml，转至放疗科就诊。

2014 年 8 月经 MDT 讨论后给予左肺门心包旁病灶立体定向放疗 48Gy/（8 次·11 天）照射（图 13-2-20），放疗后 1 个月复查 CA125 继续上升至峰值 216U/ml，2 个月时 CA125 开始下降至 161U/ml，3 个月时下降至 90U/ml，随后逐渐下降，至 2018 年 2 月降至 58U/ml，至 2020 年 12 月时已在正常范围内（图 13-2-21）。患者口服吉非替尼至今 7 年余，肿瘤控制良好，常咳嗽、气短，余无明显不适，一般状况较好，精神体力可。

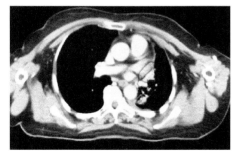

图 13-2-20 左肺门心包旁病灶立体定向放疗

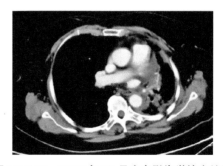

图 13-2-21 2020 年 12 月患者影像学检查结果

【要点解析】

1. 本例患者手术治疗后行培美曲塞联合卡铂方案化疗为标准治疗,但在化疗刚结束时就出现左侧主动脉弓旁淋巴结转移,提示肿瘤恶性程度较高,化疗效果不佳。

2. 术后放疗本无绝对适应证,但因出现纵隔淋巴结转移,则为合理选择,照射野包括纵隔肿大淋巴结、区域淋巴结引流区及胸壁肺动脉瘤床等范围,在有靶向治疗作为挽救治疗手段的前提下是否过大值得商榷,患者放疗后出现Ⅲ级放射性肺炎降低了患者的生活质量。

3. 口服吉非替尼是获得长生存的关键治疗手段之一,提示驱动基因阳性患者的治疗中靶向药物可以发挥极其重要的作用。是否术后辅助化疗后立即给予靶向辅助治疗更优,早年没有相关研究数据支持,但化疗结束后即发生纵隔淋巴结转移,应是使用靶向药物的较高级别的循证医学证据。

4. 对于ⅢA期 NSCLC 术后,出现局部复发纵隔淋巴结转移,放疗也是再次获得根治的重要手段和机会,不容错过。

5. 口服吉非替尼后出现寡转移,可以尝试更换靶向药物和其他抗肿瘤药物。但在不更换药物的基础上增加局部治疗,也是早年甚至目前最常选择的治疗方法。此患者在确诊寡转移后采用了局部的立体定向放疗,也是获得长生存的关键治疗之一。

6. 本例患者的一个遗憾之处在于出现寡病灶进展后,未能再行基因检测(肿瘤组织 /ctDNA)。在精准治疗时代,如能监测耐药机制,指导后续个体化靶向治疗选择,有望更好地改善患者生存期。

【循证医学证据】

1. 此患者采用培美曲塞联合卡铂行术后化疗,IALT 研究确认了 NSCLC 术后化疗的价值,1 867 例患者随机分为术后化疗组和术后观察组,其 5 年无病生存率分别为 39.4% 和 34.3%(P<0.003),5 年生存率分别为 44.5% 和 40.4%(P<0.03),5 年生存率的绝对获益为 4.1%。

2. 驱动基因阳性患者靶向治疗是重要治疗手段。IPASS 研究随机分组了 1 217 例晚期 NSCLC 患者,对预设亚组 EGFR 基因突变患者,证实相比化疗采用靶向吉非替尼治疗可以获得更长的无病生存期。而此患者在口服吉非替尼的过程中出现孤立性病灶,可视为寡进展。2012 年的一项研究提示:对于局部寡进展的驱动基因耐药患者进行局部立体定向放疗可以获得 6.2 个月的中位 PFS 时间。

3. 此患者先出现淋巴结转移,后出现心包旁转移,符合异时寡转移定义。2016 年的一项前瞻性随机Ⅱ期临床试验报道,对于化疗或靶向治疗后病变部分缓解或稳定的同时或异时寡转移患者随机分组为局部治疗组或维持治疗组,中位 PFS 分别为 11.9 个月、3.9 个月,达到统计学差异,且局部治疗组新转移发生的中位时间推迟(11.9 个月 *vs.* 5.7 个月)。2019 年更新数据发表在 *Journal of Clinical Oncology* 上,结果提示局部治疗组中位 OS 也明显长于维持治疗组(41.2 个月 *vs.* 17 个月)。

4. 采用了立体定向放疗是正确选择。*The Lancet* 杂志发表的前瞻性Ⅱ期随机对照临床研究提示:对于寡转移病例,采用立体定向放疗的 PFS 及 OS 均明显优于姑息放疗(PFS 12 个月、6 个月,OS 41 个月、28个月)。

【专家点评】

本例为 MDT 成功治疗的病例,病程中经历了手术、化疗、放疗及靶向治疗等多学科治疗手段,虽病情波折,但最终仍获得良好的疗效。患者先行根治性手术治疗,但很快便出现纵隔淋巴结转移,一方面该患者术前的临床分期还不够精准,一般需要包括 PET/CT、脑 MRI 等影像检查,在术前对纵隔淋巴结、胸壁等是否有转移或侵犯有更细致的了解。另一方面提示该患者的肿瘤恶性程度较高,这些都提示对此类局部晚期 NSCLC 患者直接手术未必是最佳的治疗模式,如能行术前新辅助治疗,或术后辅助靶向 ± 化疗,也许会避免或推迟复发或转移。

术后化疗选择了合适的时机及正确的方案,但很快出现纵隔淋巴结转移说明疗效不佳。术后放疗的介入虽控制了转移性纵隔淋巴结,但照射野采用了淋巴结引流区及瘤床的预防性放疗,故造成了较为严重的放射性肺炎,从而降低了患者的生活质量,考虑到患者有驱动基因突变,放疗范围应以累及野照射可能更为适宜。

CA125 虽非经典的肺癌肿瘤标志物,但本例 CA125 波动准确预测了转移,具备很强的临床指导性。术后辅助化疗是标准治疗,结合患者的疾病特征,放疗的参与也起到了更加重要的作用,但对于驱动基因

笔记

突变患者,术后的靶向辅助治疗也得到了最新指南的推荐,未来也不失为一种重要临床选择。

本例获得长生存的关键在于靶向治疗和局部立体定向放疗的合理结合。靶向治疗在驱动基因阳性患者治疗中占有极其重要的地位,其疗效明显优于传统化疗,但耐药始终是个难题。本例突变位点位于21外显子 L858R,其疗效一般较19外显子突变患者差,此患者从开始口服吉非替尼到确诊寡转移共11个月,疗效中规中矩,并无特殊。如当时检测到耐药突变,也可以选择三代靶向药物治疗,即使患者能够负担费用,但预期 PFS 时间不会很长。局部立体定向放疗的加入成为一个疾病关键转折点,此例转移虽位于中央区域,属于传统立体定向放疗的禁忌区,但仍采用了根治性的立体定向放疗,远期随访看到虽然有一些放射性肺损伤,但肿瘤一直得到良好的控制。

本例最大的启示在于:驱动基因阳性的患者在耐药后出现寡转移或寡进展时,局部根治性的治疗仍提供一个治愈的机会,而仅靠更换靶向药物难以达到根治的目的,故对于此类病例合理地将药物治疗与局部治疗相结合才能够使患者获益最大化。

(史美祺　朱向帜)

● 推荐阅读文献

[1] ARRIAGADA R,BERGMAN B,DUNANT A,et al. Cisplatin-based adjuvant chemotherapy in patients with completely resected non-small-cell lung cancer. N Engl J Med,2004,350(4):351-360.

[2] FUKUOKA M,WU Y L,THONGPRASERT S,et al. Biomarker analyses and final overall survival results from a phase Ⅲ,randomized,open-label,first-line study of gefitinib versus carboplatin/paclitaxel in clinically selected patients with advanced non-small-cell lung cancer in Asia(IPASS). J Clin Oncol,2011,29(21):2866-2874.

[3] WEICKHARDT A J,SCHEIER B,BURKE J M,et al. Local ablative therapy of oligoprogressive disease prolongs disease control by tyrosine kinase inhibitors in oncogene-addicted non-small-cell lung cancer. J Thorac Oncol,2012,7(12):1807-1814.

[4] GOMEZ D R,BLUMENSCHEIN G R Jr,LEE J J,et al. Local consolidative therapy versus maintenance therapy or observation for patients with oligometastatic non-small-cell lung cancer without progression after first-line systemic therapy:a multicentre,randomised,controlled,phase 2 study. Lancet Oncol,2016,17(12):1672-1682.

[5] GOMEZ D R,TANG C,ZHANG J,et al. Local Consolidative Therapy Vs. Maintenance Therapy or Observation for Patients With Oligometastatic Non-Small-Cell Lung Cancer:Long-Term Results of a Multi-Institutional,Phase Ⅱ,Randomized Study. J Clin Oncol,2019,37(18):1558-1565.

[6] PALMA D A,OLSON R,HARROW S,et al. Stereotactic ablative radiotherapy versus standard of care palliative treatment in patients with oligometastatic cancers(SABR-COMET):a randomised,phase 2,open-label trial. Lancet,2019,393(10185):2051-2058.

新辅助靶向治疗肺内寡转移案例分析

【病情简介】

患者男,39 岁,咳嗽咳痰 1 周入院。患者 1 周前无明显诱因下出现咳嗽咳痰,为白痰,无发热、咯血、胸痛,无头晕、头痛、骨痛,于外院就诊。查胸部 CT 示左肺下叶占位(6cm×6cm),右肺上叶直径 1cm 实性结节。追问病史,患者 3 年前体检即发现左肺下叶小结节,未予重视。对比 3 年前胸部 CT 见:左肺下叶结节较前明显增大,右肺上叶小结为新发。为求进一步诊治,收治入院。否认高血压、糖尿病、冠心病等既往史,否认手术外伤史。吸烟 15 年,每天 20 支。

辅助检查:CT 示左肺下叶软组织肿块,直径 6.3cm×6.0cm,可见分叶,周围可见多发小结节,右肺上叶结节影,边界光滑。纵隔内各组淋巴结未见异常肿大(图 13-2-22)。PET/CT 示左肺下叶见分叶状团块灶,大小约 6.8cm×6.0cm,PET 示其放射性摄取明显增高,SUV_{max}=6.68,左肺下叶及右肺上叶见小结节灶伴放射性摄取增高。纵隔窗显示两肺门无增大,纵隔未见肿大淋巴结(图 13-2-23)。CT 引导下左肺下叶肿块穿刺,病理提示:腺癌,基因检测提示 *EGFR* 21 外显子 L858R 突变。肺功能:FEV_1 2.32L,FEV_1% 67.4%。

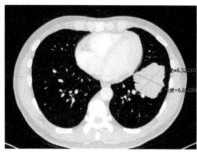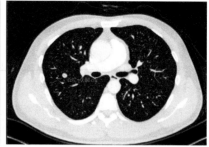

图 13-2-22　入院胸部 CT 示左肺下叶及右肺上叶病灶

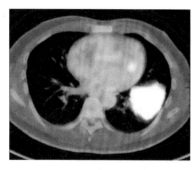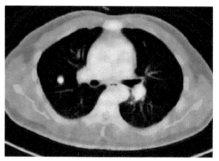

图 13-2-23　入院胸部 PET/CT 示左肺下叶及右肺上叶病灶

【MDT 诊治意见】

1. 影像及核医学科专家　患者左肺下叶实性肿块影,最大径 6.3cm,边缘不光整,伴分叶征,增强扫描可见不均匀强化,SUV 值升高,符合肺恶性肿瘤;同时患者右肺上叶可见 0.8cm 孤立性实性结节,边缘光滑,亦可见 SUV 值升高,结合该结节影像学特征,应首先考虑为右肺上叶转移,暂不考虑为多原发;两肺门及纵隔淋巴结未见 FDG 代谢,暂不考虑淋巴结转移,结合 PET/CT 及头颅磁共振未见远处转移,故根据第八版 TNM 分期,目前临床分期为 $cT_3N_0M_{1a}$,ⅣA 期。

2. 病理科专家　患者左肺下叶肿块已行穿刺活检,病理检查证实低分化非小细胞肺癌,免疫组化提示 CK(+),TTF-1(+),诊断为原发性肺腺癌,进一步基因检测提示 *EGFR* 21 外显子 L858R 突变,提示患者可从靶向治疗中获益;对于右肺上叶小结节为多原发肺癌还是孤立性转移灶,可进一步行穿刺病理检查明确,若形态相似,或进一步基因检测提示具有相同驱动基因,则可考虑为转移灶,但该病例右肺上叶结节小于 1cm,穿刺难度较大。

3. 肿瘤内科专家　患者左肺下叶已明确为肺腺癌,右肺上叶结节较小,穿刺较为困难,但结合影像学首先考虑为转移,故临床分期为Ⅳ期,对于伴有 *EGFR* 21 外显子 L858R 突变的Ⅳ期肺腺癌患者,EGFR-TKI 仍为一线治疗;考虑患者仅有右肺上叶一个转移灶,在一线治疗以外,包括放疗及手术在内的局部治疗仍可使患者获益,因此对于该患者,可以先行靶向治疗,若疗效较好可考虑进一步行手术治疗;对于靶向药物的选择,相比一代药物,第三代 EGFR-TKI 具有更好的客观缓解率,因此若患者经济条件允许,可首选第三代靶向药物。

4. 放疗科专家　对于寡转移的Ⅳ期肺癌患者,既往多个研究显示在标准治疗后,加入局部放疗可为患者带来生存获益,但该患者年纪较轻,若能在靶向治疗后完整手术切除,仍建议首选手术治疗,若手术有难度或创伤较大,可考虑行放疗。

5. 胸外科专家　该患者为中年男性,虽临床诊断为Ⅳ期肺腺癌,但对侧肺仅有单个转移灶,因此在靶向治疗后行手术切除原发灶及转移灶可能为患者带来最大程度获益;需要注意的是,若寡转移患者同时伴有纵隔淋巴结转移,则手术治疗效果较差,对于 N_2 的寡转移患者,手术治疗仍应慎重,该患者肺门及纵隔淋巴结均未见转移,因此符合综合治疗后手术切除的指征;对于术前靶向治疗的时间,目前仍未有共识,根据既往经验及文献报道,可为 3~6 个月;该患者需手术切除左下叶及右上叶部分肺组织,患者术前肺功能 FEV_1 2.32,$FEV_1\%$ 仅为 67.4%,若同时行双侧手术可能增加相关手术风险,可分期切除原发灶及转移灶。

笔记

【诊治经过及转归】

1. 诊断意见 经多学科讨论,结合患者影像学检查和病理穿刺结果,考虑患者诊断为:左肺下叶腺癌,$cT_3N_0M_{1a}$(对侧肺),ⅣA 期。

2. 新辅助靶向治疗 综合 MDT 讨论意见,建议患者先行靶向治疗,待肿瘤缩小后手术切除原发灶及转移灶,故患者 2017 年 1 至 6 月口服厄洛替尼 150mg,每天 1 次,疗效评估为影像部分缓解(PR)。2017 年 6 月行胸部增强 CT 提示:左下肺肿块缩小(4.5cm×3.0cm),右上肺转移灶明显缩小,变淡,形态转变为磨玻璃结节(图 13-2-24)。PET/CT 提示:左肺下叶肿瘤较前缩小,代谢降低($SUV_{max}=3.55$),右肺上叶结节较前缩小,未见代谢(图 13-2-25)。

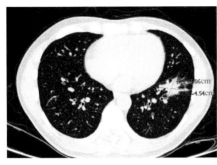
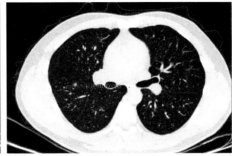

图 13-2-24 新辅助靶向治疗 6 个月后胸部 CT 表现

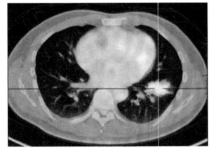
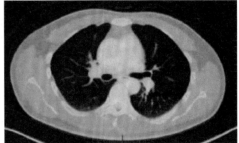

图 13-2-25 新辅助靶向治疗 6 个月后胸部 PET/CT 表现

3. 手术治疗 患者于 2017 年 7 月行单孔电视胸腔镜外科手术(VATS)左肺下叶切除 + 系统性淋巴结清扫术,手术失血量约 50ml,手术输血量 0ml,手术时间 2.5 小时。术后病理为:左下叶浸润性腺癌(乳头型伴腺管型),大小 3.5cm×2.5cm,见较多坏死及小钙化灶,纤维组织增生,符合药物治疗后反应。癌紧邻胸膜,未见神经浸润,未见脉管内癌栓,切缘未见癌累及。5、6、7、10、11 组淋巴结均未见转移。

4. 术后转归 术后转入 ICU 进一步治疗。常规抗感染、祛痰等治疗后,患者恢复可,术后 3 天拔管后顺利出院。患者术后继续口服厄洛替尼,考虑右肺上叶结节已未见代谢。嘱患者继续随访,暂不予手术切除。

5. 再次入院 2019 年 8 至 11 月患者胸部 CT 提示右肺上叶结节较前增大,密度较前增高,转变为实性结节。为求进一步诊治,再次入院(图 13-2-26)。

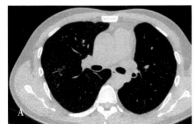
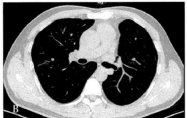
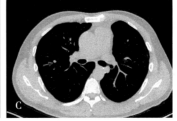

图 13-2-26 2018 年 4 月(A)右肺上叶结节与术前相仿;2019 年 8 月(B)至 11 月(C)右肺上叶结节较前增大,变实

6. 再次 MDT 诊治意见

（1）影像及核医学科专家：患者现已术后 2 年，右肺上叶小结节再次增大，密度增高，提示肿瘤进展。可进一步 PET/CT 并评估全身状况，是否合并肺外转移。

（2）病理科专家：患者原发灶已切除，现孤立性转移灶逐渐增大变实，提示患者 EGFR-TKI 耐药，可进一步行穿刺明确耐药机制，是否合并 T790M 突变。

（3）肿瘤内科专家：患者口服厄洛替尼后疗效评估达到 PR，现右肺上叶转移灶较前变大变实，对于一线靶向治疗耐药后局部进展的患者，相应的局部治疗，如放疗或手术仍可为患者带来生存获益，因此若该患者其他部位未见转移，可考虑对右肺上叶孤立性转移灶行放疗或手术。

（4）放疗科专家：对于 EGFR-TKI 耐药后局部进展的患者，推荐局部治疗后继续靶向治疗，若肺功能尚可，可考虑行手术治疗，若患者不能耐受手术，可考虑行 SBRT。

（5）胸外科专家：该转移灶缓慢增大，提示局部进展，在排除其他部位转移的情况下，可考虑行楔形切除，最大限度保留肺功能，术后继续口服 TKI 治疗。

7. 再次手术治疗　综合 MDT 讨论意见，患者进一步行 PET/CT 检查，未见远处转移，故于 2019 年 12 月行 VATS 右肺上叶楔形切除术，术后病理：浸润性腺癌（乳头型 80%，腺管型 20%），见肿瘤细胞沿肺泡腔播散。未见胸膜、神经及脉管侵犯，切缘阴性。病理形态与 2017 年左下叶肺肿瘤相对照，倾向同源性。

8. 术后转归　术后 2 天拔管出院，术后继续口服厄洛替尼，术后随访 2 年未见复发转移。

【要点解析】

1. 鉴别多原发肺癌与肺内转移　患者同时存在多个病灶时，鉴别同时性多原发肺癌与肺内转移对患者精准分期和治疗策略的制订十分重要。多原发肺癌 CT 影像常表现为边缘粗糙、密度不均匀的圆形或类圆形结节影，可伴有分叶和毛刺征，肿瘤生长速度慢；转移癌则大多表现为边缘光滑、密度较均匀的球形阴影，毛刺及分叶征较少，多位于肺周围的浅表层，肿瘤生长速度较快。结合辅助检查，本例患者右上叶结节考虑为肺内转移灶，后续病理亦证实该诊断。

2. 寡转移 NSCLC 治疗方案　对于寡转移 NSCLC 患者，在接受系统性全身治疗联合局部巩固治疗（大剂量放疗或手术）后，可获得长期无病生存。但目前证据有限，手术的局部巩固治疗效果是否优于放射治疗仍不明确。因此，此类患者在治疗前应通过多学科讨论，制订治疗方案。对于对侧肺内孤立性寡转移患者，应尽可能接受意向性根治。此外，对于驱动基因突变阳性的寡转移患者，在靶向治疗出现寡进展后，应接受局部巩固治疗，可显著改善患者预后。

本例患者诊断为 Ⅳ 期 NSCLC，EGFR 突变阳性，因此接受靶向治疗。治疗半年后，影像学部分缓解，PET/CT 提示无纵隔淋巴结转移，故选择手术切除原发病灶。因寡转移病灶在靶向治疗后无 FDG 代谢，CT 表现由实性转变为磨玻璃样密度影，同时考虑患者肺功能较差，因此寡转移病灶暂未接受手术切除。而后，患者在术后接受靶向治疗过程中，寡转移病灶出现进展，故选择手术切除，以期获得最大生存获益。

【循证医学证据】

1. 靶向治疗是驱动基因突变阳性寡转移 Ⅳ 期肺癌患者的一线治疗方式　寡转移 Ⅳ 期 NSCLC 患者系统性全身治疗方式的选择受分子学检查结果的影响，与现行晚期 NSCLC 的治疗标准相同。根据 NCCN 和 CSCO 诊疗指南，对于驱动基因突变阳性的 NSCLC，靶向治疗为 Ⅰ 级推荐。本例患者在接受厄洛替尼治疗半年后，病灶表现为影像学部分缓解。此外，患者在术后接受 EFGR-TKI 治疗 2 年后耐药，出现寡进展，既往多个回顾性研究表明靶向治疗期间出现寡进展的患者，局部巩固治疗后继续原 EGFR-TKI 治疗可获益（证据级别：2A）。因此，本例患者在接受局部手术，切除寡进展病灶后，继续进行厄洛替尼治疗，随访至今肿瘤无进展。

2. 外科手术在肺癌寡转移患者中的临床价值　多项研究表明，外科手术治疗作为系统性全身治疗基础上的局部巩固治疗方式，可以有效改善寡转移患者预后（证据级别：2A）。对于肺内转移的寡转移肺癌，IASLC 研究结果表明，若无淋巴结受累或其他远处转移，对寡转移灶行手术切除治疗，患者预后良好，远高于单纯维持治疗患者。对于肺外常见寡转移器官（例如脑、肾上腺等）的病灶，CSCO 诊疗指南提出，尚可耐受外科手术且病灶可被完全切除的患者，手术可显著提高患者生存率及局部控制率。

3. 放射治疗是局部巩固治疗的重要手段　NCCN 指南推荐肺癌寡转移患者脑转移病灶首选立体定

向放射外科（SRS）治疗；CSCO 诊疗指南推荐针对孤立性骨转移灶行放射治疗；针对孤立性脑或肾上腺转移灶行 SRS/ 立体定向放疗 /SBRT。Gomez 等通过一项多中心Ⅱ期随机对照临床试验探究放疗在寡转移 NSCLC 的作用，研究发现放疗可显著改善接受系统性治疗患者的无复发生存期及总生存期（证据等级：2A）。

【专家点评】

肺癌寡转移是一种特殊形式的晚期肿瘤转移状态，是介于恶性肿瘤局限性原发灶与广泛性转移的中间状态。在系统性全身治疗的基础上，联合手术或放疗等局部巩固治疗，可显著改善寡转移患者预后。在本案例中，患者的影像学资料、组织学评估及分子靶向治疗反应均支持肺癌寡转移这一诊断。针对 *EGFR* 驱动基因突变，采用厄洛替尼靶向治疗使疾病得到局部缓解，同时也为手术切除原发病灶创造有利条件。在后期随访中，已缓解的转移灶出现疾病进展时，通过及时行肺楔形切除，完整切除肿瘤，并最大限度地保留患者肺功能。此外，在临床诊疗中还应该考量影响肺癌寡转移预后的其他因素，如肺癌的病理类型、寡转移的同时性与异时性、原发灶的肿瘤负荷和转移灶的数目等，综合评估病情，制订个体化治疗方案，使患者生存获益最大化。

（陈　昶）

● 推荐阅读文献

［1］PLANCHARD D，POPAT S，KERR K，et al. Metastatic non-small cell lung cancer：ESMO Clinical Practice Guidelines for diagnosis，treatment and follow-up. Ann Oncol，2018，29（Suppl 4）：iv192-iv237.

［2］BARTON M K. Local consolidative therapy may be beneficial in patients with oligometastatic non-small cell lung cancer. CA Cancer J Clin，2017，67（2）：89-90.

［3］YU H A，SIMA C S，HUANG J，et al. Local therapy with continued EGFR tyrosine kinase inhibitor therapy as a treatment strategy in EGFR-mutant advanced lung cancers that have developed acquired resistance to EGFR tyrosine kinase inhibitors. J Thorac Oncol，2013，8（3）：346-351.

［4］XU Q，ZHOU F，LIU H，et al. Consolidative local ablative therapy improves the survival of patients with synchronous oligometastatic NSCLC harboring EGFR activating mutation treated with first-line EGFR-TKIs. J Thorac Oncol，2018，13（9）：1383-1392.

［5］GOMEZ D R，BLUMENSCHEIN G R Jr，LEE J J，et al. Local consolidative therapy versus maintenance therapy or observation for patients with oligometastatic non-small-cell lung cancer without progression after first-line systemic therapy：a multicentre，randomised，controlled，phase 2 study. Lancet Oncol，2016，17（12）：1672-1682.

［6］ZELL J A，OU S H，ZIOGAS A，et al. Survival improvements for advanced stage nonbronchioloalveolar carcinoma-type nonsmall cell lung cancer cases with ipsilateral intrapulmonary nodules. Cancer，2008，112（1）：136-143.

［7］ASHWORTH A B，SENAN S，PALMA D A，et al. An individual patient data meta-analysis of outcomes and prognostic factors after treatment of oligometastatic non-small-cell lung cancer. Clin Lung Cancer，2014，15（5）：346-355.

［8］DAVID E A，CLARK J M，COOKE D T，et al. The Role of Thoracic Surgery in the Therapeutic Management of Metastatic Non-Small Cell Lung Cancer. J Thorac Oncol，2017，12（11）：1636-1645.

［9］COLLEN C，CHRISTIAN N，SCHALLIER D，et al. Phase Ⅱ study of stereotactic body radiotherapy to primary tumor and metastatic locations in oligometastatic nonsmall-cell lung cancer patients. Ann Oncol，2014，25（10）：1954-1959.

［10］DE RUYSSCHER D，WANDERS R，VAN BAARDWIJK A，et al. Radical treatment of non-small-cell lung cancer patients with synchronous oligometastases：long-term results of a prospective phase Ⅱ trial（Nct01282450）. J Thorac Oncol，2012，7（10）：1547-1555.

［11］IYENGAR P，KAVANAGH B D，WARDAK Z，et al. Phase Ⅱ trial of stereotactic body radiation therapy combined with erlotinib for patients with limited but progressive metastatic non-small-cell lung cancer. J Clin Oncol，2014，32（34）：3824-3830.

［12］GOMEZ D R，TANG C，ZHANG J，et al. Local Consolidative therapy vs. maintenance therapy or observation for patients with oligometastatic non-small-cell lung cancer：long-term results of a multi-institutional，phase Ⅱ，randomized study. J

Clin Oncol,2019,37(18):1558-1565.

肺癌孤立性脑转移案例分析

【病情简介】

患者女,47岁,2019年7月因"头痛伴左侧肢体活动不利"就诊于当地医院。入院行头颅 MRI 平扫 + 增强检查示:透明隔部位可见不规则囊实混合密度病灶(图 13-2-27),临床诊断考虑胶质瘤可能性大。2019年7月31日就诊于神经外科,在全麻下行"右额叶开颅肿瘤切除术 + 人工硬脑膜修补术",术后病理:转移癌(大细胞癌)。免疫组化:CEA(+),CK5/6(−),CK8/18(+),TTF-1(+),Vimentin(间质 +),Ki-67(20%~60%),PD-L1(22C3 抗体 90% 阳性)。NGS 基因检测提示 *KIF5B-RET* 融合突变。术后 2 周复查颅脑 MRI 未见肿瘤残留及复发转移;胸部 CT 平扫 + 增强示:左下肺可见大小约 2.2cm×2.0cm 不规则结节,考虑肺癌,肺门及纵隔未见明确肿大淋巴结(图 13-2-28)。由此诊断考虑肺大细胞癌,脑转移术后。2019年8月开始给予一线贝伐珠单抗联合培美曲塞和卡铂化疗,2 个周期后肿瘤明显缓解,疗效评价 PR。为确定进一步治疗计划参加了肺癌的 MDT 讨论。

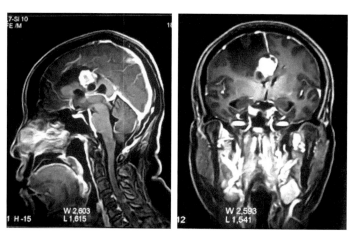

图 13-2-27 头颅 MRI 示:透明隔部位不规则囊实混合密度病灶,双额叶及胼胝体占位

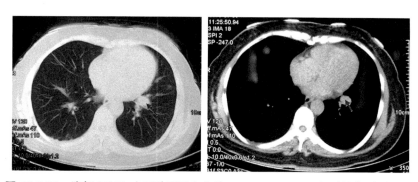

图 13-2-28 胸部 CT 示:左下肺可见大小约 2.2cm×2.0cm 不规则结节,考虑肺癌

【MDT 诊治意见】

放射科专家:患者初诊时头颅 MRI 显示透明隔部位可见不规则囊实混合密度病灶,病灶前部密度略高,病灶后下部可见囊性低密度区,病灶整体大小约 1.9cm×1.8cm×2.3cm,周围可见大片状低密度水肿带,病灶下方部分突入右侧侧脑室,结合影像特点,不除外胶质瘤可能。当时未行全面检查即在外院对该病灶手术切除,病理提示转移癌。后胸部 CT 显示左下肺见约 2.2cm×2.0cm 大小不规则结节,有毛刺,考虑肺癌,其余双肺未见明确结节,肺门及纵隔未见明确肿大淋巴结。结合脑部手术病理结果,考虑肺癌脑转移可能性大。

病理科专家:患者脑部手术病理提示大细胞转移癌,结合免疫组化结果考虑肺来源可能性大,后肺部

笔记

CT 显示肺部占位,根据临床特点考虑肺部可能为原发。但仍建议肺部病灶活检进一步确认。脑部病灶基因检测提示 RET 融合突变,建议获得肺部肿瘤组织后,再次完善肺部病灶基因检测,明确和脑部病灶的关系。

胸外科专家:患者为青年女性,以脑部占位导致神经系统症状起病。脑部病灶手术后病理提示转移性大细胞癌,肺部 CT 提示原发肺部可能。根据患者既往病史情况,脑部为寡转移并已完成手术治疗,现左肺下叶病灶为孤立病灶,经内科 2 个周期治疗后明显缓解,有手术指征,可行左肺下叶原发灶根治性切除,术后内科进一步治疗。

放疗科专家:患者初诊即为肺癌脑转移,脑部孤立性病灶可以手术,也可以放射治疗。患者已完成脑部根治性手术,但根据术前影像和术后病理,仍建议术后颅脑放疗。肺部病灶前期治疗有效,现病变比较局限,胸外科如行手术切除,根据术后病理再确定是否肺部术后放疗,如患者肺部暂不行手术,可考虑左肺下叶原发病灶行根治性立体定向放射治疗。

肿瘤内科专家:患者 47 岁,比较年轻。初诊颅内占位直接手术治疗,之后发现肺部占位,结合病理及临床考虑肺癌脑转移,但也不除外肺部和脑部存在异质性可能。患者肺部病灶比较局限,前期因刚完成脑部手术,对肺部病灶手术治疗有顾虑,因此先完成了 2 个周期内科治疗,现复查提示内科治疗有效,肺部病灶明显缓解,余全身未见复发转移情况,综合胸外科和放疗科意见,建议:①同意胸外科意见,如无手术禁忌,建议患者肺部病灶行根治性手术处理;②同意放疗科意见,尽早完成颅内放射治疗,预防颅内复发,提高局部控制率;③术后确认病理与脑部病灶异同,必要时肺部肿瘤完善基因监测,根据结果拟定下一步全身治疗计划。

【诊疗经过及转归】

根据多学科讨论意见,患者于 2019 年 10 月 18 日在胸外科完成了全麻下"腔镜下肺叶切除 + 纵隔淋巴结清扫术(保留神经)+ 胸腔粘连松解术"。

术后病理提示:(左肺下叶)肺叶切除标本:肺可见肿瘤组织,细胞异型,可见腺样、实性及乳头结构,伴有泡沫状组织细胞反应及淋巴细胞、浆细胞浸润,结合临床病史符合浸润性腺癌化疗后改变,病变范围约 1.5cm × 1.5cm。可见脉管内癌栓,未侵及脏层胸膜。支气管和血管断端未见癌侵犯;送检(5 组、6 组、7 组、8 组、9 组、10 组、11 组、12 组)淋巴结未见癌转移(0/1、0/1、0/2、0/1、0/1、0/1、0/2、0/1)。

免疫组化染色结果:NapsinA(+),TTF-1(+),CK5/6(−),p40(−),CD3(淋巴细胞 +),CD20(淋巴细胞 +),ALK-Ventana(D5F3)(−)。

患者术后于 2019 年 11 月和 12 月、2020 年 1 月继续原方案贝伐珠单抗联合培美曲塞和卡铂再次化疗 3 个周期,手术前后共完成 5 个周期化疗后即停止治疗,但因个人原因并未按多学科意见进行脑部放疗,之后定期复查。

结束治疗并病情稳定 10 个月后,2020 年 11 月 26 日患者无明显诱因出现头晕、头痛伴行走不稳。2020 年 11 月 30 日查头颅 MRI 示:脑转移瘤术后改变,左侧额叶、脑桥转移瘤,较前片新出现(图 13-2-29)。鉴于患者颅脑病灶术后基因检测提示 RET 融合突变,本次再次脑内复发,因此建议给予 RET 抑制剂治疗。患者于 2020 年 12 月 16 日开始口服 Loxo-292(selpercatinib)160mg、2 次 /d 治疗,2 周后症状明显缓解。1 个月后复查头颅 MRI 示:脑转移瘤术后改变,左侧额叶、脑桥转移瘤,较 2020 年 11 月 30 日缩小。3 个月后再次头颅 MRI 检查,提示脑部病灶继续缩小,全身检查未见其他复发转移病灶。2021 年 4 月 6 日随访患者仍继续接受 Loxo-292 160mg、2 次 /d 治疗,颅内评价疗效维持 PR。

【要点解析】

该例患者中年女性,目前诊断肺腺癌,颅脑转移性大细胞癌,病理情况仍有待进一步对两处病灶的病理切片进行确认。但本例患者在诊治过程中有以下要点值得讨论:

1. 孤立脑转移病灶的治疗选择　首发颅脑孤立病灶的患者,在发现肺部可能是原发灶的时候,颅脑病灶应该选择怎样的治疗措施?该例患者发现脑部占位病变后,鉴于患者的影像特征和当时的身体状况,未立即完善全身检查,即先行颅脑病灶的手术治疗,之后全面检查发现肺部占位。但根据两次手术病理结果,颅脑病灶是转移性大细胞癌,肺部是肺腺癌,是由于异质性的原因还是其他,有待进一步病理确认,包括会诊两次手术标本病理形态和免疫组化结果,肺部病灶 NGS 检测,甚至左肺下叶手术切除肿物石蜡包

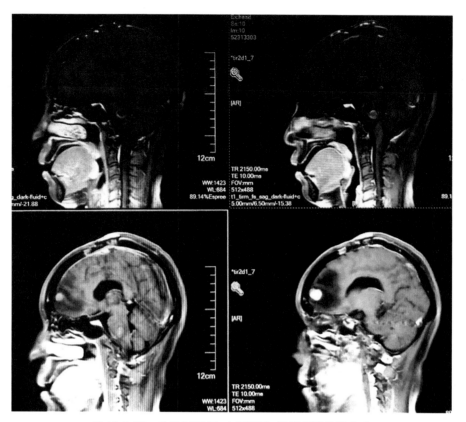

图 13-2-29　头颅 MRI 示：左侧额叶、脑桥新发脑转移瘤

埋块连续切片，以了解有无大细胞癌成分。如果患者未行颅脑病灶手术，而是在发现肺部占位后对脑部进行放疗，而未能确认脑部病灶病理，仅根据肺部病灶病理推断脑部病灶病理情况，将不能发现肺部病灶与脑部病灶病理的差异。因此，对于此类情况，应结合患者的身体状况、相关症状体征、影像特点，还是可以积极对孤立寡转移病灶进行手术处理，对进一步的全身治疗可能具有重要的指导作用和意义。

2. 脑转移手术后的放疗　该例患者颅脑病灶手术后建议行术后放疗，但患者未能按计划进行放疗，在完成肺部手术和全身化疗后 10 个月，脑部再次出现肿瘤复发，也再次说明脑部术后放疗的重要性。但由于放疗可能增加神经系统并发症，以及降低学习和记忆能力，故放疗的选择仍存在争议。

3. 颅脑转移病灶处理后肺部原发病灶的治疗　对有可根治性手术机会的患者，对肺部原发病灶的根治性处理可带给患者显著的生存获益，因此同样推荐患者接受积极的根治性手术治疗。该例患者在脑转移病灶处理后，先行 2 个周期全身治疗，疗效评价 PR 后接受了根治性手术，从术后情况来看，患者肺部未见复发转移，肿瘤得到了良好控制。至于手术时机的选择，目前可以考虑脑转移治疗后的手术治疗，也可考虑经全身治疗后再行肺部原发病灶的手术治疗。

【循证医学证据】

非小细胞肺癌孤立性脑转移的治疗目前尚缺乏大样本的前瞻性随机对照临床研究数据，多为小样本回顾性研究。脑部病灶的处理主要参照脑单发或寡转移的前瞻性随机对照临床研究的结果。对于 PS 评分 0~1 分的患者，两项前瞻性随机对照临床研究比较了脑部手术 + 全脑放疗与单纯全脑放疗的疗效，结果显示手术可显著提高患者生存率及局部控制率。

对于脑部病灶手术后是否还要进行全脑放疗存在争议，目前也缺乏前瞻性随机对照比较脑部手术 + 全脑放疗与单独手术的临床研究数据，既往研究样本量小、年代久远、且对照组为单独全脑放疗而非单独手术。EORTC 22952-26001 研究比较了手术或立体定向放疗后，根据是否行全脑放疗将患者随机分为两组，结果显示加用全脑放疗对总生存期无影响。

孤立性转移患者肺部病灶的处理，多篇回顾性研究分析显示，PS 评分 0~1 分，肺部病变为非 N_2 且可完全切除患者，手术治疗较非手术治疗效果好。部分研究显示 T_1 患者手术的疗效优于 T_2、T_3，N_0 者手术疗

笔记

效优于 N_1、N_2。

该例患者脑转移病灶基因检测结果提示 *RET-KIF5B* 融合突变，这类变异率占整个肺癌驱动突变谱的 1%~2%。2019 年世界肺癌大会公布了 Loxo-292 在携带 *RET* 融合患者中的疗效及安全性的 LIBRETTO-001 研究结果。该研究是一项 I / II 期多队列临床试验，II 期推荐治疗剂量设定为 160mg，口服，每天 2 次。其中肺癌队列入组 253 例患者，34 例初治患者 ORR 达到 85%，105 例经治患者 ORR 达到 68%，11 例存在中枢神经系统（CNS）转移的患者 ORR 和 DCR 达到了 91% 和 100%。因此本例在颅内复发后选择了 Loxo-292 治疗，同样看到了显著的疗效。

【专家点评】

对于孤立脑转移的晚期非小细胞肺癌，在既往的认识里，推荐姑息性治疗。而随着外科以及放射治疗等局部治疗的积极尝试，发现部分该类患者得到了长期生存的获益，甚至达到临床治愈。因此，在随后的回顾性研究以及一些小样本前瞻性研究中，确立了对于孤立脑转移而原发灶有根治性治疗机会的患者，对原发灶和转移灶均给予根治性治疗，从而给患者带来最大的临床获益的建议。但由于患者一般情况的差异，以及是否存在神经系统症状，转移灶数量及部位等的不同，在选择局部治疗方式上仍存在诸多争议。而对于可能存在的原发灶和转移灶的异质性问题，既往关注不多，而该例患者又给我们一个关于原发灶和转移灶异质性的提示。因此，根据具体情况，积极选择外科手术治疗孤立脑转移，一定是我们对于该类患者的一个重要的治疗选择。

（胡　毅　汪进良）

● 推荐阅读文献

［1］LI K，YANG M，LIANG N，et al. Determining EGFR-TKI sensitivity of G719X and other uncommon EGFR mutations in non-small cell lung cancer：Perplexity and solution（Review）. Oncol Rep，2017，37（3）：1347-1358.

［2］DONG Y，LI Y，JIN B，et al. Pathologic subtype-defined prognosis is dependent on both tumor stage and status of oncogenic driver mutations in lung adenocarcinoma. Oncotarget，2017，8（47）：82244-82255.

［3］TAKEUCHI K. Discovery Stories of RET Fusions in Lung Cancer：A Mini-Review. Front Physiol，2019，10：216.

［4］MAZIERES J，DRILON A，LUSQUE A，et al. Immune checkpoint inhibitors for patients with advanced lung cancer and oncogenic driver alterations：results from the IMMUNOTARGET registry. Ann Oncol，2019，30（8）：1321-1328.

［5］SHEN T，PU X，WANG L，et al. Association Between RET Fusions and Efficacy of Pemetrexed-based Chemotherapy for Patients With Advanced NSCLC in China：A Multicenter Retrospective Study. Clin Lung Cancer，2020，21（5）：e349-e354.

［6］GAUTSCHI O，MILIA J，FILLERON T，et al. Targeting RET in patients with RET-rearranged lung cancers：results from the global，multicenter RET registry. J Clin Oncol，2017，35（13）：1403-1410.

［7］DRILON A，HU Z I，LAI G，et al. Targeting RET-driven cancers：lessons from evolving preclinical and clinical landscapes. Nat Rev Clin Oncol，2018，15（3）：151-167.

［8］SUBBIAH V，SHEN T，TERZYAN S S，et al. Structural basis of acquired resistance to selpercatinib and pralsetinib mediated by non-gatekeeper RET mutations. Ann Oncol，2021，32（2）：261-268.

晚期肺腺癌的多种治疗手段全程管理案例分析

【病情简介】

患者女，64 岁，以"腰背部及右下肢疼痛 20 天"为主诉于 2015 年 2 月 25 日入院。2015 年 2 月初因突发腰背部及右下肢疼痛在外院行腰椎 CT 示腰椎间盘突出症，给予针灸、按摩治疗无效。入院后进一步完善腰椎 MRI 示腰 3~5 椎体骨质溶骨性破坏，2 月 26 日再行全身骨显像示：胸骨、右前第 4~6 肋骨、胸 3~5 椎体、右股骨上段核素浓聚，骨代谢活跃，提示恶性肿瘤骨转移可能。胸部 CT 示右肺下叶后基底段不规则、毛刺状肿物，大小约 6cm×4cm，考虑周围型肺癌可能性大。进一步行 CT 引导下经皮肺穿刺，病理回报示："右肺下叶小块支气管黏膜组织内浸润性低分化腺癌"，2015 年 3 月 14 日分子检测回报 EGFR 19del 突变。完善其他相关检查，头颅 MRI 示：右侧颞顶部、额叶、枕叶、左顶叶部多发强化病灶，结合病史，考虑脑转移。综合分析，此病例诊断为：右肺癌骨转移、脑转移（低分化腺癌，IV 期）。

【MDT 诊治意见】

经肺癌 MDT（胸外科、肿瘤外科、肿瘤放疗科、肿瘤内科、呼吸内科、病理科、影像科等相关科室）讨论，一致认为此病例为晚期非小细胞肺癌（低分化腺癌，Ⅳ期），无手术及放疗指征，不建议行手术及放射治疗，该患者 *EGFR* 19del 突变，根据国内外指南及共识，建议首选 EGFR-TKI 治疗，尽早配合双膦酸盐规律应用，脑部转移可根据临床症状及颅内病灶变化情况适时行伽马刀、SBRT 或全脑放疗。

【诊疗经过及转归】

2015 年 3 月 14 日分子检测报告提示 *EGFR* 19del 突变，开始服用吉非替尼 250mg/d 口服，2 个月后复查胸部 CT，胸部原发病灶由 6cm×4cm 缩小为 3cm×2cm，疗效评价 PR，此后患者一直服用吉非替尼 250mg/d，并规律应用双膦酸盐，颅内症状不明显，每 3 个月复查一次，疾病稳定，肺部原发病灶持续缩小，颅内病灶右侧颞顶部、额叶、枕叶病灶消失，左顶叶部病灶缩小。服药期间无严重不良反应，仅肝功能 ALT、AST 轻度升高，但不超过上限 1 倍。2018 年 4 月 15 日患者突感头痛，伴轻微恶心呕吐、视物不清；颅脑 CT 提示颅内除左顶叶部病灶稳定外，新发左侧颞顶部、额叶新发病灶。再次行 MDT 讨论，专家组建议：原吉非替尼及双膦酸盐继续应用，可行颅内病灶伽马刀治疗，患者于 2018 年 4 月 18 日行颅内病灶伽马刀治疗，后症状完全消失；2019 年 1 月 20 日出现胸闷、气短、刺激性干咳，复查胸部 CT，原发病灶由 2cm×1cm 增大为 2cm×3cm，并出现右肺多个大小不等的转移灶，第 3 次行 MDT，专家组一致认为停用吉非替尼，继续使用双膦酸盐规范治疗，经皮肺穿刺再次行病理及分子诊断。发现 *EGFR* 19del 突变消失，*EGFR* 20 T790M 突变阳性，随后口服奥希替尼 80mg/d。2020 年 3 月再次出现胸闷气短，胸部 CT 示胸部转移灶增大增多，第 4 次行 MDT 讨论，认为该患者为第 3 次进展，患者无意愿再行经皮肺穿刺病理诊断及分子诊断，PS 评分 1 分，专家组建议使用培美曲塞（海玥）800mg（第 1 天）＋顺铂 40mg（第 1~3 天）＋贝伐珠单抗 400mg（第 1 天），每 3 周重复，诱导治疗 4~6 个周期，在疾病至少稳定情况下继续培美曲塞＋贝伐珠单抗维持治疗直至疾病进展再换用后线方案治疗，6 个周期治疗后胸部 CT 显示肺部大部分转移灶消失，原发灶缩小，改为培美曲塞 800mg＋贝伐珠单抗 400mg 维持治疗。2020 年 11 月患者出现右上腹疼痛不适，右上腹增强 CT 显示肝脏多发转移灶，行第 5 次 MDT，讨论建议使用免疫单药或免疫＋多西他赛治疗，于 2020 年 12 月行 nivolumab（纳武利尤单抗）240mg 静脉滴注，每 2 周重复，规律治疗，至今病情稳定，无严重免疫相关毒性。

【要点解析】

该患者从发病至今，诊断明确，两次行病理及分子诊断，及时发现敏感及耐药基因突变；治疗严格执行 MDT 讨论意见，遵循国内外指南、共识、临床路径要求，总生存已超过 6 年，且使用了目前常用的多种治疗手段，充分体现了多学科综合治疗的重要性，而且，各种治疗手段副作用可耐受，生活质量良好，是晚期肺癌治疗生存获益的典范。

【循证医学证据】

本病例严格执行 NCCN 指南、CSCO 诊疗指南，各阶段所选治疗方案均为 1A 类证据。

【专家点评】

该病例为女性肺癌患者（腺癌，Ⅳ期），从发病至今分别接受了一代、三代 TKI 治疗，化疗加抗血管生成治疗及维持治疗、免疫治疗、骨保护剂治疗、颅内转移灶局部伽马刀治疗等，充分体现了多种治疗手段联合应用的合理性及规范性。在疾病发展的不同阶段，多次组织 MDT 讨论，给予了患者最佳治疗方案，两次应用组织活检行病理及分子诊断，具有个体化、精准诊疗的先进理念。治疗规范，治疗方法使用恰当，严格遵从 NCCN 指南、CSCO 诊疗指南，所选方案证据级别高，均为 1A 类证据。从该病例可以看出，只要遵循循证医学的证据，多学科综合治疗，个体化精准诊疗，即使晚期肺癌患者仍有长期生存（此患者至今已生存 6 年），再次证明，在医学科学发达的今天，晚期非小细胞肺癌已变成一种慢性疾病，需要广大医务工作者全程管理患者，为患者提供全生命周期的服务。

（赵新汉）

笔记

● 推荐阅读文献

　　[1] NCCN Clinical Practice guidelines in oncology(NCCN Guidelines)non-small cell lung cancer, Version 2. 2015.

　　[2] NCCN Clinical Practice guidelines in oncology(NCCN Guidelines)non-small cell lung cancer, Version 6. 2020.

　　[3] 中国临床肿瘤学会指南工作委员会. 中国临床肿瘤学会(CSCO)非小细胞肺癌诊疗指南(2020). 北京:人民卫生出版社,2020.

长生存 EGFR 阳性晚期 NSCLC 患者的治疗案例分析

【病情简介】

　　患者女,54 岁,因"咳嗽咳痰 2 周,发现右肺占位 1 周"来院。患者于 2009 年 7 月上旬受凉后出现咳嗽,咳黄脓痰,无发热,于当地医院门诊就诊,查胸片提示右肺中野浸润影,内侧见团块影,考虑肺炎。进一步查胸部 CT 提示右肺占位性病变,肺癌可能,两肺多发小结节影,考虑转移可能,纵隔内小淋巴结,查 CEA 45.42μg/L,予以对症抗感染治疗后,咳痰较前缓解,但仍反复干咳,咳嗽剧烈时出现胸闷气喘,无咯血,无胸痛心慌,无低热盗汗,饮食睡眠正常,大小便正常,近期体重未见明显减轻。既往体健,无高血压、糖尿病史,无吸烟史,家族中无类似病史。

　　入院后完善 PET/CT 检查提示右中、下肺肿块 FDG 代谢增高,双肺多发结节,考虑右肺癌伴肺内转移可能性大;双侧部分肋骨陈旧性骨折;甲状腺左侧叶下极低密度灶,考虑良性病变可能。头颅 MRI 未见脑转移。完善气管镜下活检,病理回报肺腺癌,基因检测提示 EGFR 21 L858R 突变型。

【MDT 诊治意见】

　　根据患者目前检查结果,诊断为右肺腺癌ⅣA 期(T₄N₂M₁ₐ,两肺,EGFR 21 L858R 突变),外科评估无手术指征。

【诊疗经过及转归】

　　2009 年 7—11 月予以 DP 方案(多西他赛 + 顺铂)化疗 6 个周期,2009 年 12 月至 2010 年 2 月予以培美曲塞单药维持化疗 4 个周期。

　　2010 年 7 月复查胸部 CT 评估 PD,予以吉非替尼 1 片(250mg)口服靶向治疗,2012 年 12 月因癌胚抗原升高吉非替尼加量至 1.5 片口服。

　　2014 年 7 月再次复查胸部 CT 评估 PD(图 13-2-30),2014 年 7—12 月予以 AP 方案(培美曲塞 + 顺铂)化疗 6 个周期,2015 年 1—5 月予培美曲塞单药维持化疗 6 个周期。

　　2016 年 12 月患者再次复查胸部 CT 评估 PD,行右肺病灶的第二次肺穿刺活检,病理提示浸润性腺癌,基因检测提示 EGFR T790M 阳性,符合临床研究入组条件,2016 年 12 月起予以 AZD9291 口服至 2019 年 9 月因评估 PD 出组。

　　2019 年 10 月行右肺病灶的第 3 次肺活检(图 13-2-31),病理提示浸润性腺癌(腺泡型为主),基因检测提示 EGFR 21 L858R 突变、MDM2 扩增、T790M 消失。于 2019 年 10 月起予达可替尼 30mg 口服靶向治疗。

　　2019 年 12 月 23 日因癌胚抗原升高,加用安罗替尼 12mg 口服,服药 14 天,停药 7 天,每 21 天为 1 个周期,予以达可替尼联合安罗替尼治疗。

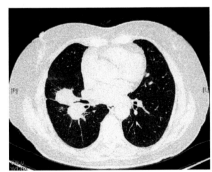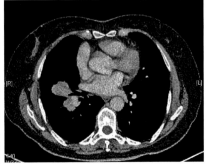

图 13-2-30　2014 年 7 月再次复查胸部 CT

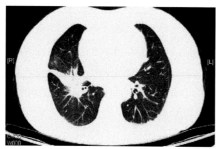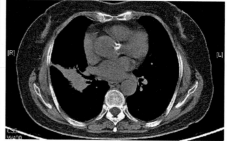

图 13-2-31　2019 年 10 月行右肺病灶的第 3 次肺活检

2020 年 10 月 26 日复查胸部 CT 评估 PD，出现右肺大量胸腔积液，PET/CT 提示右下肺癌，右侧胸膜、多发淋巴结及多发骨转移，放疗科会诊无放疗指征，胸腔积液送检基因检测提示 *EGFR* T790M 阳性，2020 年 12 月 24 日予以奥希替尼 80mg 口服，2021 年 1 月 22 日及 3 月 15 日（图 13-2-32）复查 CT 提示右下肺病灶明显吸收，疗效达到 PR。目前持续口服奥希替尼过程中，生活质量良好。

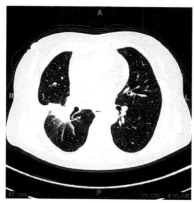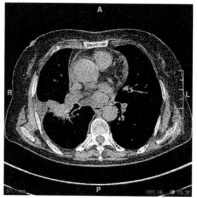

图 13-2-32　2020 年 3 月 15 日复查胸部 CT

【要点解析】

1. EGFR-TKI 耐药机制是什么？

EGFR-TKI 耐药机制包括原发性耐药和继发性耐药。

EGFR-TKI 原发性耐药指具有 *EGFR* 敏感突变的肺腺癌患者在接受 TKI 治疗 90 天内出现疾病进展，5%~10% 的患者对 EGFR-TKI 治疗存在原发性耐药。但目前对 EGFR-TKI 原发性耐药分子机制的研究仍处于探索阶段，现已知的可能相关的耐药机制主要有：① *EGFR* 耐药突变与敏感突变共存，如 20 外显子插入突变、T790M 突变等，但在未接受 TKI 治疗的 NSCLC 中 T790M 发生率不足 0.1%。② EGFR 下游通路活化，如 *KRAS* 突变、*BRAF* 突变、*PIK3CA* 突变或 PTEN 表达缺失，这些变化可导致 RAS/RAF/MAPK、PI3K/AKT 通路持续异常激活，而不依赖上游 EGFR 的活化，从而导致肿瘤的增殖。③旁路激活，*c-MET* 基因扩增及过度表达，通过 GRB2 相关结合蛋白 1 增加 MET 的 HGF 活化，导致 PI3K/AKT 信号通路恢复。④ *EML4-ALK* 融合基因突变，与 *EGFR*、*KARS* 突变常不共存。⑤ *BIM* 多态性的缺失，东亚人群中 *BIM* 基因的 BH3 区域缺失可引起肿瘤凋亡受阻，从而导致对 EGFR-TKI 的原发耐药或临床疗效的降低。⑥上皮间质表型转化（epithelial-mesenchymal transition，EMT）现象，EMT 是胚胎发育的重要过程，转化生长因子 β1（transforming growth factor-β1，TGF-β1）可诱导 EMT 现象的发生，在 EGFR-TKI 耐药中发挥作用。

EGFR-TKI 继发性耐药，又称获得性耐药，是指：①既往接受过 EGFR-TKI 单药治疗；②符合以下标准之一：存在 *EGFR* 基因敏感突变（如 G719X、19del、L858R、L861Q）；接受 EGFR-TKI 单药治疗后有客观上的临床获益，包括完全缓解、部分缓解或超过 6 个月的疾病稳定；③持续接受 EGFR-TKI 治疗至少 30 天后疾病进展；④停用 EGFR-TKI 及开始新的治疗前未接受其他系统治疗。目前已有研究证据显示的继发性耐药机制主要有：① T790M 二次突变，约 50% 的 EGFR-TKI 获得性耐药患者可出现，是第一、二代 EGFR-

笔记

TKI 最常见的继发性耐药机制之一,20 外显子 790 位点错义突变后,较大体积的蛋氨酸(M)取代苏氨酸(T),出现位阻现象,削弱了与 EGFR-TKI 的亲和力,导致 EGFR 与 ATP 亲和力相对增加,进而导致耐药的出现。② *EGFR* C797S 突变,是第三代 EGFR-TKI 最常见的耐药机制之一,突变发生在激酶结合位点的 EGFR C797 密码子上,导致奥希替尼与 EGFR 的共价结合缺失。体外研究显示 C797S 和 T790M 的反式突变对第三代 EGFR-TKI 有耐药性,但对第一代和第三代 TKI 的联合应用敏感,而 C797S 和 T790M 的顺式突变,对 EGFR-TKI 单独或联合应用均无效。③ EGFR 非依赖作用机制,又称"脱靶",包括旁路激活下游信号通路,如 RAS/RAF/MAPK、PI3K/AKT 通路,其中最常见的 *MET* 扩增存在于约 20% 获得性耐药的 NSCLC 患者,*HER2* 扩增发生率也可高达 8%,其他如 *BRAF* V600E 突变、*PIK3CA* 突变或 PTEN 表达缺失导致 RAS、PI3K 通路持续异常激活同样也与 EGFR-TKI 获得性耐药有关。④ EMT 现象,在 TKI 治疗失败的患者中,5%~14% 出现小细胞肺癌组织转化。⑤其他如 D761Y、L747S、L718Q、L844V、G796D 等发生频率极低的突变。

2. 第三代 EGFR-TKI 奥希替尼出现耐药趋势时,后续治疗该如何选择?

既往研究发现,一线和二线使用奥希替尼都有相似的主要耐药机制,即 *MET* 扩增和 C797S 突变,但一线奥希替尼耐药后不会出现 T790M 的二次突变,二线奥希替尼耐药后更可能会出现向小细胞肺癌和肺鳞癌转化,耐药机制更复杂。

(1) 有研究显示,奥希替尼初次耐药患者多数是孤立病灶的缓慢进展,根据 NCCN 指南,当患者为无症状进展、有症状的脑转移、有症状的全身性颅外孤立病灶(转移灶小于 3 个)时,可在继续口服原剂量奥希替尼基础上,联合根治性局部治疗,包括立体定向放疗或手术。

(2) 当患者出现快速进展时,需重新获取病灶样本进行基因检测,根据突变情况选择针对性的治疗。① C797S 单突变:一般一线奥希替尼耐药后不出现 T790M 突变,当检测出 C797S 突变时,选择一代吉非替尼或厄洛替尼比较敏感。② C797S 和 T790M 顺式突变:可选择布加替尼联合西妥昔单抗,目前仅有少量个案报道。③ C797S 和 T790M 反式突变:选择一代和三代 TKI 联合治疗效果更佳。④其他 *EGFR* 非依赖作用机制:*MET* 扩增,可选奥希替尼联合克唑替尼/卡博替尼/赛沃替尼;HER2 扩增,可选择奥希替尼联合阿法替尼;出现其他旁路激活,可采用联合相应旁路基因抑制剂的方案。⑤其他更少见的如 L718V、G724S 等突变出现,可以重新选择第一、二代 EGFR-TKI 应对耐药的发生。

(3) 当再次基因检测后,未发现相应耐药靶点出现时,可选择化疗或抗血管药物。①化疗:当实在无可用的 TKI 时,常规的化疗对于经治耐药的患者依然有约 30% 的有效率,有研究显示靶化联合或靶化序贯的模式对于耐药的患者也有一点的临床疗效。②抗血管药物如安罗替尼、贝伐单抗、阿帕替尼。研究显示,奥希替尼耐药后,联合阿帕替尼相较于直接回归化疗的患者,有更长的无进展生存期。③奥希替尼加量至 160mg/d,NCCN 指南中,针对脑膜转移的患者,加量奥希替尼至 160mg/d 能有效增加血药浓度,提高疗效。④免疫治疗:*EGFR* 驱动基因阳性的患者单用免疫治疗效果欠佳,但免疫同时联合化疗或抗血管药物可获得一定临床获益。

(4) 向小细胞肺癌转化。当患者神经元特异性烯醇化酶(NSE)指标异常增高,某一处病灶新发或异常增大且与其他病灶不同,基因检测出现 *RB1* 和 *TP53* 的突变时,可考虑小细胞肺癌转化可能,如患者有可再次活检病灶,首选再次活检确诊是否出现小细胞肺癌转化后,治疗方案上可联合 EP、IP 等小细胞肺癌经典的化疗方案。

(5) 其他如新靶点药物 JNJ-6372、U3-1402,四代 EGFR-TKI 药物 BLU-945、CH7233163,目前还在临床研究中,都具有很高的潜力。

【循证医学证据】

根据《CSCO 非小细胞肺癌诊疗指南(2020)》,Ⅳ期 *EGFR* 突变 NSCLC 一线治疗可选择吉非替尼(1A 类证据)、奥希替尼(1A 类证据)、含铂双药化疗(Ⅱ级推荐),*EGFR* 突变 NSCLC 耐药后,再次活检(Ⅱ级推荐),T790M 阳性者口服奥希替尼(1A 类证据),再次活检 T790M 阴性选择含铂双药化疗(1A 类证据)。

【专家点评】

该女性患者确诊时 54 岁,初诊考虑:右肺腺癌Ⅳ期($T_4N_2M_{1a}$,两肺,*EGFR* 21 L858R 突变),OS 超过了 11 年,其中多西他赛、培美曲塞、顺铂化疗获益达 3.5 年,EGFR-TKI 靶向治疗获益达 8 年,模式为:一代 +

笔记

221

三代 + 二代 + 三代序贯治疗。可见,对于有驱动基因突变的晚期肺腺癌,接受靶向治疗的时间越久,生存时间就越长。EGFR-TKI 虽然在晚期 NSCLC 治疗中发挥了重要作用,但其原发与获得性耐药问题已经成为限制其疗效进一步提高的瓶颈,因此对其耐药机制的深入研究,寻找克服耐药的治疗方法,已经成为肿瘤研究领域的迫切任务。为使 EGFR-TKI 的临床应用更为合理有效,需确定有效的预测靶标及最佳的检测方法,选择适合的患者接受 TKI 治疗,进一步提高 NSCLC 的疗效和生存。

（王国欣　展　平　吕镗烽　宋　勇）

● 推荐阅读文献

［1］ZHONG J,LI L,WANG Z,et al. Potential Resistance mechanisms revealed by targeted sequencing from lung adenocarcinoma patients with primary resistance to epidermal growth factor receptor（EGFR）tyrosine kinase inhibitors（TKIs）. J Thorac Oncol,2017,12（12）:1766-1778.

［2］MOK T S,Y L W,M-J A,et al. Osimertinib or platinum-pemetrexed in EGFR T790M-positive lung cancer. N Engl J Med,2017,376（7）:629-640.

［3］SORIA J C,OHE Y,VANSTEENKISTE J,et al. Osimertinib in untreated EGFR-mutated advanced non-small-cell lung cancer. N Engl J Med,2018,378（2）:113-125.

［4］NISHINO M,HATABU H. Osimertinib in EGFR T790M-Positive Lung Cancer. N Engl J Med,2017,376（20）:1992-1993.

［5］LEE J K,SHIN J Y,KIM S,et al. Primary resistance to epidermal growth factor receptor（EGFR）tyrosine kinase inhibitors（TKIs）in patients with non-small-cell lung cancer harboring TKI-sensitive EGFR mutations:an exploratory study. Ann Oncol,2013,24（8）:2080-2087.

［6］JACKMAN D,PAO W,RIELY G J,et al. Clinical definition of acquired resistance to epidermal growth factor receptor tyrosine kinase inhibitors in non-small-cell lung cancer. J Clin Oncol,2010,28（2）:357-360.

［7］YU H A,ARCILA M E,REKHTMAN N,et al. Analysis of tumor specimens at the time of acquired resistance to EGFR-TKI therapy in 155 patients with EGFR-mutant lung cancers. Clin Cancer Res,2013,19（8）:2240-2247.

［8］CHONG C R,JäNNE P A. The quest to overcome resistance to EGFR-targeted therapies in cancer. Nat Med,2013,19（11）:1389-1400.

［9］LIU Q,YU S,ZHAO W,et al. EGFR-TKIs resistance via EGFR-independent signaling pathways. Mol Cancer,2018,17（1）:53.

［10］JIA Y,YUN C H,PARK E,et al. Overcoming EGFR（T790M）and EGFR（C797S）resistance with mutant-selective allosteric inhibitors. Nature,2016,534（7605）:129-132.

［11］SCHOENFELD A J,YU H A. The Evolving Landscape of Resistance to Osimertinib. J Thorac Oncol,2020,15（1）:18-21.

［12］SCHOENFELD A J,CHAN J M,KUBOTA D,et al. Tumor analyses reveal squamous transformation and off-target alterations as early resistance mechanisms to first-line osimertinib in EGFR-mutant lung cancer. Clin Cancer Res,2020,26（11）:2654-2663.

［13］SEQUIST L V,HAN J Y,AHN M J,et al. Osimertinib plus savolitinib in patients with EGFR mutation-positive, MET-amplified,non-small-cell lung cancer after progression on EGFR tyrosine kinase inhibitors:interim results from a multicentre,open-label,phase 1b study. Lancet Oncol,2020,21（3）:373-386.

［14］姚云峰,王俊,王宝成. 非小细胞肺癌酪氨酸激酶抑制剂原发性耐药机制研究进展. 中华肿瘤杂志,2016,38（11）:801-805.

［15］刘慧慧,王孟昭,胡克,等. EGFR-TKI 在非小细胞肺癌中耐药机制的研究进展. 中国肺癌杂志,2013（10）:535-540.

［16］李晨光. 非小细胞肺癌 EGFR 靶向治疗和继发耐药机制的研究进展. 中国肿瘤临床,2017,44（23）:1212-1216.

笔记

以 *EML4-ALK* 融合基因为耐药机制的 *EGFR* 突变阳性肺腺癌治疗案例分析

【病情简介】

患者男,58岁。以"发现肺部结节影5年,间断痰中带血丝3年"为主诉,于2013年8月19日入院。患者吸烟史10年,每天20支,已戒10年。既往史及家族史无特殊。2013年8月23日在CT引导下行肺穿刺活检,病理示:腺癌(图13-2-33,图13-2-34)。*EGFR*基因检测:第19外显子缺失突变。

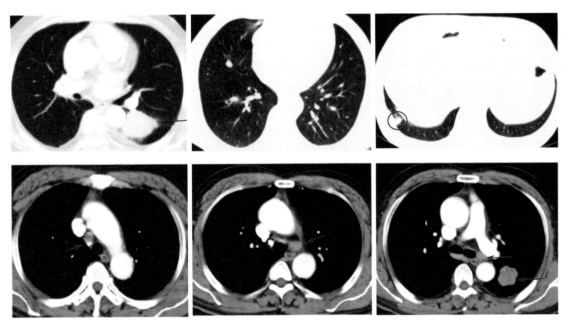

图 13-2-33　基线影像资料(红色标示指示病灶)

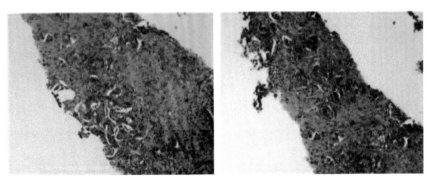

图 13-2-34　初次活检病理

病理诊断:第一次报告:(2013年8月22日)

(左肺)癌,倾向腺癌,建议免疫组化进一步证实。

第二次报告:

(左肺穿刺活检)癌,由于靶组织极少,考虑腺癌。

免疫组化,AE1/AE3(+),CK7(部分+),TTF-1(部分+),SPA(部分+),NapsinA(-),P40(-),Ki-67(约30%+)。

诊断:左肺腺癌,$T_{2a}N_3M_{1a}$(对侧肺)(AJCC,ⅣA期),EGFR exon 19del(+),PS 0分。

2013年8月开始口服吉非替尼靶向治疗,1个月、3个月、6个月后分别复查胸部CT,病灶逐渐缩小(图13-2-35)。最佳疗效PR,后未再规律复查。

17个月后(2015年1月)始出现头晕、头痛,不伴恶心、喷射性呕吐,未予特殊治疗,症状进行性加重。

19个月后(2015年3月22日)因症状加重入住我科,时伴持续性头晕、头痛,恶心、喷射性呕吐,咳嗽、痰中带血。PS 评分 2 分。

【诊疗经过及转归】

PET/CT 示多发脑转移、肺部病灶增大，病情进展（图 13-2-36）。患者及家属拒绝行再次活检（组织及液体），2015 年 3 月 25 日、4 月 15 日分别予以"培美曲塞"单药化疗 2 个周期联合全脑放疗 30Gy/10 次。颅内高压症状逐渐缓解。仍有间断咳嗽及痰中带血。PS 评分 1 分。

5 个月后复查胸部 CT 示左肺病灶增大（图 13-2-37）；头颅 MRI 示颅内病灶明显缩小（图 13-2-37）。于 2015 年 5—9 月给予"多西他赛"单药化疗 6 个周期，疗效评价 SD（图 13-2-38）。随后建议患者行左下肺病灶局部放射治疗，患者及家属拒绝该治疗，建议定期复查。

2015 年 11 月 17 日再次入院复查期间突发意识丧失，伴抽搐，考虑癫痫大发作，给予抗癫痫、脱水降颅内压及对症支持治疗后意识恢复。病情稳定后复查示颅内病情进展，肺部病灶稳定（图 13-2-39）。2015 年 11 月 22 日行头部伽马刀治疗并口服抗癫痫药物苯巴比妥 14 天。后未再出现癫痫发作。2015 年 12 月 21 日开始针对左下肺病灶予适形调强放疗（60Gy/30 次）。

5 个月后，因痰中带血、胸闷再次入院复查，不伴头痛、头晕症状。胸部 CT 示（2016 年 5 月 25 日）：左下肺病灶略缩小；左侧胸腔新发积液；右下肺及肝右叶出现新发病灶（图 13-2-40）。头颅 MRI（2016 年 5 月 26 日）示：颅内转移灶较前部分增大，增多（图 13-2-40）。液体活检：*EGFR* 基因第 19 外显子缺失突变，合并 T790M 突变。

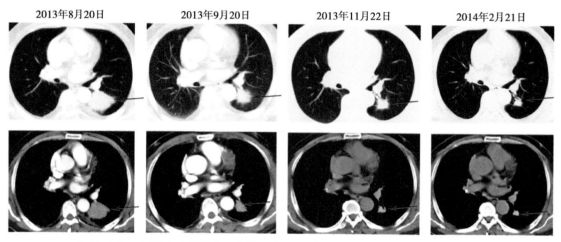

| 2013年8月20日 | 2013年9月20日 | 2013年11月22日 | 2014年2月21日 |

图 13-2-35　口服吉非替尼后 1 个月、3 个月、6 个月影像资料（红色箭头指示病灶）

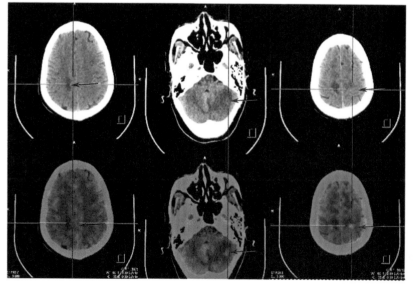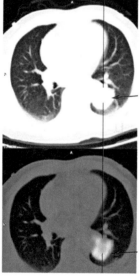

图 13-2-36　PET/CT 影像资料（红色箭头指示病灶）

2015年3月23日

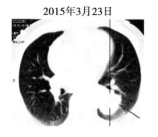

2015年5月6日

2015年5月6日

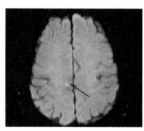
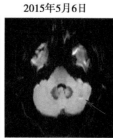
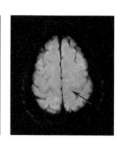

图 13-2-37 首次进展放化疗后影像资料（红色箭头指示病灶）

2015年5月6日 2015年6月22日 2015年8月5日 2015年10月12日

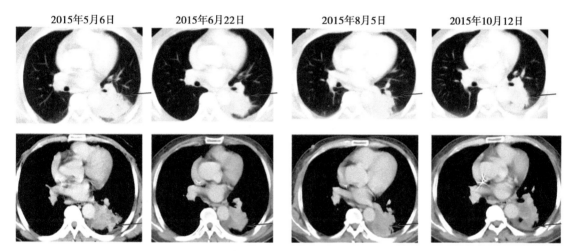

图 13-2-38 2015 年 5—10 月影像资料（红色箭头指示病灶）

2015年11月19日 2015年11月20日

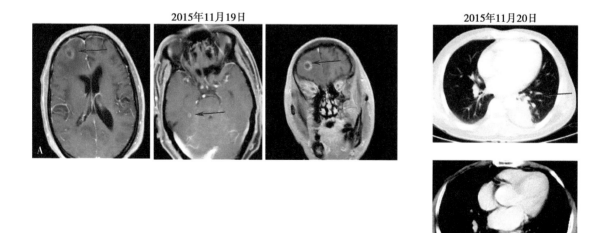

图 13-2-39 第 2 次病情进展影像资料（红色箭头指示病灶）
A. 原右额叶病变增大；B. 两个新的双侧顶叶病变。

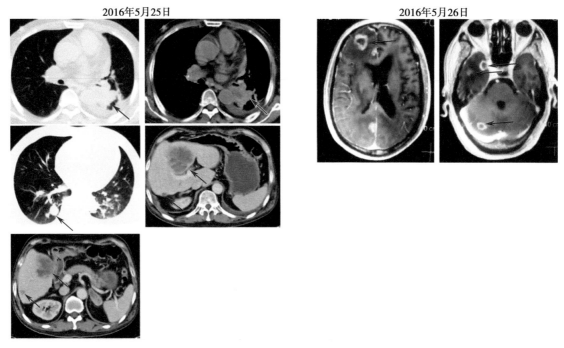

图 13-2-40 第 3 次病情进展影像资料(红色箭头指示病灶)

2016 年 6 月开始口服奥希替尼靶向治疗,分别于 5 个月、10 个月后复查 CT,显示左下肺、右下肺及肝右叶病灶逐渐缩小(图 13-2-41)。15 个月后复查胸部 CT,左下肺病灶无明显变化,右下肺及肝右叶病灶明显增大(图 13-2-41)。疗效评价 PD。最佳疗效 PR。PFS 15 个月。经沟通,患者及家属同意再次组织活检,于 2017 年 9 月 20 日行右下肺增大病灶穿刺活检。NGS(14 基因):*EGFR* 基因第 19 外显子缺失突变,合并 T790M 突变。*EML4-ALK*(E2:E20)基因融合。ALK 免疫组化:阳性。

2017 年 10 月 9 日开始口服奥希替尼联合克唑替尼,1 个月后复查 CT,左下肺病灶无明显变化,右下肺及肝部病灶明显缩小(图 13-2-42)。疗效评估 PR。5 个月后复查 CT,右肺下叶病灶再次增大(图 13-2-42),余病灶无明显变化;患者无明显症状。

2018 年 4 月 2 日开始口服奥希替尼联合布加替尼(brigatinib),3 个月后复查 CT,右肺下叶病灶无明显变化。疗效评价 SD。4 个月后(2018 年 8 月 22 日)复查 CT,左下肺病灶明显增大,右下肺及肝右叶病灶无明显变化(图 13-2-43)。疗效评价 PD。患者无症状,PS 评分 0 分。

【MDT 诊治意见】

为明确 EGFR-TKI 及 ALK-TKI 耐药机制,建议再次组织活检,基因检测指导进一步精准治疗。

ALTER0303 研究中,对于 *EGFR* 阳性靶向治疗失败的患者,安罗替尼组与安慰剂组的 OS 为 10.7 个月 *vs*. 6.27 个月,有生存获益;如患者 PD-L1 阴性,安罗替尼治疗也是一种较好的选择。

三代 EGFR-TKI 常见耐药机制有 C797S、20ins 以及旁路激活(*c-MET* 扩增、*HER2/3+*、*RET* 融合、*ALK* 融合、*BRAF*、*KRAS* 等)等。根据再次活检及基因检测结果,若有敏感基因突变,优先推荐应用精准靶向药物治疗。如单纯 C797S 突变,建议换用一代 / 二代 EGFR-TKI;C797S 与 T790M 反式突变,建议一代联合三代 EGFR-TKI;C797S 与 T790M 顺式突变,建议西妥昔单抗联合 Brigatinib。如 *c-MET* 扩增是 EGFR-TKI 耐药的重要机制,基于 ORCHARD/TATTON 研究,结果显示了高选择性 MET 抑制剂赛沃替尼联合奥希替尼方案治疗的抗肿瘤活性和安全性,有望为 EGFR 靶向治疗耐药患者提供了新的治疗策略,解决临床耐药治疗难题。如 RET 融合也是 EGFR-TKI 耐药机制之一,WCLC 大会上公布了一项研究评估奥希替尼联合 Selpercatinib(LOXO-292)治疗奥希替尼耐药 NSCLC 患者的安全性和初步疗效,对于奥希替尼耐药后出现获得性 RET 融合的 *EGFR* 突变 NSCLC 患者,使用 LOXO-292 联合奥希替尼治疗存在持久的缓解获益。

基于 ALTER0303 研究,亚组分析显示对于 EGFR 阳性的 NSCLC 患者(接受过相应靶向治疗后耐药或不能耐受),安罗替尼组与安慰剂组的 PFS 为 5.57 个月及 0.83 个月、OS 为 10.70 个月及 6.27 个月,有生存

笔记

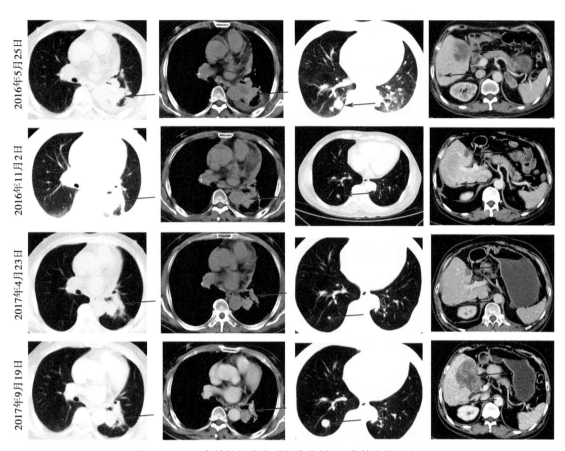

图 13-2-41　奥希替尼治疗后影像资料（红色箭头指示病灶）

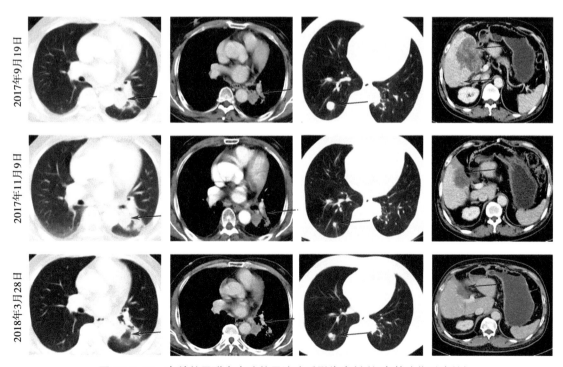

图 13-2-42　奥希替尼联合克唑替尼治疗后影像资料（红色箭头指示病灶）

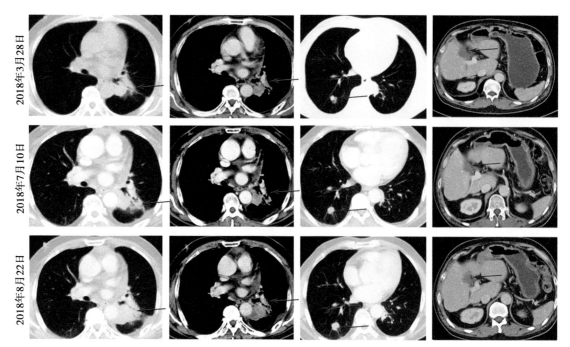

图 13-2-43　奥希替尼联合布加替尼治疗后影像资料（红色箭头指示病灶）

获益。若再次活检无敏感基因突变且 PD-L1 阴性，优先推荐安罗替尼靶向治疗或新药临床试验。

　　基于 Keynote-021/Impower150 研究，免疫联合化疗一线治疗晚期非鳞状细胞 NSCLC 患者优于单纯化疗，且在 Impower150 亚组分析显示，免疫联合化疗对靶向治疗失败的突变患者有明显的 OS 获益。Study 1108 研究显示，度伐利尤单抗（durvalumab）三线及三线以上方案治疗 PD-L1 高表达的 ORR 为 22%，阴性为 6%。在 II 期 ATLANTIC 研究中，度伐利尤单抗作为三线及三线以上方案治疗 EGFR/ALK 突变的 NSCLC 患者，按 PD-L1 表达水平分为 PD-L1≥25% 组、PD-L1<25% 组，尽管 PD-L1≥25% 组应答率更高（12.2% *vs.* 3.6%），OS 分别为 13.3 个月及 9.9 个月。但总体应答率较野生型患者低，免疫治疗单药疗效有限。因化疗可以激活免疫细胞活性，免疫和化疗有协同作用，实现"1+1>2"；但 PD-L1 检测存在异质性，免疫单药治疗仍有风险。优先建议免疫联合化疗，或安罗替尼，或参加新药临床试验。

　　【要点解析】

　　1. 晚期 NSCLC 伴 *EGFR* exon 19del（+），基于 IPASS 研究，行吉非替尼靶向治疗。PFS 19 个月。EGFR-TKI 耐药后再次液体活检示 *EGFR* T790M 突变，基于 AURA3 研究，行奥希替尼靶向治疗，PFS 15 个月。

　　2. 奥希替尼耐药后再次活检，基因检测联合免疫组化示 EML4-ALK 融合，*EGFR* exon 19del/T790M 仍存。再次组织活检，NGS：*EGFR* 基因第 19 外显子缺失突变，合并 T790M 突变；*EML4-ALK*（E2：E20）基因融合。ALK 免疫组化：阳性。基于 PROFILE1014 及 PROFILE1029 研究（PROFILE1014 研究比较了克唑替尼和含铂两药方案，两组 mPFS 分别为 10.9 个月和 7.0 个月，两组 OR 分别为 74% 和 45%。针对东亚人群的 PROFILE1029 研究，得出 *ALK* 阳性的晚期 NSCLC 患者克唑替尼组和含铂化疗组的 mPFS 分别为 11.1 个月和 6.8 个月，ORR 分别为 88% 与 46%，克唑替尼一线靶向治疗明显优于标准铂类药物为基础的化疗方案。奠定了克唑替尼作为 *ALK* 阳性晚期 NSCLC 患者一线治疗的地位。案例报道显示奥希替尼耐药后出现 *ALK* 融合获得性耐药变异，奥希替尼联合 ALK-TKI 是有效的治疗选择。）行奥希替尼联合克唑替尼靶向治疗，PFS 5 个月。基于 ALTA 研究（克唑替尼耐药的 *ALK* 阳性 NSCLC 患者，应用 brigatinib 平均 PFS 15.6 个月），行奥希替尼联合 brigatinib 靶向治疗，PFS 4 个月。

　　【循证医学证据】

　　FDA/NCCN 指南 /ESMO/CSCO 指南推荐 EGFR-TKI 用于 *EGFR* 敏感突变晚期 NSCLC 患者一线治疗，证据级别高，1A 类证据。

　　FDA/NCCN 指南 /ESMO/CSCO 指南推荐克唑替尼用于 *ALK* 阳性晚期 NSCLC 患者，证据级别高，1A 类证据。

基于 ALTA 研究（克唑替尼耐药后应用 brigatinib），证据级别高，1A 类证据。

【专家点评】

抗肿瘤治疗进展后再次组织活检，明确病理类型并行基因检测，可指导精准治疗。若有敏感基因突变，基于循证医学证据，优先推荐应用精准靶向药物治疗。如单纯 C797S 突变，建议换用一代/二代 EGFR-TKI；C797S 与 T790M 反式突变，建议一代联合三代 EGFR-TKI；C797S 与 T790M 顺式突变，建议西妥昔单抗联合 Brigatinib。如 *c-MET* 扩增是 EGFR-TKI 耐药的重要机制，基于 ORCHARD/TATTON 研究，结果显示高选择性 MET 抑制剂赛沃替尼联合奥希替尼方案治疗的抗肿瘤活性和安全性，有望为 EGFR 靶向治疗耐药患者提供了新的治疗策略，解决临床耐药治疗难题。如 RET 融合也是 EGFR-TKI 耐药机制之一，WCLC 大会上公布了一项研究评估奥希替尼联合 Selpercatinib（LOXO-292）治疗奥希替尼耐药 NSCLC 患者的安全性和初步疗效，对于奥希替尼耐药后出现获得性 RET 融合的 *EGFR* 突变 NSCLC 患者，使用 LOXO-292 联合奥希替尼治疗存在持久的缓解获益。

若无敏感基因突变且 PD-L1 阴性，基于 ALTER0303 研究，亚组分析显示对于 EGFR 阳性的 NSCLC 患者（接受过相应靶向治疗后耐药或不能耐受），安罗替尼组与安慰剂组的 PFS 为 5.57 个月及 0.83 个月、OS 为 10.70 个月及 6.27 个月，有生存获益。优先推荐安罗替尼靶向治疗或新药临床试验。

若无敏感基因突变且 PD-L1 高表达，基于 Impower150 研究，免疫联合化疗一线治疗晚期非鳞状细胞 NSCLC 患者优于单纯化疗，且在 Impower150 亚组分析显示，免疫联合化疗对 EGFR 突变患者靶向治疗失败后有 OS 获益。Study 1108 研究显示，度伐利尤单抗（durvalumab）≥ 三线治疗 PD-L1 高表达的患者 ORR 为 22%，阴性者则为 6%。在 II 期 ATLANTIC 研究中，度伐利尤单抗作为三线及三线以上方案治疗 EGFR/ALK 突变的 NSCLC 患者，按 PD-L1 表达水平分为 PD-L1 ≥ 25% 组、PD-L1 < 25% 组，尽管 PD-L1 ≥ 25% 组应答率更高（12.2% *vs.* 3.6%），OS 分别为 13.3 个月 *vs.* 9.9 个月。但总体应答率较野生型患者低，免疫治疗单药疗效有限。

因化疗可以激活免疫细胞活性，免疫和化疗有协同作用，实现"1+1>2"；但 PD-L1 检测存在异质性，免疫单药治疗仍有风险。优先建议免疫联合化疗，或安罗替尼，或参加新药临床试验。

（王丽萍　岳冬丽）

● 推荐阅读文献

［1］RAMALINGAM S S，VANSTEENKISTE J，PLANCHARD D，et al. Overall survival with osimertinib in untreated, egfr-mutated advanced NSCLC. N Engl J Med，2020，382（1）：41-50.

［2］RECK M，MOK T，NISHIO M，et al. Atezolizumab plus bevacizumab and chemotherapy in non-small-cell lung cancer（IMpower150）：key subgroup analyses of patients with EGFR mutations or baseline liver metastases in a randomised，open-label phase 3 trial. Lancet Respir Med，2019，7（5）：387-401.

［3］SOCINSKI M A，JOTTE R M，CAPPUZZO F，et al. Atezolizumab for first-line treatment of metastatic nonsquamous NSCLC. N Engl J Med，2018，378（24）：2288-2301.

［4］GETTINGER S N，BAZHENOVA L A，LANGER C J，et al. Activity and safety of brigatinib in ALK-rearranged non-small-cell lung cancer and other malignancies：a single-arm，open-label，phase 1/2 trial. Lancet Oncol，2016，17（12）：1683-1696.

［5］JANNE P A，YANG J C，KIM D W，et al. AZD9291 in EGFR inhibitor-resistant non-small-cell lung cancer. N Engl J Med，2015，372（18）：1689-1699.

［6］DONINGTON J，FERGUSON M，MAZZONE P，et al. American College of Chest Physicians and Society of Thoracic Surgeons consensus statement for evaluation and management for high-risk patients with stage I non-small cell lung cancer. Chest，2012，142（6）：1620-1635.

［7］MOK T S，WU Y L，THONGPRASERT S，et al. Gefitinib or carboplatin-paclitaxel in pulmonary adenocarcinoma. N Engl J Med，2009，361（10）：947-957.

［8］SEQUIST L V，HAN J Y，AHN M J，et al. Osimertinib plus savolitinib in patients with EGFR mutation-positive，MET-amplified,non-small-cell lung cancer after progression on EGFR tyrosine kinase inhibitors:interim results from a multicentre,open-label,phase 1b study. Lancet Oncol,2020,21(3):373.

[9] WANG Z,YANG J J,HUANG J,et al. Lung Adenocarcinoma Harboring EGFR T790M and In Trans C797S Responds to Combination Therapy of First- and Third-Generation EGFR TKIs and Shifts Allelic Configuration at Resistance. J Thorac Oncol,2017,12(11):1723.

[10] WANG Y,YANG N,ZHANG Y,et al. Effective Treatment of Lung Adenocarcinoma Harboring EGFR-Activating Mutation,T790M,and cis-C797S Triple Mutations by Brigatinib and Cetuximab Combination Therapy. J Thorac Oncol,2020,15(8):1369.

[11] OFFIN M,SOMWAR R,REKHTMAN N,et al. Acquired ALK and RET Gene Fusions as Mechanisms of Resistance to Osimertinib in EGFR-Mutant Lung Cancers. JCO precision oncology,2018:2.

[12] HOU H,SUN D,ZHANG C,et al. ALK rearrangements as mechanisms of acquired resistance to osimertinib in EGFR mutant non-small cell lung cancer. Thoracic cancer,2021,12(6):962.

[13] WANG X,ZHOU L,YIN J C,et al. Lung Adenocarcinoma Harboring EGFR 19del/C797S/T790M Triple Mutations Responds to Brigatinib and Anti-EGFR Antibody Combination Therapy. J Thorac Oncol,2019,14(5):e85.

以小细胞肺癌转化为耐药机制的 *EGFR* 突变型肺腺癌的治疗案例分析

【病情简介】

患者女,57岁,无吸烟史,于2015年2月出现间歇性咳嗽。其父患胃腺癌,其妹妹患乳腺癌。查体无明显异常,ECOG评分为1分。辅助检查:胸部CT显示右肺中叶有一个20mm×14mm的肿块,右肺中叶和右胸膜有两个小结节。头颅磁共振(MRI)和全身骨扫描未见转移。经支气管活检和胸膜病变活检结果显示肺腺癌。通过反转录聚合酶链反应(RT-PCR)方法证实为EGFR外显子19缺失。诊断为Ⅳ期肺腺癌伴EGFR外显子19缺失突变($cT_3N_0M_{1a}$)。

【诊疗经过及转归】

经过多学科团队讨论,患者无外科手术治疗指征,建议行内科治疗。自2015年3月患者开始行一线方案治疗,口服吉非替尼(250mg/d),根据RECIST 1.1进行疗效评价,最佳疗效为PR。14个月后复查胸部CT,显示右肺中叶肿块增大,评价病情进展。实验室检查结果显示,血清中CEA水平升高至11.1ng/ml(正常范围0~3.4ng/ml),NSE水平升高至15.44ng/ml(正常范围0~12.5ng/ml)。对右中肺肿块进行重复活检,组织学分析显示腺癌。免疫组化显示NapsinA、TTF-1和CK-7阳性。包括8个基因(*EGFR,ALK,KRAS,ROS-1,BRAF,RET,ERBB2,MET*)的NGS显示EGFR外显子19缺失和获得性外显子20 T790M突变。

而第三代EGFR-TKI包括奥希替尼直到2017年才在中国上市,故患者二线未予第三代EGFR-TKI药物治疗,二线治疗方案为培美曲塞(海玥,第1天静脉注射500mg/m²,每21天1次)和卡铂(第1天静脉注射,AUC=5,每21天1次)。治疗后评估疗效为PR,PFS为5个月。

2016年10月,胸部CT扫描显示右中肺肿块增大。启动三线治疗方案,口服奥希替尼(80mg/d)治疗。然而,2个月后观察到混合反应,肺部病变病情稳定,但右下胸部肿块急剧增加。脑部MRI未发现转移瘤。血液检测显示NSE显著增加(从2016年12月的24.9ng/ml增加到2017年2月的159.3ng/ml)。进行胸部病变的活检显示发生小细胞转化。免疫组化显示CD56、Syn阳性的神经内分泌形态,NapsinA、TTF-1和CK-7阴性,而与应用奥希替尼前肿瘤组织学的形态不同。

患者进行四线治疗,选择了晚期小细胞肺癌的标准方案,给予依托泊苷(第1~3天静脉注射100mg/m²)加顺铂(第1天静脉注射75mg/m²,每21天1次)治疗。2个周期化疗后血清NSE水平明显下降至14.97ng/ml。患者疗效评估为PR,PFS为4个月。再次进展后,对右中肺肿块和胸部肿块进行了第4次活检。有趣的是,胸部肿块显示为小细胞肺癌,而肺部肿块的组织病理学显示为腺癌。该患者于2017年7月迅速发生脑转移,而脑脊液(CSF)中未检测到*EGFR*突变。患者在治疗期间耐受性良好,未报告严重或意外的不良事件。于2017年9月去世,该患者的总生存期(OS)为29个月。

【要点解析】

SCLC转化是一代EGFR-TKI耐药机制之一,约占所有病例的10%。奥希替尼的耐药性也是不可避免

笔记

的,迄今为止已经发现了许多机制。获得性 *EGFR* C797S 突变被认为是主要机制,SCLC 转化也是一种少见的耐药机制,约占病例的 2%。从第三代 EGFR-TKI 开始应用到转化的中位时间为 6~18 个月,提示长期使用 TKI 可能是 SCLC 转化的必要条件。此外,基因组分析表明,发生转化后原有的 *EGFR* 突变位点可以继续存在,SCLC 转化和 *EGFR* T790M 突变可以同时存在。

在曾经报道的病例中,有另一位携带激活型 *EGFR* 突变的转移性腺癌患者,在第一代 EGFR-TKI 吉非替尼和第三代 EGFR-TKI 奥希替尼治疗后,经历了 T790M 突变和小细胞肺癌的动态转化。与先前报道的病例不同,本次病例的患者,在奥希替尼应用后仅 2 个月就发生了小细胞肺癌转化。此外,该病例在转化后丢失了 T790M 突变和原发性 *EGFR* 外显子 19 缺失,可能是由于 CSF 检测灵敏度低而导致的一种错误检测结果。

小细胞肺癌的转化机制尚未完全阐明。一些研究表明肺泡 II 型细胞可能是肺腺癌和小细胞肺癌的共同前体。因此,*EGFR* 突变型肺癌在疾病进展过程中有可能转化为小细胞肺癌。另一个假设是,最初的肿瘤是由混合的非小细胞肺癌和小细胞肺癌组成。EGFR-TKI 治疗后,NSCLC 数量减少,SCLC 占优势。这种积极的药物选择可能取决于每个器官病灶内的肿瘤微环境,从而导致肺部和胸部病灶之间的空间异质性。

据报道,EGFR-TKI 治疗过程中肿瘤标志物 NSE 和促胃泌素释放肽(pro-GRP)的迅速增加通常是 NSCLC 向 SCLC 转化的标志。在本病例,血清 NSE 水平的显著升高突显了重复活检的必要性,并提示了 SCLC 转化。

【循证医学证据】

一项回顾性研究检查了 58 例确诊为腺癌的非小细胞肺癌患者,这些患者在接受一种或多种 EGFR-TKI 治疗后转变为小细胞肺癌。中位转化时间为 17.8 个月(95%*CI* 14.3~26.2 个月)。转化后,铂类联合依托泊苷和紫杉烷类都有很高的应答率。确诊后中位 OS 为 31.5 个月(95%*CI* 24.8~41.3 个月),而 SCLC 转化后中位生存期为 10.9 个月(95%*CI* 8.0~13.7 个月)。在本例,依托泊苷联合顺铂化疗获得了肿瘤的显著缓解,最佳疗效评价 PR,PFS 达到 4 个月。从诊断到转化的时间为 24 个月,OS 为 29 个月。

【专家点评】

总的来说,对于在接受 EGFR-TKI 治疗出现病情进展的患者,重复活检是必不可少的,这样才可以根据获得性耐药的不同机制做出适当的治疗决定。希望通过本次病例分享使大家对靶向治疗耐药机制有更新的认识,为以后的工作和科研提供一些新思路。

(王启鸣)

● 推荐阅读文献

[1] LIM S M,SYN N L,CHO B C,et al. Acquired resistance to EGFR targeted therapy in non-small cell lung cancer: Mechanisms and therapeutic strategies. Cancer Treat Rev,2018,65:1-10.

[2] SEQUIST L V,WALTMAN B A,DIAS-SANTAGATA D,et al. Genotypic and histological evolution of lung cancers acquiring resistance to EGFR inhibitors. Sci Transl Med,2011,3(75):75ra26.

[3] THRESS K S,PAWELETZ C P,FELIP E,et al. Acquired EGFR C797S mutation mediates resistance to AZD9291 in non-small cell lung cancer harboring EGFR T790M. Nat Med,2015,21(6):560-562.

[4] RICORDEL C,FRIBOULET L,FACCHINETTI F,et al. Molecular mechanisms of acquired resistance to third-generation EGFR-TKIs in EGFR T790M-mutant lung cancer. Ann Oncol,2018,29(suppl 1):i28-i37.

[5] AL ì G,BRUNO R,GIORDANO M,et al. Small cell lung cancer transformation and the T790M mutation:A case report of two acquired mechanisms of TKI resistance detected in a tumor rebiopsy and plasma sample of EGFR-mutant lung adenocarcinoma. Oncol Lett,2016,12(5):4009-4012.

[6] OSER M G,NIEDERST M J,SEQUIST L V,et al. Transformation from non-small-cell lung cancer to small-cell lung cancer:molecular drivers and cells of origin. Lancet Oncol,2015,16(4):E165-E172.

[7] SHI X,DUAN H,LIU X,et al. Genetic alterations and protein expression in combined small cell lung cancers and small cell lung cancers arising from lung adenocarcinomas after therapy with tyrosine kinase inhibitors. Oncotarget,2016,7(23):

34240-34249.

［8］LIU Y Y,Small cell lung cancer transformation from EGFR-mutated lung adenocarcinoma：a case report and literatures review. Cancer Biol Ther,2018.

［9］NORKOWSKI E,GHIGNA M R,LACROIX L,et al. Small-cell carcinoma in the setting of pulmonary adenocarcinoma：new insights in the era of molecular pathology. J Thorac Oncol,2013,8（10）:1265-1271.

［10］ZHANG Y. Rapid increase of serum neuron specific enolase level and tachyphylaxis of EGFR-tyrosine kinase inhibitor indicate small cell lung cancer transformation from EGFR positive lung adenocarcinoma？ Lung Cancer,2013,81（2）: 302-305.

［11］MARCOUX N,GETTINGER S N,O',et al. EGFR-Mutant Adenocarcinomas That Transform to Small-Cell Lung Cancer and Other Neuroendocrine Carcinomas：Clinical Outcomes. J Clin Oncol,2019,37（4）:278-285.

［12］MA S,HE Z,FU H,et al. Dynamic changes of acquired T790M mutation and small cell lung cancer transformation in a patient with EGFR-mutant adenocarcinoma after first- and third-generation EGFR-TKIs：a case report. Transl Lung Cancer Res,2020,9（1）:139-143.

同时性 *MET* 突变肺腺癌及食管癌重复癌案例分析

【病情简介】

患者男,57 岁。2019 年 8 月患者无明显诱因出现咳嗽、气短,伴发热,无头痛头晕,无恶心呕吐,无进食哽咽,无吞咽困难等症状。于当地医院行胸部 CT 提示右肺上叶占位、右侧胸腔积液。2019 年 9 月 3 日行 PET/CT 提示：食管下段代谢增高灶,考虑恶性,伴颈部、右锁骨上、左锁骨下、右肺门、纵隔、双侧腋窝、胃小弯、胰头后方、腹主动脉周围多发淋巴结转移可能性大;右肺多发支气管血管束及小叶间隔增厚,代谢不均匀增高,考虑癌性淋巴管炎;右肺中叶实变影,代谢增高,性质待定;右侧胸腔积液。2019 年 9 月 3 日行支气管镜检查,活检病理回报:(右中下叶新生物)肺腺癌,分化较差;PD-L1（22C3）(TPS=3%);组织学基因检测回报:*EGFR* 18 号外显子错义突变 c.2080C>T（p.P694S）(3.89%),*ALK*、*ERBB2*、*BRAF*、*KRAS*、*RET*、*ROS1* 阴性,*MET* 基因拷贝数增加(丰度 CN:14.3),*MET* 基因 14 外显子错义突变 c.3008A>T（p.Y1003F）(丰度 90.27%)。2019 年 9 月 16 日行胃镜：距门齿 33~35cm 见肿物隆起,约 1/2 周,中心凹陷、溃疡。活检病理回报:(食管下段)鳞状上皮重度不典型增生,局灶癌变(中分化鳞癌),PD-L1（22C3）(CPS=8%),EGFR（2+）。2019 年 10 月行脑 MRI 示双侧大脑及小脑实质多发转移瘤。根据肺癌及食管癌常见转移部位,初步诊断为：右肺腺癌Ⅳ期 右侧胸腔积液脑转移,食管鳞癌Ⅲ期,腹腔多发淋巴结转移。患者既往体健。吸烟史 40 年,每天 8 支,2019 年 8 月戒烟。父亲、哥哥患肺癌。

【诊疗经过及转归】

一线:2019 年 10 月—2020 年 2 月,行帕博利珠单抗 + 白蛋白紫杉醇 + 卡铂,6 周期治疗,2 周期评效肺病灶、脑转移病灶、腹腔淋巴结均有缩小,食管增厚较前减轻,肺癌及食管癌均评效 PR,4 周期、6 周期评效维持 PR。2020 年 3~5 月行帕博利珠单抗 4 周期维持治疗后,2020 年 5 月 12 日复查:脑转移灶进展,其余病灶稳定。2020 年 5~7 月行帕博利珠单抗 + 贝伐珠单抗,3 周期治疗,同时行全脑放疗 10 次,2020 年 7 月 8 日复查:右肺病灶明显增大、右侧胸腔积液增多,脑转移灶缩小。

二线:2020 年 7—11 月,口服克唑替尼(当时国内唯一 MET 抑制剂)治疗,2020 年 8 月 26 日复查:右肺病灶缩小、右侧胸腔积液减少,脑转移灶稳定。2020 年 10 月复查胃镜提示:距门齿 35~36cm 食管 4—6 点处见黏膜隆起,中央凹陷,底部溃疡愈合,黏膜轻度粗糙。镜下诊断:胸中断食管癌复查较前好转。2020 年 12 月 2 日复查:右肺病灶增大、右侧胸腔积液明显增多,脑转移灶稳定。

三线:2020 年 12 月—2021 年 1 月,口服赛沃替尼治疗,2021 年 1 月 5 日复查:肺部病灶继续进展,脑转移灶稳定。1 月 28 日行胸腔积液基因检测:*EGFR*、*ERBB2*、*ALK*、*ROS1*、*RET*、*BRAF*、*KRAS* 阴性,*MET* p.Y1003F（99.7%）,*MET*扩增（CN65.6）,*MET* p.D1228H（22.2%）,*HGF*扩增（1.9）,TMB-H,17.28Muts/Mb,MSS。

四线:2021 年 1 月,行贝伐珠单抗 + 培美曲塞,1 周期治疗,同时行贝伐珠单抗胸腔注射治疗,疗后出现Ⅲ度骨髓抑制、乏力、厌食、体重下降 4kg。2021 年 2 月复查胃镜:距门齿 32~38cm 可见溃疡隆起型占位,

笔记

侵及环周,管腔通畅,内镜可通过,较前无明显变化。2021 年 2 月 17 日复查胸部 CT:右肺病灶增大,右侧胸水较前减少,评效 PD。

五线:2021 年 2—4 月,行替雷利珠单抗 + 安罗替尼(12mg,第 1~14 天),每 21 天重复,共 3 周期治疗,2021 年 4 月 6 日复查:肺部病灶进展,脑转移灶稳定,评效 PD。

六线:2021 年 4—5 月,患者自行购买卡博替尼口服治疗。2021 年 5 月 11 日复查:肺部病灶进展,脑转移灶稳定,评效 PD。

经多程治疗后,患者活动耐力明显下降,PS 评分 2~3 分,活动后气短,平素可步行 10 余米,未继续抗肿瘤治疗。于 2021 年 6 月底去世。

治疗过程见表 13-2-3。

表 13-2-3　患者治疗过程

治疗	治疗时间	治疗方案	疗效评价
一线	2019 年 10 月 —2020 年 2 月	帕博利珠单抗 + 白蛋白紫杉醇 + 卡铂 ×6 个周期	2 周期评效肺癌及食管癌均 PR,4 周期、6 周期评效维持 PR
	2020 年 3—5 月	帕博利珠单抗 ×4 个周期	肺部、食管病灶稳定,脑转移灶进展
	2020 年 5—7 月	帕博利珠单抗 + 贝伐珠单抗 ×3 个周期 + 全脑放疗 10 次	肺部病灶进展,脑转移灶缩小
二线	2020 年 7—8 月	克唑替尼	肺部病灶缩小、脑转移灶稳定
	2020 年 9—11 月	克唑替尼	肺部病灶进展,脑转移灶、食管病灶稳定
三线	2020 年 12 月 —2021 年 1 月	赛沃替尼	肺部病灶进展,脑转移灶稳定
四线	2021 年 1 月	贝伐珠单抗 + 培美曲塞 + 贝伐胸腔注射 ×1 个周期	肺部病灶进展,脑转移灶稳定,食管病灶稳定,体重下降,不耐受化疗副反应
五线	2021 年 2—4 月	替雷利珠单抗 + 安罗替尼 ×3 个周期	肺部病灶进展,脑转移灶稳定
六线	2021 年 4—5 月	卡博替尼	肺部病灶进展,脑转移灶稳定

【MDT 诊治意见】

患者同时确诊右肺腺癌、食管鳞癌,同时发现纵隔及腹腔多发淋巴结转移、脑转移,鉴于食管癌发生脑转移较为少见,考虑肺癌引起脑转移可能性大,故初步诊断考虑为:①右肺腺癌Ⅳ期,脑转移;②食管鳞癌Ⅲ期,腹腔多发淋巴结转移。需选择同时适用于肺腺癌及食管鳞癌的有效化疗方案。根据 NCCN 指南,对于转移性食管鳞癌及Ⅳ期非小细胞肺癌的治疗中,因该患者 PD-L1 表达阳性,可选择 PD-1/PD-L1 抑制剂联合紫杉醇类 + 铂类方案。此外,肺组织学基因检测提示 *MET* 基因拷贝数增加、*MET* 基因 14 外显子错义突变,后续治疗可选用 MET-TKI。由于患者确诊时国内上市的 MET 抑制剂只有克唑替尼,且当时指南并未作为一线推荐,故选择上述方案。

患者在免疫联合化疗维持治疗中,脑病灶进展,肺内病灶稳定,放疗科评估后行脑放疗并继续免疫联合化疗维持治疗。患者一线治疗后多次复查胃镜及腹部 CT 未见食管病变进展迹象,因此后续治疗选择了主要针对肺腺癌的方案。

【循证医学证据】

1. 根据 CSCO 指南,对于转移性食管鳞癌的一线治疗,Ⅰ级推荐为氟尿嘧啶类 + 顺铂(1A 类证据),Ⅱ级推荐为帕博丽珠单抗联合氟尿嘧啶类联合顺铂(CPS≥10%,1A 类证据),卡瑞丽珠单抗联合紫杉醇联合顺铂(1A 类证据)。

2. 根据 CSCO 指南,对于Ⅳ期驱动基因阴性非鳞癌非小细胞肺癌的一线全身化疗方案选择中,1 级推荐为帕博利珠单抗或卡瑞丽珠单抗,或信迪利单抗或替雷丽珠单抗联合培美曲塞 + 铂类(1A 类证据)。帕

笔记

博利珠单抗或阿提利珠单抗 [限 PD-L1 TPS≥50%（1A 类证据）] 等,该患者为双原发肿瘤,因 PD-L1 表达阳性,选择 PD-1/PD-L1 药物,同时联合对肺腺癌及食管鳞癌均兼顾的紫杉醇类 + 铂类方案。

3. *MET* 外显子跳跃突变的非小细胞肺癌目前 CSCO 指南一线推荐治疗同驱动基因阴性患者,赛沃替尼目前 CSCO 指南推荐用于 MET 14 外显子跳跃突变肺癌的二线治疗,但该患者一线进展时赛沃替尼尚未上市,因此先尝试了当时唯一可及的 MET 抑制剂克唑替尼。

【要点解析】

1. 患者为同时性肺和食管双原发癌晚期病例。肺和食管 PD-L1 均为中低表达并合并 *MET* 扩增和 14 外显子突变。

2. 一线免疫联合化疗患者获益,随后出现脑病灶寡进展,脑局部放疗后肺病灶进展。

3. 患者多次复查胃镜食管病灶控制良好,后续尝试克唑替尼,赛沃替尼,卡博替尼多种 MET 抑制剂,但仅有克唑替尼带来短暂获益,在后续基因检测发现 MET D1228H 这一耐药突变,是其对 MET 抑制剂效果不佳的原因。

【专家点评】

这是一个有 *MET* 基因扩增及跳跃突变,同时 PD-L1 高表达的肺癌和食管重复癌的患者,对于治疗应当两者兼顾。免疫联合化疗目前在肺癌及食管癌中均为标准一线方案,因此作为本患者一线治疗选择。对于罕见驱动基因如 *MET* 基因 14 外显子跳跃突变是否可以从免疫治疗中获益的问题,目前没有大样本的数据,Sabari 等的研究显示,可评估的 24 例具有 *MET* 14 外显子跳跃突变的肺癌患者,接受免疫检查点抑制剂治疗后,ORR 为 17%（95% *CI* 6%~36%）,PFS 为 1.9 个月（95% *CI* 1.7~2.7 个月）,与 PD-L1 高表达或 TMB-H 无关,因此 *MET* 14 外显子突变对于后线单药免疫检查点抑制剂的总缓解率较低,中位 PFS 较短,因此在这个病例中选择了化疗免疫联合方案并获益。

目前,针对 *MET* 基因变异的 TKI 包括克唑替尼、卡博替尼、赛沃替尼、特泊替尼、卡马替尼、Glesatinib 和 Merestinib 等。MET-TKI 分为 Ⅰ 型、Ⅱ 型和 Ⅲ 型,Ⅰ 型 TKI 与 MET 主链中的氨基酸残基形成氢键,其中又分为 Ⅰa 型和 Ⅰb 型,区别在于 Ⅰb 型 TKI 可以结合的位点较少,因此特异性较高。克唑替尼属于 Ⅰa 型 MET-TKI,特泊替尼、卡马替尼和赛沃替尼属于 Ⅰb 型 MET-TKI。*MET* 活化域尤其是与 Ⅰ 型抑制剂相互作用的活化环发生突变,是 Ⅰ 型抑制剂产生获得性耐药的主要原因。这些突变主要包括 *MET* 14 外显子 Y1230 突变和 *MET* 19 外显子 D1228 突变,可以直接或间接地减弱 Ⅰ 型抑制剂与 MET 活化环之间的结合。

Ⅱ 型 MET-TKI 一般为多靶点 TKI,不仅占据 ATP 结合位点,还能通过管家基因突变进入非活性 DFG-out 构象形成的疏水口袋,对产生二次突变的 *MET* 仍具有抑制作用,或许可以逆转由 Y1230 等突变引起的 Ⅰ 型 MET-TKI 耐药。卡博替尼属于 Ⅱ 型 MET-TKI。例如 Paik 等报道的 1 例晚期 NSCLC 患者,同时存在 *MET* 14 外显子突变和 *MET* 扩增,应用卡博替尼治疗后肿瘤完全缓解。Klempner 等报道了 1 例 65 岁男性 *MET* 14 外显子跳跃突变伴多发肝转移和脑转移的 NSCLC 患者,服用克唑替尼 4 周后肺部肿瘤缓解,但多发脑转移,同时肝转氨酶升高至 4 级,换用卡博替尼 60mg/d,4 周后脑转移完全消失,肺部肿瘤持续缩小,肝转氨酶恢复到正常。以上的研究均显示 Ⅱ 型 MET-TKI 或许可以克服 Ⅰ 型的耐药,但目前缺乏大样本临床研究证据,药物可及性差。Ⅲ 型 MET-TKI 作用于与 ATP 结合位点完全不同的变构位点,目前尚没有药物进入临床研究阶段。赛沃替尼目前指南推荐用于 *MET* 14 外显子跳跃突变患者的二线治疗,本例患者在一线进展时赛沃替尼尚未上市,因此首选克唑替尼治疗,短暂获益后进展更换为赛沃替尼但疾病未能缓解,治疗后基因检测出现了 D1228H 突变,是导致其耐药的原因。

（陈　恺　仲　佳）

● 推荐阅读文献

［1］SABARI J K,LEONARDI G C,SHU C A,et al. PD-L1 expression,tumor mutational burden,and response to immunotherapy in patients with MET exon 14 altered lung cancers. Ann Oncol,2018,29（10）:2085-2091.

［2］GHERARDI E,BIRCHMEIER W,BIRCHMEIER Q et al. Targeting MET in cancer:rationale and progress. Nat Rev Cancer,2012,12（2）:89-103.

［3］REUNGWETWATTANA T,LIANG Y,ZHU V,et al. The race to target MET exon 14 skipping alterations in non-

笔记

small cell lung cancer:The Why,the How,the Who,the Unknown,and the Inevitable. Lung Cancer,2017,103:27-37.

　　[4] PAIK P K,DRILON A,FAN P D,et al. Response to met inhibitors in patients with stage Ⅳ lung adenocarcinomas harboring met mutations causing exon 14 skipping. cancer discov,2015,5(8):842-849.

　　[5] KLEMPNER S J,BORGHEI A,HAKIMIAN B,et al. Intracranial activity of cabozantinib in MET exon 14-positive NSCLC with brain metastases. J Thorac Oncol,2017,12(1):152-156.

广泛期小细胞肺癌案例分析

【病情简介】

　　患者男,56岁。30年吸烟史,每天30支,因"胸闷气紧不适1个月余,加重伴咯血1周"于2018年4月2日首次入我科。2018年3月9日至某院就诊,胸腹部CT提示:左肺门及中后纵隔多发片团、结节状密度增高影,多系肿大融合淋巴结,累及上述范围,考虑肿瘤,淋巴源性,转移(?)或其他,胸中段食管壁增厚、管腔变窄、压迫所致? 肿瘤性病变? 左肺及右肺下叶淋巴管炎,右肺中叶节段不张(图13-2-44)。2018年3月21日上腹部CT:肝左外叶及右后叶多发钙化灶,肝胃韧带、后心膈角区淋巴结增大,约2.9cm×3.8cm,多系转移。未予特殊治疗。患者于2018年3月底出现气紧、胸闷加重,并伴咯血,为痰中带鲜红色血液。于2018年3月30日在门诊就诊,3月27日纤维支气管镜检查示:气管下段及左右主支气管部外压性改变。2018年3月30日,骨扫描提示:全身未见异常显像。EBUS活检:(2R淋巴结1/2)查见小细胞癌,TTF-1(+),CD56(+),Ki-67(+,90%),LCA(+),Syn(弱+),CK(+),EMA(+),P63(-)(图13-2-45)。患者颜面部水肿,感气紧,胸闷不适,咳嗽,痰中带鲜血,每天10余次,于2018年4月2日入院治疗,2018年4月3日胸部CT平扫:①左肺门及邻近左肺上叶、右肺门、纵隔内多发结节及不规则软组织增厚影,多数病变融合呈团状,包绕或紧贴邻近气管支气管、食管及血管,考虑恶性肿瘤伴转移可能,请结合病理及增强扫描复查。②部分胸中下段食管结构显示不清,管腔内未见含气影,系受压所致可能,待排食管病变? 请结合临床及增强扫描。③左肺及右肺中下叶多发炎性条索斑片影,右肺中叶及部分左肺含气不良或局段不张,随访。④心包及双侧胸腔少量积液,随访。⑤扫及肝左叶外侧段高密度结节影;右肾稍低密度结节,边缘模糊,请结合腹部检查。初步诊断:左肺小细胞肺癌,广泛期。

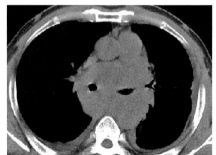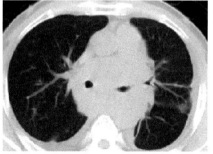

图13-2-44　2018年3月胸部CT扫描

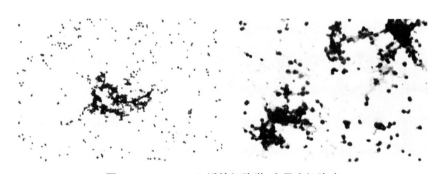

图13-2-45　EBUS活检细胞学:查见小细胞癌

笔记

【MDT 诊疗意见】

针对该例患者,开展全院 MDT 探讨。肿瘤内科、胸外科、放疗科、影像科及病理科教授参与讨论,MDT 做出了明确的诊断:①病理及临床症状提示,该患者为小细胞肺癌广泛期,ECOG 评分为 2 分,持续咳嗽、咯血,为痰中带血。②影像显示患者左肺小细胞肺癌伴肺门、纵隔、腹膜后淋巴结转移($T_4N_2M_1$,Ⅳ期,广泛期),合并上腔静脉综合征,不宜手术。③根据 NCCN 及 CSCO 指南,选用一线化疗方案:依托泊苷 + 卡铂,联合或不联合 PD-L1 抑制剂 4~6 个周期后免疫维持治疗。同时考虑患者合并明显上腔静脉综合征,化疗后根据病变情况可行原发灶和纵隔淋巴结转移灶姑息性放疗,减少再次发生上腔静脉综合征风险并延长局部控制时间,延长生存期。对于一线治疗后达 PR 的患者口服依托泊苷维持治疗能否进一步延长 PFS,尚无大规模研究证实。

【诊疗经过及转归】

2018 年 4 月 3 日、4 月 25 日、5 月 17 日、6 月 12 日、7 月 5 日、7 月 27 日住院治疗,分别行 1~6 个周期 EP 方案化疗,方案为"依托泊苷 100mg(静脉滴注,第 1~3 天)+ 联合卡铂 400mg(第 1 天),每 21 天 1 次"。1 个周期化疗后复查胸部 CT 扫描提示:肺部病灶较前缩小,疗效评价 PR(图 13-2-46)。

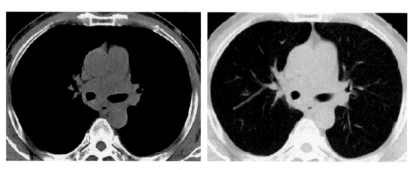

图 13-2-46　1 个周期化疗后胸部 CT 扫描

2018 年 7 月 25 日复查胸腹部 CT,疗效评价维持 PR。之后患者于 2018 年 9 月 27 日开始口服"依托泊苷胶囊"维持化疗,门诊定期随访,正常生活,疗效评价维持 PR(图 13-2-47)。

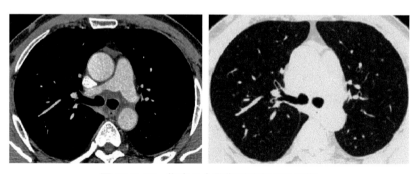

图 13-2-47　化疗 5 个周期后胸部 CT 扫描

2018 年 11 月行局部放疗 1.5Gy/30 次,每天 2 次(图 13-2-48)。

2019 年 2 月出现胸背部疼痛,胸部 CT 提示:左肺门区及邻近纵隔内软组织增厚,余纵隔内气管旁软组织增厚,较前加重(图 13-2-49)。

随后进行第 2 次 MDT 讨论:①对比一线治疗,考虑疾病进展,按照 RECESIT 1.1 评价为 PD。②调整治疗方案,因患者一线治疗后病情较前缓解,治疗后 ECOG 评分 1 分,依托泊苷胶囊维持治疗(2018 年 9 月—2019 年 2 月),化疗后对肺原发病灶及纵隔转移灶姑息放疗。根据 2020 年 CSCO 指南推荐,改用二线化疗方案伊立替康 + 卡铂,于 2019 年 3 月 5 日、4 月 5 日给予"伊立替康 100mg(静脉滴注,第 1 天,第 8 天)+ 卡铂 400mg(静脉滴注,第 1 天),每 21 天 1 次"方案化疗 2 个周期。患者于 2019 年 4 月 28 日复查胸腹部 CT:临床提示肺癌化疗后,与 2019 年 2 月 14 日胸部、2018 年 7 月 24 日上中腹旧片对比:①左肺门区及邻近纵

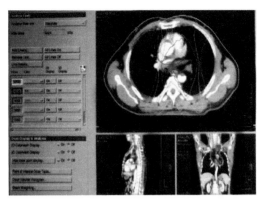

图 13-2-48 2018 年 11 月放疗计划

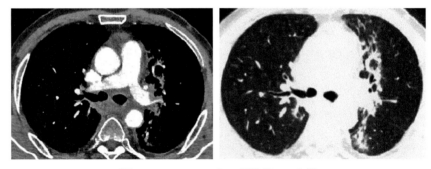

图 13-2-49 2019 年 2 月胸部 CT 扫描

隔内软组织稍增厚,余纵隔内部分气管食管周围软组织稍肿厚,较前基本类似,请结合临床。纵隔内另见数枚小及稍大淋巴结,部分伴钙化,部分较前稍大。食管胸中段及邻近上下段壁增厚,较前类似,随访。②纵隔旁双肺多发炎性斑片影、条索影及部分肺实变,其内左侧部分支气管轻度扩张,双肺下叶较前稍明显,请结合临床及随访。③双肺散在数枚斑点影,较前减少、缩小。左肺下叶钙化灶,同前相似。④双侧胸腔微少量积液,较前稍增多。心包少量积液,较前新增。⑤肝左叶外侧段高密度结节,较前类似;原肝左内叶上段微小结节,此次不明显,结合临床随访。⑥右肾小囊肿;腹膜后数个小及稍大淋巴结,较前相似(图 13-2-50)。评价疗程:SD。

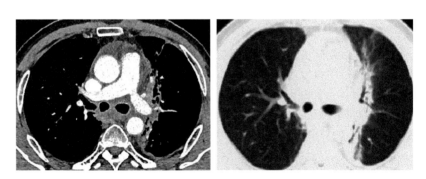

图 13-2-50 2019 年 4 月 28 日复查胸腹部 CT

于 2019 年 5 月 1 日行第 3 个周期"伊立替康 100mg(静脉滴注,第 1 天,第 8 天)+卡铂 400mg(静脉滴注,第 1 天),每 21 天 1 次"方案化疗。患者化疗结束后长期出现乏力、气紧不适,在院外对症支持治疗后好转。

MDT 展开第 3 次讨论,该患者诊断明确,且一线化疗后疗效显著。PD 后二线伊立替康 + 卡铂耐受性差,生活质量明显下降,但总体治疗有效,疗效评价 SD,可考虑:①单药伊立替康;②伊立替康 + 安罗替尼;③换三线安罗替尼。由于安罗替尼对比安慰剂三线及以上治疗 SCLC 的 Ⅱ 期研究(ALTER1202)结果显示,安罗替尼将 SCLC 患者的 PFS 延长了 3.4 个月(4.1 个月 *vs.* 0.7 个月),安罗替尼组 OS 为 7.3 个月,安慰剂组 OS 为 4.9 个月,*HR*=0.532。亚组分析中,脑转移患者的 PFS 延长了 3 个月(3.8 个月 *vs.* 0.8 个月,*HR*=0.15),OS 延长了 3.7 个月(6.3 个月 *vs.* 2.6 个月,*HR*=0.23)。患者伊立替康联合卡铂治疗有效,MDT 讨论决定,三线方案考虑改用伊立替康 + 安罗替尼继续治疗。

经过伊立替康 + 安罗替尼方案化疗 4 个疗程后,患者病变处于稳定状态,给予安罗替尼单药维持治疗并随访,疗效评价 SD。

2020 年 6 月复查 CT 提示腹腔淋巴结较前增大,2020 年 6 月 9 日 PET/CT 提示:①小细胞肺癌放化疗后,左肺门区、邻近纵隔内及心包区见少许软组织稍增厚影,摄取增高(SUV=5.6),考虑病变内仍有肿瘤活性灶。②食管裂孔旁见肿大淋巴结影、胰腺后方腹膜后增大淋巴结,代谢增高(SUV=9.9),考虑淋巴结转移。③纵隔主动脉弓旁及腔静脉前数个小淋巴结影,摄取增高,考虑病变内仍有少许肿瘤活性灶(SUV=9.2),见图 13-2-51。至此,考虑该患者再一次 PD。

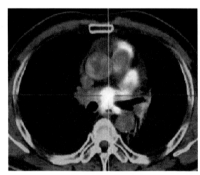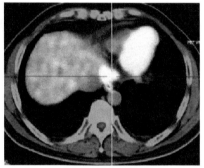

图 13-2-51 2020 年 6 月 9 日 PET/CT 检查结果

MDT 展开第 4 次讨论,此次诊疗意见:①患者既往纵隔淋巴结及原发灶放疗后,放疗部位局部控制有效,可行局部姑息放疗腹膜后淋巴结。②患者 PFS1+PFS2=26 个月。二线复发模式为局部复发,未再出现上腔静脉综合征、气道压迫或咯血等不良事件,生活质量一直良好,PS 评分 1 分。2019 年 11 月 FDA 授予度伐利尤单抗在先前未接受过治疗的广泛期 SCLC 的优先审评资格,NCCN 指南也将其作为一线治疗的优先推荐。2020 年 2 月 28 日新加坡卫生科学局批准了度伐利尤单抗联合依托泊苷 / 卡铂或顺铂方案一线治疗广泛期 SCLC 的适应证。推荐 IO+Chemo 4 个周期后予度伐利尤单抗维持治疗。介于患者多程放化疗后骨髓功能抑制,根据指南推荐可考虑度伐利尤单抗维持治疗。基于上述两个原因,再结合患者的身体情况以及和家属进行充分沟通后,最终使用度伐利尤单抗联合白蛋白结合型紫杉醇做后线治疗,并局部姑息性放疗。于 2020 年 6 月 23 日—7 月 9 日行腹腔淋巴结 IGRT 放疗,3Gy/15 次。

2020 年 7 月 29 日、8 月 20 日开始给予第 1、2 个周期"白蛋白结合型紫杉醇 0.35g(第 1 天)+ 度伐利尤单抗 620mg(第 1 天),每 21 天重复"方案化疗,化疗过程顺利,不良反应小。2020 年 9 月 14 日 CT 检查(临床提示"肺癌化疗后",胸上中腹 CT 平扫 + 增强 + 三维重建)与 2020 年 7 月 22 日的检查结果对比:左肺门区及纵隔内软组织稍厚并食管局段管壁肿厚,较前减轻;余纵隔内数枚小及稍大淋巴结,较前基本类似,随诊;双肺多发炎症,双肺散在数个小及微小结节并部分钙化,局部较前缩小、减轻;心包少量积液,较前稍减少,胸腔微少量积液,较前相似;双侧胸膜不规则增厚,部分呈结节样,较前缩小、减轻;肝左外叶钙化灶,右肾小囊肿,均较前相似。患者纵隔及腹膜后淋巴结较前缩小,心包积液减少,疗效评价 PR。继续于 2020 年 9 月 15 日、10 月 10 日行第 3、4 个周期化疗:白蛋白结合型紫杉醇 0.35g(第 1 天)+ 度伐利尤单抗 620mg(第 1 天),每 21 天 1 次。总体治疗耐受性良好。目前度伐利尤单抗维持治疗中。

【要点解析及循证医学证据】

近年来 ES-SCLC 免疫治疗进展快速,Ⅰ/Ⅱ期 Checkmate032 研究证实复治 SCLC 者接受纳武利尤单抗(nivolumab)3mg/kg 单药治疗的 ORR 为 10%,在该研究纳武利尤单抗单药三线治疗的亚组分析中,ORR 为 11.9%,中位缓解持续时间(DoR)为 17.9 个月,中位 PFS 为 1.4 个月(95%*CI* 1.3~1.6),基于此结果,FDA 批准纳武利尤单抗单药用于治疗既往接受过含铂方案化疗以及至少一种其他疗法后疾病进展的转移性 SCLC 患者。由于纳武利尤单抗在中国未获批 SCLC 适应证,故 2020 年 CSCO 小细胞肺癌指南推荐其作

笔记

为复发 SCLC 的三线及以上治疗。

根据 2020CSCO 指南,KEYNOTE028、158 研究汇总分析结果显示,帕博利珠单抗(pembrolizumab)三线及以上治疗 SCLC 的 ORR 为 19.3%(95%*CI* 14~29.4),PFS 为 2.0 个月(95%*CI* 1.9~3.4),基于此结果,FDA 批准帕博利珠单抗单药用于治疗既往接受过含铂方案化疗以及其他疗法后疾病进展的转移性 SCLC 患者。由于帕博利珠单抗在中国未获批 SCLC 适应证,故 2020 年 CSCO SCLC 指南将其作为 Ⅱ 级推荐用于复发 SCLC 的三线及以上治疗。

基于 2020 年 ASCO 报道,以及 NCCN、CSCO 指南,广泛期小细胞肺癌一线免疫使用,度伐利尤单抗效果更好;三线使用,效果是否优于帕博利珠单抗、纳武利尤单抗?

理由 1:见表 13-2-4。

表 13-2-4　EA5161、KEYNOTE-604、CASPIAN 与 Impower133 的疗效比较(2020 ASCO)

指标	EA5161		KEYNOTE-604		CASPIAN			Impower133	
	Nivo+CE	CE	Pembro+EP	EP	D+T+EP	D+EP	EP	Atezo+EC	EC
总生存期(OS)/月	11.3	9.3	10.8	9.7	10.4	12.9	10.5	12.3	10.3
12 个月 OS/%	—	—	45.1	39.6	43.8	52.8	39.3	51.7	38.2
无进展生存期(PFS)/月	5.5	4.7	4.8	4.3	4.9	5.1	5.4	5.2	4.3
客观缓解率(ORR)/%	55	47	70.6	61.8	58.4	67.9	58	60.2	64.4
缓解持续时间(DoR)/月	5.6	3.3	4.2	3.7	5.2	5.1	5.1	4.2	3.9
3/4 级不良反应/%	77	62	76.7	74.9	70.3	62.3	62.8	67.2	63.8
免疫相关不良反应/%	—	—	24.7	10.3	36.1	20	2.6	39.9	24.5

理由 2:考虑到后线还会使用姑息放疗,放疗 + 免疫,会导致免疫性肺炎的发生率增加,在肺炎的发生率对比上,使用 PD-1 抑制剂的发生率要高于 PD-L1 抑制剂的 2 倍(表 13-2-5)。

表 13-2-5　间质性肺炎荟萃分析数据汇总

作者	年份	所有级别间质性肺炎 *RR*(95%*CI*)		3~5 级间质性肺炎 *RR*(95%*CI*)	
		PD-1 抑制剂	PD-L1 抑制剂	PD-1 抑制剂	PD-L1 抑制剂
Su	2019	5.17(2.82~9.47)	3.25(1.61~6.57)	4.14(1.82~9.42)	2.16(0.65~7.20)
Pillai	2018	4	2	—	—
Khunger	2017	3.6(2.4~4.9)	1.3(0.8~1.9)	1.1(0.6~1.7)	0.4(0~0.8)

患者至此已生存超过 3 年,目前生活质量接近正常,持续 durvalumab(度伐利尤单抗)维持治疗中。

【专家点评】

该病例诊断"左肺小细胞肺癌伴肺门、纵隔、腹膜后淋巴结转移($T_4N_2M_1$,Ⅳ期,广泛期),合并上腔静脉综合征"成立,预后差。

该患者经过多线治疗,OS 目前已超过 3 年,是一个治疗非常成功的病例,多学科协作在该病例中扮演着重要的角色,化疗、靶向、免疫治疗的合理排兵布阵,放疗介入的时机等体现了肿瘤综合治疗和个体化治疗原则。

该病例在整个治疗过程中既应用了指南和专家共识等循证医学证据,同时充分考虑患者的身体状况、耐受性,治疗规范、有序,值得借鉴。

小细胞肺癌患者的全程管理和 MDT 模式,对于提高患者的生存至关重要。在一线免疫治疗新标准下,结合更多治疗手段,通过 MDT 的规范化全程管理,规范化用药,有利于免疫治疗的疗效优化,提高患者生存获益。在今后的治疗中,多学科的综合诊治应该贯穿始终,未来各种联合方案都是临床医生备选的武器,应该怎样联合,对什么样的患者进行怎样的合作,这对多学科团队提出了更高的要求。

(魏　阳　姚文秀)

● 推荐阅读文献

[1] WEBER J S,KÄHLER K C,HAUSCHILD A. Management of immune-related adverse events and kinetics of response with ipilimumab. J Clin Oncol,2012,30(21):2691-2697.

[2] KEIR M E,BUTTE M J,FREEMAN G J,et al. PD-1 and its ligands in tolerance and immunity. Annu Rev Immunol,2008,26:677-704.

局限期小细胞肺癌案例分析

【病情简介】

患者男,72 岁,退休工人。主因"咳嗽咳痰 1 个月"就诊。吸烟史 40 余年,每天 10 支。患者就诊前 1 个月出现咳嗽、咳痰症状,当地医院胸片示左肺门片状阴影。进一步查胸部 CT 示:左肺上叶纵隔旁不规则软组织肿物,大小为 6.8cm×3.5cm,纵隔内多发淋巴结,部分肿大,大小 1.5cm×1cm,考虑转移。完善支气管镜检查,镜下见左肺上叶开口处有占位性病变阻塞,活检病理示左肺小细胞肺癌。完善分期检查,头颅 CT 和腹部增强 CT 及颈部、锁骨上超声提示未见异常,骨扫描示左坐骨、双侧股骨大转子骨盐代谢旺盛,良性骨病? 进一步行骨盆 MRI 示:左侧坐骨体及双侧股骨干上段骨转移待除外。

【MDT 诊治意见】

诊断左肺上叶小细胞肺癌,局限期,双侧纵隔淋巴结转移,骨转移待除外。建议先行系统化疗。定期复查骨盆 MRI 进一步明确病变性质。根据治疗反应决定是否进行胸部放疗同步化疗。

【诊疗经过及转归】

2005 年 10 月—2006 年 1 月行伊立替康 + 顺铂化疗 4 个周期,具体:伊立替康 60mg/m²(100mg,第 1、8、15 天),顺铂 80mg/m²(70mg,第 1~2 天)。末次化疗时间 2006 年 1 月 21 日。不良反应:骨髓抑制Ⅰ度,胃肠道反应Ⅰ度。2 个周期疗效评价 PR(肿瘤缩小 70%),3 个周期总疗效评价 PR(较第 2 个周期缩小 13%)。2006 年 1 月复查骨盆 MRI 示左侧坐骨体及双侧股骨干上段基本同前,转移征象不确切。考虑除外骨转移。

2006 年 4 月 19 日开始同步放化疗,化疗为紫杉醇每周方案,具体为:紫杉醇 15mg/m²,第 1、3、5 周,每周 1 次。放疗靶区为左上肺 + 纵隔淋巴结,放疗技术及剂量:IMRT,GTV 56Gy,95%PTV 50.4Gy(28 次·38 天)。不良反应:放射性肺炎Ⅲ度,经抗生素、激素治疗后好转。放疗结束复查脑 MRI 未见脑转移。疗效评价 CR。2006 年 5 月行 PCI 治疗,具体:6MV-X 线 SAD DT30Gy/(15 次·21 天)。随后定期门诊复查。

2008 年 10 月复查胸部 CT 示左肺占位。结合 PET/CT 检查结果考虑局部复发,建议行活检病理确诊后同步放化疗,患者拒绝穿刺,要求进行同步放化疗。告知患者治疗适应证及风险,签署知情同意书。于 2008 年 10 月 20 日开始左肺复发病灶局部放疗,具体:IMRT 95%PTV 55.8Gy/31 次,同步 EP(依托泊苷 + 顺铂)方案化疗 2 个周期,具体:依托泊苷 100mg/m²(第 1~3 天),顺铂 80mg/m²(第 1~2 天)。不良反应:骨髓抑制Ⅱ度,恶心、呕吐Ⅰ度,放射性食管炎Ⅱ度。对症治疗后均好转。复查疗效评价 CR。后定期复查至 2020 年未见肿瘤复发转移,仍为无病生存状态。

【要点解析】

高龄男性,既往大量吸烟史,病理类型为小细胞肺癌,分期为局限期,先行伊立替康 + 顺铂化疗 4 个周期后给予同步放化疗,疗效评价完全缓解,给予 PCI 治疗。患者放化疗后 2 年余出现局部复发,给予左肺复发病灶局部放疗联合 EP 方案化疗,治疗后再次完全缓解并实现长期无病生存。

【循证医学证据】

1. 同步放化疗的证据(证据级别:高) 胸部放疗联合化疗相比单纯化疗能够提高局限期小细胞肺癌的局部控制率并改善生存。1992 年 Pignon 等发表的一项荟萃分析纳入 13 个随机临床试验中 2 140 例 LS-SCLC 患者,联合治疗组相比化疗组 3 年 OS 获益 5.4%±1.4%,死亡率降低 14%。同时期 Warde 等纳入 11 项随机试验的荟萃分析显示,胸部放疗联合化疗组相比单纯化疗组 2 年 OS 率提高了 5.4%。胸部放疗组局部控制率明显提高,胸内肿瘤控制率提高 25.3%,而治疗相关风险仅增加 1.2%。

当前局限期小细胞肺癌同步放化疗首选一线化疗方案为依托泊苷联合顺铂(EP)方案。放疗处方剂量和分割次数尚存争议。INT0096Ⅲ期随机对照研究纳入 417 例患者,结果显示同步放化疗中采用加速超分割放疗组[45Gy/(30 次·3 周),每天 2 次]患者的生存显著优于常规分割放疗组[45Gy/(25 次·5 周),每天 1 次],中位 OS 为 23 个月 *vs.* 19 个月,2 年 OS 率 47% *vs.* 41%,5 年 OS 率 26% *vs.* 16%(*P*=0.04)。但加速超分割放疗组 3 级食管炎的发生率明显升高(27% *vs.* 11%,*P*<0.001)。另一项大宗前瞻性随机对照研究 CONVERT 对比了标准加速超分割方案(45Gy/30 次,每天 2 次)和较高剂量常规分割放疗(66Gy/33 次,每天 1 次),均同步 EP 方案化疗,共入组 547 例患者,结果显示每天 2 次组和每天 1 次组生存没有显著差异(中位 OS 30 个月 *vs.* 25 个月,*P*=0.14;2 年 OS 率 56% *vs.* 51%,5 年 OS 率 34% *vs.* 31%),毒性反应发生率相似(3~4 级食管炎 19% *vs.* 19%,*P*=0.85;3~4 级放射性肺炎 3% *vs.* 2%,*P*=0.70)。基于现有研究,45Gy/30 次、每天 2 次的加速超分割放疗是优选方案,不能或拒绝加速超分割放疗的患者可选择每天 1 次的常规分割放疗,总剂量应达到 60~70Gy,至少不低于 50Gy。

2. 预防性脑照射(PCI)治疗证据(证据级别:高) 1999 年 Auperin 等发表的荟萃分析纳入 7 个随机对照研究中 987 例治疗后完全缓解的小细胞肺癌患者(局限期占 85%),显示 PCI 组相比对照组 3 年 OS 提高了 5.4%(15.3% *vs.* 20.7%),3 年脑转移率降低 25.3%(58.6% *vs.* 33.3%),LS-SCLC 和 ES-SCLC 获益相似。2001 年 Meert 等发表的纳入 12 个随机研究的荟萃分析也显示,治疗后完全缓解患者行 PCI 能够显著降低脑转移率并提高 OS 率。

PCI 推荐处方剂量为 25Gy/10 次。欧洲发起的大样本多中心前瞻性随机研究显示,较高剂量的 PCI(36Gy/18 次,每天 1 次或超分割 36Gy/24 次,每天 2 次)相比标准剂量并不能降低脑转移率,反而会降低生存获益(2 年 OS 率 42% *vs.* 37%,*P*=0.05)。Ⅱ期随机研究 RTOG0212 的结果显示,相比 25Gy/10 次的处方剂量,提高 PCI 剂量至 36Gy 会增加慢性神经毒性的发生率(*P*=0.02),且采用超分割放疗也不能减少神经毒性。

3. 局部复发再程放疗证据(证据级别:较低) 目前对于复发的小细胞肺癌再程放疗(reRT)证据有限。2003 年 Wu 等发表的一项前瞻性Ⅰ~Ⅱ期研究纳入了 23 例外照射后局部复发的肺癌患者,其中小细胞肺癌 7 例。首次放疗和复发的时间间隔为 6~42 个月(中位数 13 个月),首次放疗中位总剂量 66Gy。再程放疗采用常规分割方案,中位总剂量 51Gy。中位随访 15 个月,1~2 级急性放射性食管炎和急性放射性肺炎发生率分别为 9% 和 22%,未见 3 级或以上急性毒性反应。2~3 级肺纤维化发生率 26%,没有观察到其他严重晚期并发症。1 年和 2 年 OS 率为 59% 和 21%,1 年和 2 年局部 *PFS* 率为 51% 和 42%。该研究初步证明,再程放疗对于无严重并发症的局部复发肺癌患者可耐受,可以作为治疗选择。Kuser 等回顾性分析了 48 例局部复发后接受再程放疗的肺癌患者,11 例 SCLC 中位放疗处方为 37.5Gy/15 次。全组患者再程放疗的中位 OS 是 4.2 个月,SCLC 患者中位 OS 为 3.1 个月。4 例接受以延长生存期为目的放疗的 SCLC 患者中位 *OS* 为 11.7 个月。但是接受姑息放疗的 7 例症状性 SCLC 患者姑息获益持续时间仅 0.5 个月。该研究认为选择合适的 SCLC 患者进行再程放疗可能延长生存期,但对于症状性复发和 / 或存在胸外转移的患者,再程放疗不能带来有意义的生存获益或持久的症状获益。最近 Käsmann 等发表的一项纳入 33 例局部复发 SCLC 患者的多中心回顾性研究提示,KPS>70、没有胸外转移以及再程放疗剂量(EDQ2)>40Gy 和两次放疗累积剂量(EDQ2)>90Gy 与总生存期提高有关。

【专家点评】

患者为老年男性,既往大量吸烟史,胸部 CT 示左肺纵隔旁占位,支气管活检病理确诊小细胞肺癌。初诊时行分期检查,骨盆 MRI 提示左侧坐骨体及双侧股骨干上段骨转移不能除外,加上患者高龄、肿块大,因此建议先行化疗4个周期,4个周期疗效评价部分缓解,肿瘤缩小良好。复查骨盆MRI考虑除外骨转移,分期为局限期。按照NCCN指南推荐LS-SCLC标准治疗为同步放化疗。该患者给予常规分割胸部放疗联合同步化疗,临床疗效评价完全缓解。根据指南规范行PCI治疗,效果良好,后续未出现脑转移。值得一提的是,该患者放化疗结束2年后出现了局部复发,虽然患者高龄,但是一般状况可,没有胸外转移,考虑给予再程放疗联合化疗延长生存期,结果证明效果很好,随访至今10余年未再复发。虽然由于该患者的诊治过程是在10余年前,受当时的证据限制,在化疗方案、放疗处方剂量以及放化疗结合模式上与当前指南推荐的首选治疗方案有许多出入,但是仍有许多值得借鉴之处。尤其是患者首次同步放化疗和PCI治疗疗效都很好,体现了诊疗规范的个体化应用。另外患者在局部复发后没有进行姑息治疗,而是结合患者的身体状态、肿瘤情况给予再程放疗联合EP化疗,再次完全缓解,与近来的研究结果一致。再程放疗在局部复发小细胞肺癌中的作用值得更多探索,期待更大样本的前瞻性研究结果。

(徐晓虹 朱广迎)

● 推荐阅读文献

[1] PIGNON J P,ARRIAGADA R,IHDE D C,et al. A meta-analysis of thoracic radiotherapy for small-cell lung cancer. N Engl J Med,1992,327(23):1618-1624.

[2] WARDE P,PAYNE D. Does thoracic irradiation improve survival and local control in limited-stage small-cell carcinoma of the lung? A meta-analysis. J Clin Oncol,1992,10(6):890-895.

[3] TURRISI A T 3rd,KIM K,BLUM R,et al. Twice-daily compared with once-daily thoracic radiotherapy in limited small-cell lung cancer treated concurrently with cisplatin and etoposide. N Engl J Med,1999,340(4):265-271.

[4] FAIVRE-FINN C,SNEE M,ASHCROFT L,et al. Concurrent once-daily versus twice-daily chemoradiotherapy in patients with limited-stage small-cell lung cancer(CONVERT):an open-label,phase 3,randomised,superiority trial. Lancet Oncol,2017,18(8):1116-1125.

[5] AUPéRIN A,ARRIAGADA R,PIGNON J P,et al. Prophylactic cranial irradiation for patients with small-cell lung cancer in complete remission. Prophylactic Cranial Irradiation Overview Collaborative Group. N Engl J Med,1999,341(7):476-484.

[6] MEERT A P,PAESMANS M,BERGHMANS T,et al. Prophylactic cranial irradiation in small cell lung cancer:a systematic review of the literature with meta-analysis. BMC Cancer,2001,1:5.

[7] LE PéCHOUX C,DUNANT A,SENAN S,et al. Standard-dose versus higher-dose prophylactic cranial irradiation (PCI)in patients with limited-stage small-cell lung cancer in complete remission after chemotherapy and thoracic radiotherapy (PCI 99-01,EORTC 22003-08004,RTOG 0212,and IFCT 99-01):a randomised clinical trial. Lancet Oncol,2009,10(5):467-474.

[8] WOLFSON A H,BAE K,KOMAKI R,et al. Primary analysis of a phase Ⅱ randomized trial Radiation Therapy Oncology Group(RTOG)0212:impact of different total doses and schedules of prophylactic cranial irradiation on chronic neurotoxicity and quality of life for patients with limited-disease small-cell lung cancer. Int J Radiat Oncol Biol Phys,2011,81 (1):77-84.

[9] WU K L,JIANG G L,QIAN H,et al. Three-dimensional conformal radiotherapy for locoregionally recurrent lung carcinoma after external beam irradiation:a prospective phase I-Ⅱ clinical trial. Int J Radiat Oncol Biol Phys,2003,57(5):1345-1350.

[10] KRUSER T J,MCCABE B P,MEHTA M P,et al. Reirradiation for locoregionally recurrent lung cancer:outcomes in small cell and non-small cell lung carcinoma. Am J Clin Oncol,2014,37(1):70-76.

[11] KäSMANN L,JANSSEN S,BASCHNAGEL A M,et al. Prognostic factors and outcome of reirradiation for locally recurrent small cell lung cancer-a multicenter study. Transl Lung Cancer Res,2020,9(2):232-238.

笔记

第十四章 肺癌治疗药物不良反应及处理

肺癌的治疗药物主要包括化疗药物、靶向治疗药物、免疫检查点抑制剂以及其他辅助治疗用药。本章节将分别从这四个方面对肺癌治疗药物的不良反应及常见不良反应处理作简要介绍。

第一节 常见化疗药物不良反应及处理

一、化疗相关性中性粒细胞减少

中性粒细胞减少是化疗药物最常见的血液学毒性。化疗导致的中性粒细胞减少是指使用骨髓抑制性化疗药物后引发外周血中性粒细胞绝对值(absolute neutrophil count, ANC)的降低。化疗导致中性粒细胞减少的谷值通常出现在化疗后第 7~14 日。根据 NCI-CTCAE5.0 标准将中性粒细胞减少分为 4 级:1 级,$1.5 \times 10^9/L \leq ANC < 2.0 \times 10^9/L$;2 级,$1.0 \times 10^9/L \leq ANC < 1.5 \times 10^9/L$;3 级,$0.5 \times 10^9/L \leq ANC < 1.0 \times 10^9/L$;4 级,$ANC < 0.5 \times 10^9/L$。粒细胞减少性发热(febrile neutropenia, FN)是严重的中性粒细胞降低合并发热。严重的中性粒细胞降低指 ANC 的绝对计数 $< 0.5 \times 10^9/L$ 或预计 48 小时内下降至 $ANC < 0.5 \times 10^9/L$,判定标准见表 14-1-1。临床中要尽量减少或预防 FN 的出现。但目前还没有关于 FN 风险评估的统一模型,因此针对具体患者应根据其具体情况进行个体化独立的临床判断。

预防性使用粒细胞集落刺激因子(granulocyte colony stimulating factor, G-CSF)可以预防或减轻化疗后粒细胞下降的程度,或缩短粒细胞下降的时间,减少 FN、严重感染或死亡的发生风险。G-CSF 的预防可选择普通短效剂型重组人粒细胞集落刺激因子(rhG-CSF)多次注射,或者半衰期更长的聚乙二醇化重组人粒细胞刺激因子注射液(PEG-rhG-CSF)单次注射。长效剂型 G-CSF 可达到与短效剂量相似的疗效,但应用更方便。治疗性使用 G-CSF 是指对已经出现中性粒细胞减少的患者使用 G-CSF 治疗。与预防性使用 G-CSF 相比,治疗性使用 G-CSF 的循证医学证据尚不充分。

二、化疗相关性血小板减少

化疗相关性血小板减少(chemotherapy-induced thrombocytopenia, CIT)是指抗肿瘤化疗药物对骨髓巨核细胞产生抑制作用,导致外周血中血小板计数低于 $100 \times 10^9/L$。CIT 是常见的化疗相关血液学毒性之一。导致 CIT 的常见的化疗药物包括铂类、吉西他滨和紫杉类药物。其中含吉西他滨的化疗方案导致的 CIT 的发生率高达 36.9%。根据血小板下降的程度 CIT 可以分为 4 级,见表 14-1-1。

表 14-1-1　中性粒细胞减少及血小板减少分级标准

级别	中性粒细胞计数 /($\times 10^9$/L)	血小板计数 /($\times 10^9$/L)
1 级	1.5~<2.0	75~<100
2 级	1.0~<1.5	50~<75
3 级	0.5~<1.0	25~<50
4 级	<0.5	<25

治疗 CIT 的目标是提高血小板最低值,缩短血小板减少的持续时间及降低其所导致的出血风险;减少因血小板减少导致的化疗药物减量与化疗时间延迟。在治疗前,应首先对血小板减少的病因进行评估,其

次要对出血风险程度进行评估。因此在 CIT 治疗决策中,判断患者的出血风险及程度对于治疗措施的选择非常重要。新修订的世界卫生组织(WHO)出血分级标准,见表 14-1-2。

表 14-1-2　世界卫生组织出血分级标准

等级	出血类型
1 级	稀疏、散在分布的皮肤瘀点、瘀斑
	鼻衄或口咽出血持续时间 <30min
2 级	消化道、呼吸道、肌肉骨骼或软组织出血,未引起血流动力学紊乱,在 24h 内不需要输注红细胞
	鼻衄或口咽出血持续时间 >30min
	有症状的口腔黏膜血疱
	弥散分布的皮肤瘀点、瘀斑
	血尿
	侵入性操作或手术部位异常渗血
	非月经期的阴道出血
	浆膜腔出血
	视网膜出血,不伴视野缺损
3 级	需要输注红细胞的出血(尤其是发生在 24h 内),但未出现血流动力学紊乱
	严重的浆膜腔出血
	CT 发现的无症状性颅内出血
4 级	视网膜出血伴视野缺损
	有症状的非致命性脑出血
	有血流动力学紊乱(低血压,收缩压或舒张压降低 >30mmHg)的出血
	任何原因引起的致命性出血

治疗 CIT 的主要措施包括输注血小板和给予促血小板生长因子。输注血小板是治疗重度血小板减少症的最快、最有效的治疗方法,能够有效降低大出血的风险和死亡率。有 WHO 出血分级 2 级及以上出血症状者推荐输注血小板,对于有 WHO 出血分级 0~1 级且血小板计数达到预防性输注指征的患者,也可输注血小板。当血小板 ≤10×10^9/L 时,需预防性输注血小板。输注血小板可能发生一些并发症,如产生血小板抗体造成无效输注或输注后免疫反应。如发生无效输注,则需明确是否存在发热感染、DIC 等非同种免疫因素,并检测是否存在血小板抗体。由于 CIT 常需要多次输注血小板,因此无效输注及输注后免疫反应并不少见。目前国家药品监督管理局批准的促血小板细胞因子的药物主要有重组人白介素 11(recombinant human interleukin 11,rhIL-11)和重组人血小板生成素(recombinant human thrombopoietin,rhTPO)。临床应用此类药物应根据说明书使用,进行全程监测并及时处理不良反应,以保证临床用药的安全性。此外,促血小板生成素受体激动剂,如罗米司亭和艾曲波帕虽然没被批准用于 CIT 的治疗,但鉴于化疗所致血小板减少症治疗的困难及出血风险的严重性,大部分专家认为对于 IL-11 和 / 或 TPO 反应不佳的患者可考虑使用。

三、化疗相关性贫血

肿瘤化疗相关性贫血主要是指肿瘤患者在疾病进展和治疗过程中发生的贫血,是肿瘤化疗的常见不良反应。化疗药物可通过阻断红系前体细胞的合成直接影响骨髓造血,随着化疗次数的增多,化疗药物的蓄积也会导致贫血发生。化疗相关性贫血(chemotherapy-related anemia,CRA)按照贫血的程度不同,可以分为五级,见表 14-1-3。

笔记

表 14-1-3 肿瘤贫血严重程度分级 单位:g/L

血红蛋白	中国标准	NCI 标准	WHO 标准
0 级(正常)	> 正常值下限	≥正常值下限	≥110
1 级(轻度)	90~ 正常值下限	100~ 正常值下限	95~110
2 级(中度)	60~90	80~100	80~95
3 级(重度)	30~60	<80	65~80
4 级(极重度)	<30	威胁生命	<65

注:正常值下限,男性 120g/L,女性 110g/L。

通过平均红细胞体积或平均红细胞大小的不同,可以将贫血分为三类:小细胞性(<80fL):最常见的原因为缺铁;大细胞性(>100fL):常见的原因为药物和酒精,叶酸摄入不足或维生素 B12 缺乏可导致巨幼细胞性贫血;正常细胞性(80~100fL):出血、溶血或肾功能不全可出现。

CRA 的治疗主要包括输血治疗、促红细胞生成治疗和补充造血原料等。输注红细胞是治疗 CRA 的主要方法,可快速升高血红蛋白浓度,但也有输血相关性反应、输血相关循环过载、病毒传播等一系列风险。临床上不应依据患者的血红蛋白水平是否达到规定的阈值(60g/L)而输血。对于无症状且无明显合并症的患者,暂不宜输血,可以观察后再评价。对于血红蛋白进行性下降且近期进行过强化疗或放疗的高危贫血患者可以进行输血;对于有症状或血流动力学不稳定的贫血患者也可以考虑输血治疗。促红细胞生成素有助于改善贫血症状和降低肿瘤患者对于输注红细胞的需要。促红细胞生成素的使用是否会缩短患者生存时间和增加血栓风险尚有争议。对于缺铁性贫血的患者应补充铁剂,肠道外铁剂优于口服铁剂,吸收好,起效快,无胃肠道刺激症状。

四、肿瘤治疗相关消化道反应

肺癌化疗药物中,顺铂为高度致吐风险药物;卡铂、伊立替康属于中度致吐风险药物;多西他赛、紫杉醇、白蛋白紫杉醇、依托泊苷、吉西他滨、培美曲塞、拓扑替康等属于低度致吐风险药物;长春瑞滨属于轻微致吐风险药物。对于化疗相关恶心呕吐推荐按照药物的致吐风险以预防为主。

高度催吐性化疗方案所致恶心和呕吐的预防:推荐在化疗前采用三药方案,包括单剂量 5-HT$_3$(5- 羟色胺 3)受体拮抗剂、地塞米松和 NK-1(神经激肽 -1)受体拮抗剂。中度催吐性化疗方案所致恶心和呕吐的预防:推荐第 1 日采用 5-HT$_3$ 受体拮抗剂联合地塞米松,第 2 日和第 3 日继续使用地塞米松,对于有较高催吐风险的中度催吐性化疗方案,推荐在地塞米松和 5-HT$_3$ 受体拮抗剂的基础上加 NK-1 受体拮抗剂。低度催吐性化疗方案所致恶心和呕吐的预防:建议使用单一止吐药物例如地塞米松、5-HT$_3$ 受体拮抗剂或多巴胺受体拮抗剂(如甲氧氯普胺)预防呕吐。轻微催吐性化疗方案所致恶心和呕吐的预防:对于无恶心和呕吐史的患者,不必在化疗前常规给予止吐药物。

五、化疗相关周围神经病变

化疗相关周围神经病变(chemotherapy-induced peripheral neuropathy,CIPN)是肿瘤治疗中常见的毒副反应之一,发生机制不明。临床上常用的化疗药物如铂类、氟尿嘧啶类、紫杉类、长春花碱类、沙利度胺、硼替佐米等药均可引起 CIPN,其发生和严重程度多与药物的使用呈剂量依赖性。

很多药物包括离子通道调节剂、神经保护剂、抗氧化剂、神经递质受体抑制剂等都曾进入临床研究对 CIPN 进行防治,但目前为止均未取得阳性结果。美国临床肿瘤学会目前仅推荐度洛西汀用于治疗 CIPN 所引发的神经痛,在预防方面也没有疗效确切的药物推荐。建议患者注意保暖、避免接触冷物品、金属物品等,减少四肢皮肤摩擦,尽量采用中心静脉输液,避免化疗药物从周围静脉滴注,延长静脉滴注时间。若出现 CIPN,应根据患者的个体情况,给予停药、减少药物剂量或延长给药间隔等方式处理,经过对症处理后,如症状减轻或恢复再考虑重启化疗。

笔记

六、化疗药物引起的心脏毒性

临床上常用的具有心脏毒性的化疗药物有蒽环类药物和紫杉类药物,其中以蒽环类药物引起的心脏毒性最常见。化疗药物引起的心脏毒性的确切机制尚不清楚,可能与药物产生的自由基损伤心脏有关。蒽环类药物引起的心脏毒性往往呈进展性和不可逆性,有时第一次使用即可对心脏造成损伤,因此早期监测和早期预防非常重要。在使用可能有心脏毒性的化疗药物期间应该定期监测心肌肌钙蛋白 I(cTnI)和脑钠肽(BNP)。美国心脏协会建议采用蒽环类药物治疗时应严密监测心功能,当左心射血分数降低超过10% 时,应选择更灵敏的方法进行监测,如动态监测肌钙蛋白等。

在治疗方面,大多数出现心力衰竭的患者需要常规应用血管紧张素转换酶(ACE)抑制剂、血管紧张素 II 受体阻滞剂(ARB)、β 受体阻滞剂三类药物治疗。由于蒽环类药物引起的心衰或心肌病常伴有快速性心律失常,建议使用 β 受体阻滞剂对症治疗。预防方面,右丙亚胺是唯一可以有效预防蒽环类药物导致心脏毒性的药物。首次使用蒽环类药物前应使用右丙亚胺预防心脏毒性,右丙亚胺与蒽环类药物的剂量比为(10~20):1。其他的心脏保护剂如辅酶 Q10、左卡尼汀、抗氧化剂等可能也有一定的心脏保护作用,但需进一步证实。限制蒽环类药物的累积剂量可以降低心脏毒性的发生,使用脂质体蒽环类药物也有助于减少蒽环类药物的心脏毒性。

> **知识要点**
> 肺癌常用的化疗药物的常见不良反应。
> 肺癌化疗药物常见不良反应的预防与处理原则。

(冯继锋 于韶荣)

第二节 靶向药物不良反应及处理

本节将对现有的常见靶向治疗药物的常见不良反应和处理方法作简要介绍。

一、全身性不良反应

(一)发热、寒战及流感样综合征

1/3 口服达拉非尼的患者和一半以上口服达拉非尼和曲美替尼联合治疗的患者会出现发热和/或寒战等流感样综合征。发热按照体温不同可以分为 5 级。体温 38.0~39.0℃为 1 级发热;体温 >39.0~40.0℃为 2 级;体温超过 40.0℃但发热时间不超过 24 小时为 3 级;体温高于 40.0℃且发热时间超过 24 小时为 4 级;发热导致死亡为 5 级。

如果患者出现严重寒战、脱水、低血压伴或不伴基线肾功能正常的患者出现肾前性急性肾功能不全需要紧急处理。对于体温不超过 38.5℃的发热,可予对症处理,无须停药。体温超过 38.5℃的发热可暂停达拉非尼,体温基本正常后可考虑以降低剂量或相同的剂量恢复用药。超过 40.0℃的发热需要同时停用达拉非尼和曲美替尼。对于反复发热的患者,可以考虑进行间断足量治疗。此外,还可以预防性使用糖皮质激素(10~25mg 泼尼松),如果患者发热已完全恢复且持续 1 个月以上,可以考虑逐步降低激素剂量,极少数患者可能需要更高剂量的激素管理发热。

(二)疲劳、头痛、关节痛

首先要排除是否有其他因素引起疲劳,如感染、贫血、失眠、疾病进展等。如确认为靶向药物引起的疲劳,严重影响生活时,可考虑短期暂停给药或减量给药,也可使用小剂量糖皮质激素治疗。

头痛首先要排除是否是由于血压升高、脑血管意外、脑转移等原因引起。排除器质性病变后才可以考虑靶向药物的不良反应。靶向药物引起的头痛可以口服非甾体抗炎药物治疗,同时注意休息、调整生活方式。靶向药物引起的关节疼痛可口服非甾体抗炎药物或激素治疗,外用抗炎乳霜,局部热敷或冷敷等。

二、皮肤毒性

对于靶向药物引起的皮肤反应要注重预防并提前告知患者相关知识,嘱患者减少日晒时间,注意避光。避免接触碱性和刺激性强的洗漱用品,沐浴后涂抹温和的润肤露或维生素 E 软膏从而预防皮肤干燥。

(一)皮疹的处理

对于轻度皮疹,患者一般不需任何形式的处理措施。

对于中度皮疹,局部使用氢化可的松软膏(2.5%)或红霉素软膏,并口服氯雷他定(阿司咪唑)。

对于重度皮疹,干预措施基本同中度皮疹,但药物剂量可适当增加。若合并感染,则选择合适的抗生素进行治疗。若 2~4 周后不良反应仍未充分缓解,则考虑暂停用药或靶向药物减量或中止治疗。

(二)手足皮肤反应(HFSR)的治疗

包括支持治疗、药物治疗及调整靶向药物治疗剂量。

所有患者均应由皮肤科医师进行检查评估,并给予支持治疗,嘱患者休息、避免外伤、按时复查并对患者进行健康宣教。

皮肤外涂凡士林软膏或芦荟汁、尿素软膏等,若经上述处理后患者症状仍未减轻,可给予维生素 B_6、维生素 E、糖皮质激素等治疗。疼痛剧烈时适当应用镇静、镇痛药,严重时治疗药物需减量或停用。

(三)甲沟炎的处理

对指甲脱色和褶皱等改变,可不做特殊处理。出现甲沟炎,可应用金银花水泡足或手,或夫西地酸外涂。严重者可外科拔甲治疗。

三、肺毒性

靶向药物的肺毒性包括急性和亚急性肺炎、肺泡出血、咯血、胸膜渗出、肺栓塞和肺动脉高压等。其中间质性肺炎是靶向药物严重的毒副反应之一,因此一旦发现肺部相关症状,需要特别警惕。

间质性肺炎(Interstitial lung disease,ILD)是一组主要累及肺间质、肺泡和 / 或细支气管的肺部弥漫性疾病。多在使用靶向药物 4 周内发生,发生机制尚不明确。

如怀疑药物引起的 ILD,应监测患者出现的肺部症状(如呼吸困难,可伴有咳嗽和低热,X 线胸片提示弥漫阴影,低氧血症等)排除其他潜在原因引起的 ILD 或肺炎。如果排除其他因素引起的肺炎,应考虑药物引起的间质性肺炎,需立即停用靶向药物,进行对症支持治疗、皮质激素治疗等。对于出现任何等级的与药物治疗有关的间质性肺炎或非感染性肺炎的患者,永久停用靶向药物。

四、消化道毒性

胃肠道毒副反应在分子靶向药物治疗中常见,包括恶心、呕吐、食欲减退及腹泻等症状。

1. 恶心、呕吐　靶向药物引起的恶心、呕吐比较少见,多为轻度,经适当处理,患者多能耐受。靶向药物引起恶心和呕吐的机制尚不清楚。对于轻微催吐风险药物临床上通过饮食调节可减轻症状。对于有轻至中度症状者可使用甲氧氯普胺、5-HT_3 受体拮抗剂等治疗。对于重度呕吐的患者应暂停用药并进行对症支持治疗。

2. 腹泻　在临床试验中,靶向药物导致腹泻的发生率为 30%~79%,靶向药物引起腹泻的发病机制尚未完全清楚,可能是药物对肠道细胞的直接毒性所致。轻度腹泻一般可以不处理,通常建议患者通过饮食调节减轻症状,适当多饮水。记录排便情况,关注病情变化。如腹泻加重可予以对症支持治疗,如果无法耐受,可减量或停用靶向药。严重腹泻患者应暂停用药,对症处理后再恢复使用靶向药物。

五、肝脏毒性

口服靶向药物前要检测肝功能,包括 ALT、AST、胆红素、白蛋白、碱性磷酸酶和 γ-谷氨酰转肽酶(GGT)等。肝功能损伤分级见表 14-2-1。轻度肝损伤,需要在严密监控下使用药物,使用抗炎、抗氧化、降酶、退黄护肝药物并积极治疗基础病,定期复查肝功能。

笔记

表 14-2-1　肝功能损伤分级

分级	ALT/ALP	总胆红素	INR	临床症状
1 级	升高	<2.5ULN	且 <1.5	
2 级	升高	≥2.5ULN	或 ≥1.5	
3 级	升高	≥5ULN	伴或不伴 ≥1.5	需要住院
4 级	升高	≥10ULN 或每日升高 ≥1.0mg/dl（17.1μmol/L）	≥2.0 或 PTA<40%	腹水 / 肝性脑病，器官功能衰竭
5 级	因肝功能损伤死亡或需要接受肝移植才能存活			

注：ALT，丙氨酸转氨酶；ALP，碱性磷酸酶；INR，国际标准化比值；PTA，凝血酶原活动度。

以达拉非尼和曲美替尼为例，对于转氨酶超过正常高值 3 倍伴总胆红素超过正常高值 2 倍的患者，需停用靶向药物并进行保肝治疗。对患者肝功能持续监测，直至转氨酶恢复至 1 级或基线。对于转氨酶超过正常高值 3 倍以上伴有乏力、恶心、呕吐、发热、皮疹或右上腹痛等症状的患者，或转氨酶超过正常高值 5 倍且持续 2 周的患者，或转氨酶超过正常高值 8 倍的患者，均需停用靶向药物并进行保肝治疗。如 3 周内转氨酶低于正常高值 3 倍且胆红素水平正常，可降低治疗剂量后治疗。如 3 周内未恢复到上述水平或重启后反复出现转氨酶水平超过正常高值 3 倍，需停止靶向药物治疗。

六、水肿

靶向药物水肿的发生机制尚不十分清楚，靶向药物对血管及其调节神经的作用可能是水肿发生的潜在原因之一。由于此种毒性常属轻中度，可对症处理，如限制补液及水的摄入、腿抬高、压力袜、利尿等。需要注意排除低蛋白血症或肾功能损伤引起的水肿。

七、眼部毒性

出现视网膜脱离的患者可无任何症状，也可以出现轻度视力障碍，一般无须治疗，严重病例需停药或减量。

葡萄膜炎可出现眼睛发红，视力减退、光敏感性、眼痛、飞蚊症或头痛等。可局部使用激素类药物，严重病例需停药。

出现视觉障碍的患者应到眼科进行综合评估和最佳矫正视力。对于新发严重视力丧失的患者应停用靶向药物。出现视网膜静脉阻塞的患者应停用靶向药物，接受专科治疗。

八、心脏毒性

心脏毒性主要表现为左心射血分数下降、QT 间期延长、心动过缓等，发生机制不详。左心射血分数 <40%，或较基线降低 >20% 提示严重不良反应，应考虑停药。当左心射血分数较基线下降 >10% 时，应考虑暂停治疗，恢复后可按照减低剂量重启治疗。

部分患者口服克唑替尼或奥希替尼等药物会出现 QT 间期延长。QT 间期绝对值延长 >500ms，或较基线延长 60ms，应考虑停药。

心率低于 60 次 /min 并伴有症状、需要临床干预的心动过缓，首先要评估已知会引起心动过缓的合并药及降压药。如果确定并停用了导致心动过缓的合并药或已调整了剂量，可以继续服用先前恢复为无症状心动过缓或心率为 60 次 /min 或以上的剂量靶向药物。如果确定为靶向药物引起的心动过缓，应暂停使用靶向药物，直至心动过缓症状消失或心率达到或超过 60 次 /min。如果出现危及生命需要紧急干预的心动过缓，应永久停用靶向药物。

笔记

九、高血糖

口服 ALK 抑制剂塞瑞替尼以及 BRAF 抑制剂应注意监测血糖,部分患者可出现高血糖。高血糖的分级和处理见表 14-2-2。

表 14-2-2 高血糖的分级和处理

分级	空腹血糖水平 /（mg/dl）	症状	对症处理	降糖药物	后续处理
1 级	125~160	—	监测血糖（1 次 /d） 生活方式调整	必要时选用降糖药物（优先选用二甲双胍）	无
2 级	160~250	—	监测血糖（2 次 /d）	启动二甲双胍	2 周后空腹血糖 >200mg/dl,加第二种降糖药 如两种药物治疗 1 周后,血糖仍为 2 级,则考虑使用胰岛素
3 级	250~500	无	监测血糖（2 次 /d）	启动二甲双胍为基础的口服联合治疗	如两种药物治疗,血糖仍 >160mg/dl,则考虑使用胰岛素
4 级	>500	有 无	监测血糖:3 餐前和睡前,静脉补液咨询专科医生	启动二甲双胍为基础的口服联合降糖治疗	1 周后,血糖仍 >250mg/dl,停药
		有	静脉补液,持续血糖监测,咨询专科医生	联合降糖治疗	停药

十、高血压

高血压是抗血管生成药物的常见毒副反应。使用抗血管生成药物之前应排除未控制的高血压。对于既往有高血压病史的患者,在开始治疗前,应保证血压控制在 150/100mmHg 以下。整个治疗期间积极监控血压。高血压的分级标准见表 14-2-3。

表 14-2-3 高血压的分级

分级	描述
1 级	120~139/80~89mmHg
2 级	140~159mmHg/90~99mmHg（既往在正常值范围内） 反复或持续（≥24 小时）症状性收缩期血压升高 >20mmHg 或 >140/90mmHg
3 级	收缩压≥160mmHg/ 舒张压≥100mmHg
4 级	危及生命（如恶性高血压,一过性或持久性神经功能缺损,高血压危象） （收缩压 >200mmHg/ 舒张压 >130mmHg）
5 级	死亡

1 级高血压不需使用降压药物,仅监测血压。2 级高血压多数需要使用噻嗪类利尿剂,也可考虑使用血管紧张素转换酶抑制剂（ACEI）、血管紧张素 Ⅱ 受体阻滞剂（ARB）、β 受体阻滞剂、钙通道阻滞剂。3 级高血压需要多种药物联合治疗,通常是噻嗪类利尿剂联合 ACEI 或 β 受体阻滞剂或钙通道阻滞剂,建议暂停抗血管生成药物的治疗。出现 4 级危及生命的高血压应用硝普钠或硝苯地平等迅速降压,地西泮及苯巴比妥制止抽搐,呋塞米及甘露醇脱水、排钠、降低颅内压;患者一旦出现高血压危象,应终止用药。不同

药物的减量或停用原则参照相应的药物说明书。

十一、出血的预防监测与处理

出血是抗血管生成药物的主要不良反应。在整个治疗期间,对所有患者应密切监测大便隐血、凝血指标、血压及相关临床症状体征等。治疗过程中发生1级出血事件,不需调整抗血管生成药物剂量;发生2级出血事件,需暂停治疗;发生≥3级出血事件,应该永久停用抗血管生成药物。

十二、蛋白尿的预防与监测和处理

蛋白尿是抗血管生成药物的主要不良反应。在开始治疗之前需检测24小时尿蛋白。当尿蛋白水平≥2g/24小时,要推迟抗血管生成药物治疗,直到尿蛋白水平恢复到<2g/24小时,再开始治疗。在整个治疗期间,应密切监测患者有无蛋白尿。有高血压病史的患者发生蛋白尿的风险加大,应加强监测。

> **知识要点**
> 需熟知常见靶向药物的不良反应有哪些,以及常见靶向药物的不良反应处理及减量或停药指征。

(冯继锋 于韶荣)

● 推荐阅读文献

[1] 中国抗癌协会肿瘤临床化疗专业委员会,中国抗癌协会肿瘤支持治疗专业委员会.肿瘤化疗导致的中性粒细胞减少诊治专家共识(2019年版).中国肿瘤临床,2019,46(17):876-882.

[2] 中国抗癌协会肿瘤临床化疗专业委员会,中国抗癌协会肿瘤支持治疗专业委员会.中国肿瘤化疗相关性血小板减少专家诊疗共识(2019年版).中国肿瘤临床,2019,46(18):923-929.

[3] 中国抗癌协会癌症康复与姑息治疗专业委员会(CRPC),中国临床肿瘤学会抗肿瘤药物安全管理专家委员会(ASMC).肿瘤治疗相关呕吐防治指南(2014版).临床肿瘤学杂志,2014,19(3):263-273.

[4] 胡艳萍.恶性肿瘤药物治疗毒副反应及处理.北京:人民卫生出版社,2016.

[5] FOX L P. Pathology and management of dermatologic toxicities associated with anti-EGFR therapy. Oncology (Williston Park),2006,20(5 Suppl 2):26-34.

[6] POMERANTZ R G,MIRVISH E D,GESKIN L J. Cutaneous reactions to epidermal growth factor receptor inhibitors. J Drugs Dermatol,2010,9(10):1229-1234.

[7] SKEOCH S,WEATHERLEY N,SWIFT A J,et al. Drug-Induced Interstitial Lung Disease:A Systematic Review. J Clin Med,2018,7(10).

[8] TEO Y L,HO H K,CHAN A. Risk of tyrosine kinase inhibitors-induced hepatotoxicity in cancer patients:a meta-analysis. Cancer Treat Rev,2013,39(2):199-206.

[9] DY G K,ADJEI A A. Understanding,recognizing,and managing toxicities of targeted anticancer therapies. CA Cancer J Clin,2013,63(4):249-279.

[10] GOLDMAN J W,MENDENHALL M A,RETTINGER S R. Hyperglycemia Associated With Targeted Oncologic Treatment:Mechanisms and Management. Oncologist,2016,21(11):1326-1336.

第三节 免疫检查点抑制剂的不良反应及处理

免疫系统可以识别并清除肿瘤细胞,这一过程包括固有免疫应答和适应性免疫应答。适应性免疫应答可通过识别肿瘤抗原,产生抗原特异性免疫作用,主要依赖细胞毒T细胞发挥效应杀伤肿瘤细胞。免疫检查点抑制剂(immune checkpoint inhibitors,ICIs)的应用主要是恢复肿瘤细胞周围的耗竭T细胞以及激活外周淋巴器官中的T细胞。ICIs也可影响体液免疫对肿瘤产生影响,但具体作用尚不清楚。此外,解除免疫抑制的T细胞可攻击与肿瘤细胞相同抗原的正常组织,同时上调细胞因子表达而导致免疫相关不

笔记

良反应。对于免疫检查点抑制剂机制的应用,常见不良反应及处理的了解,有助于临床中更好地运用这类药物。

（一）免疫治疗相关性不良反应(irAEs)发生的机制

免疫检查点抑制剂引起不良反应的病理和生理机制尚不清楚,目前的研究提示可能存在以下几方面机制:

1. T 细胞激活后可能攻击肿瘤组织和正常组织上的共同抗原。在 2 例关于免疫性心肌炎患者的个案报道中,患者的心肌组织中出现了明显的 T 细胞浸润,未发现 B 细胞和抗体沉积,其中 1 例患者的心肌组织和肿瘤组织中发现了相似的 T 细胞克隆,这一发现提示 T 细胞激活后可能攻击了具有肿瘤组织相同抗原的心肌细胞。

2. PD-1/PD-L1 抑制剂可以调节体液免疫,提高自身抗体水平。在一项接受帕博利珠单抗的晚期 NSCLC 的研究中发现,免疫性甲状腺功能减退的患者中 80% 检测出抗甲状腺抗体,而没有甲状腺功能减退的患者中只有 8% 检测出抗甲状腺抗体。

炎性细胞因子水平升高。一项研究发现在 Ipilimumab 引起的结肠炎患者中出现了 IL-17 水平的升高,同时在免疫性结肠炎的临床前模型中也发现了 IL-17 水平的升高。而细胞因子 IL-17 已证实与多种自身免疫性疾病发生相关。

有些器官正常表达 CTLA-4,CTLA-4 抑制剂的使用会引起补体介导的炎症反应。正常垂体细胞表面可表达 CTLA-4,免疫检验点抑制剂引起的不同程度垂体炎患者检测中发现重度垂体炎患者 CTLA-4 表达水平最高。

还有其他机制包括肠道微生物和病原微生物对于 irAEs 的发生也会有一定影响。目前对 irAEs 的病理生物机制认识还不够,尤其是免疫分子机制,还需要更多转化研究来阐明 irAEs 的病理机制,并能够找出生物预测因子来预防严重 irAEs 的发生。

（二）免疫治疗相关性不良反应的特征

irAEs 可能发生在人体的各个部位,皮肤、胃肠道、肝、肺、内分泌不良反应最常发生;心脏、肾脏、神经、眼等部位不良反应较少见。不同免疫检查点抑制剂产生的不良反应谱不同,PD-1/PD-L1 抑制剂引起免疫性肺炎、肌肉、关节痛、甲减常见,而 CTLA-4 抑制剂引起肠炎、垂体炎更常见。关于 PD-1、PD-L1 两种抑制剂不良反应谱荟萃分析显示相似,在个别不良反应如肺炎、甲亢上报道 PD-1 抑制剂发生率高于 PD-L1 抑制剂。同一种免疫检查点抑制剂作用于不同瘤种时产生的毒性谱也会有差异,恶性黑色素瘤相较 NSCLC 和肾细胞癌,结肠炎、腹泻、瘙痒、皮疹发生率更高,而后两者肺炎发生率更高。NSCLC 中 PD-1/PD-L1 抑制剂单药引起的不良反应较轻,且不依赖剂量,3~4 级治疗相关不良反应发生率在 10%~20%。而 CTLA-4 抑制剂不良反应发生率剂量依赖明显,2 级及以上 irAEs 的概率随着血药浓度升高而升高。在发生时间上,一般皮肤、胃肠道、肝脏、肺部毒性较早发生,内分泌和肾脏毒性较晚发生。大部分 irAEs 可逆转,胃肠和肝脏毒性缓解时间较快,内分泌毒性需要较长缓解时间。

（三）免疫治疗相关性不良反应的管理

1. 免疫治疗相关性不良反应管理的总体原则　关于免疫治疗相关性不良反应的管理已有 SITC、NCCN、ASCO、CSCO 各大指南给出了可行的管理方案。irAEs 管理贯穿患者接受免疫治疗前后,用药前临床需要掌握免疫不良反应毒性谱,并告知患者及其家属,以便出现症状及时报告医生,用药前的基线检查也非常重要,包括年龄、疾病史、感染史、吸烟史、家族史、妊娠状况、一般状况、针对特定肿瘤类型的基因突变状态(如 NSCLC)、既往接受抗肿瘤治疗的情况、基线用药情况、基线实验室检查(尤其是甲状腺功能、垂体功能、肾上腺功能等)、影像学检查(对于判断甲状腺、垂体和肺毒性等有帮助)。以便在发生 irAEs 后进行评估和诊断,确诊 irAEs 后对症处理,如何处理是本节的重点。

irAEs 处理总体原则是分级处理,根据不良反应级别暂停用药和使用糖皮质激素,激素难治类型联合其他免疫抑制剂以及多学科会诊处理。G1~G2 的毒性一般选择口服糖皮质激素如泼尼松片,G3 及以上用静脉滴注类型,如甲泼尼龙。对于严重不良反应如心脏,肺,神经毒性,要首选静脉滴注大剂量激素。对于激素难治型免疫不良反应,还需要使用其他免疫抑制剂,包括:细胞毒类药物吗替麦考酚酯类;钙调磷酸酶抑制剂,主要抑制 T 细胞活化因子 IL-2;生物制剂类,抑制细胞因子和整合素,如 TNF-α 抑制剂英夫利西单抗,α4 整合素抑制剂维多珠单抗;抑制 B 细胞活化和调节自身 T 细胞失活,如静脉注射免疫球蛋白;直接抑制 T 细胞的抗体,如抗胸腺细胞球蛋白,能直接抑制胸腺产生的 T 细胞,抑制免疫作用强。

对于长期使用糖皮质激素的患者,要采取预防卡氏肺孢子菌肺炎的措施,考虑以抗真菌药物预防真菌性肺炎。如果正在使用 NSAIDs 或抗凝药物,推荐同时使用质子泵抑制剂或 H2 受体阻滞剂治疗;这类患者有发生骨质疏松症的风险,推荐口服补充维生素 D 和钙片预防骨质疏松症。

当 irAEs 恢复正常重启 ICIs 治疗时,出现较重 irAEs 后再次使用免疫治疗需要十分谨慎,要密切监测相关器官 irAEs 的再次发生,如果再次发生 irAEs,需要永久停药。再次使用免疫治疗前需评估患者的肿瘤状态。如达到客观缓解(CR 或 PR),考虑到再次毒性反应风险,不建议再次使用免疫治疗。由一类免疫治疗引起的严重 irAEs 需要永久停止同种类型的免疫治疗,中度 irAEs 也需要谨慎。除了一些特殊情况以外,G2 irAEs 在毒性恢复到 G1 时,可考虑重新开始免疫治疗。针对不同器官的 irAEs 重启 ICIs 治疗注意事项和重启指征的把握不同,在重启 ICIs 前应酌情邀请专科会诊。

2. 不同器官免疫不良反应管理(以皮肤、肺、心脏为例)

(1)皮肤相关的不良反应:因为皮肤和黏膜是抵抗外来微生物感染的重要屏障,免疫反应非常活跃,皮肤 irAEs 发生率最高。皮肤相关不良反应一般是出现比较早,大部分在治疗后的前几日或者前几周。大多数反应比较轻,严重的不良反应罕见。皮肤相关不良反应主要的临床表现有斑丘疹、瘙痒和水疱。斑丘疹是最常见的皮肤不良反应,可能伴有瘙痒、灼痛或紧绷,根据皮疹的范围大小分级,皮疹面积小于全身体表面积(BSA)10% 为 G1,继续 ICIs,局部使用润肤膏,口服抗组胺药物或局部外用糖皮质激素。皮疹面积占 BSA 10%~30% 为 G2,局部使用润肤膏,口服抗组胺药物和外用强效糖皮质激素或口服泼尼松 0.5~1mg/(kg·d)。CSCO 指南 Ⅱ级推荐考虑暂停 ICIs 治疗。皮疹面积 >30%BSA 为 G3~G4,暂停 ICIs 治疗,使用强效的糖皮质激素外用,泼尼松 0.5~1mg/(kg·d)。如无改善,剂量增加至 2mg/(kg·d),建议患者住院治疗或皮肤科会诊,皮肤科会在外用和口服激素的基础上,联合几种抗组胺的药物治疗,控制不好,再加上其他一些免疫抑制剂。

大疱性皮炎 /Stevens-Johnson 综合征(SJS)/ 中毒性表皮坏死松解症(TEN)是严重的一种皮肤不良反应,如果不及时处理,继续发展就会合并感染,严重时危及生命,对于这种不良反应,要及时发现,且任何级别都建议皮肤科急会诊。G1,无症状,水疱区域 <10% BSA 时就要暂停 ICIs 治疗,使用强效糖皮质激素。G2,水疱区域占 10%~30% BSA 伴疼痛,暂停 ICIs 治疗,使用泼尼松 / 甲泼尼龙,0.5~1mg/(kg·d),做血常规、肝肾功能、电解质、CRP 检查。G3,水疱覆盖 >30% BSA,日常生活受限,永久停用 ICIs,泼尼松、甲泼尼龙,1~2mg/(kg·d)。G4,水疱覆盖 >30% BSA,水电解质紊乱,致死性 SJS 或 TEN,患者需要住院治疗,有症状入重症监护病房或烧伤病房治疗,除皮肤科,还要请眼科、泌尿科急会诊,行血常规、肝肾功能、电解质、CRP 检查、补体等相关炎性因子检查。

(2)免疫相关性肺炎:是危及生命的严重不良反应。一般发生在治疗后的 2~3 个月,临床研究报道免疫性肺炎总体发生率 <5%,高级别(≥3 级)肺炎发生率 0~1.5%。真实世界肺癌很多合并肺部基础疾病,免疫性肺炎发生率接近 10%。免疫相关性肺炎的临床症状主要包括呼吸困难(53%)、咳嗽(35%)、发热(12%)或胸痛(7%),大约 1/3 患者无症状,仅有影像学异常。诊断的主要依据是胸部 CT,免疫性肺炎在影像学上有多种表现形式:隐匿性肺炎、磨玻璃样、非特异性间质性肺炎、过敏性肺炎和其他特殊类型。诊断前要关注患者治疗史,做好鉴别诊断。

免疫性肺炎分级主要根据患者的症状和影像。无症状,局限于单个肺叶或 25% 的肺实质为 G1,先观察,做胸部 CT、血氧饱和度、血常规、肝肾功能、电解质、TFTs、ESR 和肺功能等基线检查,3~4 周后再复查胸部 CT 和肺功能。如好转或症状无进展,可以继续 ICIs 治疗,并密切随访。如症状加重或影像学进展,影像上扩大至多个肺叶,达到 25%~50% 的肺实质,为 G2,这时要暂停 ICIs 治疗,静脉滴注甲泼尼龙,1~2mg/(kg·d)治疗 48~72 小时后,若症状改善,激素在 4~6 周内按照每周 5~10mg 逐步减量;若症状无改善,按 G3~G4 反应治疗;如不能完全排除感染,需考虑经验性抗感染治疗。3~4 周后复查胸部 CT,缓解至 G1,可考虑重新用 ICIs。如出现严重的新发症状,累及所有肺叶或 >50% 肺实质,行动不能自理,需吸氧已经是 G3。出现更严重呼吸困难危及生命,甚至急性呼吸窘迫综合征(ARDS)即是 G4。到 G3~G4 要永久停用 ICIs,完善胸部高分辨率 CT,血常规、肝肾功能、电解质、肺功能分析等检查,住院治疗,静脉滴注甲泼尼龙,2mg/(kg·d),酌情行肺通气治疗。激素治疗 48 小时后,若临床症状改善,继续维持原剂量使用至 7~14 日,然后开始逐步减量,每 2 周减 20%,整体疗程至少 4 周,6 周内减量完;若无明显改善,可考虑英夫利西单抗(5mg/kg)静脉滴注,或吗替麦考酚,1g/ 次,2 次 /d,或静脉注射免疫球蛋白。如果不能完全排除感染,仍需经验性抗感染治疗;必要时请呼吸科或感染科会诊。对于恢复至≤G1 免疫相关性肺炎,对激素治疗效果好的患者可以考虑重新使用 ICIs。再次使用仍要密切关注,这类人群再次发生 irAEs 风险更高。

（3）免疫治疗引起的心脏相关不良反应:包括心肌炎(15%)、房颤(13%)、心包疾病(13%)、心力衰竭(17%)、冠脉疾病(19%)。但是致死率高达 40%~50%。心脏相关免疫性不良反应发生率较低,如心肌炎在 17 620 例恶性黑色素瘤接受 Nivolumab 治疗的患者中报道的发生率为 0.06%,但致死率很高,VigiBase 和 WHO 数据库数据显示致死率 46%。回顾性分析 2017—2018 年 FDA 的不良反应报告系统数据显示,PD1、PD-L1、CTLA-4 抑制剂的心脏毒性发生率无统计学差异。免疫性心脏毒性发生中位时间为 27 日,一旦发生极易在数天或 1~2 周内迅速加重,临床上要高度重视。治疗前推荐检查 ECG,检测 BNP,肌酸激酶和肌钙蛋白,只出现轻度一过性反应(G1),密切随访,不需要干预。对于有轻微症状的筛查异常 G2,停用 ICIs,心内科专科会诊,尽可能控制心脏疾病(如心力衰竭、房颤),积极控制引起心脏病的危险因素(包括高血压、高血脂、戒烟和糖尿病)。中度检查异常或轻度活动性症状,心内科会诊,完善 ECG 检查、肌酸激酶和肌钙蛋白、炎性标志物(ESR、CRP、WBC),心脏彩超或 MRI 检查,确诊心脏损伤,永久停用 ICIs,尽早给予甲泼尼龙每日 1g 冲击治疗,持续 3~5 日直到病情开始好转后减量。如激素治疗 24h 无改善,加用抗人胸腺免疫球蛋白 ATG 或英夫利西单抗治疗。也有使用 CTLA-4 激动剂阿巴西普(Abatacept)、CD52 单抗阿仑单抗成功治疗免疫心肌炎的病例报道。

目前尚缺乏有效预测 irAEs 的方法和生物标志物,比较公认的为自身免疫性疾病和风湿患者有 irAEs 遗传易感性。除了预测生物标志物的探索,irAEs 的个体化治疗也是一个探索方向,比如对于激素难治性 irAEs,目前缺乏明确的免疫病理分子机制。另外,同样的组织病理学表型可能由于不同的机制导致,例如,免疫相关性肾炎或肌肉骨骼不良事件可能是淋巴细胞驱动、补体介导、抗体介导或无菌性炎症(如弱免疫性肾小球肾炎)引起,而一般组织病理学分析未发现任何免疫浸润。对于按 CTCAE 标准认定的≥3 级或影响心脏、肺、肝脏、结肠和神经肌肉系统等重要器官系统的不良事件,尽可能进行免疫组织病理学检查获取更多信息,至少对受累器官进行活检,可以为随后的免疫不良反应靶向治疗提供初步指导。如果可能对免疫致病机制进行更详细的研究,包括对受影响的终末器官的详细免疫组织化学,外周血流式细胞,自身抗体水平以及外周血细胞因子(包括 IL-1,IL-6,TNF 和 IL-17)进行检测。这些数据可能更有助于选择出最佳靶向疗法。

知识要点

目前进入临床实践的免疫检查点抑制剂有抗 PD-L1/PD-1 抗体,以及抗 CTLA-4 抗体。

irAEs 可能发生在人体的各个部位,皮肤、胃肠道、肝、肺、内分泌不良反应最常发生;心脏、肾脏、神经、眼等部位不良反应较少见。不同免疫检查点抑制剂产生的不良反应谱不同,PD-1/PD-L1 抑制剂引起免疫性肺炎、肌肉、关节痛、甲减常见,而 CTLA-4 抑制剂引起肠炎、垂体炎更常见。

irAEs 的管理已有 SITC、NCCN、ASCO、CSCO 各权威指南给出了可行的管理方案。irAEs 管理贯穿患者接受免疫治疗前后,包括预防、评估、检查、治疗及监测多个环节管理。

irAEs 处理总体原则是分级处理,根据不良反应级别暂停用药和使用糖皮质激素,激素难治类型联合其他免疫抑制剂以及多学科会诊处理。G1~G2 的毒性一般选择口服糖皮质激素如泼尼松片,G3 及以上用静脉滴注类型,如甲泼尼龙。对于严重不良反应如心脏,肺,神经毒性,要首选静脉滴注大剂量激素。对于激素难治型免疫不良反应,还需要使用其他免疫抑制剂。

不同的 irAEs 需根据各自的分级管理进行选择是否暂停或永久暂停免疫治疗,及是否激素或免疫抑制剂的干预。

目前尚缺乏有效预测 irAEs 的方法和生物标志物,还需更多研究进一步探索。

（董晓荣）

● 推荐阅读文献

[1] POSTOW M A,SIDLOW R,HELLMANN M D. Immune-Related adverse events associated with immune checkpoint blockade. N Engl J Med,2018,378(2):158-168.

[2] KENNEDY L B,SALAMA A. A review of cancer immunotherapy toxicity. CA Cancer J Clin,2020,70(2):86-104.

[3] WANG Q,XU R. Immunotherapy-related adverse events(irAEs):extraction from FDA drug labels and comparative analysis. JAMIA Open,2019,2(1):173-178.

[4] PUZANOV I,DIAB A,ABDALLAH K,et al. Managing toxicities associated with immune checkpoint inhibitors:consensus recommendations from the Society for Immunotherapy of Cancer(SITC)Toxicity Management Working Group. J Immunother Cancer,2017,5(1):95.

[5] CSCO. 免疫检查点抑制剂相关的毒性管理指南. 北京:人民卫生出版社,2019.

[6] ESFAHANI K,ELKRIEF A,CALABRESE C,et al. Moving towards personalized treatments of immune-related adverse events. Nat Rev Clin Oncol,2020,17(8):504-515.

第四节 其他辅助治疗药物

恶性肿瘤在病情进展或抗肿瘤药物治疗过程中,均可能出现一系列并发症与急症,正确的处理方式及合理的药物选择是保证患者后续治疗的关键。

一、止吐药物

恶心、呕吐是临床常见症状,多种抗肿瘤治疗如化疗都可能引起患者恶心、呕吐。积极、合理地预防和处理肿瘤治疗相关的恶心、呕吐,将为肿瘤治疗的顺利进行提供保障。

(一)作用机制

止吐药物可阻断呕吐神经反射环的传导,达到止吐的目的。该反射环受多种神经递质影响,如组胺、乙酰胆碱、多巴胺和 5- 羟色胺、P 物质等。

(二)药物分类

包括 $5-HT_3$ 受体拮抗剂、促胃肠动力药物、抑酸剂、NK-1 受体拮抗剂、糖皮质激素、吩噻嗪类、精神类药物等。

1. $5-HT_3$ 受体拮抗剂 这类药物包括昂丹司琼、格拉司琼、阿扎司琼、多拉司琼、托烷司琼、雷莫司琼、帕洛诺司琼等,见表 14-4-1。

表 14-4-1 $5-HT_3$ 受体拮抗剂的用法及用量

药物	给药途径	止吐剂量	半衰期 /h	注意事项
昂丹司琼	口服	16~24mg d1	3	静脉用量不应超过 16mg,可能引起 QT 间期延长
	静脉	8~16mg q.d.		
格拉司琼	静脉	3mg q.d.	9	半衰期个体差异较大
	口服	2mg d1~3		
	透皮贴	$34.3mg/52cm^2$	120	化疗前 24~48h 贴于健康上臂皮肤
多拉司琼	口服	100mg q.d.	8	临床已不建议应用
托烷司琼	静脉 / 口服	5mg d1	7~8	未控制高血压患者慎用
帕洛诺司琼	静脉	0.25mg d1	40	化疗前约 30min 静脉注射
雷莫司琼	静脉	0.3mg q.d.	5	日最大剂量不超过 0.6mg

笔记

续表

药物	给药途径	止吐剂量	半衰期/h	注意事项
阿扎司琼	口服	0.1mg q.d.	4.3	老年、肾功能不全者慎用或减量
	静脉	10mg q.d.		

2. 促胃肠动力药物　这一类药物主要有多巴胺 D2 受体拮抗剂（甲氧氯普胺、多潘立酮、伊托必利），临床可用于放化疗所致恶心呕吐、术后恶心呕吐、胃肠道功能障碍性恶心呕吐等。

在预防低度催吐化疗药物所致呕吐和解救性治疗中，甲氧氯普胺的推荐剂量为 10~40mg/d，口服或静脉给药，起效时间口服为 0.5~1 小时，静脉注射为 1~3 分钟，作用持续时间 1~2 小时，半衰期 4~6 小时，经肾脏排泄。必要时每 4~6 小时 1 次，应用 3~4 日。

3. 抑酸剂　包括质子泵抑制剂（PPI）与 H2 受体拮抗剂，临床可用于化疗所致恶心呕吐，和存在胃部疾病的患者。

4. NK-1 受体拮抗剂　通过阻断 P 物质与 NK-1 受体结合而抑制恶心呕吐反应。临床可用于化疗所致恶心呕吐、手术后恶心呕吐、阿片类药物所致恶心呕吐等。

（1）阿瑞匹坦：口服后 4 小时即可达血药峰浓度，半衰期为 9~13 小时，可有效预防迟发性呕吐。第 1 日化疗前口服 125mg，化疗第 2~3 日口服 80mg。

（2）福沙匹坦：是阿瑞匹坦口服制剂的前体药物，注射后在体内迅速转化成阿瑞匹坦，用法为第 1 日化疗前 150mg 静脉注射。

（3）复方奈妥匹坦/帕洛诺司琼（NEPA）：兼有 NK-1 受体拮抗剂和 5-HT₃ 受体拮抗剂的双重作用，可用于化疗所致恶心呕吐。

5. 糖皮质激素　临床可用于化疗所致恶心呕吐、手术后恶心呕吐、阿片类药物所致恶心呕吐等。地塞米松是长效糖皮质激素，生物半衰期 190 分钟，组织半衰期 3 日，是预防急性呕吐的有效药物，更是预防延迟性呕吐的基本用药。

6. 吩噻嗪类药物

（1）氯丙嗪：阻断脑内多巴胺受体，小剂量抑制延脑催吐化学感受区的多巴胺受体，大剂量时直接抑制呕吐中枢，兼有镇静作用。在预防低度催吐化疗药物所致呕吐中，氯丙嗪推荐剂量：每 4~6 小时口服或静脉推注 10mg。解救性治疗：每 12 小时 25mg 直肠给药，或每 4~6 小时 10mg 口服或静脉给药，肝病患者慎用。

（2）苯海拉明：乙醇胺的衍生物，有抗组胺效应，通过中枢抑制发挥较强的镇吐作用，兼有镇静作用。推荐剂量：每 4~6 小时 25~50mg 口服或静脉给药。

（3）异丙嗪：抗组胺药，抑制延髓的催吐化学受体触发区发挥镇吐作用，兼有镇静催眠作用。推荐剂量：每 4 小时 12.5~25mg 口服、肌内注射或静脉给药。

7. 精神类药物　可考虑用于不能耐受阿瑞匹坦、5-HT₃ 受体拮抗剂和地塞米松或呕吐控制不佳的患者，但不推荐单独使用。

（1）奥氮平：非典型抗精神病药，可有效控制患者呕吐症状，尤其对于迟发性恶心呕吐，口服 2.5~5mg，每日 2 次。

（2）氟哌啶醇：丁酰苯类抗精神药，主要作用为抗精神病抗焦虑，也有较强的镇吐作用，口服 1~2mg，每 4~6 小时一次。

（3）劳拉西泮：属抗焦虑药，是中效的苯二氮䓬类镇静催眠药，0.5~2mg 口服或静脉用或每 4~6 小时舌下含服。

（4）阿普唑仑：苯二氮䓬类中枢神经抑制药，用于预期性恶心呕吐，0.5~2mg，每日 3 次口服。

8. 其他药物　这类药物包括羟嗪、多西拉敏、东莨菪碱、地芬尼多等，临床可用于晕动病呕吐、术后恶心呕吐、阿片类药所致的恶心呕吐等。

笔记

（三）药物选择原则

评估治疗方案呕吐发生风险,制定个体化方案;基于催吐风险最高的药物来选择止吐药物;联合用药能够取得更好的止吐效果(表14-4-2);预防和止吐治疗的同时,还应注意避免止吐药物的不良反应。

表14-4-2　预防恶心呕吐用药推荐

分层	Ⅰ级推荐	Ⅱ级推荐
高度致吐 (呕吐发生率>90%)	$5-HT_3RA+NK-1RA+$地塞米松 帕洛诺司琼＋奥氮平＋地塞米松 $5-HT_3RA+NK-1RA+$奥氮平＋地塞米松	帕洛诺司琼＋沙利度胺＋地塞米松
中度致吐 (呕吐发生率30%~90%)	$5-HT_3RA$＋地塞米松 $5-HT_3RA+NK-1RA+$地塞米松	帕洛诺司琼＋奥氮平＋地塞米松 任意单一止吐药物
轻度致吐 (呕吐发生率10%~20%)	—	—

（四）常见不良反应及并发症处理

1. 电解质紊乱　注意低钾、低氯及转移性低钠血症的发生。纠正低钾,静脉补充,不可静脉推注,患者尿量在30ml/h以上时方可补钾。低钠血症多由于低钾血症导致细胞外钠转入细胞内,其总体钠正常,血清钠降低,故以纠正低钾血症为主。

2. 便秘　给予饮食指导,补充膳食纤维,鼓励患者多活动。依结肠走行方向做环状按摩,必要时可考虑行中医针灸。辅助缓泻剂,润肠通便,用药无效时,可低压灌肠,但对颅内压增高者慎用。

3. 腹胀　轻度腹胀,不需特殊处理。明显腹胀,应保守治疗,禁食、胃肠减压、肛管排气及应用解痉剂。

4. 头痛　头痛是5-HT₃受体拮抗剂和NK-1受体拮抗剂的常见不良反应。对于发作不频繁、强度也不很剧烈的头痛,可用热敷,抚摩前额,揉太阳穴,做干洗脸动作,必要时可行针灸治疗。在头痛发作时给予解热镇痛药;重症者可用麦角胺咖啡因。

5. 椎体外系症状　比较少见,主要见于吩噻嗪类和甲氧氯普胺,尤其是较大剂量使用甲氧氯普胺的患者。急性肌张力障碍、静坐不宁腿综合征、Parkinson综合征、迟发性运动障碍等。

处理方式:立即停药;急性肌张力障碍者,可肌内注射东莨菪碱、山莨菪碱、阿托品、苯海拉明或地西泮。对症治疗:少数有急性心肌损害者可静脉滴注能量合剂和复方丹参等,有助于改善症状。

二、镇痛药物

镇痛药主要作用于中枢或外周神经系统,选择性抑制和缓解各种疼痛,减轻因疼痛所致恐惧紧张和不安情绪的药物。

（一）癌痛基本药物

轻度癌痛的第一阶梯治疗,主要应用非甾体抗炎镇痛药物;中度癌痛的第二阶梯治疗,主要应用弱阿片药物;重度癌痛的第三阶梯治疗,主要应用吗啡等强效阿片类药物加辅助镇痛药物,见表14-4-3。

表14-4-3　常用三阶梯镇痛药物

阶梯	药物
第一阶梯	对乙酰氨基酚、阿司匹林、布洛芬、吲哚美辛、萘普生、双氯芬酸钠、塞来昔布
第二阶梯	可待因、布桂嗪、曲马多、氨酚羟考酮片
第三阶梯	吗啡、硫酸吗啡缓释片、盐酸羟考酮缓释片、芬太尼透皮贴、美沙酮

笔记

（二）药物分类

1. 非甾体抗炎药（NSAIDs） 具有止痛和抗炎作用,用于缓解轻度疼痛,或与阿片类药物联合用于缓解中、重度疼痛。

2. 阿片类药物 是中、重度疼痛治疗的首选药物。

3. 辅助药物 辅助阵痛药物包括:抗惊厥类药物、抗抑郁类药物、皮质激素、N- 甲基 -D- 天冬氨酸受体（NMDA）拮抗剂和局部麻醉药物。

（三）作用机制

1. NSAIDs 本类药物镇痛作用部位主要在外周,在组织受损或发炎时,局部产生并释放前列腺素（PG）、缓激肽、组胺、5-HT 等致痛物质引起疼痛。

2. 阿片类药物 内源性阿片肽由特定的神经元释放后可激动感觉神经突触前、后膜上的阿片受体,通过 G- 蛋白偶联机制,抑制腺苷酸环化酶、促进 K^+ 外流、减少 Ca^{2+} 内流,使突触前膜递质释放减少、突触后膜超极化,最终减弱或阻滞痛觉信号的传递,产生镇痛作用。

（四）用法用量

1. NSAIDs 用于缓解轻度疼痛,或与阿片类药物联合用于缓解中、重度疼痛,见表 14-4-4。

表 14-4-4　常用 NSAIDs 药物用量

药物	达峰时间 /h	半衰期 /h	用法用量
对乙酰氨基酚	0.5~2	1~3	片剂:0.3~0.6g/ 次,≤4 次 /24h 缓释制剂:0.65~1.3g/ 次,≤3 次 /24h,≤2g/d
布洛芬	1~2	2	片剂:0.2~0.4g/ 次,≤4 次 /24h 缓释制剂:0.3g/ 次,每日 2 次
塞来昔布	3	11	100~200mg/ 次,每日 2 次

2. 阿片类药物 是中、重度疼痛治疗的首选药物,临床常用弱阿片类止痛药物见表 14-4-5。阿片类药物剂量滴定及调整（“TIME”原则）的具体步骤如下:

表 14-4-5　弱阿片类止痛药物简表

药物	半衰期 /h	常用剂量 /(q.4~6h.)	作用持续时间 /h	给药方式
可待因	2.5~4	39mg 起始	4	口服
		30mg		肌内注射
氨酚待因		1~2 片		口服
氨酚待因 II 号		1~2 片		口服
双氢可待因	3~4	30~60mg	4~5	口服
氨酚双氢可待因		1~2 片		口服
布桂嗪		30~60mg		口服
		50~100mg		肌内注射
曲马多		50~100mg	4~5	口服
		50~100mg		肌内注射
泰勒宁		1 片		口服

（1）确定初始剂量（titrate,T）:多数患者吗啡初始剂量 30~60mg/d。普通吗啡（IRMS）具体用法是 5~10mg/ 次,每 4 小时 1 次,最后一次用药应增加 50% 或 100% 的剂量。吗啡控释片（CRMS）一般

笔记

10~30mg/ 次,每 12 小时 1 次。

（2）增加每日剂量（increase,I）:根据需要每 24 小时调整一次剂量,剂量增加幅度开始可为前次剂量的 50%~100%,以后应改为 25%~33%。

（3）处理突破性疼痛（manage,M）:此时应用 IRMS 来处理,剂量为前次用量的 25%~33%。

（4）提高单次用量（elevate,E）:若患者镇痛效果不理想,则 24 小时后应提高每日用量,一般应通过增加每次给药剂量而非给药频率来实现。

根据以上所述的 TIME 原则,调整剂量应遵从循序渐进的原则,只要其镇痛作用大于副作用,药物剂量就可以没有极限。另外,也可根据疼痛缓解程度来增加剂量,见表 14-4-6。每日短效阿片解救用药次数大于 3 次时,应当考虑将前 24 小时解救用药换算成长效阿片类药按时给药,见表 14-4-7。

表 14-4-6　剂量滴定增加幅度参考标准

疼痛强度（NRS）	剂量滴定增加幅度
7~10	50%~100%
4~6	25%~50%
2~3	≤25%

注:NRS 数字评分法,将一条 10cm 长的直线划分为 10 等份,从左到右依次标有 0~10 数字,0 代表无痛,10 代表患者能想象最剧烈疼痛,让患者依据自己的疼痛程度评分。

表 14-4-7　阿片类药物剂量换算表

药物	非胃肠给药	口服	等效剂量
吗啡	10mg	30mg	非胃肠道:口服 =1:3
可待因	130mg	200mg	非胃肠道:口服 =1:1.2 吗啡（口服）:可待因（口服）=1:6.5
羟考酮	10mg	15~20mg	吗啡（口服）:羟考酮（口服）=1.5~2:1
芬太尼透皮贴剂	25μg/h （透皮吸收）		芬太尼透皮贴剂（μg/h）,q.72h.,剂量 =1/2 口服吗啡（mg/d）剂量

如需减少或停用阿片类药物,应逐渐减量,一般情况下阿片剂量可按照 10%~25% 每日剂量减少,直到每日剂量相当于 30mg 口服吗啡的药量,再继续服用 2 日后即可停药。

3. 辅助药物　包括:抗惊厥类药物、抗抑郁类药物、皮质激素、N- 甲基 -D- 天冬氨酸受体（NMDA）拮抗剂和局部麻醉药物。

（1）抗惊厥类药物:用于神经损伤所致的撕裂痛、放电样疼痛及灼烧痛,如卡马西平、加巴喷丁、普瑞巴林。

（2）三环类抗抑郁药:用于中枢性或外周神经损伤所致的麻木样痛、灼痛,该类药物也可以改善心情、改善睡眠。

（五）不良反应及处理

1. NSAIDs　NSAIDs 通常会引起消化性溃疡、胃肠道出血、血小板功能障碍、肝肾功能损伤和心脏毒性等不良反应。上述不良反应的发生与药物剂量和持续时间有关,因此使用 NSAIDs 应定期进行风险评估和监测,项目包括:基础血压、尿素氮、肌酐、肝功能、全血细胞计数、大便隐血等,治疗上可以选择性联合抗酸剂、H_2 拮抗剂、米索前列醇、奥美拉唑等药物。

2. 阿片类药物　不良反应主要包括:便秘、恶心、呕吐、嗜睡、瘙痒、头晕、尿潴留、谵妄、认知障碍、呼吸抑制等。除便秘外,阿片类药物的不良反应大多是暂时性或可耐受的。应把预防和处理阿片类止痛药不良反应作为止痛治疗计划的重要组成部分,见表 14-4-8。

笔记

表 14-4-8　常见阿片类药物不良反应的药物治疗

不良反应	处理用药
便秘	1. 比沙可啶　5~10mg,口服,每日 1 次 2. 通便灵胶囊　1.25~1.50g,口服,每日 1 次 3. 麻仁软胶囊　0.6~1.2g,口服,每日 1~3 次 4. 乳果糖口服溶液　15~45ml,口服,每日 1 次或分为 2 次 5. 聚乙二醇电解质散　10g,口服,每日 1~2 次
恶心	1. 甲氧氯普胺　5~10mg,口服,每日 3~4 次 2. 氟哌啶醇　1~2mg,口服,每日 2~3 次 3. 5-HT$_3$ 受体拮抗剂　格拉司琼,2mg,口服,每日 1 次;昂丹司琼,4~8mg,口服,每日 3 次;多拉司琼,100~200mg,口服,每日 1 次;帕洛诺司琼,0.5mg,口服,隔日 1 次 4. 奥氮平　2.5~5.0mg,口服,每日 1 次 5. 地塞米松　0.75~3.00mg,口服,每日 1~2 次
谵妄	1. 氟哌啶醇　0.5~2.0mg,口服或静脉给药,每 4~6 小时 1 次 2. 奥氮平　2.5~5.0mg,口服或舌下含服,每 6~8 小时 1 次 3. 利培酮　0.25~0.50mg,每日 1~2 次
镇静	1. 咖啡因　100~200mg,口服,每 6 小时 1 次 2. 哌甲酯　5~10mg,每日 1~3 次 3. 右旋安非他明　5~10mg,口服,每日 1~3 次
皮肤瘙痒	1. 纳布啡　0.5~1.0mg,静脉给药,每 6 小时 1 次 2. 纳洛酮　0.25μg/(kg·h),静脉给药,最大可滴定至 1μg/(kg·h) 3. 抗组胺药物　西替利嗪,5~10mg,口服,每日 1 次;苯海拉明,25~50mg,口服或静脉给药,每 6 小时 1 次;异丙嗪,12.5~25.0mg,口服,每 6 小时 1 次;羟嗪,25~50mg,口服或肌内注射给药,每 6 小时 1 次
呼吸抑制	纳洛酮:用 9ml 生理盐水稀释 1 安瓿纳洛酮(0.4mg/1ml),缓慢静脉推注,每 30~60 秒给药 1~2ml(0.04~0.08mg),直至症状改善。严重者每 2~3 分钟可重复给药。如果 10min 内仍无效且纳洛酮给药总量达到 1mg,需重新评估呼吸抑制的原因及其严重程度

三、骨改良药物

在恶性肿瘤的发生、发展及治疗过程中,经常出现骨转移和一系列骨相关事件,包括骨转移所致疼痛、骨折、脊髓压迫、活动障碍,以及抗肿瘤治疗引起的骨丢失等。

(一)作用机制

双膦酸盐类药物(BPs)治疗骨转移的机制:①可以被破骨细胞选择性吸收,并选择性抑制破骨细胞活性,诱导破骨细胞凋亡,从而抑制骨吸收;②抑制破骨细胞成熟;③抑制成熟破骨细胞的功能;④抑制破骨细胞在骨质吸收部位的聚集;⑤抑制肿瘤细胞扩散、浸润和黏附于骨质。另外,已有多项研究显示,部分双膦酸盐对癌细胞有直接抗肿瘤作用,抑制肿瘤细胞浸润和骨基质的黏附性,阻断肿瘤细胞释放破坏骨质的细胞因子和生长因子,并可诱导肿瘤细胞凋亡。

地诺单抗(denosumab,D-mab)是一种有独特作用机制的骨吸收抑制剂,其特异性靶向核因子 κB 受体活化因子配体(receptor activator of NF-κB ligand,RANKL),抑制破骨细胞活化和发展,减少骨吸收,增加骨密度。

(二)药物分类

双膦酸盐类药物包括:第一代双膦酸盐药物:羟乙膦酸、氯膦酸;第二代双膦酸盐药物:帕米膦酸;第三代双膦酸盐药物:伊班膦酸钠、唑来膦酸。新型靶向药物地诺单抗。

笔记

（三）适应证

1. 双膦酸盐　明确诊断骨转移后,如无双膦酸盐应用禁忌证,均推荐应用双膦酸盐治疗。包括以下几种:①骨转移引起的高钙血症;②骨转移引起的骨痛;③ ECT 异常,X 线或 CT、MRI 证实骨转移;④ ECT 异常,X 线正常,但 CT 或 MRI 显示骨破坏;⑤无骨痛症状,但影像学诊断为骨破坏。

下列情况不推荐使用双膦酸盐:① ECT 异常,X 线正常,CT 或 MRI 也未显示骨破坏;②存在骨转移风险(LDH 或 ALP 升高)的患者。

2. 地诺单抗　被批准用于实体瘤骨转移的骨相关事件的预防及不可手术切除或手术切除造成严重功能障碍的骨巨细胞瘤。

（四）用药时间及停药指征

确诊骨转移应即刻应用双膦酸盐。研究证明双膦酸盐用于转移性肿瘤的中位时间为 9~18 个月。因此,除非不能耐受该类药物的不良反应或出现禁忌证,推荐至少应持续用药 9 个月以上,并根据患者获益情况考虑是否长期用药。

停药指征:①用药过程中检测到与双膦酸盐治疗相关的严重不良反应;②继续用药不能获益。

（五）不良反应及用药注意事项

双膦酸盐有较好的耐受性,主要不良反应包括:①流感样症状:骨痛、发热、疲乏、寒战及关节痛和肌痛;②不需治疗的无症状血浆磷酸盐水平降低、低钙血症、肾功能损害、颌骨坏死(ONJ)等;③偶有注射部位的轻度反应。

用药注意事项包括:①用药前监测患者血清电解质水平,重点关注血肌酐、血清钙、磷酸盐和镁等指标;②选择药物应考虑患者的一般状况、疾病的总体情况及同时服用的其他药物;③双膦酸盐可与化疗、靶向治疗、放疗等常规抗癌治疗及镇痛药联用;④用药期间应定期(3~6 个月)监测血钙,长期使用双膦酸盐应注意每日补充 500mg 钙和适量维生素 D;⑤用药期间应定期(3~6 个月)监测肾功能,肌酐清除率 <30ml/min 的患者,除口服氯膦酸盐和伊班膦酸无需调整剂量外,其他双膦酸盐应根据产品说明书进行减量或延长输注时间;⑥少数患者长期使用双膦酸盐后有发生颌骨坏死的风险,由高到低为唑来膦酸、帕米膦酸、阿仑膦酸、利塞膦酸、伊班膦酸,应在用药前进行口腔检查,并进行适当的预防性治疗,口腔专科随诊;⑦静脉应用时需注意急性期反应,发生率由高到低为唑来膦酸、帕米膦酸、伊班膦酸,可预防性或治疗性使用镇痛药缓解,无需停药。

（六）用法用量 （见表 14-4-9）

表 14-4-9　骨改良药物用法用量

分类	药物名称	用法用量
第一代	氯膦酸二钠	片剂 1 600mg/d,口服给药
		针剂 300mg/d,静脉注射 >2h,连续 5d,之后换成口服给药
第二代	帕米膦酸盐	90mg,静脉注射 >2 小时,每 3~4 周重复 1 次
第三代	唑来膦酸盐	4mg,静脉注射 >15 分钟,每 3~4 周重复 1 次
	伊班膦酸盐	4~6mg,静脉注射 >15 分钟,每 3~4 周重复 1 次
靶向	地诺单抗	负荷疗法 6mg,静脉注射 >15 分钟,连续 3 日,每 3~4 周重复 1 次
		120mg,皮下注射,每 4 周 1 次

四、造血生长因子

骨髓抑制是抗肿瘤治疗过程中最常见的不良反应之一,造血生长因子是一类提升体内血细胞数、有效治疗骨髓抑制的药物。

（一）作用机制

1. **重组人粒细胞集落刺激因子（rhG-CSF）** 与粒系祖细胞及成熟中性粒细胞表面的特异性受体结合，促进前者的增殖、分化，增强后者的趋化、吞噬及杀伤功能。Ⅱ类造血生长因子，有细胞系特异性，仅作用于中性粒细胞及其祖细胞，无种族特异性。

2. **重组人粒细胞 - 巨噬细胞集落刺激因子（rhGM-CSF）** 与粒系及单核巨噬细胞前体细胞表面的特异性受体相结合，促进其增殖、分化，产生粒细胞及单核巨噬细胞。Ⅰ类造血生长因子，其作用无细胞系特异性，有种族特异性。

3. **聚乙二醇化重组人粒细胞刺激因子（PEG-rhG-CSF）** 大分子的 PEG 保护 rhG-CSF 分子免遭血液中蛋白酶的消化和破坏，而使 rhG-CSF 的血浆半衰期延长，达到长效的效果。

4. **重组人白介素 -11（rhIL-11）** 直接刺激造血干细胞和巨核祖细胞的增殖，诱导巨核细胞的成熟分化，增加体内血小板的生成数量。

5. **重组人血小板生成素（rhTPO）** 刺激巨核细胞生长及分化的内源性细胞因子，对巨核细胞生成的各个阶段均有刺激作用，包括前体细胞的增殖和多倍体巨核细胞的发育及成熟，从而升高血小板数目。

6. **血小板生成素受体激动剂（TPO-RA）** 选择性结合于血小板生成素受体跨膜区，激活 TPOR 依赖的 STAT 和 MAPK 信号转导通路，刺激巨核细胞增殖和分化产生血小板。

7. **重组人促红细胞生成素（rhEPO）** 与红系干细胞表面生成素受体结合，刺激红系干细胞，促进红系干细胞增殖、分化和成熟，使红细胞数增多，血红蛋白含量增加，并能稳定红细胞膜，增强红细胞抗氧能力。

（二）用法用量

1. **rhG-CSF** 成年患者化疗后，中性粒细胞数降至 1 000/mm³（白细胞计数 2 000/mm³）以下者；儿童患者化疗后，中性粒细胞数降至 500/mm³（白细胞计数 1 000/mm³）以下者，2~5μg/kg，每日 1 次皮下或静脉注射给药。当中性粒细胞数回升至 5 000/mm³（白细胞计数 10 000/mm³）以上时，停止给药。

2. **PEG-rhG-CSF** 推荐单次剂量：成人 6mg，每周期化疗 24 小时后使用，推荐与下一周期化疗间隔时间至少为 12 日。基于已有临床证据，PEG-rhG-CSF 可用于 3 周或 2 周化疗方案后中性粒细胞下降的预防，每周化疗方案不推荐使用。

3. **rhGM-CSF** 放化疗结束 24~48 小时后方可使用，推荐剂量 3~10μg/kg，每日 1 次皮下注射，持续 5~7 日。停药后至少间隔 48 小时方可进行下一疗程放化疗。自身免疫性血小板减少性紫癜患者禁用。

4. **rhIL-11** 推荐剂量 25~50μg/kg，于化疗结束后 24~48 小时开始或发生血小板减少症后皮下注射，每日 1 次，疗程一般 7~14 日，血小板计数恢复后应及时停药。

5. **rhTPO** 推荐剂量 300U/kg，可于化疗结束后 6~24 小时应用，每日 1 次皮下注射，连续 14 日，血小板计数恢复至 ≥100 × 10⁹/L 或血小板计数绝对值升高 ≥50 × 10⁹/L 时即应停用。

6. **TPO-RA** 罗米司亭：初始剂量 1μg/kg，每周 1 次皮下注射，最大剂量不超过每周 10μg/kg，如血小板计数达 >400 × 10⁹/L 不要给药，如在最大剂量 4 周后血小板计数不增加，则停止本品。艾曲泊帕：成人患者建议起始剂量为 25mg，每日 1 次。必要时调整剂量使血小板计数达到并维持 ≥50 000/μl，以减少出血风险，剂量不得超过每日 75mg。本品以 75mg 每日 1 次的剂量治疗 4 周后，如果血小板计数仍未升高至足以避免临床严重出血的水平，应停止本品治疗。阿伐曲泊帕：与食物同服，每日 1 次，连续 5 日。

7. **rhEPO** 治疗期推荐剂量 75~100U/kg，皮下或静脉注射，每周 2~3 次。维持期推荐将剂量调整至治疗期剂量的 2/3。

（三）常见不良反应及处理原则

1. **骨痛** 约 10%~30% 的患者发生轻度至中度骨痛，非麻醉性镇痛药通常可以有效控制症状。

2. **过敏反应** 包括皮肤、呼吸系统或心血管系统的过敏反应较为少见，无需常规抗过敏治疗。

3. **脾脏破裂** 有报道使用 G-CSF 后发生脾脏破裂的病例，多发生在潜在造血功能障碍患者和实体肿瘤患者，应密切监测患者体征变化。

4. **肺毒性** 见于霍奇金淋巴瘤患者接受含博来霉素方案化疗，尤其是 ABVD 方案后 G-CSF 治疗可引起肺部毒性。

5. **心脏毒性** 器质性心脏病,尤其是充血性心力衰竭及心房颤动、心房扑动病史患者慎用白介素-11治疗。

6. **血栓形成/血栓栓塞并发症** 治疗期间应注意观察患者是否有血栓栓塞的症状和体征,一旦发现应及时治疗。

7. **其他潜在毒性反应** 包括急性呼吸窘迫综合征、肺泡出血、毛细血管渗漏综合征、镰状细胞病患者发生镰状细胞危象等。

知识要点

在抗肿瘤治疗过程中,可能出现一系列疾病或治疗相关并发症,正确的处理方式及药物选择是保证患者后续治疗的关键。大多数肿瘤治疗辅助性药物的作用范围相对较小,仅能作用于不良反应的某一特定方面。本章主要介绍止吐药物、镇痛药物、骨改良药物及造血生长药物的相关作用机制、用法用量及用药相关注意事项。

知识拓展

血小板生成素受体激动剂(TPO-RA)

罗米司亭(romiplostim)和艾曲泊帕(eltrombopag)获批的适应证为成人慢性免疫性血小板减少性紫癜。阿伐曲泊帕(doptelet)获批用于择期行诊断性操作或者手术的慢性肝病相关血小板减少。国外小样本研究报道显示其对化疗所致血小板减少也有治疗作用。虽然报道文献有限,该药尚未被获批CIT适应证,但鉴于化疗所致血小板减少症治疗的困难及出血风险的严重性,大部分专家认为对rhIL-11和/或rhTPO反应不佳的患者可以考虑使用。

（李晓玲　陈舒晨）

● 推荐阅读文献

[1] 中国抗癌协会肿瘤临床化疗专业委员会.肿瘤药物治疗相关呕吐防治中国专家共识(2019年版).中国医学前沿杂志,2019,11(11):16-26.

[2] 中华人民共和国国家卫生健康委员会.癌症疼痛诊疗规范(2018年版).中华人民共和国国家卫生健康委员会官网.

[3] KNAUL F M,FARMER P E,KRAKAUER E L,et al. Alleviating the success abyss in palliative care and pain relief-an imperative of universal health coverage:the Lancet Commission report. Lancet,2018,391(10128):1391-454.

[4] 北京医学奖励基金会肺癌青年专家委员会,中国胸外科肺癌联盟.肺癌骨转移诊疗专家共识中国肺癌杂志,2019,22(4):187-207.

[5] PFEIL A M,ALLCOTT K,PETTENGELL R,et al. Efficacy,effectiveness and safety of long-acting granulocyte colony-stimulating factors for prophylaxis of chemotherapy-induced neutropenia in patients with cancer:a systematic review. Support Care Cancer,2015,23(2):525-545.

[6] 中国抗癌协会肿瘤临床化疗专业委员会.肿瘤化疗导致的中性粒细胞减少诊治专家共识(2019年版).临床肿瘤学杂志,2019,46(17):876-882.

[7] 中国临床肿瘤学会(CSCO).肿瘤化疗所致血小板减少症诊疗中国专家共识(2018版).中华肿瘤杂志,2018,40(9):714-720.

笔记

第十五章　肺癌急症

第一节　上腔静脉综合征

上腔静脉综合征（superior vena cava syndrome，SVCS）是由上腔静脉的严重阻塞或闭塞引起的，恶性肿瘤是上腔静脉阻塞最常见的原因，约占总发病率的70%。然而，近年来中心静脉导管和起搏器或除颤器引发的相关上腔静脉综合征的发生率有所增加。上腔静脉综合征的治疗方法亦有变化。过去，放射治疗（radiotherapy，RT）被认为是主要的治疗，特别是在气道阻塞患者。然而，近年来，血管内治疗（endovascular freatment，ET）被更频繁地使用，或与RT联合应用，以提供快速缓解临床症状，减少并发症。

（一）上腔静脉的解剖

上腔静脉是由左右头臂静脉结合而成，为头部、颈部和上肢提供静脉引流。上腔静脉的主要支流是奇静脉，沿胸椎右前缘行至气管内径水平，并向后汇入上腔静脉。其他小纵隔静脉也可能直接汇入上腔静脉，并在上腔静脉阻塞的情况下在成像上变得更加突出。熟悉上腔静脉的解剖变异对于介入医生来说是必不可少的。持续性左上腔静脉是最常见的先天性异常，在一般人群中患病率约为0.3%~0.5%，在先天性心脏病患者的比例高达5.2%。

（二）上腔静脉综合征的病因

从历史上看，在抗生素发展之前，上腔静脉综合征主要是由结核引起的梅毒主动脉瘤和纵隔腺病。目前，恶性肿瘤约占70%，良性原因包括血栓及导管相关的上腔静脉综合征占30%。

（三）临床表现和分级制度

临床表现取决于严重程度，位置和快速开始阻塞和建立侧支静脉。最常见的症状包括面部和颈部水肿，颈部和胸部静脉扩张，眼睛湿润，身体前倾时头晕。患者还可能出现神经症状（头痛、视力模糊、意识水平下降）、喉咽（舌肿胀、呼吸困难）、上肢（水肿）和面部（结膜/眼眶水肿）症状。仰卧位时症状恶化。因为静脉压力突然升高，迅速闭塞上腔静脉，一些恶性上腔静脉综合征患者可能出现危及生命的脑、喉和咽水肿症状。上腔静脉阻塞很少导致血流动力学异常，除非心脏室受到潜在恶性肿瘤的压迫。上腔静脉综合征的急性死亡率不常见（0.3%），然而，继发于恶性肿瘤的上腔静脉综合征患者的平均预期寿命仅为6个月。评分系统（表15-1-1），从0级到5级，可以帮助诊断方法和确定治疗。

表 15-1-1　上腔静脉综合征评分系统

分级	评价标准
0级	无症状：SVC对影像学无症状
1级	轻度：头部或颈部水肿
2级	中度：头颈部水肿伴功能障碍
3级	重度：轻度或中度脑水肿/咽水肿，或心脏储备减少
4级	危及生命：明显脑水肿，喉水肿，血流动力学损害
5级	致命：死亡

（四）阻塞和侧支通路的模式

在上腔静脉阻塞中，血流通过侧支静脉网络转移到右心房，这可能需要几周的时间来适应上腔静脉的正常血流。上腔静脉综合征的严重程度与这些侧支静脉的发育和快速性成反比。上腔静脉阻塞通常会导致在阻塞附近的静脉压力高达 20~40mmHg。这种静脉压力增加会产生面部、颈部和胸壁水肿。主要的侧支通路有 4 条：最大的奇静脉系统，由奇静脉、半奇静脉、肋间静脉和腰静脉组成；内乳腺通路；侧胸通路；椎静脉通路。

（五）诊断

上腔静脉综合征的诊断依据是临床表现和影像学。影像学方法包括胸片、增强 CT 扫描、双相超声、常规导管数字减影静脉造影和磁共振静脉造影。增强 CT 扫描提供了上腔静脉的最佳可视化，并能定位静脉阻塞的程度，区分血栓形成和外部压迫，并识别侧支通路。CT 表现包括腔内充盈缺损或上腔静脉狭窄，以及侧支通路的可视化。增强 CT 上侧支血管的存在是临床相关和症状性上腔静脉综合征的一个非常准确的预测因子，而仅描述上腔静脉阻塞是一个不太具体的预测因子。然而，由于上覆肋骨和肺阴影，直接显示上腔静脉和头臂静脉是具有挑战性的。数字减影静脉造影是评估上腔静脉梗阻的金标准。静脉造影确定侧支静脉通路并定义梗阻的严重程度，并使介入医生能够制定一种明确的血管重建策略。静脉通路可以评估阻塞的血流动力学意义，以及任何先天性异常的存在。侵入性静脉造影的局限性是无法评估外源性上腔静脉压迫的具体原因，即使与血管内超声相结合。磁共振静脉造影是一种替代的方法，与常规静脉造影相比，磁共振静脉造影在识别上腔静脉阻塞方面同样具有敏感性和特异性。

（六）治疗方法

上腔静脉综合征患者的治疗方法应该是多学科的，包括肿瘤科、呼吸科、放射科、胸外科以及血管外科等专家。治疗方案可以包括有或没有 RT 的化疗，手术旁路，或血管内治疗，如血管成形术，支架和导管为基础的血栓清除。所有上腔静脉综合征患者的初步治疗包括抬高床头，以降低头颈部的静脉压力。与恶性肿瘤相关的上腔静脉综合征的治疗主要是立即缓解症状，以及对潜在癌症的具体治疗。在危及生命的情况下，应尽快行心肺复苏，并保证气道通畅，循环、呼吸的稳定，然后是血管内再通与支架或不支架，以迅速解决阻塞和提供缓解症状。类固醇经常被用作预防辐射引起的水肿，也用于气道损害患者。

1. 放射治疗　传统上，上腔静脉综合征已被视为临床急症，RT 被认为是主要治疗方法。紧急启动 RT 被认为是最快的方法来缓解梗阻患者的生命呼吸抑制症状。最近，RT 被较少使用，因为以下原因：在大约 40% 的病例中，RT 后的组织学诊断是不可能的。此外，高达 20% 的患者没有达到症状缓解。RT 可以减轻肿瘤负荷，但其益处往往是暂时的，5%~30% 的患者会再度出现上腔静脉综合征。而血管内支架置入术能更快地缓解症状。

2. 外科手术　开放手术，如旁路移植术和上腔静脉重建，是现今仍保留的经典治疗广泛性静脉血栓形成或闭塞的外科干预方式，尤其是症状严重且不适合血管内干预的替代方案。开放手术旁路曾经被认为是治疗上腔静脉综合征的主要手段，对于良性病因的患者，特别是那些预期寿命长的患者来说尤其如此。手术旁路通常是通过螺旋隐静脉移植从无名静脉或颈静脉到右心耳或上腔静脉。但需要指出的是将近一半的手术旁路最终需要血管内干预以保持继发性通畅。

3. 血管内介入治疗　在过去的二十年里，血管内支架介入治疗已成为治疗上腔静脉梗阻的标准，无论是良恶性病因。血管内治疗的好处包括可以快速解决症状的高成功率和低并发症发生率。此外，如果患者随后需要手术治疗，血管内介入治疗不会对开放手术旁路的结果产生不利影响。另外，血管内介入治疗不影响随后的组织学诊断，可与其他治疗方式（包括化疗和放疗）相结合。在当代，血管内治疗被用作大多数上腔静脉综合征患者的一线治疗，特别是那些表现出危及生命的症状，如脑或喉水肿或姿势性晕厥的患者。介入治疗的主要并发症包括心脏压塞、SVC 破裂、支架移位、支架内再狭窄、肺水肿、大出血、肺栓塞和心脏损伤。这些并发症的累计发生率<8%。轻微并发症罕见，包括血肿和穿刺部位的局部感染（3.2%）。

4. 内科治疗　上腔静脉综合征的内科治疗属于基础性治疗手段，包括：①对症治疗，包括采用卧床取头高脚低位，给予吸氧，减轻颜面部及上半部身的水肿，限制低盐、低脂饮食，液体量避免经上肢静脉输入。②药物治疗，包括抗炎治疗、脱水治疗，要给予激素，以及利尿剂，同时还要给予镇静止痛抗凝的治疗。③抗肿瘤治疗，如小细胞肺癌，肿瘤压迫或侵入上腔静脉所致上腔静脉综合征，因基对化疗敏感，可予依托泊苷（Etoposide）联合顺铂 / 卡铂治疗。

（七）结论

恶性肿瘤仍然是上腔静脉阻塞的最常见原因，尽管近年来由于设备和导管放置治疗的增多，非恶性

笔记

SVC 综合征的发病率增加。上腔静脉综合征的一线治疗从 RT 发展到介入治疗。虽然治疗方案已经很多，新的模式和装置可能提供更安全和持久的解决办法，但需要标准的治疗策略。

（八）预后

SVCS 是肿瘤常见的一种急症，其中肺癌患者占 70%~85%。小细胞肺癌是 SVCS 最常见的诱发因素，具有恶性程度高、侵袭性强、预后差的特点。若不进行积极治疗，患者的生存期仅为 2~4 个月。

> **知识要点**
>
> 上腔静脉综合征（superior vena cava syndrome，SVCS）是晚期胸腔及纵隔内恶性肿瘤常见的并发症。是指上腔静脉及其主要分支狭窄或者闭塞引流静脉回流受阻，从而引起的一系列临床症状。
>
> SVCS 的主要症状有头颈部或上肢水肿、呼吸困难、胸壁静脉曲张，严重者可引起脑水肿、晕厥等。胸部增强 CT 或者上腔静脉 CTA 即可明确诊断。
>
> 治疗方面包括病因学治疗如外科手术、内科治疗和血管内介入支架治疗等。

（陈颖兰　邹俊韬　胡珍珍）

● 推荐阅读文献

［1］LIN F Y，DEVEREUX R B，ROMAN M J，et al. The right sided great vessels by cardiac multidetector computed tomography：normative reference values among healthy adults free of cardiopulmonary disease，hypertension，and obesity. Acad Radiol，2009，16（8）：981-987.

［2］PERLES Z，NIR A，GAVRI S，et al. Prevalence of persistent superior vena cava and association with congenital heart anomalies. Am J Cardiol，2013，112（8）：1214-1218.

［3］CHENG S. Superior vena cava syndrome：a contemporary review of a historic disease. Cardiol Rev，2009，17（1）：16-23.

［4］RICE T W，RODRIGUEZ R M，LIGHT R W. The superior vena cava syndrome：clinical characteristics and evolving etiology. Medicine（Baltimore），2006，85（1）：37-42.

［5］STEVENS D C，BUTTY S，JOHNSON M S. Superior vena cava rupture and cardiac tamponade complicating the endovascular treatment of malignant superior vena cava syndrome：a case report and literature review. Semin Intervent Radiol，2015，32（4）：439-444.

［6］WILSON L D，DETTERBECK F C，YAHALOM J. Clinical practice. Superior vena cava syndrome with malignant causes. N Engl J Med，2007，356（18）：1862-1869.

［7］FRIEDMAN T，QUENCER K B，KISHORE S A，et al. Malignant venous obstruction：superior vena cava syndrome and beyond. Semin Intervent Radiol，2017，34（4）：398-408.

［8］KAPUR S，PAIK E，REZAEI A，et al. Where there is blood，there is a way：unusual collateral vessels in superior and inferior vena cava obstruction. Radiographics，2010，30（1）：67-78.

［9］SONAVANE S K，MILNER D M，SINGH S P，et al. Comprehensive imaging review of the superior vena cava. Radiographics，2015，35（7）：1873-1892.

［10］UBEROI R. Quality assurance guidelines for superior vena cava stenting in malignant disease. Cardiovasc Intervent Radiol，2006，29（3）：319-322.

［11］LANCIEGO C，PANGUA C，CHACÓN J I，et al. Endovascular stenting as the first step in the overall management of malignant superior vena cava syndrome. AJR Am J Roentgenol，2009，193（2）：549-558.

［12］ROWELL N P，GLEESON F V. Steroids，radiotherapy，chemotherapy and stents for superior vena caval obstruction in carcinoma of the bronchus：a systematic review. Clin Oncol（R Coll Radiol），2002，14（5）：338-351.

［13］MOSE S，STABIK C，EBERLEIN K，et al. Retrospective analysis of the superior vena cava syndrome in irradiated cancer patients. Anticancer Res，2006，26（6C）：4933-4936.

［14］LONARDI F，GIOGA G，AGUS G，et al. Double-flash，large-fraction radiation therapy as palliative treatment of malignant superior vena cava syndrome in the elderly. Support Care Cancer,2002,10(2):156-160.

［15］WILSON E,LYN E,LYNN A,et al. Radiological stenting provides effective palliation in malignant central venous obstruction. Clin Oncol(R Coll Radiol),2002,14(3):228-232.

［16］RIZVI A Z,KALRA M,BJARNASON H,et al. Benign superior vena cava syndrome:stenting is now the first line of treatment. J Vasc Surg,2008,47(2):372-380.

第二节　恶性浆膜腔积液

恶性浆膜腔积液（malignant cavity effusion,MCE）指多种恶性肿瘤累及胸腔、腹腔和心包腔及其浆膜所引起的积液,包括恶性胸腔积液、恶性心包积液和恶性腹腔积液,是晚期恶性肿瘤的常见并发症。往往预示患者预后不良。

一、恶性胸腔积液

恶性胸腔积液（malignant pleural effusion）是指原发于胸膜的恶性肿瘤或其他部位的恶性肿瘤转移而累及胸膜引起的胸膜腔积液。几乎所有的恶性肿瘤均可侵犯胸膜而产生恶性胸腔积液,在所有恶性肿瘤中,肺癌是最常见的病因之一,约占恶性胸腔积液病因的三分之一。恶性胸腔积液是晚期肺癌常见症状之一,严重影响患者预后。

（一）病因和发病机制

恶性胸腔积液的形成机制最初仅被认为是淋巴回流阻塞单因素所致,随着研究逐渐深入,转变成由多因素甚至是分子机制水平共同作用的结果。胸膜微环境中存在多种细胞,包括宿主细胞（如胸膜间皮细胞和内皮细胞）以及髓源性、淋巴系统的细胞（如单核细胞、中性粒细胞、淋巴细胞和巨噬细胞）等,这些细胞与肿瘤细胞的相互作用,影响肿瘤的血管生成、血管通透性增高和炎性反应的发生等,最终导致恶性胸腔积液的形成。

1. 肿瘤血管生成与血管通透性增高　肿瘤血管生成及血管通透性增高是恶性胸腔积液形成的关键机制。与良性胸腔积液比较,恶性胸腔积液中血管内皮生长因子（vascular endothelial growth factor,VEGF）表达量更高。VEGF 所引起的内皮细胞改变主要是由 VEGFR-2 所介导,通过破坏内皮细胞完整性、使其连接中断及细胞间隙增加而促进血管通透性增加。VEGF 通过黏着斑激酶（focal adhesion kinase,FAK）酪氨酸磷酸化来维持内皮细胞的生存,FAK 在 VEGF 的趋化反应中起着关键作用,同时也可以影响血管生成信号通路。肿瘤细胞分泌的血管生成素 1/2（angiopoietin1/2,Ang1/2）因子也具有促进血管通透性增高的作用。Ang1 具有抗感染和抗渗出的作用,Ang2 可以降低新生血管血管壁的完整性,增高血管渗透性。

2. 免疫微环境　随着对微环境以及免疫的热点关注,恶性胸腔积液局部的免疫微环境也越来越受到重视,包括免疫细胞和细胞因子与肿瘤细胞相互作用,共同形成微环境促进恶性胸腔积液的产生。单核巨噬细胞是参与恶性胸腔积液形成的主要免疫炎性细胞,巨噬细胞会分泌细胞因子,如白细胞介素 -6、CC 类趋化因子配体 2（chemokine CC motif ligand 2,CCL2）和骨桥蛋白等,从而促进恶性胸腔积液的形成。而肿瘤细胞也会自分泌 IL-6。自分泌的 IL-6 诱导 Janus 激酶 / 信号转导与转录激活子（the Janus kinase/signal transducer and activator of tran-ions,JAK/STAT）通路活化,上调 VEGF 表达能促进胸腔积液的增加。因此 IL-6 通过 Stat3 通路促进 VEGF 的表达增加,使血管生成增加,从而促进恶性胸腔积液的产生。此外,与外周血比较,恶性胸腔积液中的 Th1、Th17、Th9 和 Th22 等细胞的数量均增多,这些细胞也通过分泌细胞因子在胸腔积液微环境中发挥作用。因此,免疫细胞的失衡,细胞因子和趋化因子与之的相互作用,导致血管生成与血管通透性增高,肿瘤转移和炎性反应的发生,最终导致恶性胸腔积液的形成。

（二）临床表现

1. 症状　呼吸困难是最常见的症状,伴有胸痛和咳嗽。呼吸困难与胸廓顺应性下降,患侧膈肌受压,纵隔移位,肺容量下降刺激神经反射有关。恶性胸腔积液一般无发热,胸部隐痛,伴有消瘦和呼吸道或者原发肿瘤的症状。

2. 体征　与积液量有关。少量积液时,可无明显体征,或可触及胸膜摩擦感及闻及胸膜摩擦音。中至大量积液时,患侧胸廓饱满,触觉语颤减弱,局部叩诊浊音,呼吸音减低或者消失。可伴有气管,纵隔健侧移位。

（三）诊断

对于胸腔积液患者,结合病史、体征以及进行积液常规检查,多数可以获得明确诊断,然而,随着人口老龄化的发展及心脑血管等疾病发生率的升高,胸腔积液的产生可为多种病因导致,因此更为重要的是准确检测胸腔积液中的肿瘤细胞,因为恶性胸腔积液的出现标志着疾病的晚期,同时还可指导临床治疗。目前,鉴别胸腔积液的良、恶性仍是当前一项难题。

1. **常规及生化检查**　恶性胸腔积液主要为渗出液,国外使用的"LIGHT"标准包括 LDH、胆固醇及蛋白含量的检测。

Light 标准包括:①胸腔积液蛋白与血清总蛋白比值 >0.5;②胸腔积液 LDH 与血清 LDH 比值 >0.6;③胸腔积液 LDH>2/3 血清 LDH 实验室正常值上限。胸腔积液如满足以上 1 条或 1 条以上即可诊断为渗出液。使用 Light 标准来区分胸腔积液为渗出液还是漏出液,其准确度可达 93%~96%。应用 Light 标准时,应同时测量血液与胸腔积液中的总蛋白与 LDH 水平;需要指出的是,充血性心衰患者使用利尿剂后,胸腔积液浓缩将导致总蛋白、LDH 和脂肪含量升高,Light 标准错误地将一部分漏出液划归为渗出液;对于总蛋白与 LDH 处于临界值水平时,Light 标准并未做出解释。血液与胸腔积液中的 NT-proBNP 有助于充血性心衰所致的漏出液的诊断。

2. **细胞学**　对于恶性胸腔积液的诊断金标准是胸腔积液细胞学发现癌细胞或胸膜活检发现癌细胞。若胸腔积液细胞学或胸膜活检未发现癌细胞需随访 1 个月,如果胸腔积液未复发才能诊断为良性胸腔积液,以上述标准为胸腔积液良、恶性的最终诊断标准,满足其中条件之一者均可诊断为恶性胸腔积液。细胞学检测作为一种传统的诊断手段,其敏感度有限,尤其是在肿瘤细胞不多的情况下,许多研究已经表明,胸腔积液细胞学的敏感度约为 40%~87%,阳性率较低,且此项检查为有创性,患者及家属的依从性也较低。因此,目前准确且快速诊断恶性胸腔积液是需要解决的难题。

3. **肿瘤标志物**　肿瘤标志物是在恶性肿瘤发生和增殖过程中由于肿瘤细胞的相关基因的异常表达或瘤体反应所产生的一种不同于正常细胞分子特征的物质,如癌胚抗原(carcinoembryonic antigen,CEA)、糖类抗原、胰岛素样生长因子Ⅱ mRNA 结合蛋白 3(insulin-like growth factor Ⅱ mRNA-binding protein 3,IMP3),至今为止仍没有发现 1 个能可靠地确定恶性胸腔积液的高度精确的胸腔积液肿瘤标志物,但研究发现,5 种肿瘤标志物 CEA、CA153、CA199、人绒毛膜促性腺激素(β-human chorionic gonadotropin,β-hCG)和组织多肽抗原(tissue polypeptide antigen,TPA)的联合检测可提高恶性胸腔积液诊断的特异度。

4. **作为肿瘤组织标本替代**　目前,肺癌的治疗已进入精准治疗的时代,靶向药物成为基因突变晚期患者的一线治疗方案,使得晚期患者的生存期延长,生活质量得到改善,驱动基因检测是治疗的基础。在亚裔人群中突变率最高的驱动基因是 *EGFR*、*ALK* 和 *ROS1* 等。肿瘤组织标本是驱动基因检测的金标准,但由于活检的局限性,可能导致标本获取不足或患者拒绝活检,因此寻找创伤性小、有效替代组织检测标本以及在治疗过程中可以动态监测耐药情况是临床中热点的问题。已有多项研究探索胸腔积液作为活检组织的替代进行驱动基因检测的可行性。

（四）恶性胸腔积液的治疗

一般来说,恶性胸腔积液的治疗应按照患者积液所引起的临床症状而采取不同处理方式。监测观察、胸膜腔穿刺术、胸膜固定术均是可供选择的策略。

1. 对于无症状的恶性胸腔积液患者不建议进行治疗性的胸膜干预,对于有症状的患者也应首先确定其症状是否与恶性胸腔积液有关,并评估其肺膨胀的情况。在患者症状不明显的情况下,即使患者恶性积液较多,彩超评估为大量积液,都可暂予以观察,以全身治疗为主,并密切监测胸腔积液的变化。此外,EGFR-TKI 作为 EGFR 突变患者一线治疗方案的标准,伴有恶性胸腔积液的 EGFR 敏感型突变患者在接受 TKI 治疗时可密切随访,如积液可自行逐渐吸收,则同样可以暂不行胸腔穿刺术。

2. 如患者积液量较多,且伴随有胸闷、咳嗽等症状,则应尽早行胸膜腔穿刺引流以缓解症状。针对这一类患者,在全身治疗外,局部治疗不可或缺。目前,大量恶性胸腔积液的治疗包括治疗性胸膜腔穿刺术、胸膜固定术(化学性固定、胸腔镜下固定等)、胸膜切除术、胸腔 - 腹腔分流术以及胸膜腔内药物灌注等;局部治疗方式应根据患者具体病情进行选择。

（1）长期置管引流术及胸膜固定术：胸腔置管引流是大量胸腔积液的标准治疗和基本治疗方式，通常在超声定位下进行置管引流。尽早行置管引流术有利于患者临床症状缓解，也有利于全身一般情况的恢复，为进一步全身治疗创造条件。但胸腔积液引流量需要密切观察，以防止过度引流引起的全身营养状况风险及局部感染风险。胸膜固定术主要在于硬化剂的选择，包括化疗药物、生物免疫治疗药物、滑石粉、碘伏、硝酸银、中药制剂和自体血等。其中，滑石粉是使用最广泛的胸膜固定剂。但是目前国内无医用滑石粉的来源，在我国不适用滑石粉控制胸腔积液。

（2）药物治疗：虽然治疗恶性胸腔积液的方法及药物有很多，包括：①抗血管药物如贝伐珠单抗、重组人血管内皮抑制素胸腔注射；②化疗药物如顺铂、博来霉素；③生物制剂如白介素干扰素细胞壁骨架等，但都存在一定的局限性以及不良反应，且其控制情况不尽如人意。因此，需要更多的研究去探究不同情况的患者如 EGFR 突变和 EGFR 野生型患者治疗模式区别，或者胸腔积液中 VEGF 表达的高低，去寻找效果更佳且不良反应更小的药物或方法来更好控制恶性胸腔积液。

二、心包积液

在多浆膜腔积液中，由于心包腔相对于胸腔、腹腔体积小，承受液体负荷能力低，发生心脏压塞的风险高，因此心包积液的患者危险性相对其他的浆膜腔积液患者更高，是临床必须高度重视的人群。

在心包积液的病因中，自身免疫性疾病、恶性肿瘤和心功能不全是占据前三位，其中恶性肿瘤心包转移引起的心包积液预后差，症状重；恶性肿瘤心包转移以肺癌居首位。尸检证明肺癌转移至心脏者高达43.9%~67.4%。肺癌心包转移途径有血行和淋巴转移，肺和心包在解剖上为近邻关系，最易直接浸润转移。

癌性心包积液的形成与癌肿压迫心包淋巴管导致淋巴管阻塞，引起心包液回流受阻有关，肺癌晚期全身衰竭，营养不足致低蛋白血症亦可促进心包积液形成。

心包积液临床表现与胸腔积液稍有差别，多表现为气短、胸闷，阵发性咳嗽，等；严重时可呈前倾位端坐呼吸，呼吸浅快，还可出现烦躁不安、面色苍白、发绀等；大量积液还可导致静脉回流受阻，发生体循环淤血、进而出现肝大、肝功能受损、凝血功能异常、颈静脉怒张、下肢水肿、腹水等右心功能不全的相关体征等。重症患者甚至可发生休克。

肺癌心包转移多见于中央型肺癌患者。转移性心包积液的临床表现、X 线影像、心电图及二维超声心动图虽无特征性改变，但可为临床诊断提供线索。二维超声心动图和彩色多普勒超声检查对心包积液的诊断价值很大，其操作简便、诊断迅速、灵敏度高、无创伤性，并为穿刺定位提供可靠根据。但因癌性心包积液早期症状不典型，X 线及心电图等检查无阳性发现，易致误诊，早期诊断较困难。因此，凡肺癌患者有洋地黄不能纠正的心力衰竭或出现不易解释的心律失常、传导阻滞等应考虑本病。

肺癌致恶性心包积液是肺癌的晚期表现，但仍应积极治疗。少量心包积液，症状不明显者可暂予以观察，但需要密切随访，如出现胸闷。气短等表现应尽快行心包穿刺引流。较多恶性心包积液引起的症状较重，心脏压塞症状突出的患者可考虑行心包穿刺引流。因心包裹心脏的结构，在进行心包腔穿刺引流时应较胸腔穿刺更为谨慎，穿刺过程应密切观察患者生命体征，并及时鉴别抽出的心包积液的性质，防止误伤心脏。每次抽液量一般不应超过 300ml，以防心内压力突然变好引起心脏泵血功能障碍。

心包积液的局部药物灌注原则上可参考恶性胸腔积液的用药，给药方式和途径相差不大，但需要关注药物对心脏的刺激，不建议使用刺激性较大的药物；在选择顺铂等化疗药物进行心包腔灌注时应当慎重，并系统评估患者全身情况。

三、恶性腹腔积液

恶性腹腔积液是多种恶性肿瘤引起的液体在腹腔内异常积聚。在女性患者以卵巢癌最常见，而在男性患者以胃肠道肿瘤最多；其他肿瘤如乳腺癌、胰腺癌、肝癌、子宫内膜癌、恶性淋巴瘤等亦可引起。来源于肺癌、恶性腹膜间皮瘤及其他胸部恶性肿瘤少见。恶性腹腔积液是肿瘤在腹腔广泛播散的结果，预后较差。大量腹腔积液导致腹腔内压力增高，引起患者腹痛腹胀、呼吸困难、食欲下降、恶心呕吐等症状，严重降低生活质量。

既往研究认为恶性腹腔积液的产生机制有以下几种：①肿瘤阻塞膈下淋巴管，导致腹腔内水和蛋白回吸收障碍，液体潴留于腹腔引起胸腔积液；②肿瘤侵袭腹膜和肠壁，使血管内皮受损，血管通透性增加，渗出增多引起腹腔积液；③合并低蛋白血症的肿瘤患者血浆胶体渗透压降低，同时因循环血量减少，刺激肾素-血管紧张肽-醛甾酮系统激活，导致水钠潴留于腹腔，引起腹腔积液。新生血管的生成及新生血管渗透性的增加也是形成恶性腹腔积液的重要原因之一。

恶性腹腔积液的治疗同样分为全身治疗和局部治疗。对于无明显临床症状的伴有恶性腹腔积液的患者，应该重视原发肿瘤的治疗，以期通过原发肿瘤的治疗使积液生成通路缓解，以使得积液自行吸收。对于已经出现症状的患者（如食欲缺乏、腹胀等），应尽早行腹腔穿刺及引流，需要特别说明的是，由于腹腔空间巨大，且空间延展性亦较好，腹腔积液的引流经常过量，临床医师应密切关注引流量的变化，及时补充白蛋白，以防止因过量引流导致的营养状况急剧恶化。必要时加用局部药物灌注，药物灌注可参见胸腔积液及心包腔积液的药物灌注治疗。

患者出现恶性浆膜腔积液表明肿瘤播散或已进展至晚期，预后不佳，患者的中位生存期将明显缩短，一般约6~8个月。积极治疗可一定程度上延长患者生存期。

> **知识要点**
>
> 　　恶性浆膜腔积液（malignant cavity effusion，MCE）指多种恶性肿瘤累及胸腔、腹腔和心包腔及其浆膜所引起的积液，包括恶性胸腔积液、恶性心包积液和恶性腹腔积液，是晚期恶性肿瘤的常见并发症。往往预示患者预后不良。
>
> 　　MCE的临床表现主要为局部器官功能受限引发的临床症状，如呼吸困难、心悸、不能平卧、端坐呼吸、腹胀、食欲缺乏等，严重者出现呼吸循环衰竭危及生命。
>
> 　　治疗上对于无症状或者症状轻微的恶性浆膜腔积液患者可以不做局部治疗，进行有效的全身治疗即可。当症状严重影响生活时，需要全身治疗的基础上联合局部治疗，包括针对原发病的治疗、利尿、限盐、穿刺抽液或引流、腔内给药等。

（陈颖兰　邹俊韬　胡珍珍）

● 推荐阅读文献

［1］WU Y B，XU L L，WANG X J，et al. Diagnostic value of medical thoracoscopy in malignant pleural effusion. BMC Pulm Med，2017，17（1）：109.

［2］STATHOPOULOS G T，KALOMENIDIS I. Malignant pleural effusion：tumor host interactions unleashed. Am J Respir Crit Care Med，2012，186（6）：487-492.

［3］THICKETT D R，ARMSTRONG L，Millar A B. Vascular endothelial growth factor（VEGF）in inflammatory and malignant pleural effusions. Thorax，1999，54（8）：707-710.

［4］WU D W，CHANG W A，LIU K T，et al. Vascular endothelial growth factor and protein level in pleural effusion for differentiating malignant from benign pleural effusion. Oncol Lett，2017，14（3）：3657-3662.

［5］DAMIANOVICH M. Structural basis for hyperpermeability of tumor vessels in advanced lung adenocarcinoma complicated by pleural effusion. Clin Lung Cancer，2013，14（6）：688-698.

［6］ZACHARY I. Signaling mechanisms mediating vascular protective actions of vascular endothelial growth factor. Am J Physiol Cell Physiol，2001，280（6）：1375-1386.

［7］FANG S C，ZHANG H T，HU H D，et al. Effect of endostar combined with angiopoietin-2 inhibitor on malignant pleural effusion in mice. Med Oncol，2015，32（1）：1-7.

［8］YEH H H，LAI W W，CHEN H H，et al. Autocrine IL-6 induced Stat3 activation contributes to the pathogenesis of lung adenocarcinoma and malignant pleural effusion. Oncogene，2006，25（31）：4300-4309.

［9］LI S，YOU W J，ZHANG J C，et al. Immune regulation of interleukin-27 in malignant pleural effusion. Chin Med J，2015，128（14）：1932-1941.

［10］WALKER S,MASKELL N. Identification and management of pleural effusions of multiple aetiologies. Curr Opin Pulm Med,2017,23（4）:339-345.

［11］MASKDL N A,BUTTAND R J,Pleural Diseases Group. BTS guidelines for the investigation of a unilateral pleural effusion in adults. Thorax,2003,58（Suppl 2）:8-17.

［12］TANG Y,WANG Z,LI Z M,et al. High-throughput screening of rare metabolically active tumor cells in pleural effusion and peripheral blood of lung cancer patients. Proc Nat Acad Sci U S A,2017,114（10）:2544-2549.

［13］HIRSCH F R,SCAGLIOTTI G V,MULSHINE J L,et al. Lung cancer:current therapies and new targeted treatments. Lancet,2017,389（10066）:299-311.

［14］宋俊贤,李晓等.以心包积液为主多浆膜腔积液患者的病因学分布和临床特征分析.中国循环杂志,2021,36（3）:305-309.

［15］KIPPS E,TAN D S,KAYE S B. Meeting the challenge of ascites in ovarian cancer:new avenues for therapy and research. Nat Rev Cancer,2013,13（4）:273-282.

第三节 中枢神经系统急症

随着影像学检查技术的提升和患者生存期的延长,肺癌患者中枢神经系统（central Nervous system,CNS）转移的检出率不断上升。肺癌患者CNS急症主要包括CNS转移所致的颅内高压症和脊髓压迫症。

一、颅内高压症

脑组织被颅骨、硬脑膜包绕,颅内容积恒定。在一定程度内,脑脊液、脑组织和脑血容量相互协调,维持颅内压稳定。肺癌患者发生CNS转移时,可导致颅内压增高。

（一）病理生理

转移灶在脑组织各部位分布大致与重量和血液灌流量相一致,大脑、小脑和脑干约各占80%、15%和5%。脑转移灶机械性压迫周围脑组织,或直接损伤血管内膜,导致血流屏障改变和血管通透性增强,继而出现大脑缺血水肿,影响脑组织的正常代谢;远处脑组织血管扩张,毛细血管和胶质细胞反应性增生,导致颅内压增高。而颅内压增高又可影响脑血流量和脑组织代谢,加重脑水肿,致使颅内压进一步增高。颅内压增高挤压脑实质时可发生脑组织移位,形成脑疝,而脑疝是颅内高压症导致死亡的主要原因。颅内高压也可引起下丘脑中自主神经功能紊乱,以及肺的血流动力学改变形成肺水肿等。

（二）临床表现

头痛、呕吐和视盘水肿是颅内压增高的三大主征。通常为逐渐加剧的间歇性头痛,咳嗽、喷嚏及低头时头痛加剧;呕吐多为喷射性。根据转移的部位不同,症状和体征也有一定差异。

（三）诊断

MRI诊断颅内压升高的特异性和敏感性最高。腰椎穿刺可检测脑脊液压力,收集脑脊液并完善常规、生化、细胞学及病理学基因检测等检查,但易诱发或加重脑疝,尤其一侧大脑半球的肿瘤和后颅窝肿瘤,因此,非必要时不建议进行腰椎穿刺。

（四）治疗

对颅内高压症患者,既需给予脱水降颅内压等对症处理缓解症状,也要积极针对原发疾病进行对因治疗。

1. 急救处置

（1）一般处理:半卧位,促进脑静脉血回流;限制水摄入,减少脑细胞外液体积;过度通气,使脑血管收缩;昏迷患者采用侧卧位,防止误吸,必要时气管切开。

（2）脱水利尿:常用药物有甘露醇和呋塞米。渗透性利尿剂甘露醇进入血管后提高血浆渗透压,水从脑、脑脊液等组织细胞间隙返回血管,减轻组织水肿,降低颅内压。同时可加用高效能袢利尿剂呋塞米,但需严密监测血浆电解质和尿量。

（3）糖皮质激素:减轻脑水肿的重要辅助药物,可减少脑细胞外液体积,阻断肿瘤毒性代谢物对血管

笔记

的影响,但不改善预后。

（4）其他对症治疗:对癫痫患者需加用抗癫痫药,减轻因癫痫样发作加重脑缺氧和脑水肿;对剧烈头痛者可用镇痛剂,但慎用吗啡、哌替啶等抑制呼吸中枢的药物。

2. 治疗原则

（1）内科治疗:对于驱动基因阳性 NSCLC 脑转移患者,靶向治疗是重要治疗手段。BRAIN 研究提示埃克替尼用于 EGFR 基因敏感突变 NSCLC 脑转移患者较 WBRT ± 化疗显著改善了颅内 ORR 和中位 PFS。不同药物颅内缓解情况存在一定差异。三代 EGFR-TKIs 对 NSCLC 脑转移病灶控制具有较好疗效,FLAURA 和 AURA3 研究中脑转移亚组患者分析结果显示,奥希替尼治疗 EGFR 基因敏感突变阳性 NSCLC 患者的中位 PFS 及颅内 ORR 获益明显优于一代 EGFR-TKIs 和化疗。ALEX 研究脑转移亚组中,阿来替尼组颅内 ORR 和 DOR 分别为 81% 和 17.3 个月,显著优于克唑替尼 50% 和 5.5 个月。ASCEND7 研究中塞瑞替尼对有症状或进展期的 ALK 融合基因阳性 NSCLC 脑转移和 / 或脑膜转移患者也显示出较好的颅内疗效。CROWN 研究中劳拉替尼颅内 ORR 为 82%,CR 率高达 71%。对于驱动基因阴性 NSCLC 脑转移患者,贝伐珠单抗联合化疗可作为推荐。贝伐珠单抗可以在一定程度上减轻脑坏死和脑水肿,含铂药物为基础的化疗也可为 NSCLC 脑转移患者带来生存获益。单药免疫治疗或免疫联合化疗在驱动基因阴性 NSCLC 脑转移患者也取得了一定的疗效。研究汇总分析提示,免疫单药用于 PD-L1 阳性 NSCLC 脑转移患者与无脑转移患者具有相似的临床获益,免疫联合化疗相比单纯化疗具有生存获益。KEYNOTE-189 研究中帕博利珠单抗联合含铂方案化疗对比单独化疗,脑转移患者 OS 分别为 19.2 个月和 7.5 个月。对于 SCLC 脑转移,化学治疗是重要的治疗手段,但药物通过血脑屏障的能力有限。在免疫时代下,以 Atezolizumab 和 Durvalumab 为代表的免疫联合化疗方案对于 SCLC 脑转移也提供了新的思路与方向,尚需更多的临床研究证实。

（2）放射治疗:应根据患者症状、脑转移灶数目、脑水肿情况以及对认知功能的影响等因素合理选择剂量分割方式。由于正常脑组织的剂量限制,全脑放疗（whole brain radiotherapy,WBRT）难以根治颅内病变,而神经认知功能损伤进一步限制了其临床应用。随着放射治疗技术的发展,立体定向放疗（stereotatic radiotherapy,SRT）,包括立体定向放射外科（stereotatic radiosurgery,SRS）、分次立体定向放射治疗（fractionated stereotactic radiotherapy,FSRT）和大分割立体定向放射治疗（hypofractionated stereotactic radiotherapy,HSRT）凭借定位精确、剂量集中、损伤相对小等优势在脑转移中的应用越来越广泛。目前 WBRT 多用于术后辅助治疗或 SRS 失败后的挽救治疗,用于 >3 个病灶的 NSCLC 脑转移患者初始治疗时需联合 SRS 局部加量。保护海马区可使 WBRT 认知功能障碍发生率显著下降。SCLC 脑转移患者均可考虑 WBRT。对于肿瘤最大径 <5cm,肿瘤数目 ≤4 个的脑转移瘤 SRT 较 WBRT 具有生存优势,且能更好地保留认知功能。其中大体积病灶（通常 >3cm）单次 SRS 难以达到良好的局部控制效果,且治疗毒性明显提高,建议采用 FSRT。SRT 也可作为术后辅助及 WBRT 失败后的挽救治疗。放射治疗的应用也可一定程度改善后续化疗药物等通过血脑屏障的能力。

（3）手术治疗:手术治疗可迅速缓解颅内高压症状,并获取肿瘤组织,明确组织和分子病理诊断,但需综合考虑肿瘤大小、部位、个数、组织学类型及患者全身状况等因素。肿瘤数目 ≤3 个、肿瘤最大径 >3 cm、部位适合的脑转移灶可考虑手术切除,对位于脑干、丘脑、基底节的脑转移瘤及放化疗敏感的 SCLC 脑转移瘤,原则上不首选外科手术。对于脱水利尿、激素等内科治疗无法缓解颅内高压症状的患者,可考虑脑室外引流或脑室 - 腹腔分流。

二、脊髓压迫症

脊髓压迫症指脊椎或椎管内占位病变引起脊髓、脊神经根及供应血管的急性或亚急性压迫,造成脊髓功能障碍的临床综合征。脊髓压迫易造成永久性损害,因此,应积极采取有力的急救措施。

（一）病理生理

脊髓压迫症状主要是由脊髓机械性压迫和血供障碍引起。肺癌可转移至脊柱或椎旁,突入椎管;也可经血液、淋巴循环直接进入椎管,压迫脊髓;或引起椎静脉阻塞,造成脊髓血供障碍。肺癌等肿瘤还可产生血管内皮生长因子和前列腺素 E_2 等引起局部脊髓的血供下降,进一步造成脊髓缺血、缺氧,最终导致脊髓出现水肿、变性或坏死等病理变化,出现脊髓半切或横贯性损害,引起受压平面以下的肢体运动、感觉、反射或括约肌功能以及皮肤营养功能等障碍,严重影响患者的生活和劳动能力。

(二)临床表现

脊髓受压后的变化与受压迫的部位、外界压迫的性质及发生速度有关。可根据临床神经系统检查初步确定脊髓压迫的部位,再进行增强 MRI 检查来准确定位脊髓压迫的位置和程度。

脊髓压迫的早期症状为背痛,发生率高达 70%~95%,具有明确的压痛部位,与脊髓受累的部位一致。用力或改变体位如咳嗽、活动或仰卧等任何引起脑脊液压力增高或神经根受牵拉的情况,均可诱发或加重疼痛。脊髓压迫加重时可出现局部机体感觉、运动和自主功能障碍,不及时有效治疗予以解决,严重时可能出现截瘫。感觉丧失区域的脊髓节段常常低于受损脊髓部位 1~2 个椎体水平。

(三)诊断

相较于椎体 X 线片、骨放射性核素扫描 ECT,MRI 是目前公认的对椎体转移和脊髓病变诊断敏感性和特异性最高的检查方法,被称为诊断脊髓压迫和范围的"金标准"。PET/CT 也具有积极的诊断价值,其将 PET 与 CT 两种成像融合后可同时提供病灶的大小、位置等解剖信息和功能与代谢等信息,可以早期、快速、准确、全面地发现病灶,并评估患者的全身肿瘤负荷状态。

(四)治疗

治疗目的是缓解疼痛,恢复或保留神经功能,控制局部转移病灶,保持脊柱的稳定性。在保证积极有效的全身对因治疗前提下,糖皮质激素、放射治疗和减压手术是脊髓压迫的主要治疗方法。

1. 急救处置　一旦出现神经症状时,应及时给予糖皮质激素,以减轻脊髓压迫引起的神经水肿和增加脊髓抗缺氧能力。同时加用或抑制剂预防应激性溃疡。必要时脱水利尿治疗也可起到缓解症状作用。

2. 放射治疗　治疗脊髓压迫的主要手段。放疗适应证包括对放射高、中度敏感,无脊椎不稳定性的脊柱(髓)转移瘤,或脊柱(髓)转移瘤的术后放疗。对于有病理性骨折、脊椎不稳、放疗不敏感的肿瘤或未确诊者,可先考虑手术,而后给予术后放疗。

3. 手术治疗　对预期寿命超过 6 个月者,可考虑手术治疗。手术可以迅速缓解脊髓和神经根压迫,但不能切除全部肿瘤。手术适应证包括放疗及糖皮质激素治疗无效或放疗后复发者,诊断不明需病理检查者。对于脊柱明显破坏者,手术会使椎体不稳定,禁止行椎板切除术。多处脊髓压迫也是手术禁忌证。术前患者如已有神经压迫症状或瘫痪,手术疗效并不明显。高位颈椎病变可引起呼吸麻痹,手术减压需慎重。

> **知识要点**
> 1. 肺癌中枢神经系统急症主要包括肺癌中枢神经系统转移所致的颅内高压症和脊髓压迫症。
> 2. MRI 检查对肺癌中枢神经系统急症诊断的特异性和敏感性最高。
> 3. 对肺癌中枢神经系统急症患者,除了紧急对症处理缓解症状,也要积极针对原发疾病进行对因治疗。糖皮质激素对缓解症状具有重要作用。

(许　斌　宋启斌)

● 推荐阅读文献

[1] YANG J J,ZHOU C,HUANG Y,et al. Icotinib versus whole-brain irradiation in patients with EGFR-mutant non-small-cell lung cancer and multiple brain metastases(BRAIN):a multicentre,phase 3,open-label,parallel,randomised controlled trial. Lancet Respir Med,2017,5(9):707-716.

[2] SORIA J C,OHE Y,VANSTEENKISTE J,et al. Osimertinib in untreated EGFR-mutated advanced non-small-cell lung cancer. N Engl J Med,2018,378(2):113-125.

[3] WU Y L,AHN M J,GARASSINO M C,et al. CNS efficacy of osimertinib in patients with T790M-positive advanced non-small-cell lung cancer:data from a randomized phase Ⅲ trial(AURA3). J Clin Oncol,2018,36(26):2702-2709.

[4] PETERS S,CAMIDGE D R,SHAW A T,et al. Alectinib versus crizotinib in untreated ALK-positive non-small-cell

lung cancer. N Engl J Med,2017,377（9）:829-838.

［5］CHOW L,BARLESI F,BERTINO E,et al. 4884-Results of the ASCEND-7 phase II study evaluating ALK inhibitor（ALKi）ceritinib in patients（pts）with ALK+ non-small cell lung cancer（NSCLC）metastatic to the brain. Ann Oncol,2019,30（suppl 5）:v602-v660.

［6］SHAW A T,BAUER T M,DE MARINIS F,et al. First-Line Lorlatinib or Crizotinib in Advanced ALK-Positive Lung Cancer. N Engl J Med,2020,383（21）:2018-2029.

［7］GADGEEL S,RODRíGUEZ-ABREU D,SPERANZA G,et al. Updated analysis from KEYNOTE-189:pembrolizumab or placebo plus pemetrexed and platinum for previously untreated metastatic nonsquamous non-small-cell lung cancer. J Clin Oncol,2020,38（14）:1505-1517.

［8］HORN L,MANSFIELD A S,SZCZęSNA A,et al. First-line atezolizumab plus chemotherapy in extensive-stage small-cell lung cancer. N Engl J Med,2018,379（23）:2220-2229.

［9］PAZ-ARES L,DVORKIN M,CHEN Y,et al. Durvalumab plus platinum-etoposide versus platinum-etoposide in first-line treatment of extensive-stage small-cell lung cancer（CASPIAN）:a randomised,controlled,open-label,phase 3 trial. Lancet,2019,394（10212）:1929-1939.

第四节　肿瘤溶解综合征

肿瘤溶解综合征（tumor lysis syndrome,TLS）为肿瘤细胞自发或在细胞毒性治疗后继发的代谢和电解质紊乱。其特征为过度细胞溶解导致的高尿酸血症、高磷酸血症、高钾血症和低钙血症，常合并代谢性酸中毒，可继发急性肾衰竭、心律失常等。

（一）病因

肿瘤溶解综合征的发生与病理类型、肿瘤特征、合并基础疾病等三方面有关。

TLS 最常见于具有高增殖活性的血液恶性肿瘤如淋巴瘤和白血病，尤其是 Burkitt 淋巴瘤和急性淋巴细胞白血病。实体瘤中也可见于小细胞肺癌、晚期乳腺癌、睾丸癌等。

若肿瘤增殖速度快、肿瘤负荷高（如肿瘤体积 >10cm 的巨型肿瘤）且对治疗敏感，则发生 TLS 的风险增加。

治疗之前存在肾功能损害和 / 或脱水是 TLS 诱发因素，应在治疗开始前确定并予以纠正。血清乳酸脱氢酶和白细胞计数升高与高肿瘤负荷与 TLS 的高风险相关联。其他与 TLS 发生可能相关的因素包括高龄、肾小球滤过率的降低等。

（二）病理生理学

TLS 通常是由于化疗后肿瘤细胞迅速破坏引起。肿瘤细胞坏死后其代谢产物和细胞内有机物质释放入血液中造成电解质紊乱，而细胞溶解导致胞内的钾离子大量释放入血，引起血钾增高，而肾脏清除大量副产物的能力趋于饱和，导致血清尿酸、钾和磷的水平上升，血清钙水平降低。

高尿酸血症伴酸性尿和尿量减少可能导致尿酸结晶沉淀、肾小管阻塞和肾功能衰退。这是 TLS 导致急性肾衰竭的最常见机制；严重的高钾血症可导致心律失常，甚至心搏骤停，急性肾衰竭或乳酸性酸中毒可能加重高钾血症；高磷血症可能会造成磷酸钙结晶和沉淀，从而导致肾钙质沉着和尿路梗阻，高磷酸血症可导致继发性低钙血症，若为重度低钙血症，则可能表现出抽搐或意识障碍等症状。

肿瘤细胞溶解坏死释放大量细胞因子，可能继发凝血功能发生异常，甚至出现弥散性血管内凝血（disseminated intravascular coagulation,DIC），急性炎症综合征，严重时会导致多器官功能衰竭。

（三）临床表现

TLS 临床表现与以下这些病理生理的异常相关。①高钾血症:主要表现为乏力、疲劳、心悸（常合并心律失常）;②高磷及低钙血症:二者常伴随发生，表现为恶心呕吐、肌肉痉挛或抽搐、心电图异常以及惊厥等精神症状;③高尿酸血症:可导致急性肾损伤，表现为嗜睡、少尿、水肿等;④代谢性酸中毒:患者可出现头晕、乏力、呼吸加深加快、嗜睡甚至昏迷。

笔记

（四）诊断

肿瘤溶解综合征的诊断多采用 Cairo 和 Bishop 制定的标准。分为临床型肿瘤溶解综合征（clinical tumor lysis syndrome，CTLS）及实验室型肿瘤溶解综合征（laboratory tumor lysis syndrome，LTLS）两种类型。LTLS 指初始化疗的 3 日前或 7 日后出现下列 2 个或以上的异常因素：①尿酸≥476μmol/L（或 8mg/dl）或增高 25%；②钾≥6.0mmol/L（或 6mg/L）或增高 25%；③磷，儿童≥2.1mmol/L 和成人≥1.45mmol/L，或增高 25%；④钙≤1.75mmol/L 或降低 25%。CTLS 指在 LTLS 基础上合并以下至少一项临床表现：急性肾衰竭、心律失常、癫痫发作、猝死。治疗敏感的肿瘤在接受放疗时也可能导致 TLS 的发生。根据肾功能、心律失常、癫痫发作等程度，TLS 可分为 5 级，具体见表 15-4-1。

表 15-4-1　Cairo 临床型肿瘤溶解综合征分级标准

临床表现	0 级	1 级	2 级	3 级	4 级	5 级
肾功能损害标准	无	SCr 1.5mg/dl 或 CCr 30~45ml/min	SCr 1.5~3.0mg/dl 或 CCr 10~30ml/min	SCr 3.0~6.0mg/d 或 CCr 10~20ml/min	SCr>6.0mg/d 或 CCr<10ml/min	死亡
心律失常表现	无	无症状	无明显症状	有明显症状，需要药物控制	危及生命，如低血压、休克、晕厥	死亡
癫痫发作	无	无	一次短暂的全身发作，药物能够控制，或不影响日常生活的局部发作	发作时有意识的改变，药物不能很好控制	长期反复发作，药物不能控制	死亡

注：SCr，血清肌酐；CCr，肌酐清除率。

（五）治疗

预防是 TLS 最重要的干预措施，应早期识别处于发生 TLS 风险的患者并给予适当的措施。如果预防后仍然发生 TLS，则治疗应包括纠正实验室和临床异常，并避免可能危及生命的并发症（例如心律失常或癫痫发作）。

1. 预防　对于存在高危因素的患者化疗前应该密切监测乳酸脱氢酶、血肌酐、尿素氮、血钠、钾、钙、磷、尿酸等并及时纠正，治疗过程中密切监测生命体征、尿量、尿 pH 及上述指标的变化。化疗前大剂量水化、碱化尿液、给予别嘌醇等减少尿酸，可以有效地预防或减少 TLS 的发生。具体方法为化疗前 24~48h 静脉滴注 1 000~2 000ml/d 液体，口服或静脉滴注碳酸氢钠，给予别嘌醇 300~600mg/d。

2. LTLS 的治疗　①高钾血症：可以通过水化、祥利尿剂、缓慢静脉推注葡萄糖酸钙（以平衡高钾对心脏的影响），胰岛素 / 葡萄糖输注（迫使钾离子回到细胞内），给予聚磺苯乙烯，以结合钾离子并促使其通过肠道排出。②高磷血症：给予磷酸盐结合剂（例如铝抗酸剂），以减少磷酸盐的肠道吸收。发生肾衰竭时，治疗 TLS 不应使用磷酸盐结合剂（例如铝盐）。③低钙血症：无症状低钙血症不需要治疗。可随高磷酸血症纠正。④高尿酸血症：目前降低尿酸多推荐使用重组尿酸氧化酶（拉布立海），同时应充分补液，如果充分补足血容量后尿排出量欠佳，则可以使用祥利尿剂。祥利尿剂可能会引起肾小管中的尿酸和磷酸钙沉淀，因此应避免用于有肾脏梗阻或血容量不足的患者。

3. CTLS 的治疗　如果出现临床 TLS，则需要立即治疗并发症。①肾衰竭：如果出现急性肾衰竭、合并生化异常或存在持续的容量负荷过高、无法控制的高血压、重度酸中毒和 / 或尿毒症伴中枢神经系统中毒，则需要进行透析。②心律失常：高钾血症最严重的临床表现（通常不是低钙血症的临床表现）。建议整个治疗期间进行持续心脏监护，纠正电解质紊乱，可给予相应的抗心律失常治疗。③癫痫发作：癫痫发作通常继发于低钙血症。从症状上来看，与任何其他病因所致癫痫发作一样，可用抗惊厥药治疗。癫痫发作时要通过静脉推注单个剂量的葡萄糖酸钙治疗潜在的低钙血症，必要时谨慎进行重复给药。

（六）预后

目前尚无成功治疗或预防 TLS 后预后的相关数据。引入拉布立海后，需要透析的急性肾衰竭病例数

笔记

已显著减少。高钾血症引起的心律失常,急性肾功能不全是 TLS 引起死亡的主要原因。因此提高对 TLS 的认识,掌握 TLS 的临床表现及诊断标准,对肿瘤负荷大,放化疗敏感的肿瘤预防及 TLS 的早发现早治疗,对于提高 TLS 预后至关重要。

> **知识要点**
>
> 　　肿瘤溶解综合征主要表现为"三高一低",即高尿酸血症、高磷酸血症、高钾血症和低钙血症,常合并代谢性酸中毒,可继发急性肾衰竭、心律失常等。分为临床肿瘤溶解综合征和实验室肿瘤溶解综合征。
>
> 　　高增殖活性、肿瘤负荷大、治疗敏感的肿瘤类型,以及基础肾功能不全、脱水、乳酸脱氢酶升高、白细胞计数升高等与 TLS 高风险相关。
>
> 　　预防是 TLS 最重要的干预措施。已发生的 TLS 治疗包括纠正电解质异常和合并症的治疗。

(仲　佳　段建春)

● 推荐阅读文献

[1] DAVIDSON M,THAKKAR S,HIX J,et al,Pathophysiology,clinical consequences,and treatment of tumor lysis syndrome. AMJM,2004,116(8):546-554.

[2] GEMICI C. Tumour lysis syndrome in solid tumours. Clin Oncol(R Coll Radiol),2006,18(10):773-780.

[3] 杨阳,陈公琰. 肿瘤溶解综合征. 肿瘤代谢与营养电子杂志. 2016,3(2):8-90.

[4] CAIRO M,BISHOP M. Tumour lysis syndrome:new therapeutic strategies and classification. Br J Haematol,2004,127(1):3-11.

[5] MONTESINOS P,LORENZO I,MARTÍN G,et al. Tumor lysis syndrome in patients with acute myeloid leukemia:identification of risk factors and development of a predictive model. Haematologica,2008,93(1):67-74.

[6] JONES D,MAHMOUD H,CHESNEY R. Tumor lysis syndrome:pathogenesis and management. Pediatr Nephrol,1995,9(2):206-212.

[7] FEIG D,KANG D,JOHNSON R. Uric acid and cardiovascular risk. N Engl J Med,2008,359(17):1811-1821.

[8] NAKAMURA M,ODA S,SADAHIRO T,et al,The role of hypercytokinemia in the pathophysiology of tumor lysis syndrome(TLS) and the treatment with continuous hemodiafiltration using a polymethyl methacrylate membrane hemofilter(PMMA-CHDF). Transfus Apher Sci,2009,40(1):41-47.

[9] COIFFIER B,ALTMAN A,PUI C,et al. Guidelines for the management of pediatric and adult tumor lysis syndrome:an evidence-based review. J Clin Oncol,2008,26(16):2767-2778.

第五节　高 钙 血 症

恶性肿瘤相关高钙血症(hypercalcemia of malignancy,HCM)是一种常见的副肿瘤综合征,也是恶性肿瘤中最常见的代谢并发症之一。美国一项回顾性研究采用肿瘤服务综合电子记录(OSCER)数据库的电子健康记录(EHR)数据,调查了 2009—2013 年美国肿瘤患者高钙血症的流行病学情况。数据纳入 2009 年 68 023 例患者至 2013 年 121 482 例患者进行分析,结果显示 2009 年至 2013 年每年高钙血症发病率 2.0%~2.8%,多发性骨髓瘤、肺癌和肾癌高钙血症发病率比较高,其中肺癌[3.5%(2013 年)~5.9%(2009 年)]。我国首都医科大学宣武医院调查了 2011 年本院住院患者中 56 例肿瘤患者,其中高钙血症有 13 例(占 23.3%),而恶性肿瘤所致高钙血症中,肺癌占比最高(6 例,46.1%)。

(一)病因

恶性肿瘤骨转移刺激破肿瘤细胞活性增加同时释放破骨细胞刺激因子增加是高钙血症的重要原因,可引起骨吸收增加,使血钙升高,严重的可引起高钙危象。

（二）病理生理学

根据病理生理机制不同,恶性肿瘤相关的高钙血症主要分为三种类型:

1. 局部溶骨性高钙血症(local osteolytic hyperclacema,LOH) 指由原发于血液系统肿瘤或非血液系统肿瘤骨转移所致直接骨侵犯引起的高钙血症,约占恶性肿瘤相关性高钙血症的20%。其可能的发生原因包括瘤细胞或宿主免疫细胞释放破骨细胞刺激因子,如甲状旁腺激素相关蛋白(PTHrP)、前列腺素 E、IL-1、IL-6、TNF-β 等以及核因子 κB 受体活化因子配体(RANKL)等。最常见为多发性骨髓瘤、白血病、淋巴瘤和乳腺癌骨转移。

2. 恶性肿瘤体液性高钙血症(humoral hypercalcemia of malignancy,HHM) 指由于未发生广泛骨转移的实体肿瘤或对肿瘤有反应的其他细胞分泌体液介导因子至血液循环,刺激破骨细胞骨吸收及肾小管钙的重吸收而导致高钙血症。其特征是很少或无恶性肿瘤骨侵犯或骨转移,肿瘤切除或治愈后高钙血症和其他生化异常可逆转。最常见于肺、食管、宫颈、阴道及头颈部的鳞状上皮细胞癌,其他还有肾、膀胱、卵巢或胰腺癌,而乳腺癌可致 HHM,也可出现在 LOH。目前已明确绝大多数是由肿瘤分泌所致。

3. 异位甲状旁腺激素分泌 指非甲状旁腺肿瘤分泌甲状旁腺激素(PTH)导致的高钙血症,也称为异位甲旁亢,是恶性肿瘤相关的高钙血症的罕见原因。目前有肺癌、肝癌、卵巢癌、甲状腺乳头状癌、甲状腺髓样癌、胸腺瘤、膀胱癌等分泌 PTH 导致高钙血症的报道。

近来发现某些 T 细胞淋巴瘤中可产生活性 1,25- 二羟维生素 D_3 水平升高而引起高钙血症的报道,但与高钙血症的相关性有待进一步证实,可能成为高钙血症的另外一种发生机制。

（三）临床表现

高钙血症可累及患者多系统,症状表现多样。累及神经系统:高血钙时可出现注意力不集中、共济失调、嗜睡、疲劳、抑郁、木僵,甚至昏迷。累及心血管系统:出现高血压、心力衰竭、心动过缓、心律失常、QT 间期缩短,室颤和心搏骤停。累及胃肠道:表现为厌食、恶心、呕吐、便秘。累及泌尿系统:导致可逆性肾小管功能障碍,表现为多尿、肾结石、肾钙化、肾小球滤过率下降、高氯性酸中毒,严重时肾衰竭。其他:患者还可有近端肌病、肌无力,带状角膜病,全身迁徙性钙化及脱水等,长期高钙血症的患者会表现为严重的骨骼疼痛等。

高钙危象(hypercalcemic crisis)指血钙≥3.7mmol/L(15mg/dl)的严重高钙血症,患者常出现少尿、无尿、昏迷甚至心脏停搏。

（四）诊断

正常成人的血钙参考值为 2.15~2.60mmol/L(8.6~10.4mg/dl),高钙血症是指血钙水平超过正常值的上限,通常将血钙浓度高于 2.60mmol/L(需参考提供检查实验室的正常值上限)定义为高钙血症。

按血钙升高水平可将高钙血症分为轻、中和重度。轻度高血钙为血总钙值低于 3mmol/L,中度为 3~3.5mmol/L,重度时大于 3.7mmol/L,同时可导致一系列严重的临床征象,即称高钙危象。

临床上检测的是血液中的总钙,血液中的总钙受血中白蛋白的影响,当血白蛋白水平降低时,会掩盖高钙血症,因此需要用血白蛋白水平校正血钙的测定值。

计算校正钙的方法有 3 种:

1. 以 4.0g/dl 的白蛋白为基数,白蛋白每降低 1g,加 0.8mg 钙来校正,即校正钙(mg/dl)= 实测钙(mg/dl)+0.8×［4.0g/dl– 白蛋白(g/dl)］。

2. 校正后血清总钙(mg/dl)= 实测得的血清总钙(mg/dl)– 血清白蛋白(g/dl)+4.0。

3. 校正的血钙(mmol/L)= 测得的血钙(mmol/L)–［0.025× 白蛋白(g/L)］+1。

（五）治疗

1. 监测 对于高钙血症患者,应密切监测血钙及钠、钾、钙、磷、镁等电解质的变化并及时纠正,同时应关注肾功能的变化,治疗过程中密切监测生命体征(包括血压、心率、心律等)、尿量等。

2. 补液利尿 急性高钙血症的患者常由于恶心呕吐有显著的容量不足,伴随过多钙对肾小管功能影响引起的多尿。治疗的第一步是静脉补液恢复细胞外液容量。补液目标是尿量大于 $75cm^3/h$,补液量建议先给予生理盐水 1~2L,随后 150~300cm^3/h 维持。要警惕容量超负荷,尤其对于存在肾功能和心功能不全的患者。袢利尿剂的使用也有助于钙盐排出,建议在患者血容量正常后使用。但也需要警惕其引起的继

笔记

发性电解质紊乱。不建议使用噻嗪类利尿剂,可能增加钙的重吸收。

3. 抑制骨吸收

(1)双膦酸盐:口服双膦酸盐因血清浓度不足以使破骨细胞失活,因此不用于高钙血症的治疗。建议静脉注射双膦酸盐,包括帕米膦酸盐(2~6 小时内静脉注射 60~90mg)和唑来膦酸(15~30 分钟内静脉注射 4mg)。双膦酸盐通过抑制破骨细胞,促进其凋亡,减少其募集并增加 RANKL 受体。起效较慢,通常 1~3 日起效,4~7 日血钙达到最低水平,作用持续 1~3 周。

(2)地舒单抗:地舒单抗是人源 RANKL 单克隆抗体,阻止 RANKL 与 RANK 结合,抑制破骨细胞对骨的吸收。用法为 120mg 4 周 1 次(负荷剂量第 8 日、第 15 日注射)。一项开放标签、单臂、国际多中心的 Ⅱ 期研究(20070315 研究)纳入 33 例双膦酸盐难治的高钙血症成年患者(定义为静脉双膦酸盐治疗后 7~30 日内校正后血清钙 CSC 水平 >12.5mg/dl)。研究结果显示,主要研究终点首次给药后 10 日高钙血症缓解率达 64%(n=21)。亚组分析显示,无论患者性别、年龄、种族、有无骨转移、是否有症状、PTHrP 基线水平或是否存在肾功能损伤,地舒单抗都能降低患者的血清钙水平。另外一项研究汇总分析了地舒单抗与唑来膦酸对乳腺癌(n=2 046)、其他实体瘤(乳腺癌和前列腺癌除外)骨转移患者以及多发性骨髓瘤患者(n=1 776)在预防或延迟高钙血症发生时间方面的疗效和安全性。结果显示,地舒单抗较唑来膦酸可以显著降低首次高钙血症发生的时间($HR=0.63,95\%CI\ 0.41~0.98,P=0.042$),并降低高钙血症复发的风险($RR=0.48,95\%CI\ 0.29~0.81,P=0.006$)。

(3)降钙素:降钙素(合成鲑鱼降钙素)4~8U/(kg/d),肌肉或皮下注射,可根据血钙变化适当调整。具有快速起效的特点,但是作用轻微,持续实践较短。

(4)普卡霉素:毒性较大,目前已少用。

4. 皮质类固醇　类固醇皮质激素在高钙血症的治疗中是有效的,因为其可以抑制骨化三醇的形成,上调成纤维细胞上的降钙素受体,提高降钙素的分泌。

5. 其他支持手段

(1)纠正低磷血症,因为低磷血症可能加重高钙血症,建议停止口服钙摄入,可考虑口服补充磷,不建议静脉补磷,因为可能导致严重的低钙血症、癫痫发作或急性肾衰竭。

(2)透析:高钙血症并发急、慢性肾衰者应予以低钙透析液进行透析治疗。

6. 原发肿瘤治疗　有研究表明,即使不能根治的肿瘤相关高钙血症患者,如果肿瘤可以达到 90% 以上切除,姑息减瘤手术可能达到控制症状提高生活质量的目的。包括射频消融、肝动脉栓塞、放疗等局部姑息治疗手段也可以考虑。对化疗敏感的肿瘤类型也可以通过化疗使肿瘤消退进而达到控制高钙血症的目的。

(六)预后

恶性肿瘤高钙血症预后较差,患者中位生存期文献报道仅 2~3 个月,高钙血症死亡率(CTCAE≥1 级)为 34%,其中 CTCAE≥2 级、CTCAE≥3 级及 CTCAE≥4 级未校正的死亡风险分别为 38%、42% 和 42%。该研究还表明骨靶向药物的使用频率与高钙血症的严重程度呈负相关,而肾功能下降和死亡率与高钙血症的严重程度直接相关。

早期发现并及时处理对后续抗肿瘤治疗提供机会以及提高预后十分重要。

知识要点

恶性肿瘤相关高钙血症是一种常见恶性肿瘤的代谢并发症,是指血钙水平超过正常值的上限。

HCM 症状可累及多个系统,出现嗜睡、心律失常、恶心呕吐、多尿、肌无力、骨痛等,高钙危象时可出现少尿、无尿、肾衰竭、心力衰竭、昏迷等。

治疗方面包括补液利尿,使用双膦酸盐/地舒单抗/降钙素等抑制骨吸收药物,类固醇皮质激素,纠正低磷血症,以及对原发肿瘤的治疗,必要时还可以考虑透析治疗。

（仲　佳　王志杰）

● 推荐阅读文献

［1］GASTANAGA V，SCHWARTZBERG L，JAIN R，et al. Prevalence of hypercalcemia among cancer patients in the United States. Cancer Med，2016，5（8）：2091-2100.

［2］李楠，罗斌. 北京某医院高钙血症的流行病学调查. 北京医学，2020，42（3）：214-217.

［3］HU M I，GLEZERMAN I G，LEBOULLEUX S，et al，Denosumab for treatment of hypercalcemia of malignancy. The Journal of Clinical Endocrinology & Metabolism，2014，99（9）：3144-3152.

［4］邢小平，恶性肿瘤相关高钙血症. 中华医学会第十三次全国内分泌学学术会议，2014.

［5］ZAGZAG J，HU M I，FISHER S B，et al. Hypercalcemia and cancer：Differential diagnosis and treatment. CA Cancer J Clin，2018，68（5）：377-386.

［6］LEGRAND S，LESKUSKI D，ZAMA I. Narrative review：furosemide for hypercalcemia：an unproven yet common practice. Ann Int Med，2008，149（4）：259-263.

［7］阎德文. 高钙血症的发病机制及临床进展. 内科急危重症杂志，2002，8（2）：96-98.

［8］THOSANI S，HU M. Denosumab：a new agent in the management of hypercalcemia of malignancy. Fut Oncol，2015，11（21）：2865-2871.

［9］CORRADO A，CANTATORE F，GRANO M，et al. Neridronate and human osteoblasts in normal，osteoporotic and osteoarthritic subjects. Clin Rheumatol，2005，24（5）：527-534.

［10］CAMOZZI V，LUISETTO G，BASSO S，et al，Treatment of chronic hypercalcemia. Med Chem，2012，8（4）：556-563.

［11］HU M，GLEZERMAN I，LEBOULLEUX S，et al，Denosumab for treatment of hypercalcemia of malignancy. J Clin Endocrinol Metab，2014，99（9）：3144-3152.

［12］DIEL I，BODY J，STOPECK A，et al. The role of denosumab in the prevention of hypercalcaemia of malignancy in cancer patients with metastatic bone disease. Eur J Cancer，2015，51（11）：1467-1475.

［13］WADA S，YASUDA S，NAGAI T，et al. Regulation of calcitonin receptor by glucocorticoid in human osteoclast-like cells prepared in vitro using receptor activator of nuclear factor-kappaB ligand and macrophage colony-stimulating factor. Endocrinology，2001，142（4）：1471-1478.

［14］WAXMAN B P. Textbook of Surgery. 3rd ed. Anz Journal of Surgery，2006.

［15］TAKAI E，YANO T，IGUCHI H，et al. Tumor-induced hypercalcemia and parathyroid hormone-related protein in lung carcinoma. Cancer，1996，78（7）：1384-1387.

第六节　异位抗利尿激素异常分泌综合征

抗利尿激素异常分泌综合征（syndrome of inappropriate antidiuretic hormone secretion，SIADH）是因抗利尿激素（ADH）未按血浆渗透压调节而分泌过多引起的一组症状，主要表现为水潴留、稀释性低钠血症及尿钠增多。多种疾病可引起SIADH，如恶性肿瘤、中枢神经系统疾病、感染、肺部疾病等。可引起SIADH的恶性肿瘤包括肺癌、胸腺瘤、胰腺癌、十二指肠癌、膀胱癌、前列腺癌等。肺癌是引起异位SIADH的常见肿瘤之一，其中以小细胞肺癌为主。

一、发病机制

（一）肿瘤因素

肺癌合并SIADH的患者中，小细胞肺癌占90%以上。此类肿瘤细胞可合成和分泌ADH，并不受血浆渗透压调节而自主释放，从而诱发SIADH。肿瘤可使胸腔内负压增加，刺激下丘脑释放ADH，导致稀释性低钠血症。肺癌脑转移时可影响下丘脑-神经垂体功能，刺激ADH释放且不受渗透压调节机制控制，从而引发SIADH。

（二）药物因素

有些化疗药物，如铂类、长春碱类、环磷酰胺，可刺激ADH分泌，促进ADH对肾小管的作用而引发

SIADH。肿瘤患者的止疼药物,如阿片类、非甾体抗炎药,可引起 ADH 的异常分泌。抗抑郁药物,如三环类、5- 羟色胺再摄取抑制剂,也可刺激 ADH 分泌。

二、临床表现

SIADH 的主要临床表现与低钠血症的严重程度及发病缓急相关。轻度低钠血症可无症状或有轻微症状,如乏力、厌食、恶心、呕吐。急性重度低钠血症时,神经肌肉系统症状会加重,可出现肌肉痉挛、罕见的横纹肌溶解、头痛、瞳孔散大、抽搐、昏迷;也可发生呼吸困难、心动过缓,甚至死亡。这些症状是因低钠血症迅速进展时,细胞外液进入脑细胞引起脑水肿和颅内压升高造成的。大脑对低钠的适应需要 24~48 小时,当低钠血症持续数日时,脑细胞可排出溶质,抑制水从血浆进入脑细胞而引起脑水肿。慢性低钠血症时由脑水肿引起的脑刺激症状较少出现,快速纠正低钠血症反而可引起渗透性脱髓鞘综合征。长期低钠血症可引起步态不稳、易跌倒、骨质疏松、骨折、注意力和认知力下降。SIADH 虽表现为低钠血症,尿钠及尿渗透压却升高,这也是与缺钠性低钠血症的鉴别点。

三、诊断

SIADH 的诊断主要结合病史、临床表现及实验室检查。

（一）必要诊断标准

1. 血浆渗透压下降（<275mOsm/kg）
2. 尿渗透压升高（>100mOsm/kg）
3. 血容量正常
4. 尿钠升高（>30mmol/L）
5. 肾功能、肾上腺功能及甲状腺功能正常

（二）补充诊断标准

1. 未使用利尿剂
2. 血清尿酸下降（<4mg/dl）
3. 尿素氮下降（<10mg/dl）
4. 钠排泄分数升高（>1%）
5. 尿素排泄分数升高（>55%）

四、鉴别诊断

SIADH 多发生于肿瘤患者,因此对于有神经系统症状的肿瘤患者,除需明确有无中枢神经系统转移外,还需检查血钠水平。肿瘤患者发生低钠血症时,需与以下情况相鉴别:缺钠性低钠血症（胃肠消化液丢失、大剂量利尿等）、稀释性低钠血症（顽固性心力衰竭、肝硬化腹水、肾病综合征等）、慢性消耗性疾病导致的低钠血症（晚期肺结核、各种肾病等）。

五、治疗

SIADH 的治疗包括原发病的治疗和低钠血症的治疗。SIADH 的治疗因低钠血症是急性还是慢性发作而有所不同。急慢性低钠血症的时间分界点为 48 小时。治疗的紧迫性根本上取决于有无脑刺激症状,而不是血钠水平。

（一）病因治疗

对引起 SIADH 的基础疾病进行有效治疗后,SIADH 可缓解或消失。继发于小细胞肺癌的 SIADH 可在放化疗控制肿瘤后好转。放化疗期间出现的 SIADH,应明确是肿瘤疾病进展所致或其他原因所致。药物引起的 SIADH 在停药后可好转。

（二）控制液体摄入量

控制液体摄入量为 SIADH 的一线治疗。液体摄入量包括静脉输液量及饮食水量,总体应比每日尿量少 500ml。控制液体量的同时需要保证钠摄入量,以平衡尿钠丢失量。对于很多 SIADH 患者来说,控制液

体摄入量往往是无效的,有些参数可能会预示其疗效。如尿渗透压 >500mOsm/kg 时,控制液体摄入量疗效差。尿钠 + 尿钾与血钠的比值 >1 时,也提示控制液体摄入量疗效差。

(三)V2 受体拮抗剂

V2 受体拮抗剂可与 ADH 竞争性结合 V2 受体,促进自由水的清除而不增加钠排泄,使尿渗透压降低,血钠升高。托伐普坦是一种 V2 受体拮抗剂,起始剂量为 15mg/d,必要时可在 24 小时后剂量加倍,最大剂量为 60mg/d。接受托伐普坦治疗的患者,应不再控制液体摄入量,鼓励患者多饮水。常见不良反应为口渴、口干、尿频。治疗期间需要监测血钠,注意渗透性脱髓鞘综合征的发生。如果在过去 24 小时内血钠升高到 135mmol/L 或升高 >5mmol/L,则需停药。

(四)高渗盐水

急性重度低钠血症时,可输注 3% 高渗盐水以迅速提高血钠。初始 4~6 小时内升高血钠 4~6mmol/L 可有效降低死亡率。补钠速度不宜过快,以免发生渗透性脱髓鞘综合征。建议补钠时 24 小时内血钠升高 <6~8mmol/L,最多升高 8~12mmol/L。欧洲指南推荐,静脉输注 3% 高渗盐水 150ml,20 分钟后复查血钠,若血钠升高 <5mmol/L,重复上述输液,直到血钠升高达 5mmol/L,则停止输注高渗盐水。对于状态非常差的患者,3% 高渗盐水的剂量可按 2ml/kg 计算,而不是固定剂量 150ml。

(五)地美环素

地美环素是四环素衍生物,可抑制 ADH 对肾小管的作用,减少水的重吸收,引起肾源性多尿,纠正低钠血症。起始剂量为 600mg/d,分三次口服,必要时可加量至 1 200mg/d。地美环素治疗需持续数日后才能达到最大利尿效果,因此应在治疗 3~4 日后再考虑加量。地美环素治疗时,应不再控制饮水量。常见不良反应有可逆性氮质血症、肝肾功能损伤、光感性皮炎等。伴有肝肾疾病的患者,应避免应用或减少剂量。

(六)尿素

尿素可增加自由水清除和减少尿钠排泄,从而升高血钠。对于中重度低钠血症患者,欧洲指南推荐二线治疗是每日口服尿素 0.25~0.50g/kg 或低剂量袢利尿剂和口服氯化钠联用。尿素在胃肠吸收较好,且无心衰风险。大剂量尿素治疗时会引起氮质血症。

六、预后

SIADH 的预后与引起 SIADH 的基础疾病相关。有研究表明当 SIADH 是由恶性肿瘤引起时,死亡率更高。在小细胞肺癌患者中,SIADH 的发生率为 15%。小细胞肺癌伴有 SIADH 的患者较无 SIADH 的患者预后更差。低钠血症持续存在和反复时,可能提示抗肿瘤治疗无效或疾病进展。值得注意的是,对 SIADH 过度治疗比治疗无效危险得多,因此纠正低钠速度不宜过快,血钠需要缓慢恢复至正常。

知识要点

肺癌是引起 SIADH 的常见肿瘤之一,其中以小细胞肺癌为主。SIADH 的主要表现为水潴留、稀释性低钠血症及尿钠增多。SIADH 的治疗包括原发病的治疗和低钠血症的治疗。SIADH 的治疗因低钠血症是急性还是慢性发作而有所不同。治疗的紧迫性根本上取决于有无脑刺激症状,而不是血钠水平。纠正低钠速度不宜过快,以免发生渗透性脱髓鞘综合征。

知识拓展

渗透性脱髓鞘综合征

渗透性脱髓鞘综合征(osmotic demyelination syndrome,ODS)是一种少见的急性非炎性中枢脱髓鞘性疾病,临床表现为精神状态改变、四肢瘫痪、呼吸困难、构音障碍和吞咽困难等。发病机制尚不清楚,可能是因为迅速增加的渗透压将水移出细胞作为纠正溶质失衡的反应,这导致胶质细胞的收缩,从而导致血脑屏障的破坏,使炎症介质进入中枢神经系统,破坏了少突胶质细胞和髓鞘。

(李晓玲 金美子)

● **推荐阅读文献**

［1］CUESTA M，GARRAHY A，THOMPSON C J. SIAD：practical recommendations for diagnosis and management. J Endocrinol Invest，2016，39（9）：991-1001.

［2］SPASOVSKI G，VANHOLDER R，ALLOLIO B，et al. Clinical practice guideline on diagnosis and treatment of hyponatraemia. Eur J Endocrinol，2014，170（3）：G1-47.

［3］FIORDOLIVA I，MELETANI T，BALEANI M G，et al. Managing hyponatremia in lung cancer：latest evidence and clinical implications. Ther Adv Med Oncol，2017，9（11）：711-719.

［4］BERARDI R，RINALDI S，CARAMANTI M，et al. Hyponatremia in cancer patients：Time for a new approach. Crit Rev Oncol Hematol，2016，102：15-25.

［5］GRANT P，AYUK J，BOULOUX P M，et al. The diagnosis and management of inpatient hyponatraemia and SIADH. Eur J Clin Invest，2015，45（8）：888-894.

［6］MIELL J，DHANJAL P，JAMOOKEEAH C. Evidence for the use of demeclocycline in the treatment of hyponatraemia secondary to SIADH：a systematic review. Int J Clin Pract，2015，69（12）：1396-1417.

第七节　肿瘤相关血栓预防、诊断及处理

肿瘤相关静脉血栓栓塞症（tumor-associated venous thromboembolism，TAVTE）是指恶性肿瘤患者合并静脉血栓栓塞症（venous thromboembolism，VTE），发生率为 4%~20%。肿瘤患者为 VTE 发生的高危人群，占所有 VTE 患者的 20%。VTE 已经成为肿瘤患者的第二大死因。血栓及栓塞性事件的发生并不意味着肿瘤已经进入到晚期，因此对于栓塞的早期诊断和治疗，对延长肿瘤患者的生存有重要意义。

一、危险因素

任何引起血液瘀滞、血液高凝和血管内皮损伤的因素都可增加 VTE 的发生风险。肿瘤细胞及产物与宿主相互作用促使机体处于高凝状态，手术、放化疗、抗血管生成药物、肿瘤压迫血管、外周静脉置管等均是肿瘤患者发生 VTE 的危险因素。

二、临床表现

肿瘤患者的血栓形成以及栓塞可发生于任何部位，临床表现根据栓塞部位不同而有所差异。临床上具有较大危险性的血栓栓塞性事件包括深静脉血栓和肺栓塞。血栓形成以及癌栓栓塞的共同表现主要是血流的阻断和局部的缺血性损害。

（一）深静脉血栓

深静脉血栓（deep venous thrombosis，DVT）主要临床表现包括疼痛、静脉血栓形成的同侧下肢远端水肿和沉重感、锁骨上区水肿等。

（二）肺栓塞

肺栓塞（pulmonary embolism，PE）主要临床表现包括不明原因的呼吸困难、胸痛、咯血三联征，以及心动过速、情绪不安、晕厥、血氧饱和度下降等。肺栓塞常为深静脉血栓的合并症。

（三）浅表血栓性静脉炎

浅表血栓性静脉炎主要临床表现包括触痛、红斑、浅静脉坚硬条索等。

（四）导管相关静脉血栓

发生导管相关静脉血栓时可出现插管部位或同侧肢体肿胀、肤色改变、锁骨上间隙或颈部疼痛、局部可见静脉网、导管功能障碍等表现。

三、诊断

根据肿瘤病史、临床表现及相应的体格检查高度怀疑栓塞时，需进一步完善辅助检查明确栓塞部位、

范围及侧支循环形成情况。血管超声检查是诊断 DVT 的首选方法。也可通过 CT、MRI、静脉造影等检查明确栓塞诊断。CT 肺动脉造影是诊断 PE 的首选方法。部分栓塞性疾病初期的 4~6 小时，影像学检查可能出现假阴性结果，需要临床上进一步观察和分析。

四、治疗

抗凝治疗为 VTE 治疗的基础。在诊断为 VTE 后，无抗凝禁忌的情况下，应立即开始抗凝治疗。抗凝治疗的绝对禁忌包括近期中枢神经系统出血、颅内或脊髓高危出血病灶、活动性出血。抗凝治疗的相对禁忌包括慢性有临床意义的可测量出血 >48 小时、血小板 <50×10⁹/L、近期进行出血风险很高的大型手术、凝血障碍基础疾病等。肿瘤患者合并 DVT 应接受 3~6 个月以上的抗凝治疗。肿瘤患者合并 PE 应接受 6~12 个月以上的抗凝治疗。对于患有活动性肿瘤或持续危险因素的患者，应考虑无限期抗凝治疗。

（一）DVT 的治疗

肿瘤 DVT 患者无抗凝禁忌的情况下，应立即开始抗凝治疗。抗凝同时可考虑使用溶栓药物，溶栓有助于减少长期并发症，如血栓后综合征。溶栓药物包括尿激酶、链激酶，以及新型重组组织型纤溶酶原激活剂如阿替普酶、瑞替普酶和替奈普酶。导管直接溶栓治疗的剂量为：尿激酶 12~18 万 U/h；重组阿替普酶 0.5~1.0mg/h；重组瑞替普酶 0.25~0.75U/h；替奈普酶 0.25~0.5mg/h。然而，溶栓药物也会增加出血风险。对于有抗凝治疗绝对禁忌证的急性近端下肢 DVT 患者，应考虑放置可回收或临时下腔静脉滤器。

（二）PE 的治疗

肿瘤 PE 患者无抗凝禁忌的情况下，应立即开始抗凝治疗。PE 伴有低血压或血流动力学不稳定，且无高出血风险者，指南推荐溶栓治疗。急性 PE 溶栓药物（2 小时外周静脉滴注）：组织型纤溶酶原激活剂 50mg，尿激酶 2 万 U/kg，重组链激酶 150 万 U。溶栓绝对禁忌证包括结构性颅内疾病、出血性脑卒中病史、3 个月内缺血性脑卒中、活动性出血、近期脑或脊髓手术、近期头部骨折性外伤或头部损伤、出血倾向（自发性出血）。相对的溶栓禁忌证包括年龄 >75 岁、收缩压 >180mmHg、舒张压 >110mmHg、近期手术、3 个月或以上缺血性脑卒中、口服抗凝药物（如华法林）、创伤性心肺复苏、心包炎或心包积液、糖尿病视网膜病变等。有禁忌证或溶栓后不稳定的患者，可行导管或手术取栓术和溶栓治疗，也可考虑使用下腔静脉滤器。抗凝无效、非依从性、心脏或肺功能障碍患者复发 PE 严重到可导致危及生命、多发 PE 和慢性血栓栓塞性肺动脉高压者，应考虑使用可回收或临时下腔静脉滤器。

（三）浅表血栓性静脉炎的治疗

浅表血栓性静脉炎的初期对症治疗包括非甾体抗炎药、热敷及抬高患肢。对于血小板计数 <（20~50）×10⁹/L 或严重血小板功能障碍的患者，应避免使用阿司匹林和非甾体抗炎药。对于简单的、自限性浅表血栓性静脉炎，不建议预防性抗凝治疗。累及大隐静脉与股总静脉交界处大隐静脉近心端的患者，应接受 DVT 的治疗。

（四）抗凝药物

1. 非口服抗凝剂　非口服抗凝剂主要包括普通肝素（UFH）、低分子量肝素（LMWH）、磺达肝癸钠。非口服抗凝剂可用于急性期抗凝，治疗时间至少为 5 日。LMWH 半衰期短，作用迅速，抗凝疗效确切，出血事件少。在长期治疗近端 DVT 或 PE 的前 6 个月内，可 LMWH 单药治疗。LMWH 剂量为 80~100U/kg，每 12 小时 1 次皮下注射。影响 LMWH 依从性的主要原因有注射部位疼痛、瘀斑、瘙痒、硬结等。对于需长时间抗凝治疗的患者可改为口服抗凝药物治疗。

2. 口服直接 Xa 因子抑制剂　直接 Xa 因子抑制剂包括利伐沙班、依度沙班、阿哌沙班等。利伐沙班治疗窗宽，与食物、药物相互作用小，用药期间无需监测凝血功能，从急性期即可开始使用。利伐沙班治疗推荐剂量是前 3 周为 15mg，每日 2 次口服；之后维持治疗及降低 DVT 和 PE 复发风险的剂量为 20mg，每日 1 次口服。利伐沙班 10mg 可与食物同服，也可单独服用。利伐沙班 15mg 或 20mg 应与食物同服。

3. 华法林　华法林治疗时应有至少 5 日的非口服抗凝剂过渡期，在此期间非口服抗凝剂与华法林重叠使用，直至患者国际标准化比值（INR）达到 2~3。华法林可用于长期抗凝治疗，治疗过程中出血风险高，治疗窗窄，受食物及药物影响大，需要定期监测凝血功能。

笔记

五、预防

无抗凝禁忌的情况下,所有诊断为活动性肿瘤的内科住院患者,可考虑预防性抗凝治疗。建议对 VTE 风险较高的外科肿瘤手术患者行 4 周的抗凝治疗以预防血栓事件。VTE 高风险因素包括行消化道恶性肿瘤手术、VTE 病史、麻醉时间 >2 小时、卧床休息 >4 日、晚期疾病和年龄 >60 岁。内科和门诊患者可采用 Khorana 量表评估 VTE 风险,见表 15-7-1。对于 Khorana 评分≥2 分的门诊肿瘤患者,可考虑使用利伐沙班或 LMWH 预防血栓。LMWH 预防剂量为 2~5kU,每日 1 次皮下注射,或 2~2.5kU,每日 2 次皮下注射。利伐沙班预防剂量为 10mg,每日 1 次口服。中心静脉置管患者 VTE 发生率较低,因此不建议留置中心静脉导管的患者常规抗凝治疗。

表 15-7-1　Khorana 风险评估量表

危险因素	评分 / 分
胃癌、胰腺癌、脑癌	2
肺癌、淋巴瘤、妇科肿瘤、膀胱癌、睾丸癌、肾癌	1
治疗前血小板计数≥350×10^9/L	1
血红蛋白 <100g/L 或正采用一种红细胞生长因子治疗	1
治疗前白细胞计数 >11×10^9/L	1
体重指数≥35kg/m^2	1

注:0 分,低危;1~2 分,中危;≥3 分,高危。

知识要点

肿瘤患者为 VTE 发生的高危人群,占所有 VTE 患者的 20%。VTE 已经成为肿瘤患者的第二大死因。抗凝治疗为 VTE 治疗的基础。肿瘤合并 DVT 患者应接受 3~6 个月以上的抗凝治疗。肿瘤合并 PE 患者应接受 6~12 个月以上的抗凝治疗。无抗凝禁忌的情况下,所有诊断为活动性肿瘤的内科住院患者,可考虑预防性抗凝治疗。对于 Khorana 评分≥2 分的门诊肿瘤患者,可考虑使用利伐沙班或 LMWH 预防血栓。

知识拓展

抗凝治疗所致出血

抗凝治疗过程中发生出血不良事件时,需快速了解出血情况,如抗凝药物的末次使用时间、评估凝血状态等;需根据出血的严重程度采取相应治疗措施,如延迟或停用抗凝药物、内镜或手术止血、输血、输注新鲜冰冻血浆和血小板替代、使用抗凝药物拮抗剂等。Andexxa 是直接 Xa 因子抑制剂利伐沙班、阿哌沙班的逆转药物,可拮抗 Xa 因子抑制剂,使体内的 Xa 因子再次参与凝血过程,从而逆转抗凝作用。

（李晓玲　金美子）

● 推荐阅读文献

[1] 中国临床肿瘤学会指南工作委员会 . 中国临床肿瘤学会(CSCO)肿瘤患者静脉血栓防治指南 2020. 北京:人民卫生出版社,2020.

[2] 中国临床肿瘤学会肿瘤与血栓专家委员会 . 肿瘤相关静脉血栓栓塞症预防与治疗指南(2019 版). 中国肿瘤

笔记

临床,2019,46(13):653-660.

[3] National Comprehensive Cancer Network. NCCN clinical practice guidelines in oncology(NCCN Guidelines®) cancer-associated venous thromboembolic disease. 2020.

[4] FARGE D,FRERE C,CONNORS J M,et al. 2019 international clinical practice guidelines for the treatment and prophylaxis of venous thromboembolism in patients with cancer. Lancet Oncol,2019,20(10):e566-e581.

[5] KEY N S,KHORANA A A,KUDERER N M,et al. Venous thromboembolism prophylaxis and treatment in patients with cancer:ASCO clinical practice guideline update. J Clin Oncol,2020,38(5):496-520.

第八节　肿瘤相关弥散性血管内凝血

弥散性血管内凝血(disseminated intravascular coagulation,DIC)是在许多疾病基础上,致病因素损伤微血管体系,凝血及纤溶系统被激活,导致全身微血管血栓形成,凝血因子大量消耗并继发纤溶亢进,引起全身出血及微循环衰竭的临床综合征。诱发 DIC 的病因包括严重感染、恶性肿瘤、产科疾病、手术及创伤、严重中毒或免疫反应等。肿瘤是诱发 DIC 的主要病因之一,多见于急性白血病、前列腺癌、胰腺癌、胃癌、肺癌等。

一、发病机制

（一）血管内皮损伤

肿瘤的抗原抗体复合物、化疗药物、放射性损伤、缺氧等均可引起血管内皮损伤。

（二）组织损伤

肿瘤治疗过程中的组织损伤及由于肿瘤生长迅速而导致的肿瘤坏死,均可释放组织因子或组织因子类物质,激活外源性凝血系统。

（三）红细胞与血小板的损伤

肿瘤本身及抗肿瘤治疗可损伤红细胞与血小板,并可释放一系列促凝物质,激活凝血系统。

（四）癌性促凝物质

肿瘤细胞可表达癌性促凝物质,可不依赖 FⅦ直接激活 FX,从而启动凝血系统。

二、临床分型及分期

（一）临床分型

1. 急性 DIC　数小时至 1~2 日发病,起病突然。多数以严重出血为首发症状,常伴有血压下降,严重者可出现休克。多见于急性白血病。

2. 亚急性 DIC　数日至数周内出现症状,病程较缓慢。一般无明显的休克和严重出血,但栓塞症状明显。多见于播散性癌转移、白血病。

3. 慢性 DIC　病程较长,长达数月甚至数年。因高凝期长可出现栓塞,多无明显的出血与休克症状。多见于肿瘤患者,有时可无明显临床症状,仅在实验室检查时发现异常。

（二）临床分期

1. 高凝期　DIC 的早期改变,可无症状或轻微症状,也可表现血栓栓塞、休克。

2. 消耗性低凝期　由于血管内广泛性血栓形成,消耗了大量凝血因子及血小板。这一时期临床上最容易出现典型的 DIC 表现,以广泛多部位出血为主要症状。

3. 继发性纤溶亢进期　多出现在 DIC 后期,出血更加广泛严重。

国际血栓与止血学会(International Society on Thrombosis and Haemostasis,ISTH)肿瘤相关 DIC 诊疗指南推荐将 DIC 分为 3 种类型:高凝型、纤溶亢进型、亚临床型。亚临床型是指凝血酶和纤溶酶同时激活,仅有凝血和纤溶指标异常,无出血或血栓的临床表现。

笔记

三、临床表现

DIC 的临床表现因基础疾病、DIC 分型、分期不同而有较大差异。

（一）出血

在消耗性低凝期，尤其伴有继发性纤溶亢进时，可出现出血反应。部位可遍及全身，多见于皮肤、黏膜、伤口及穿刺部位，也可出现内脏出血。

（二）微循环障碍

大量的微血栓沉积于微血管导致微循环障碍，主要表现为一过性或持续性血压下降。可出现多器官功能不全，表现为呼吸困难、少尿、肢体湿冷、神志改变等。

（三）栓塞

微循环障碍进一步加重可发生微血管栓塞。临床表现因栓塞部位不同而有所不同，可表现为顽固性休克、呼吸衰竭、意识障碍、颅内高压、肾衰竭等。

（四）溶血

较少发生，表现为进行性贫血，一般较轻微，早期可无症状。急性大量的病理性溶血时，可出现高热、黄疸、血红蛋白尿等。

四、实验室检查

DIC 的实验室检查主要有反映凝血因子消耗的指标和反映纤溶系统活化的指标。有关凝血因子消耗的指标包括：血小板计数、凝血酶原时间（PT）、活化部分凝血活酶时间（APTT）、纤维蛋白原。有关纤溶系统活化的指标包括：纤维蛋白（原）降解产物（FDP）、D- 二聚体、血浆鱼精蛋白副凝固试验（3P 试验）。

（一）血小板计数

肿瘤患者可能基础血小板计数较高，即使血小板出现下降可能仍在正常范围。有时血小板计数下降是 DIC 唯一征兆，但因血小板计数正常，可被临床忽视。

（二）PT 和 APTT

肿瘤相关 DIC 患者 PT 和 APTT 可能不延长，尤其是亚临床型 DIC 患者。肿瘤患者 FⅧ会应激性升高，可导致 DIC 早期 APTT 缩短。

（三）纤维蛋白原

肿瘤相关 DIC 高凝期纤维蛋白原很少降低，纤溶亢进期纤维蛋白原常迅速下降。

五、诊断

DIC 发展过程中涉及多个生理系统，临床表现也多样化，因此没有单一的指标能明确其诊断。DIC 的诊断需要结合基础疾病、临床表现和实验室指标来综合评估。中华医学会血液学分会血栓与止血学组建立了中国弥散性血管内凝血诊断积分系统（Chinese DIC scoring system，CDSS），见表 15-8-1。该系统包含基础疾病、临床表现、实验室指标 3 大板块和 8 个积分项。DIC 是动态的病理过程，CDSS 动态评分将更有利于 DIC 的诊断。

表 15-8-1　中国弥散性血管内凝血诊断积分系统（CDSS）

积分项	分值
存在导致 DIC 的原发病	2
临床表现	
不能用原发病解释的严重或多发出血倾向	1
不能用原发病解释的微循环障碍或休克	1
广泛性皮肤、黏膜栓塞，灶性缺血性坏死、脱落及溃疡形成，不明原因的肺、肾、脑等脏器功能衰竭	1

续表

积分项	分值
实验室指标	
血小板计数	
非恶性血液病	
≥100×10⁹/L	0
80×10⁹~100×10⁹/L	1
<80×10⁹/L	2
24小时内下降≥50%	1
恶性血液病	
<50×10⁹/L	1
24小时内下降≥50%	1
D-二聚体	
<5mg/L	0
5~9mg/L	2
≥9mg/L	3
PT及APTT延长	
PT延长<3s且APTT延长<10s	0
PT延长≥3s或APTT延长≥10s	1
PT延长≥6s	2
纤维蛋白原	
≥1.0g/L	0
<1.0g/L	1

注:DIC,弥散性血管内凝血。非恶性血液病,每日计分1次,≥7分时可诊断为DIC;恶性血液病,临床表现第一项不参与评分,每日计分1次,≥6分时可诊断为DIC。

六、鉴别诊断

(一)血栓性血小板减少性紫癜(TTP)

TTP是以血小板血栓为主的微血管血栓出血综合征,其主要表现包括血小板减少性紫癜、微血管病性溶血、神经精神症状、发热和肾脏受累等。

(二)原发性纤溶亢进

严重肝病、恶性肿瘤、感染、中暑、冻伤可引起纤溶酶原激活抑制物活性减低,导致纤溶活性亢进、纤维蛋白原减少、FDP明显增加,引起临床广泛出血,但无栓塞和微循环衰竭表现。血小板计数正常,D-二聚体正常或轻度增高。

(三)严重肝病

多有肝病病史,黄疸、肝功能损伤严重,血小板减少程度较轻,FⅧ活性正常或升高,纤溶亢进与微血管病性溶血少见,但需注意严重肝病合并DIC的情况。

(四)原发性抗磷脂综合征(APS)

APS是一种非炎症性自身免疫病,主要临床表现为血栓形成、习惯性流产和血小板减少等。抗磷脂抗

笔记

体阳性,BFP-STS 相关抗体假阳性,Coomb 试验阳性。

七、治疗

（一）治疗基础疾病及消除诱因

治疗基础疾病在 DIC 的治疗中具有重要意义。肿瘤合并 DIC 时首先考虑消除诱发或加重 DIC 的因素,如控制感染、纠正酸碱平衡、补充血容量等。

（二）凝血因子和血小板

1. 肿瘤相关 DIC 伴活动性出血

（1）建议维持 PLT>50×10^9/L。

（2）建议输注新鲜冰冻血浆 15~30ml/kg,密切监测凝血指标调整输血方案。为了控制血容量,建议使用凝血酶原复合物（PCC）。

（3）当纤维蛋白原 <1.5g/L 时,建议输注纤维蛋白原浓缩剂或冷沉淀。

2. 肿瘤相关 DIC 伴高出血风险　肿瘤相关 DIC 伴高出血风险且血小板计数低的患者（急性早幼粒细胞白血病患者 PLT<30×10^9/L,其他肿瘤患者 PLT<20×10^9/L）,建议输注 1~2 个治疗量血小板。

肿瘤相关 DIC 患者输注血小板和冷沉淀的寿命均很短,尤其高凝期及纤溶亢进期,需密切监测凝血指标。DIC 患者可有多器官功能不全,如肝功能衰竭等,会影响血小板和纤维蛋白原的产生及功能。

（三）抗凝治疗

抗凝药物主要包括肝素和低分子量肝素。肝素抑制凝血因子的形成,抑制凝血酶,抑制纤维蛋白原成为纤维蛋白单体,从而达到阻止凝血和防止血栓形成,但不能溶解已经形成的血栓。在无抗凝治疗禁忌的前提下,除纤溶亢进期 DIC 外,所有肿瘤相关 DIC 患者均应预防性抗凝治疗。对于有高出血风险和肾衰竭的患者,应选择肝素抗凝,其他情况的 DIC 患者应选择低分子量肝素。

（四）抗纤溶药物

纤溶亢进期 DIC 可使用抗纤溶药物,主要包括氨基己酸、氨甲环酸等。因存在血栓事件风险,不推荐纤溶亢进期 DIC 常规抗纤溶治疗,但在出血为主要表现的纤溶亢进期 DIC 患者中可考虑使用抗纤溶药物。

知识要点

肿瘤是诱发 DIC 的主要病因之一。DIC 的临床表现因基础疾病、DIC 分型、分期不同而有较大差异。DIC 的诊断需要结合基础疾病、临床表现和实验室指标来综合评估。DIC 是动态的病理过程,CDSS 动态评分将更有利于 DIC 的诊断。对 DIC 早期诊断和对肿瘤原发病的控制是治疗肿瘤相关 DIC 的关键。

知识拓展

DIC 新药进展

1. 活化蛋白 C（APC）　APC 是人体内重要的生理性抗凝物质,APC 浓缩物能抑制凝血酶的产生及加速纤溶活性,抑制 DIC 的进展。PLT<30×10^9/L 的 DIC 患者禁用。

2. 抗凝血酶Ⅲ（AT-Ⅲ）　AT-Ⅲ通过抑制损伤处表面的凝血酶,减少损伤血管壁的血栓形成,利于改善 DIC 及器官功能。

3. 组织因子途径抑制物（TFPI）　TFPI 与 TF/FⅦa/FⅩa 复合物结合,抑制 TF 活性,与内毒素结合,减少 IL-6 产生,不易引起出血,与 AT-Ⅲ 有协同作用。

（李晓玲　金美子）

● 推荐阅读文献

[1] THACHIL J,FALANGA A,LEVI M,et al. Management of cancer-associated disseminated intravascular coagulation:

guidance from the SSC of the ISTH. J Thromb Haemost,2015,13(4):671-675.

　　[2] 中华医学会血液学分会血栓与止血学组.弥散性血管内凝血诊断中国专家共识(2017年版).中华血液学杂志,2017,38(5):361-363.

　　[3] LEVI M. Disseminated intravascular coagulation in cancer:an update. Semin Thromb Hemost,2019,45(4):342-347.

　　[4] PAPAGEORGIOU C,JOURDI G,ADJAMBRI E,et al. Disseminated intravascular coagulation:an update on pathogenesis,diagnosis,and therapeutic strategies. Clin Appl Thromb Hemost,2018,24(9S):S8-S28.

笔记

第十六章　肺癌的中医药治疗

肺癌据其症状和体征,归属于中医学"肺积""息贲""咳嗽""咯血""喘息""胸痛""劳咳""痰饮"等范畴。如《难经·五十六难》所言:"肺之积,名曰息贲……久不已,令人洒淅寒热,喘咳,发肺壅",《素问·奇病论》曰:"病胁下满气逆……病名曰息积,此不妨于食"以及《严氏济生方·症瘕积聚门》所论述:"息贲之状,在右胁下,大如覆杯,喘息奔溢,是为肺积,诊其脉浮而毛,其色白,其病气逆背痛,少气喜忘,目瞑肤寒,皮中时痛,或如虱缘,或如针刺。"在《杂病源流犀烛·积聚癥瘕痃癖痞源流》中提到的"邪积胸中,阻塞气道,气不宣通,为痰为食为血,皆得与正相搏,邪既胜,正不得而制之,遂结成形而有块",认为肺中积块的产生与正虚邪侵,气机不利,痰瘀搏结有关。以上这些中医典籍均有类似于肺癌的相关描述,对后世研究肺癌的发病和治疗具有重要的临床指导意义。

一、病因病机

肺癌的病因目前尚未完全明确。本病的发生与正气虚损、邪毒入侵密切相关。饮食劳倦、情志不畅、年老体衰等导致正气内虚,邪毒乘虚外侵,如外感六淫、大气污染、工业废气、石棉、矿石粉尘、放射性物质或长期吸烟、烟毒内侵等,导致肺脏功能失调,肺气宣降失司,津液失于输布,津聚为痰,痰凝气滞,痰瘀阻络,瘀毒胶结,日久形成肺部积块。

因此,肺癌是因虚而得病,因虚而致实,是一种全身属虚,局部属实的疾病。肺癌的虚以阴虚、气阴两虚为多见,实则不外乎气滞、血瘀、痰凝、毒聚之病邪积聚。病位在肺,因脾主运化,肾主气化,故与脾、肾二脏密切相关。

二、临床表现

肺癌的临床表现多样,常因癌肿发生的部位、大小、种类、发展阶段及有无转移或并发症而有所不同。临床以咳嗽、咯血、胸痛、发热、气急等症状较为常见,晚期可伴有消瘦与虚损证候。

三、辨证论治

(一)治疗原则

肺癌的基本治疗原则为扶正祛邪、标本兼治。本病整体属虚,局部属实,正虚为本,邪实为标。肺癌早期,以邪实为主,并根据邪实之不同,采用行气活血化瘀、利湿化痰、清热解毒以祛邪;肺癌晚期,以正虚为主,可培补元气以扶正祛邪,采用养阴清热、益气养阴等法。

(二)分证论治

在肺癌的不同治疗阶段,应辨证治疗,把握肺癌正气虚损、邪毒入侵的基本病机,发挥中药协同增效,减轻不良反应、控制肿瘤、稳定病情的优势,从而提高患者生活质量、延长生存期。

1. 肺脾两虚

症状:咳嗽不止,气短乏力,胸闷不舒,痰多稀白,食欲缺乏,腹胀便溏,声低懒言,舌淡苔白,脉细弱。

治法:健脾益气。

中药方剂:六君子汤(《医学正传》)加减。(C级推荐)

药物组成:党参、白术、茯苓、陈皮、法半夏、甘草、大枣、生姜。

辨证加减:痰湿盛者,加薏苡仁、浙贝母、莱菔子;肾气虚者,加枸杞、蛤蚧、五味子。

2. 气阴两虚

症状:咳嗽痰少,或痰稀而粘,咳声低弱,气短喘促,神疲乏力,面色少华,形瘦恶风,自汗或盗汗,口干

笔记

289

少饮,舌质红或淡,脉细弱。

治法:益气养阴。

中药方剂:生脉散(《医学启源》)合沙参麦冬汤(《温病条辨》)加减。(C级推荐)

药物组成:太子参、麦冬、五味子、沙参、知母、黄芪、女贞子、当归、枇杷叶、白芍、阿胶、白术、甘草。

辨证加减:咳嗽、咳痰不利,痰少而黏者加川贝母、瓜蒌、杏仁、桔梗等;阴虚发热者可加银柴胡、地骨皮、白薇等。

3. 痰湿蕴肺

症状:咳嗽,咳痰,气憋,痰质稠黏,痰白或黄白相间,胸闷胸痛,纳呆便溏,神疲乏力,舌质淡胖,有齿痕,苔白腻,脉滑。

治法:理气化痰,健脾祛湿。

中药方剂:二陈汤(《太平惠民和剂局方》)合三仁汤(《温病条辨》)加减。(C级推荐)

药物组成:陈皮、半夏、茯苓、杏仁、白蔻仁、薏苡仁、竹叶、厚朴、通草、滑石、甘草。

辨证加减:若见胸脘胀闷、喘咳较甚者,可加用葶苈大枣泻肺汤以泻肺行水平喘;痰郁化热,痰黄稠黏难出者,加海蛤壳、鱼腥草、金荞麦根、黄芩、栀子清化痰热。

4. 气滞血瘀

症状:咳嗽不畅,胸闷气促,胸胁刺痛或胀痛,或痰血暗红,或大便秘结,舌质暗或有瘀斑,苔薄,脉弦或涩。

治法:行气活血,化瘀解毒。

中药方剂:桃红四物汤(《医垒元戎》)加减。(C级推荐)

药物组成:桃仁、红花、熟地黄、当归、白芍、川芎。

辨证加减:胸痛明显者可配伍香附、延胡索、郁金等以理气通络,行瘀止痛;若反复咯血,血色暗红者,可减少桃仁、红花的用量,加蒲黄、三七、藕节、茜草以祛瘀止血;神疲乏力气短、食少纳呆者,加黄芪、党参、白术、鸡内金以益气健脾。

5. 热毒壅肺

症状:身有微热或壮热,咳嗽痰多,甚则咳吐腥臭脓血,气急胸痛,便秘口干,舌红,苔黄腻,脉滑数。

治法:清热解毒。

中药方剂:千金苇茎汤(《古今录验》)加减。(C级推荐)

药物组成:苇茎、薏苡仁、桃仁、冬瓜瓣。

辨证加减:若咳痰黄稠不利,加射干、瓜蒌、浙贝母;咯血不止,可选加白芨、白茅根、仙鹤草、茜草、三七以凉血止血;胸满而痛,转侧不利者,加乳香、没药、赤芍、郁金以行气活血;烦渴者,加生石膏、天花粉生津止渴;大便干结加全瓜蒌、火麻仁以润燥通便。

6. 寒热错杂

症状:胸中疼热,恶寒而又发热、烦躁,气上冲心,口渴不饮,饥不欲食,食则胀满,胃脘、腹部或四肢恶寒怕冷,但头汗出,口舌生疮,舌淡,苔白或黄,脉细弦。

治法:清上温下,调和寒热。

中药方剂:乌梅丸(《伤寒论》)加减。(C级推荐)

药物组成:乌梅、黄连、附子、花椒、细辛、黄柏、干姜、桂枝、人参、当归。

辨证加减:若胸闷憋气,加丹参饮以活血化瘀、行气止痛;周身疼痛明显者,可加僵蚕、威灵仙、蚕沙、徐长卿以祛风通络止痛。

知识拓展

上述证候中,如合并有上腔静脉压迫综合征,出现颜面、胸上部青紫水肿,声音嘶哑,头痛晕眩,呼吸困难,甚至昏迷的严重症状,严重者可在短期内死亡。中医治疗可从瘀血、水肿论治,以活血化瘀,利水消肿为主。常用方剂如通窍活血汤、五苓散、五皮饮、真武汤等。压迫症状较轻者,可在辨证施治方药中,酌加葶苈子、猪苓、泽泻、郁金、丹参、益母草等泻肺除壅,活血利水。

笔记

四、围手术期、放化疗期、靶向治疗期间的中医药治疗

（一）围手术期的中医药治疗

中医认为手术耗伤气血，围手术期的中医药治疗，多以补气养血、健脾益气为基本治则。肺癌患者围手术期采用中医药治疗能改善患者术前体力，提高机体免疫功能，增强其对手术的耐受能力，缓解术后并发症，如腹胀、便秘及不全性肠梗阻等，促进术后恢复。

临床中常见以下几种情况：胃肠道功能紊乱产生食欲差、进食少、腹胀、便秘等症状，这时治宜健脾和胃，清食导滞为主，常用六君子汤、归脾汤、保和丸等，常用药物有黄芪、党参、甘草、当归、麦芽、山楂、鸡内金、茯苓、陈皮等；患者营卫失和产生虚汗，动则汗出等表虚不固出现恶风、动则汗出等症状者，治疗以益气固表为主，常用方药选玉屏风散等；若见口干舌燥、舌光红无苔，大便干、食欲极差、伴有恶心等胃阴大伤、津液匮乏之症，治以养阴生津法，方用沙参麦冬汤、竹叶石膏汤等，药用沙参、麦冬、石斛、天花粉、玉竹、陈皮、竹茹、生地黄、玄参、太子参等，常用的中成药有参一胶囊、益肺清化颗粒／膏（A 级推荐）、八珍颗粒、当归补血丸、十全大补丸、补中益气丸等（C 级推荐）。

（二）放疗期间的中医药治疗

中医认为放射线为热毒之邪，可以伤阴耗气，灼津损阴，损伤脾胃运化功能，影响气血生化，所以头颈部放疗会出现咽痛、口干、进食困难等肺胃阴伤之症；而胸部放疗则会出现发热、咳嗽、气短等燥热灼肺的症状；下腹部的放疗则会导致尿血、便血、腹痛、里急后重等热毒伤阴、热邪下注的症状；另外在照射野区域的皮肤、黏膜也有不同程度的损伤，如炎症、溃疡、糜烂、水肿、纤维化、萎缩、穿孔、坏死等。

中医药改善诸类不良反应具有一定优势。如头颈部放疗常用养阴清热，生津解毒之品，如沙参、石斛、生地黄、玄参、黄芩、蒲公英等；而胸部放疗所致的放射性肺损伤一般采用养阴清肺法，药用沙参、玄参、天花粉、陈皮、前胡、白芍、丹皮、生石膏等，常用中成药有养阴清肺膏、生脉注射液（C 级推荐）；对于放疗所致的膀胱炎中医治宜清热解毒、利尿通淋、凉血止血，药用生地、白茅根、大蓟、小蓟、仙鹤草、墨旱莲、萹蓄、瞿麦、槐花炭等；结、直肠的放射性损伤中医治法为清热凉血、敛阴止泻，药用生地榆、槐花、败酱草等。针对放疗引起的皮肤黏膜损伤常用的外用药物有如意金黄散、冰硼散（《外科正宗》）等。

（三）化疗期间的中医药治疗

化疗期间配合中医药治疗可以减轻化疗的不良反应，其治则多为补气养血、降逆止呕、健脾和胃、滋补肝肾等。

1. 消化道反应的治疗　中医药可明显减轻化疗引起的恶心、呕吐、食欲缺乏、口干、口苦、腹胀等消化道反应，采用的治法是健脾和胃、降逆止呕，多用开胃进食汤、消食健脾丸、橘皮竹茹汤、旋覆代赭汤、小半夏汤等。常用药物有党参、白术、茯苓、陈皮、半夏、代赭石、旋覆花、焦山楂、焦神曲、焦麦芽、砂仁、鸡内金等。

2. 骨髓抑制的治疗　中医认为化疗药物一则直伤骨髓之精，精不化血，致生血乏源；二则耗伤先天之本肾之精气，精不养髓，髓不化血，致阴血虚少；三则损伤后天之本脾胃，脾失健运，致使气血生化乏源。故化疗期间配合健脾益胃、补气养血中药治疗，促进骨髓造血功能的恢复和重建。健脾益胃常选用补中益气汤（《内外伤辨惑论》）加减。补气养血常选用八珍汤（《瑞竹堂经验方》）加减，或当归补血汤（《内外伤辨惑论》）加减，或十全大补汤（《太平惠民和剂局方》）加减。（C 级推荐）。常用中成药有参一胶囊、参芪扶正注射液（A 级推荐）、当归补血丸（C 级推荐）、十全大补丸（C 级推荐）、补中益气丸（C 级推荐）、八珍颗粒（C 级推荐）、生血丸、生血宝颗粒等。

3. 其他化疗不良反应的治疗　防治植物性生物碱药物引起的周围神经不良反应选用活血通络、补益肾气的药物，如络石藤、鸡血藤、夜交藤、川芎、骨碎补等；防止化疗药物对心肌的毒性可选用宁心安神、益气活血类药物，如五味子、石菖蒲、柏子仁、太子参、丹参等；而清热利湿、疏肝利胆类药物，如茵陈、郁金、姜黄、柴胡、五味子等可以防止化疗引起的肝功能损害；对于肾和膀胱毒性，则可以选用清热利湿、解毒通淋的中药，如萆薢、鸭跖草、车前草、白茅根、大蓟、小蓟、乌药、益智仁等。

（四）靶向治疗期间的中医药治疗

肺癌靶向治疗在取得良好疗效的同时，临床中易出现高血压、蛋白尿、皮疹和腹泻等不良反应。靶向

笔记

药物属中医"药毒"范畴,药毒损害脏腑,肝脾肾功能失调,表现为血压升高;肺脾肾功能失调,表现为蛋白尿;药毒之邪外达肌腠为患,表现为皮疹;药毒损伤脾胃,肠道功能失司,表现为腹泻。中医药在肺癌靶向治疗的疗程中起着一定的作用,能减轻靶向药物的毒副作用,保证患者靶向治疗疗程的完整性。

对于靶向药物导致的高血压,可根据高血压中医诊疗指南辨证分型而论治,肝阳上亢型治以平肝潜阳、补益肝肾,方选天麻钩藤饮;痰湿内阻型治以化痰熄风,健脾祛湿,方选半夏白术天麻汤;肾阴亏虚型治以滋补肝肾,养阴填精,方选六味地黄丸。

对于蛋白尿者,则根据其伴随症状不同而分别采用利小便法、发汗法、祛瘀法和补虚法等。利小便法常选方为五苓散、猪苓汤、真武汤、防己黄芪汤、防己茯苓汤;发汗法常选方为麻黄汤、麻黄连翘赤小豆汤;祛瘀法常选方为桃核承气汤、温经汤、桂枝茯苓丸;补虚法常选方为金匮肾气丸、黄芪桂枝五物汤、当归四逆汤。中成药常用百令胶囊、黄葵胶囊、肾炎康复片、肾复康胶囊等。

对出现皮肤瘙痒、干燥、痤疮样皮疹、疹色发红者,中医治则多以疏风清热、凉血解毒为主,常选方有龙胆泻肝汤、犀角地黄汤、养血润肤饮等。常用中药有薄荷、荆芥、防风、蝉蜕、白蒺藜、金银花、连翘、黄芩、知母、穿心莲、大青叶、板蓝根、青黛、贯众、生石膏、乌犀角、玄参、丹皮、栀子、赤芍、紫草等。

对腹胀腹泄、大便稀溏,脘痞食少,肢体倦怠者,治疗多以健脾利湿、涩肠止泻为主,常用方如参苓白术散、痛泻要方、四神丸、保和丸等,药味如黄芪、党参、茯苓等、白术、陈皮、山药、白扁豆、砂仁、薏苡仁、泽泻、防风、补骨脂、肉豆蔻、五味子、吴茱萸等。

五、其他中医治疗方法

(一)中药贴敷疗法

贴敷方剂:十枣汤(《伤寒论》)

药物组成:大戟、芫花、甘遂、大枣

功能主治:攻逐水饮。治疗悬饮或支饮,停于胸胁,咳唾胸胁引痛,心下痞硬,干呕,短气,头痛目眩,或胸背掣痛不得息,水肿腹胀,二便不利,属于实证者。可用于胸腔积液者。

用法用量:煎浓汁为溶剂 50~100ml,用时取基质药粉 60~80g,混合调匀成膏,成饼状,厚 1cm 左右,5cm×10cm 大小,上撒少许冰片。每日外敷背部肺俞、膏肓俞和胸腔积液病变部位。每次 2~4 小时,每敷 2 日停用 1 日。

(二)中药灌肠疗法

灌肠方剂:大承气汤(《伤寒论》)

药物组成:大黄、厚朴、枳实、芒硝。

功能主治:峻下热结。用于肺癌本身或放化疗、吗啡类镇痛药等引起的便秘、腹胀症状,从而起到清洁肠道内的有害物质、泄热等治疗作用。

用法用量:煎汤 200~300ml,每日灌肠 1~2 次,每次 100~150ml,温度在 40℃左右。辨证加减:气滞腹胀者,加延胡索、八月札、莱菔子;寒积腹痛者,去芒硝,加乌药、肉桂;气血亏虚者,加黄芪、当归;阴津不足者,加生地黄、玄参、麦冬。

(三)针刺疗法

穴位组成:内关、足三里

功能主治:降逆止呕。用于肺癌化疗引起的恶心、呕吐。

用法用量:取双侧内关穴、足三里穴,常规消毒,垂直进针,得气后留针 15~30 分钟,每日针刺 1~2 次。

(四)耳穴疗法

1. 耳穴止痛(A 级推荐)

穴位组成:耳部阿是穴

功能主治:镇痛。用于肺癌本身或者治疗引起的周围性或中枢性神经源性疼痛。

用法用量:耳针及耳穴局部酒精消毒,针直刺入穴 0.7mm,持续按压 25~55 分钟,以局部微痛为度。

2. 耳穴压豆止呕

穴位组成:主穴:神门、胃、交感。配穴:脾、肝。

功能主治：降逆止呕。用于肺癌化疗引起的恶心、呕吐。

用法用量：化疗前30分钟，耳穴局部酒精消毒，将备用的王不留行贴敷于耳穴的敏感点，适当按压，使耳郭有发热、胀痛感为度。每次每穴3~5分钟，每日5~6次，两耳轮流，2~3日一换，至1个化疗疗程结束。

知识拓展

癌性发热：是指由于肿瘤本身所引起的发热，可能与肿瘤细胞分泌的致热源有关，也可能与肿瘤坏死物质吸收有关。中医认为癌性发热属"内伤发热"范畴，病因病机为人体气血阴阳不足，脏腑功能失调，痰、热、瘀、毒胶结为病，不同时期可表现为实证、虚证或虚实夹杂证。实证分为热毒炽盛、湿热蕴结、毒瘀互结和肝经郁热等，常用方有黄连解毒汤、清瘟败毒饮、三仁汤、甘露消毒饮、血府逐瘀汤、膈下逐瘀汤或身痛逐瘀汤加减、丹栀逍遥散或小柴胡汤加减等；虚证分为阴虚发热和气虚发热等，常用方有青蒿鳖甲汤、当归六黄汤、补中益气汤等。

癌因性疲乏：是一种由肿瘤本身或其治疗引起的以疲劳为主要表现的主观感觉。癌性疲乏属中医"虚劳"范畴，是以脏腑功能虚损，气血阴阳不足为主要病机的多种慢性虚弱证候的总称。本病以虚损为本，或夹痰，夹湿，或气滞血瘀，治疗上以补益为基本治则，辅以祛邪。常用方有四君子汤、参苓白术散、保元汤、八珍汤、大补元煎、血府逐瘀汤等。常用中成药有八珍颗粒、河车大造丸、参苓白术丸、参芪扶正注射液等。

癌性疼痛：癌痛是指由癌症引起或抗癌治疗所致的疼痛。中医认为癌痛的病因病机为实证的"不通则痛"和虚证的"不荣则痛"。临床辨证应根据兼证情况，分清气、血、虚、实，实证多采用理气、祛瘀、利湿、清热等，虚证多采用益气养血、活血行气止痛等。常用方有柴胡疏肝散、失笑散、血府逐瘀汤等。有研究报道以"平衡阻断"疗法为病机核心，六味地黄丸加味而成的益肾骨康方和在此基础上获北京市药监局批准的院内制剂"益肾祛痛颗粒"治疗癌痛有较好的临床疗效。另外还有研究显示骨痛贴外敷治疗阴寒凝滞型癌性躯体痛，以及身痛逐瘀汤联合针刺四关穴对中重度癌痛患者也有一定疗效。

六、转归预后

一般疾病初起多为邪毒痰瘀壅滞于肺，局部侧重实证，虚损不明显，机体正气尚强，通过调治，病情较易控制。若未控制，邪毒伤正，肺脾气虚，遏邪乏权，邪毒可进一步向肺外传变，或流窜于皮下肌肤，或流注于脏腑筋膜，或着于肢节骨骼，淫髓蚀骨，或邪毒上扰清窍，甚至蒙蔽清窍。虚损加重，耗气伤血，伤阴损阳，若见面削形瘦，"大肉尽脱"等虚损衰竭之症，常预示着患者已进入了生命垂危阶段。至于部分术后复发的肺癌患者，可出现由气虚进而阳虚，又渐变为精血亏虚，临床可以呈现肺脾肾三脏之气阴两伤、阴阳两虚的见证，多预示病势严重，治疗效果差。

七、预防与调摄

目前已公认吸烟是引起肺癌的一个比较重要的因素，所以提倡戒烟，不吸烟、减少被动吸烟概率。避免接触致癌因素，加强个人防护，改善居住环境，避免或减少接触石棉、煤焦油、电离辐射、有机砷化物、汽车尾气等刺激有害物质和气体。预防外感，积极治疗慢性肺系疾病，如肺结核继发的瘢痕形成、反复发作的肺部感染等。保持心情舒畅，起居有时，室内多通风换气。饮食上宜少食生冷辛辣刺激之物，适度摄入瓜果以及瘦肉、鱼、鸡蛋等高蛋白食物，香菇、薏苡仁、海带等具有一定抗癌作用。适当锻炼，如健步走、太极拳、五禽戏、八段锦、呼吸操等，增强机体抗病能力，做好肺癌易感人群的防癌普查工作也是早期发现肺癌的重要手段。

知识要点

肺癌是由于正气虚损，阴阳失调，邪毒乘虚入肺，导致肺脏功能失调，肺气宣降失司，津液内停，血行瘀滞，日久化痰、化瘀、生毒，胶结于肺形成肿瘤。其病位在肺，与肝、脾、肾关系密切。肺癌的基

笔记

本治疗原则是扶正祛邪、标本兼治。肺癌早期,以邪实为主,治当行气活血化瘀、利湿化痰、清热解毒,以祛邪为主;肺癌晚期,以正虚为主,治宜扶正祛邪,分别采用养阴清热、解毒散结及益气养阴、清化痰热等法。针对肺癌不同的病变阶段予以扶正祛邪,攻补兼施,加强个体化治疗方案的合理选择,采用包括中医药在内的综合疗法,对于提高疗效、减少毒副反应、提高生存质量、延长生存期等具有积极意义。

知识拓展

WHO(世界卫生组织)天然药物与食品应用指南证据分级标准

证据分级标准:

一类证据(Class 1):①有上市后再评价数据;②经严格的临床对照试验证实;③在临床上对其长期毒性反应进行了观察。

二类证据(Class 2):①有详细药品注册信息;②经队列研究等临床试验证实;③在临床上对其长期毒性反应进行了观察。

三类证据(Class 3):①广泛认可的经典著作论述;②草药和处方记录于国家药典等法定文件;③公认较安全的草药。

推荐等级标准:

A级推荐(Grade A):①最少一个一类证据;②最少两个二类证据加一个三类证据。

B级推荐(Grade B):①一个二类证据;②一个二类证据加一个三类证据。

C级推荐(Grade C):最少两个三类证据。

说明:

1. 已上市的肿瘤中成药如果未检索到公开发表文献,根据专家共识意见制定推荐级别。

2. 已上市的肿瘤中成药如果未检索到某病种或治疗阶段研究的公开发表文献,根据专家共识意见制定推荐级别。

3. 文中除A级推荐、C级推荐外,不做说明的均为B级推荐;"其他中医治疗方法"中,除明确写明推荐级别外,其余因研究证据不充分,均不做推荐,仅供参考。

(冯　利　金　伟)

● 推荐阅读文献

[1] 秦越人.难经.北京:科学技术文献出版社,1996:30.

[2] 穆俊霞,王平校注.素问.北京:中国医药科技出版社,2011:74.

[3] 〔南宋〕严用和.严氏济生方.北京:中国医药科技出版社,2012.

[4] 〔清〕沈金鳌.杂病源流犀烛.北京:人民卫生出版社,2012.

[5] 刘云云,王保军,孙琪坤.六君子汤加减治疗对肺脾气虚型非小细胞肺癌化疗患者免疫功能的影响.临床合理用药杂志,2018,11(12):107-109.

[6] 赵庆大,窦永起,蔡乐.加味六君子汤联合化疗治疗晚期非小细胞肺癌临床研究.中医学报,2017,32(8):1360-1362.

[7] 中华中医药学会.中医肿瘤诊疗指南.北京:中国中医药出版社,2008.

[8] 林洪生.恶性肿瘤中医诊疗指南.北京:人民卫生出版社,2014.

[9] 冯利.简明中西医结合肿瘤病学.北京:科学技术文献出版社,2008.

[10] 蒋凤荣,蒋日磊,张旭,等.千金苇茎汤调控人肺小细胞癌H446细胞凋亡的分子机制研究.辽宁中医杂志,2009,36(10):1633-1635.

[11] 张文赫.千金苇茎汤加减方联合吉非替尼治疗热毒壅肺型肺腺癌的临床疗效观察.河北:河北北方学院,

2020.

［12］罗秋月,周莎,熊绍权,等.从乌梅丸主厥阴探析晚期肺癌.辽宁中医杂志,2019,46(5):979-981.

［13］李沛瑾,刘丽星,王前,等.乌梅丸治疗恶性肿瘤寒热错杂阶段的经验探析.辽宁中医杂志,2021,48(1):153-155.

［14］王锡山,李宗芳,苏敏.肿瘤学概论.北京:人民卫生出版社,2021:277.

［15］柴金文,董玉娜,姜旭杰,等.加味如意金黄散改善放射性皮炎的疗效观察.中医临床研究,2020,12(34):75-78.

［16］韩鹏炳,李瑾,冀雪娟,等.加味冰硼散漱口液对放射性口腔黏膜炎炎性介质及预后的影响分析.中华中医药学刊,2019,37(6):1522-1525.

［17］中华中医药学会心血管病分会.高血压中医诊疗专家共识.中国实验方剂学杂志,2019,25(15):217-221.

［18］张丽佳,刘光珍.中医治疗肾性蛋白尿的方法及其机制.中国实验方剂学杂志,2019,25(2):228-234.

［19］YANG Y,WEN J,HONG J. The effects of auricular therapy for cancer pain:a systematic review and meta-analysis. Evid Based Complement Alternat Med,2020,2020:1618767.

［20］ALIMI D,RUBINO C,PICHARD-LéANDRI E,et al. Analgesic effect of auricular acupuncture for cancer pain:a randomized,blinded,controlled trial. J Clin Oncol,2003,21(22):4120-4126.

［21］何欣,王平,孙浩,等.耳穴压豆治疗肺癌化疗所致恶心、呕吐临床观察.中国中医药现代远程教育,2021,19(4):117-119.

［22］宋洪丽,殷玉琨,王耀焓,等.益肾骨康方联合奥施康定治疗中重度癌性躯体痛的有效性及安全性的临床观察.中国实验方剂学杂志,2018,24(22):164-168.

［23］田娇.骨痛贴外用治疗阴寒凝滞型癌性躯体痛的临床观察.北京:北京中医药大学,2015.

［24］张岚,赵永辰,宋磊.身痛逐瘀汤联合针刺四关穴对中重度癌痛的疗效及β内啡肽的影响.中华中医药学刊,2019,37(11):2781-2784.

笔记

第十七章　肺癌患者的症状管理与支持治疗

　　肺癌患者与其他肿瘤患者有许多相似的症状和问题,如疲乏、疼痛、失眠、抑郁、心理痛苦、负罪感、病耻感、生活质量下降、需求得不到满足等,在治疗的不同时期,肺癌患者的失眠、焦虑、抑郁、疲乏、生活质量水平都会出现不同的变化趋势,即使在抗肿瘤治疗结束后,有些症状并不会随之改善,甚至会加重,如抑郁等心理痛苦,这些痛苦可能影响患者的治疗决策,甚至缩短其生存期。一项前瞻性研究发现未缓解的抑郁症状与肺癌患者死亡率相关,而缓解后的抑郁对死亡率的影响与无抑郁症状的人群相似(Sullivan DR,2016)。肺癌的部位及特点还伴有特定的躯体症状和心理社会问题,比如慢性咳嗽、呼吸困难、戒烟、重度抑郁发病率高等,并且躯体症状也会诱发或进一步加重心理症状,如呼吸困难引起焦虑、惊恐发作等,慢性咳嗽会引起睡眠障碍和耗竭感。而良好的症状管理有助于减轻肺癌患者的症状负担,改善生活质量。研究发现,与常规抗肿瘤治疗相比,转移性非小细胞肺癌患者接受早期缓和医疗能够显著改善与健康相关的生活质量和情绪状况,并能在生命末期减少过度治疗,延长生存期(11.2 个月 *vs.* 8.9 个月)。本章介绍需要精神心理科参与管理的肺癌常见症状及心理痛苦。

第一节　症　状　管　理

一、疲乏

　　癌症相关疲乏(cancer related fatigue,CRF)是一种最常见而又容易被忽略的症状,肿瘤患者无论是在早期、进展期、终末期,甚至在恶性肿瘤被确诊之前就会出现疲乏的表现,也是肿瘤常规治疗过程中最常见的不良反应之一,且这种疲乏不能通过常规的休息和睡眠得以缓解,增加了患者在疾病过程的症状负担,明显降低了患者的总体生活质量。CRF 的发生与放化疗、肿瘤本身进展以及多种协同因素如疼痛、贫血、焦虑、抑郁、睡眠紊乱等的存在密切相关。接受化疗、放疗的患者治疗期间疲乏发生概率为 80%~90%,其中 45% 的患者为中 - 重度疲乏;转移性肿瘤超过 75% 患者有疲乏。疲乏的干预措施应首先考虑改善导致疲乏的潜在因素,如改善疼痛,焦虑,抑郁,睡眠紊乱等症状,纠正贫血,改善营养不良,调整加重疲乏的药物等。在此基础上针对疲乏主观症状给予综合干预,干预内容包括非药物干预和药物干预。非药物干预主要分为:①一般处理;②躯体活动、锻炼;③教育和心理社会干预。在干预后需给予积极随访,及时评估治疗是否起作用并了解患者的需求。药物治疗不作为首选,评估患者躯体状况及药物风险后可尝试中枢兴奋剂、抗抑郁药、含人参类保健品及中药等。

二、失眠

　　失眠指患者对睡眠时间和 / 或质量不满足,并持续相当长一段时间,影响其日间社会功能的一种主观体验。失眠的主要临床表现:入睡困难(入睡时间超过 30 分钟)、睡眠维持障碍(多梦、易醒、整夜觉醒次数≥2 次、觉醒持续时间延长)、早醒(比往常早醒 2 小时以上和日间瞌睡增多)、睡眠质量下降、睡眠后不能恢复精力以及总睡眠时间减少(通常少于 6 小时)。肺癌患者在病程的各个阶段都常伴随着不同程度的睡眠障碍,失眠是发生在癌症患者中最为常见的睡眠障碍,患病率为 17%~57%,是普通人群的 2~3 倍。癌症患者失眠的治疗包括药物治疗和非药物治疗。对于肺癌患者的失眠,因为经常受到肺功能的影响,苯二氮䓬类一定要慎用,可以选择小剂量的具有镇静作用的抗精神病药,如奥氮平、奎硫平等,也可以选择小剂量的具有镇静作用的抗抑郁药如米氮平、曲唑酮类。非药物治疗通常包括睡眠卫生教育、松弛疗法、刺激控制疗法、正念疗法、冥想放松等等。

三、焦虑

在面对威胁生命的疾病时,焦虑是一种正常的反应,它通常在两周内逐渐消失。若焦虑症状持续存在,则会发展为焦虑障碍。国内一项对 283 例肺部肿瘤术后患者焦虑的调查研究显示,53.4% 存在焦虑症状。焦虑症状可以分为心理症状和躯体症状。心理症状包括苦恼、担忧、悲伤、恐惧、情绪不稳、易怒等。躯体症状表现多种多样,常常与自主神经系统相关,如心血管系统方面可有心悸、心动过速、胸闷憋气或胸痛;呼吸系统方面可有咽部不适、呼吸困难,过度通气;消化系统方面可有吞咽困难、食欲减退、腹部绞痛、恶心、腹泻或便秘;还可有坐立不安、出汗、头晕、震颤、易疲劳等症状。对患者焦虑最有效的干预包括心理干预和药物干预。心理干预方法包括教育性干预、认知行为治疗、正念疗法、支持性疗法等。药物干预包括苯二氮䓬类药物、抗抑郁药及其他药物。苯二氮䓬类药物是治疗焦虑障碍的主要药物。一般情况下,这些药物安全有效,但有肺功能损害的患者和使用中枢神经系统抑制剂的患者可能引发呼吸抑制,需要引起重视。常用的苯二氮䓬类药物有劳拉西泮,用于短期治疗焦虑、失眠和化疗相关恶心等,但不能用于出现呼吸抑制的患者。对于终末期患者,吗啡和其他阿片类镇痛药也可以起到镇静、抗焦虑的效果,特别是肺功能损害引起焦虑的患者,低剂量的吗啡(5~10mg/4h)可有效地改善呼吸困难。此外,还可以选择某些抗抑郁药,包括选择性 5- 羟色胺再摄取抑制剂(SSRIs)和 5- 羟色胺 - 去甲肾上腺素再摄取抑制剂(SNRIs)等,具有抗抑郁和抗焦虑的双重药理作用,被广泛用于焦虑障碍的治疗,但这类药物起效需要 2 周左右的时间。其他药物,如小剂量抗精神病药物(奥氮平、奎硫平等)适用于对苯二氮䓬类药物副作用敏感、存在认知损害、有药物依赖史的患者。

四、抑郁

对于肺癌带来的轻到中度抑郁可选择心理治疗,而重度抑郁障碍则首选药物治疗。大多数情况下,可选择两者联合来治疗抑郁障碍。临床上,抗抑郁药物已经被广泛用来治疗各种躯体疾病伴发的抑郁障碍,而且研究表明抗抑郁药物对肿瘤相关性抑郁同样有效。选择性 5- 羟色胺再摄取抑制剂是近年临床上广泛应用的抗抑郁药,主要包括氟西汀、舍曲林、帕罗西汀、西酞普兰和艾司西酞普兰。此外,还有新型抗抑郁药文拉法辛、度洛西汀、米氮平等。部分学者研究发现,米氮平还能改善癌症患者恶病质、恶心和潮红等症状。

五、疼痛

尽管阿片类药物和非阿片类药物是管理癌痛的主要药物,但是精神科药物在癌痛的管理中也有着重要的应用。联合精神科药物通常可以提高阿片类药物的疗效,通过改善导致疼痛的并发症状来管理疼痛,具有独立的止痛作用。常用的联合药物包括抗抑郁药、抗癫痫药、精神兴奋剂、抗精神病药物等,其中多数药物是针对神经病理性疼痛的治疗。阿米替林是研究最多的用于疼痛综合征的三环类抗抑郁药,可以改善神经病理性疼痛的烧灼样痛。此外,目前的 SNRI 类抗抑郁药文拉法辛、度洛西汀等均是有效的联合止痛药物,可有效改善痛觉过敏,尤其是肺癌术后的肋间神经痛。临床上通常与阿片类药物联合使用处理中重度癌痛。抗精神病药物,如氟哌啶醇、奥氮平等也具有联合止痛的作用,但应该注意评估患者的意识状态,权衡阿片类药物的使用剂量。此外,有荟萃分析表明,心理社会干预对癌症相关疼痛的严重程度以及疼痛带来的困扰均有中等程度的效应,心理社会干预可作为患者疼痛管理模式中的一个部分。

六、恶心呕吐

恶心呕吐是肺癌化疗常见的不良反应,由化疗导致的恶心呕吐称为化疗所致恶心呕吐(chemotherapy-induced nausea and vomiting,CINV)。一般临床会选用 5-HT$_3$ 拮抗剂或 NK1 类药物止吐治疗。CINV 中有一种特殊的类型与精神心理因素高度相关,称为预期性恶心呕吐(anticipatory nausea and vomiting,ANV),其定义为:"患者已经历两个以上周期化疗,在下一次化疗药物使用前即开始发生的恶心呕吐。"ANV 的特点是会被一些与化疗相关的环境因素诱发,如闻到医院的味道,看到装有化疗药物的治疗车,听到化疗药

297

物的名称等都会出现恶心呕吐的反应。一旦发生 ANV,常规的镇吐治疗,例如 5-HT₃ 拮抗剂昂丹司琼几乎起不到缓解作用,需要用精神科药物来治疗。有前瞻性随机对照研究证实苯二氮䓬类药物,如劳拉西泮能够预防 ANV 的发生。《2016 年更新版接受化疗的成人和儿童的预期性恶心呕吐 MASCC/ESMO 共识》中也推荐使用苯二氮䓬类药物来减少 ANV 的发生。此外,抗精神病药奥氮平在预防和治疗化疗引起的恶心呕吐方面也起到非常大的作用,已经被写入各种止吐指南中。

七、谵妄

谵妄是晚期肺癌或肺癌伴有脑转移患者常见的一种急性精神症状。它是一种短暂的,通常可以恢复的,以认知功能损害和意识水平下降为特征的脑器质性综合征,通常急性发作,多在晚间加重,持续时间数小时到数日不等。在住院的恶性肿瘤患者中,谵妄的患病率在 15%~30%,终末期患者则达到 85%,谵妄的发生将影响患者的疾病进程,延长住院时间,甚至会影响其生存期,增加死亡危险,并给家属造成沉重的护理负担和心理压力。谵妄的临床特征多种多样,包括多种神经精神症状。主要特征包括前驱症状(如躁动、焦虑、睡眠障碍和易怒);快速波动的病程;突然发作的症状;注意力问题(如注意力分散);觉醒水平的改变;精神运动活动的增加或减少;睡眠 - 觉醒周期的紊乱;情感症状(如情绪不稳定、情绪低落、愤怒或欣快);知觉紊乱(如错觉和幻觉);妄想;无组织思维和语无伦次的言语;定向障碍;记忆障碍损害。语言障碍可以表现为命名障碍(即命名对象的能力受损)或书写障碍(即写作能力受损)。在某些情况下,讲话是漫无目的的和不相关的。还可能包括运动异常,如震颤,肌阵挛,额叶释放征和肌肉张力的变化。癌症患者的谵妄管理,基于循证依据推荐:支持短期使用抗精神病药物治疗癌症患者谵妄症状,密切监测不良反应,特别是老年患者;氟哌啶醇是临床和研究经验最多的药物,低剂量的氟哌啶醇仍是治疗谵妄的金标准,新型抗精神病药利培酮、喹硫平、奥氮平等也可以用来改善患者的谵妄。

第二节　支 持 治 疗

患癌本身对于癌症患者来说是一个巨大的挑战,影响着他们的情绪、认知、灵性、人际交往及社会功能。因此,高质量的、综合的肿瘤照护应当包括对患者的心理、社会及灵性层面的关注和照护。支持治疗的目的是改善患者的生活质量,心理干预是支持治疗主要方法,是为减轻患者的负性情绪,提高患者对疾病的应对能力,调动其自身的积极性,帮助患者更快适应目前患病和接受治疗的状态。

一、支持性心理干预

支持性心理干预(supportive psychotherapy)是肿瘤临床医护人员在恶性肿瘤患者全病程中都应提供的一般性心理支持,医护人员通过与患者建立信赖关系,以及对患者病情上的掌握和知识上的权威性更容易为患者提供心理支持。支持性干预常常以团体的方式进行,最为常见的是作为团体干预的一个重要元素而出现,但一对一的简单的支持性干预也能够起到积极的作用。

二、教育性干预

教育性干预(educational intervention)是指通过健康教育,提供信息来进行干预的方法,教育内容包括:疾病及治疗相关信息、应对策略和沟通技巧以及可以利用的资源等。对于那些可能对疾病有误解,甚至没有概念,以及对询问这类信息抱有迟疑态度的患者,教育性干预不仅为他们提供了有关疾病诊断和治疗的具体信息,而且还增强了他们的应对技巧。

三、认知行为治疗

认知行为治疗(cognitive behavioral therapy,CBT)是一种专业的心理干预,是早期癌症患者常用的心理干预方式。通过帮助来访者识别他们自己的歪曲信念和负性自动思维,并用他们自己或他人的实际行为来挑战这些歪曲信念和负性自动思维,以改善情绪并减少抑郁症状的心理治疗方法。

四、正念减压训练

正念是指自我调整注意力到即刻的体验中,更好地觉察当下的精神活动,并对当下的体验保持好奇心并怀有开放和接纳的态度。正念减压训练(mindfulness-based stress reduction,MBSR)是所有正念疗法中研究最多的,也是最成熟的一种治疗方法,该疗法能够帮助患者纾解压力,从认知上完完全全地接纳自己,因此适用于所有类别和分期的恶性肿瘤患者(Watson M,2011)。大量研究表明,坚持正念减压训练的恶性肿瘤患者免疫功能可达到更健康的水平(Shapiro S,2009)。2015 年的一篇 Meta 分析指出,正念减压疗法能够有效改善恶性肿瘤患者的焦虑、抑郁,但疗效持续时间尚未确定。

五、意义中心疗法

意义中心疗法(meaning-centered psychotherapy,MCP),目的是改善患者的精神状态和意义感,并减少焦虑和对死亡的渴求。该治疗主要适用于预后不良的进展期恶性肿瘤患者,且如果患者有中等强度及以上的心理痛苦(如心理痛苦温度计评分 >4),且主要为情绪问题,该疗法尤为适用。2015 年发表的一篇关于意义中心疗法的大样本随机对照研究显示,该疗法能够显著改善进展期恶性肿瘤患者的心理痛苦和生存痛苦,且干预效果显著优于支持性团体。

六、癌症管理与生命意义治疗

本治疗为加拿大玛嘉烈公主癌症中心 Rodin 教授团队开创的一种新的个体心理治疗方法,通过半结构化设置为进展期恶性肿瘤患者提供简短的个体心理干预,称之为癌症管理与生命意义(managing cancer and living meaningfully,CALM)。该心理治疗模式包含 3~6 次治疗,每次治疗持续 45~60 分钟,可根据临床需求增加两次额外治疗。CALM 涉及四个治疗领域:①症状管理及与医务人员的沟通;②自我变化和与亲人间的关系变化;③寻找生存意义和目的;④进展期疾病照顾计划和生命末期相关的话题(思考将来、希望和死亡)。CALM 治疗易于操作,不仅心理治疗师可使用,其他通过培训的社工、精神科医生、肿瘤科医护人员均可使用这种模式为进展期肿瘤患者提供帮助。该治疗特别适用于刚诊断为进展期恶性肿瘤的患者,2018 年发表的一篇关于 CALM 治疗疗效的高质量大样本随机对照研究显示,CALM 治疗能够显著改善进展期恶性肿瘤患者的抑郁情绪,帮助他们更好地应对预期的挑战,并且没有观察到 CALM 治疗给患者带来任何的不良反应。

七、生命回顾治疗

生命回顾(life reviewing)治疗是协助生命末期的患者回顾整个生命力历程,从比较正面的角度重新诠释旧的生活经历,通过重新整理、分析、评估过去的岁月,达到生命的整合,为即将到来的死亡做好准备。2017 年发表的一篇纳入 12 项研究的 Meta 分析显示治疗性生命回顾对于接近生命末期的患者在改善心理痛苦和生活质量方面是有潜在获益的,但随机对照研究的数量非常有限,研究的方法学设计也不够严谨,未来还需要设计更为严谨的随机对照研究来进一步验证该干预方法的疗效。

> **知识要点**
> 1. 疲乏、失眠、焦虑、生活质量下降是肺癌等恶性肿瘤的常见症状。在抗肿瘤治疗的不同阶段,甚至治疗结束后,这些症状均会呈现不同的变化趋势,影响患者的治疗决策甚至生存期。
> 2. 在临床实践中,良好的症状管理有助于减轻患者的症状负担,改善生活质量,延长生存期。

(唐丽丽)

● 推荐阅读文献

[1]SULLIVAN D R,FORSBERG C W,GANZINI L,et al. Longitudinal changes in depression symptoms and survival among patients with lung cancer:a national cohort assessment. J Clin Oncol,2016,34(33):3984-3991.

［2］TEMEL J S,GREER J A,MUZIKANSKY A,et al. Early palliative care for patients with metastatic non-small-cell lung cancer. N Engl J Med,2010,363（8）:733-742.

［3］王骁,黄宇清,黄悦勤,等.肺部肿瘤患者术后焦虑及抑郁症状共病及其影响因素.中国心理卫生杂志,2016,30（6）:401-405.

［4］CANKURTARAN E S,OZALP E,SOYGUR H,et al. Mirtazapine improves sleep and lowers anxiety and depression in cancer patients:superiority over imipramine. Support Care Cancer,2008,16（11）:1291-1298.

［5］SHEINFELD G S,KREBS P,BADR H,et al. Meta-analysis of psychosocial interventions to reduce pain in patients with cancer. J Clin Oncol,2012,30:539-547.

［6］WATSON M,KISSANE D W. Handbook of Psychotherapy in Cancer Care. New York:John Wiley & Sons,2011.

［7］SHAPIRO S,CARLSON L. The art and science of mindfulness:integrating mindfulness into psychology and the helping professions. Washington,DC:　American Psychological Association,2009,79-84.

［8］ZHANG M F,WEN Y S,LIU W Y,et al. Effectiveness of mindfulness-based therapy for reducing anxiety and depression in patients with cancer:a Meta-analysis. Medicine,2015,94（45）:e0897.

［9］BREITBART W,ROSENFELD B,PESSIN H,et al. Meaning-centered group psychotherapy:an effective intervention for improving psychological well-being in patients with advanced cancer. J Clin Oncol,2015,33（7）:749-754.

［10］BREITBART W,PESSIN H,ROSENFELD B,et al. Individual meaning-centered psychotherapy for the treatment of psychological and existential distress:A randomized controlled trial in patients with advanced cancer. Cancer,2018,124:3231-3239.

［11］RODIN G,LO C,RYDALL A,et al. Managing cancer and living meaningfully（CALM）:a randomized controlled trial of a psychological intervention for patients with advanced cancer. J Clin Oncol,2018,36（23）:2422-2432.

［12］WANG C,CHOW A,CHAN C. The effects of life review interventions on spiritual well-being,psychological distress,and quality of life in patients with terminal or advanced cancer:a systematic review and meta-analysis of randomized controlled trials. Pall Med,2017,31（11）:026921631770510.

第三节　肺癌的营养治疗

一、肺癌患者的营养状况流行病学

由于肺癌患者特殊的病理生理情况,如分解代谢增强、缺氧状况、癌性疼痛等一系列因素,导致患者易出现进食障碍,食欲下降,能量储备严重消耗等状况,使得肺癌患者营养不良的风险大大增加。国内的一项研究发现,41.6%的肺癌手术患者存在营养风险,并且65岁以上患者的发生风险要高于65岁以下的患者。在晚期肺癌患者中,营养不良的风险和发生率更高。2019年,Ge等发表的一篇回顾性研究表明,肺癌晚期患者营养不良的发生率高达88.9%,其中25.1%的患者已发展为重度营养不良。不仅肺癌本身对患者的营养状况具有严重的负面影响,抗肿瘤治疗引发的不良反应,如化疗导致的恶心呕吐,味觉嗅觉障碍;放疗导致的放射性食管炎;以及手术造成的外源性创伤,应激反应等都会恶化患者的营养状况。Lin等研究发现,在化疗前77%的肺癌患者存在营养不良,其中11.4%的患者处于重度营养不良;化疗后营养不良的患者增至86.7%,并且重度营养不良的患者增加了约3倍（33.8%）。而研究发现,营养不良对恶性肿瘤患者的危害是巨大的,不仅增加了并发症和感染的风险,降低了治疗的敏感性和依从性;还会因此延长患者住院时间以及增加相关的医疗费用,甚至会增加死亡的风险。

另外,营养不良还会促进肌肉减少症的发生,约45%~70%的肺癌患者会出现不同程度的肌肉减少症,即一种进行性、广泛性的骨骼肌疾病,伴随着骨骼肌质量和力量的丢失。肌肉减少症与患者的活动能力、独立生活能力和生活质量的下降,以及化疗毒性和术后并发症和的发生率密切相关;在肺癌患者中肌肉减少症是独立的不良预后因素,尤其对晚期肺癌患者和接受手术患者的生存期的影响最为显著。Deng等发表的荟萃分析显示,在接受手术切除术的非小细胞肺癌患者中,患有肌肉减少症的患者五年总生存率明显低于没有患肌肉减少症的患者。Yang等纳入了13项研究的荟萃分析,也发现了肌肉减少症与肺癌患者总生存期缩短之间的相关性;并且这种相关性也存在于小细胞肺癌患者中。值得注意的是,研究发现超过半数的(53%)超重肺癌患者会出现肌肉减少症的问题,并且这类肌肉减少性肥胖依然与生存期缩短有关,但由于患者体脂指数较高,经常被忽视肌肉减少的问题,因此提示了人体成分分析在肺癌患者中的重要性。

二、肺癌患者的营养筛查及评估

1. 营养筛查　是采用合适工具、快速识别受试者是否存在营养风险的过程,对象为所有患者,尤其是住院患者。筛查工具包括:营养风险筛查2002、营养不良通用工具、微型营养评估等。经过营养筛查及评估后对肺癌患者进行合理的营养支持治疗可改善患者的预后。临床医护、营养师等专业人员应当在患者入院24小时内,采用经验证、科学有效的营养风险筛查工具,识别住院患者现存或潜在的营养风险,并及时、准确、完整地填写筛查表,按照不同医院的要求,可纳入住院病历管理,对存在营养风险的患者规范实施营养干预。2002年欧洲肠外肠内营养学会(ESPEN)提出使用NRS2002对住院患者进行营养风险筛查,NRS2002以128项随机对照研究作为循证医学基础,具有简便易行等特点。NRS2002是唯一以"是否改善临床结局"为判定标准的营养风险筛查工具,依据ESPEN指南和CSPEN指南(2008版)的定义,所谓"营养风险(nutritional risk)"系指现有的或潜在的与营养有关的因素导致患者不利临床结局的风险,而不是指"发生营养不良的风险"。营养风险的概念有两方面内涵:①有营养风险的患者发生不良临床结局的可能性大;②有营养风险的患者更可能从营养治疗中受益。这样我们就很直观了解到,如果存在营养风险,是和我们的疾病预后息息相关的。

2. 营养评估　肺癌患者经过营养风险筛查后,只能判断其是否存在营养风险,并不能据此制订医学营养治疗方案,一旦确定患者存在营养风险,就需要进一步实施营养状况评估。营养状况评估包括:量表评估(PG-SGA)、病史、膳食史、药物治疗史、人体成分分析、人体测量、实验室检查、器械检查、社会经济状况、宗教信仰等方面的评估。根据详细的营养状况评估结果,可以为患者制订个性化、针对性的营养治疗方案。

三、肺癌患者的营养干预

营养干预包括:方案制订、方案实施及监测随访。营养干预方案的制订基于营养状况评估的结果,中国抗癌协会提出营养不良的规范治疗应该遵循五阶梯治疗原则。具体的方案应包括干预手段(营养教育和人工营养),若采用人工营养,包括肠内营养(口服营养补充、管饲肠内营养)以及肠外营养(补充性肠外营养、全肠外营养),需要决定营养配方的选择、配方中各种营养素含量、营养配方输注方式以及输注速度等,方案实施过程中需要注意个体化和细节管理。营养监测随访应贯穿整个营养治疗过程,监测内容主要为营养筛查及评估的内容。持续监测可以密切观察和评估患者营养状况,判断治疗是否达到了制定的目标,是否满足患者的营养需求,从而确定营养计划是否需要调整或继续。可以规避由于营养干预造成的并发症,确保营养干预的安全性和有效性。

1. 肺癌手术患者的营养治疗　外科营养治疗的目的是减少手术并发症、死亡率及住院时间。分术前与术后两种情况:

(1)术前营养治疗的目的是维持患者良好的营养状况。对于消瘦或存在营养风险的患者,应适当增加能量和蛋白质摄入,增加体重并提高血浆蛋白水平,能量摄入目标量推荐为25~30kcal/(kg·d)(1kcal=4.1868kJ),蛋白质摄入量推荐1.2~2.0g/(kg·d)。对于糖尿病的患者,需通过饮食控制和药物调整来控制血糖达到稳定。

(2)术后营养治疗必须保证患者营养摄入充足合理,原则是满足能量和蛋白质的需要,术后足量(>60%能量和蛋白质目标需要量)和术后早期(48小时内)营养治疗能明显降低术后住院时间和费用。肺癌术后患者的营养风险主要与手术应激引起的体内环境变化导致机体代谢紊乱有关。目前外科普遍提倡术后加速康复理念,肺癌患者可以尽早进食,给予肠内营养制剂治疗,配合早下床、早拔管等方式,减少住院时间与术后并发症,提高生活质量。

2. 肺癌放化疗患者的营养治疗　营养不良的肺癌患者血浆蛋白水平较低,影响化疗药物在体内的代谢,特别是肌肉减少症的患者,在接受化疗药或靶向药物治疗时,剂量限制性毒性的发生率更高,致使患者生存期缩短。肺癌接受放疗的患者,营养不良会增加口腔、消化道黏膜炎症以及其他感染性并发症的发生率,部分患者因治疗产生的不良反应严重,不得不终止治疗,从而影响治疗效果。肺癌患者的营养不良或肌肉减少,降低了治疗耐受性及敏感性,增加了治疗不良反应,比如恶心、呕吐、腹泻、贫血、血小板降低、白细胞减少、感染等。因此,在患者接受内科药物和/或放射治疗时,要常规进行营养筛查与评估,给予全程营养管理,充分应用营养教育及人工营养的手段,保证患者良好的营养状况。

> **知识要点**
>
> 　肺癌患者容易出现营养不良,营养不良会降低治疗的敏感性和依从性,对预后产生不良影响,延长住院时间,增加死亡风险。营养支持需要规范的筛查、评估、治疗和监测,而方案更需要注意个体化和细节管理,规避并发症,确保营养干预的安全性和有效性。

（丛明华）

● 推荐阅读文献

［1］BRAY F,FERLAY J,SOERJOMATARAM I,et al. Global cancer statistics 2018:GLOBOCAN estimates of incidence and mortality worldwide for 36 cancers in 185 countries. CA Cancer J Clin,2018,68（6）:394-424.

［2］郑荣寿,孙可欣,张思维,等. 2015 年中国恶性肿瘤流行情况分析. 中华肿瘤杂志,2019,41（1）:19-28.

［3］DENG G E,RAUSCH S M,JONES L W,et al. Complementary therapies and integrative medicine in lung cancer:Diagnosis and management of lung cancer,3rd ed:American College of Chest Physicians evidence-based clinical practice guidelines. Chest,2013,143（5 Suppl）:e420S-e436S.

［4］陈薇,丁芹,陈健,等. 肺癌手术患者营养风险调查及对临床结局的影响. 肿瘤代谢与营养电子杂志,2020,7（2）:214-219.

［5］GE T,LIN T,YANG J,et al. Nutritional status and related factors of patients with advanced lung cancer in northern China:a retrospective study. Cancer Manag Res,2019,11:2225-2231.

［6］LIN T,YANG J,HONG X,et al. Nutritional status in patients with advanced lung cancer undergoing chemotherapy:a prospective observational study. Nutr Cancer,2020,72（7）:1225-1230.

［7］BARACOS V E,REIMAN T,MOURTZAKIS M,et al. Body composition in patients with non-small cell lung cancer:a contemporary view of cancer cachexia with the use of computed tomography image analysis. Am J Clin Nutr,2010,91（4）:1133S-1137S.

［8］STENE G B,HELBOSTAD J L,AMUNDSEN T,et al. Changes in skeletal muscle mass during palliative chemotherapy in patients with advanced lung cancer. Acta Oncol,2015,54（3）:340-348.

［9］DENG H Y,HOU L,ZHA P,et al. Sarcopenia is an independent unfavorable prognostic factor of non-small cell lung cancer after surgical resection:A comprehensive systematic review and meta-analysis. Eur J Surg Oncol,2019,45（5）:728-735.

［10］BUENTZEL J,HEINZ J,BLECKMANN A,et al. Sarcopenia as prognostic factor in lung cancer patients:a systematic review and Meta-analysis. Anticancer Res,2019,39（9）:4603-4612.

［11］YANG M,SHEN Y,TAN L,et al. Prognostic value of sarcopenia in lung cancer:a systematic review and Meta-analysis. Chest,2019,156（1）:101-111.

［12］ZHANG X,LIU Y,SHAO H,et al. Obesity paradox in lung cancer prognosis:evolving biological insights and clinical implications. J Thorac Oncol,2017,12（10）:1478-1488.

第十八章　肺癌转化研究进展

　　转化研究是指一类医学研究,将基础研究与解决患者实际问题结合起来,使基础研究成果"转化"为患者疾病预防、诊断和治疗,以及预后评估。20世纪以来,生物学的进步在迅速应用于医学,基础科学家和临床医生的探索领域变得更加广泛、深入且相对独立,医生很难同时成为基础或临床前研究和临床研究的专家。转化研究其基本特征是多学科交叉合作,成为基础科学和临床科学之间的桥梁,倡导以患者为中心,从实验室与临床研究的双向转化。

　　转化研究的中心环节是生物标志物的研究,开发和利用各种组学方法以及分子生物学数据库,筛选各种生物标志物,用于疾病危险度估计、疾病诊断与分型、治疗反应和预后的评估,以及治疗方法和新药物的开发。

　　表18-1-1描述了近20年来肿瘤学发展的一些关键节点。肺癌治疗领域发展了三大手段:靶向治疗、抗血管治疗、免疫治疗,在转化研究进程中,其中一个核心是从多组学层面上重塑肿瘤恶性生物学的认知,另外,多组学技术的快速发展对这一转化研究进程起到关键性推动作用。

表18-1-1　20年来肿瘤学发展主要的节点事件

分类	年份	内容
药物靶点开发	2000	开启肿瘤靶向治疗:赫赛汀、格列卫
	2001	格列卫治疗慢性粒细胞白血病耐药机制研究
	2004	FDA批准首个表现遗传学药物阿扎胞苷上市 首个获FDA批准的抗血管生成药物贝伐珠单抗
	2005	合成致死方法用于治疗:PARP抑制剂用于BRCA突变
	2010	免疫检查点抑制剂用于临床ipilimumab治疗恶性黑色素瘤 基因工程T细胞杀伤癌细胞
	2013	靶向"不可成药"的KRAS G12C非激酶蛋白
	2015	FDA首次获批免疫联合治疗
	2016	FDA批准首个PD-L1药物
	2017	FDA首次批准只以肿瘤基因组学为基础的治疗 FDA批准首个IDH2突变抑制剂药物应用临床
	2019	靶向多发性骨髓瘤患者的BCMA的CAR-T细胞治疗的临床试验
	2020	靶向CD19的CAR-NK细胞临床试验
研究技术发展	2004	循环肿瘤细胞作为乳腺癌一种非侵入性诊断和监测方法,后续产生液体活检概念
	2008	癌症基因组图谱的首次中期分析发布 首个癌症全基因组测序(急性髓系白血病)
	2009	结直肠癌类器官的描述
	2012	脑胶质瘤发生、发展的表观驱动过程 肿瘤进展、治疗耐药的基础-肿瘤细胞的克隆多样性 单个肿瘤细胞的全长单细胞mRNA测序技术

续表

分类	年份	内容
研究技术发展	2015	正常组织驱动突变的发现
	2017	人工智能在癌症诊断和监测中的前景
	2020	泛癌的全基因组分析
肿瘤预防	2003	癌症与肥胖的流行病学联系
	2004	HPV 疫苗用于宫颈癌预防
	2011	肺癌筛查降低肺癌死亡率
机制及其他	2000	线粒体复合物 Ⅱ 突变的发现
	2005	癌基因的两面性:在癌前病变和癌症,癌基因诱导的衰老
	2006	癌症的代谢适应
	2009	IDH1 突变导致羟戊二酸的产生
	2011	免疫系统清除衰老细胞
	2012	代谢耗竭的抗肿瘤作用
	2013	肠道微生物对抗肿瘤免疫应答的影响
	2014	肿瘤进化的大爆炸理论的提出

第一节　肺癌转化研究历程与难点

一、肺癌转化研究历程回顾及现状

肿瘤细胞染色体异常现象早在 1890 年就已经发现,David von Hansemann 详细描述了 13 种不同癌症样本的有丝分裂图像,在每一个病例中,他都发现了异常核分裂象的例子。到了 2011 年,Douglas Hanahan 和 Robert A. Weinberg 总结了恶性肿瘤细胞十大生物学特征:持续的增殖信号;逃避生长抑制;抵抗细胞死亡;无限复制潜能;诱导血管生成;浸润和转移;避免免疫摧毁;促进肿瘤的炎症反应;细胞能量代谢异常;基因组不稳定和突变。随着分子生物学技术的快速发展,肿瘤全基因组测序结果进一步深刻阐述了上述十大生物学特征的内在本质,肿瘤细胞这些异常生物学行为往往是关键基因发生变异所驱动。因此,从多组学层面重塑恶性肿瘤生物学认知成为近 20 年来转化研究的一个主旋律。

二代测序技术已经广泛应用于肺癌临床指导精准诊疗,主要体现在以下几个方面:①发展新的疾病分类视角;②探索肿瘤异质性及克隆演变;③挖掘潜在驱动基因治疗靶点;④寻找预后及疗效预测标志物;⑤提供基因组背景,探求治疗个体化差异的本质原因;⑥二代测序为导向的临床试验设计等等。

另外,在这一过程中发生了两个主要技术层面的探索:多组学以及液体活检。多组学研究包括基因组学、表观基因组学、转录组学、蛋白质组学、代谢组学、微生物组学等,这些物质共同影响生命系统的表型、性状等。随着高通量测序技术的发展,组学研究不断深入,通过对各组学进行高通量测序并对数据整合研究,可以全面和系统地了解基础研究、临床诊断和药物研发等领域中多种物质的相互关系。

组织活检样本被广泛用于指导肿瘤精准诊疗,但受到采样频率的限制以及其肿瘤异质性。现在,人们逐渐将注意力转向微创液体活检,通过分析血液等体液中的肿瘤成分(包括循环肿瘤细胞和循环肿瘤DNA)指导临床诊疗。其实人们很早就知道血行转移,通过体液检测肿瘤细胞以及相关肿瘤标志物,在分子生物学技术长足发展的背景下,液体活检焕发出新的活力,检测组分从循环肿瘤细胞过渡到循环肿瘤DNA 以及胞外囊泡,从 DNA 检测到多组学检测,应用范围涉及寻找治疗靶点、疗效预测、肿瘤克隆演化、疾病危险分层、监测残留微小病灶、疾病早期筛查等。

笔记

二、转化研究的难点及方向

转化研究在目前国内绝大多数医疗机构存在着两大主要难点:包括转化研究团队和体系的建立以及成果的转化应用。一个完整的转化研究体系包含了从健康和疾病的生物学基础到改善个人和公众健康的有效干预措施的过程中的每一个研究阶段,但这一完整体系不是线性也不是单向性的,每个阶段都是建立在其他阶段之上,患者的参与是转化研究的所有阶段的关键特征。因此,一个相对完整的转化研究平台和团队包括基础研究、临床前研究、临床研究、转化研究成果在临床以及公共卫生的实施等。

另外一个难点就是成果的转化应用,其中第一个障碍是涉及将实验室中获得的对疾病机制的新认识转化为诊断、治疗和预防的新方法的开发,以及它们在人体中的初次测试,另外一个障碍是将临床研究结果转化为日常临床实践和医疗决策,这里面涉及研究成本上升、研究持续时间长、资金不足、监管负担加重、基础设施不齐全、数据库不兼容以及合格的研究人员和有意愿的研究参与者不足等因素。寻找一个系统方法来解决这两个转化应用障碍对全面提升医疗品质具有广泛积极的深远意义,从基础生物医学研究到临床研究以及疾病防控的全流程的每一个环节中,研究机构需要拥有充足的资源基础设施。另外,我们期望临床研究的巨大投资能够切实有效改善健康状况,这在很大程度上又依赖于临床和医疗保险政策的决定,这些决定将促进研究成果惠及社会的每一个成员。

从表 18-1-1 近 20 年来的肿瘤学的发展重大事件看,关键研究技术和方法的发展很大程度上推动了转化研究的进步。转化研究的未来方向,一些关键技术如多组学、单细胞测序、液体活检以及人工智能将不断在转化研究中应用,转化为指导临床决策、改善患者临床转归。单细胞测序是研究肿瘤克隆演化的一大利器,癌症的进化包括遗传、细胞状态、表观遗传、空间和微环境因素的复杂相互作用。近年来,新的多组学技术已经开始在单细胞这个基本进化单位的关键分辨率上整合这些肿瘤进化的遗传和非遗传决定因素。液体活检在明确 DNA 组成和来源、应用体液标本进行肿瘤生物学功能研究、整合多组学检测以及关键技术瓶颈等方面仍需进一步完善,另外,大部分液体活检研究结果缺乏临床验证,亟须加快转化研究的步伐。

第二节 肺癌转化研究经典案例

近年来,国内转化研究发展迅速,成果不断涌现,以下分别从不同角度选取一些具有代表性的转化研究作为案例,挂一漏万,以供读者借鉴。

一、吴一龙、钟文昭团队对非小细胞肺癌脑膜转移的系列转化研究

脑膜转移在实体瘤的整体发病率低于 5%,虽然预后极差,但仅有少数、样本量较少的研究对肺癌脑膜转移进行报道,最主要的原因是脑膜转移和脑转移经常混杂一起,在没有靶向治疗之前,一旦诊断肺癌脑转移,患者很快死亡,导致绝大多数情况下把死亡归因于脑转移,因此涉及脑膜转移的研究匮乏。本案例从肺癌脑膜转移的临床现象出发,通过系列课题研究一步一步地解答临床迫切需要解答的问题,为非小细胞肺癌脑膜转移临床诊治提供一定的理论基础。

(一)流行病学研究

广东省人民医院前瞻性收集 2011 至 2015 年 184 例脑膜转移患者,建立了当时世界范围内病例数最大的数据库。经统计显示,EGFR 突变的非小细胞肺癌的脑膜转移发生率可达 9.4%;经 TKI 治疗后生存可获得改善,但与传统全脑放疗联合无法进一步延长生存。该结果提示临床上应对可疑脑膜转移加以甄别,且初步提出优先靶向治疗、推迟局部放疗的治疗策略。

(二)诊断方法研究

脑膜转移缺乏广泛关注的可能原因还在于传统诊断方式敏感性较低,仅为 50% 左右,经常导致临床漏诊误诊。吴一龙团队尝试应用 Cellsearch 技术平台,通过识别肿瘤细胞特有的标志物,捕获脑脊液中的循环肿瘤细胞,一方面将诊断敏感性提升到 95.2%,另一方面分析发现,脑脊液的循环肿瘤细胞可检出耐药机制如 T790M、MET 扩增等,提示循环肿瘤细胞可反应脑膜转移的突变特征。该研究结果证实基于脑

脊液的液体活检方式对脑膜转移的诊断具有重要价值。

由于 Cellsearch 技术捕获脑脊液中循环肿瘤细胞的成本较高,临床难以推广应用;另外既往研究发现脑脊液成分单一,背景噪声较低,2 000× 以内的测序深度可实现游离 DNA 的检测,是否可以采用更易提取的脑脊液游离 DNA 作为脑膜转移的液体活检方式? 为此,团队收集 28 例 *EGFR* 突变非小细胞肺癌脑膜转移来源的脑脊液,提取上清游离 DNA 进行二代测序,同时匹配血浆,发现脑脊液游离 DNA 更反映脑膜转移独特的基因谱,如 MET 扩增较高的检出率,TP53 及 RB1 突变提示转移肿瘤更强的侵袭性。同样在 ALK 融合的脑膜转移患者中,脑脊液游离 DNA 也可以反映其分子特征,揭示耐药机制。因而提出脑脊液游离 DNA 是比较理想的、更为简便的液体活检方式。

（三）分子分型研究

越来越多的研究提示单一的分子分型无法满足临床所需;而脑膜转移具有复杂的分子和生物学特征,是一个具有高度异质性的疾病,是否可以根据分子和临床特征对脑膜转移患者进行分层,进一步根据患者的预后风险进行精细化管理? 研究团队进一步收集超过 300 例肺癌脑膜转移患者,整合驱动基因、KPS 评分及颅外转移,构建一个脑膜转移预后的预测模型 molecular GPA,将肺癌脑膜转移患者准确分为三个不同预后亚组。该模型的建立提示脑膜转移患者可以基于分子和临床特征进行预后的分层分组。其次收集了 94 例脑脊液游离 DNA 二代测序数据,采用聚类分析获得 5 个分子亚型,其中 EGFR 突变合并较高拷贝数变异检出的一组预后最差,尤其 CDK4/CDK6/MYC/MET 等的患者生存预后显著缩短,提示脑膜转移分子分型的可行性,且这部分患者可能需要联合治疗方案以应对疾病进展的风险。本研究基于脑脊液的基因组分子分型对脑膜转移进行分类,为临床治疗方式的选择提供参考。

（四）治疗策略研究

多项临床试验的结果证实奥希替尼对脑膜转移的疗效显著,但仍有部分脑膜转移的患者无法从奥希替尼获益,且颅外来源的基因特征(T790M)无法区分获益者和未获益者,因此,脑脊液的分子分型是否可预测奥希替尼的疗效? 团队采用二代测序技术检测脑脊液上清游离 DNA,其中 T790M 突变状态、EGFR 突变类型可以预测奥希替尼的疗效,且经奥希替尼治疗后脑脊液中仍有 T790M 检出的患者获益时间也更长;另外和前面分型研究的发现吻合的是,合并有细胞周期调控通路变异可削弱奥希替尼的抗肿瘤作用。该研究提示脑脊液的基因分型可预测靶向药物的疗效,筛选真正可从靶向药物治疗获益的患者。

二、王洁、王志杰团队:肿瘤突变负荷的系列转化研究

众所周知,肿瘤突变负荷(Tumour mutational burden,TMB)是预测免疫检查点抑制剂(ICIs)治疗疗效的一种具有发展前景的、独立的生物标志物,美国食品药品监督管理局(FDA)更于 2020 年 6 月批准 Pembrolizumab 单药治疗高 TMB(TMB≥10 个突变/Mb)且既往治疗后疾病进展而无其他满意替代治疗手段的不可切除或转移性的成人和儿童实体肿瘤患者,这标志着 TMB 成为继 MSI/dMMR 后的第二个泛癌种免疫治疗生物标志物。近年来,随着液体活检技术的蓬勃发展,基于外周血循环肿瘤 DNA(ctDNA)的 TMB 检测(bTMB)逐渐成为临床研究热点,其凭借非侵入性、标本的可及性高、操作简便、可动态监测等独特优势成为组织 TMB(tTMB)检测的重要替代手段。

（一）开发并验证了一种新型的癌症基因 Panel(NCC-GP150)

我国王洁教授团队基于 TCGA(The Cancer Genome Atlas,癌症和肿瘤基因图谱)数据库开发并验证了一种新型的癌症基因 Panel(CGP),即 NCC-GP150。该研究表明在实体瘤中,与随机抽取的 150 个基因生成的大部分 CGP 计算的 TMB 相比,NCC-GP150 计算的 TMB 与 WES 计算的 TMB 具有更好的相关性,这表明基于 NCC-GP150 计算的 TMB 具有较好的代表性。更为重要的是,将 NCC-GP150 与 FDA 批准的可用于 TMB 评估的 CGPs 进行对比,发现 NCC-GP 150 与 MSK-IMPACT(468 基因)和 FoundationOne CDx(324 基因)的 TMB 估测性能相当,分别为 r2=0.96、r2=0.97、r2=0.96。

进一步研究者在 Rizvi 等的 NSCLC 队列研究中进行了虚拟验证,结果表明利用 NCC-CGP150 计算的 TMB 可有效预测抗 PD-1 治疗的疗效(高 TMB 组和低 TMB 组患者的中位 PFS 分别为 14.5 个月、5.2 个月,*P*=0.03)。在完成虚拟验证之后,研究者又纳入了 48 例 NSCLC 患者(具有肿瘤组织和血浆样本)进行技术验证,结果同样显示 NCC-GP150 Panel 计算的 bTMB 与 WES 计算的 tTMB 具有较好的相关性(Spearman

秩相关系数为 0.62），且当 NCC-GP150 计算的 bTMB≥6 突变 /Mb 时，约登指数达到最佳（0.59，敏感度和特异度分别为 0.88 和 0.71）。此外，研究者又在接受抗 PD-1 或抗 PD-L1 抗体治疗的 50 例晚期 NSCLC 患者中进行了临床验证，结果发现 bTMB-H（bTMB≥6 突变 /Mb）组患者的 ORR 高于 bTMB-L（bTMB<6 突变 /Mb）组患者（39.3% *vs.* 9.1%），且中位 PFS 也显著延长。

（二）新的低等位基因频率 - 血液肿瘤突变负荷（LAF-bTMB）算法

尽管该研究证实了 NCC-GP150 的临床可行性，且经 NCC-GP150 检测的基于外周血的 bTMB 可作为 ICIs 的疗效预测生物标志物。但遗憾的是，该研究中的 bTMB-H 仅能预测 PFS 获益，对于 ICIs 的 OS 获益则无法预测。B-F1RST 研究也存在同样问题，即 bTMB 仅能区分 ICIs 治疗后 PFS 显著获益的人群，而 MYSTIC 研究结果却表明 bTMB 可作为一种潜在的生物标志物预测 ICIs 的 OS 获益。基于以上相互矛盾的研究结果，王洁教授团队进一步探索了影响 bTMB 预测效能的潜在机制，并提出了一种新的低等位基因频率 - 血液肿瘤突变负荷（LAF-bTMB）算法来预测 ICIs 治疗的疗效。

研究者首先在三组接受 ICIs 治疗的 NSCLC 队列中（POPLAR、OAK、NCC）分析了 bTMB 预测 OS 的效能，结果表明在三组队列中，常规方法计算的 bTMB 与 ICIs 治疗后的 OS 并无明显相关性。由于 bTMB 的计算与 MSAF（最大体细胞等位基因突变频率，用于评估样品中 ctDNA 水平）密切相关，即 MSAF 水平越高，检测出 ctDNA 变异的可能性就越高，bTMB 的水平也相对越高，而高水平 bTMB 患者在接受免疫治疗后有望获得良好的生存预后，但值得注意的是，高水平 ctDNA 又与不良生存预后相关，两者自相矛盾。因此，研究者认为 bTMB 不能预测 OS 可能是由于 MSAF 干扰引起的，为验证这一假设，研究者在 POPLAR（n=211）和 OAK（n=462）两个队列中优化了 bTMB 的算法，即在调整等位基因频率（AF）后，将 bTMB 分为与 MSAF 含量密切相关的 HAF-bTMB（高等位基因频率 -bTMB，AF>5%）和与 MSAF 含量无关的 LAF-bTMB（低等位基因频率 -bTMB，AF≤5%）。随后研究者在 POPLAR 队列中进行了 LAF-bTMB cut-off 值的确认，并在 OAK 研究中进行了验证，结果表明当 LAF-bTMB≥12 突变 /Mb 时，ICIs 治疗组患者的 OS 显著优于化疗组（POPLAR 队列：HR=0.34，95%CI 0.16~0.71，P=0.003；OAK 队列：HR=0.47，95%CI 0.31~0.73，P<0.001），但值得注意的是，在 POPLAR 队列中，当 LAF-bTMB<12 突变 /Mb 时，ICIs 治疗后的 OS 获益不复存在，而在 OAK 队列中，当 LAF-bTMB<12 突变 /Mb 时，OS 获益仍存在（HR=0.73，95%CI 0.59~0.89，P=0.002），这可能由于 ICIs 疗效显著，故即使当 LAF-bTMB<12 突变 /Mb 时，ICIs 治疗组患者与化疗组患者的 OS 获益仍存在显著差异。

另研究者也证实 LAF-bTMB 的免疫治疗预测效能优于传统的 bTMB，且基于以上研究结果，研究者又在国家癌症中心队列（NCC，n=64）中进一步验证了 LAF-bTMB 的算法，结果表明当 LAF-bTMB 的 cut-off 值为 7 时，OS 获益最为显著（HR=0.20），且 LAF-bTMB≥7 与 OS、PFS 和 ORR 存在显著相关性（OS：HR=0.20，95%CI 0.05~0.84，P=0.02；PFS：HR=0.30，95%CI 0.13~0.70，P=0.003；ORR：P=0.001）。由此可知，LAF-bTMB 算法可作为 NSCLC 患者抗 PD-1/PD-L1 治疗后 OS、PFS 和 ORR 的可行预测指标，对指导肺癌 ICIs 的精准治疗具有举足轻重的临床意义，但在未来，仍需后续的前瞻性研究进一步证实。

三、黄诚、林根团队：肺腺鳞癌基因组学起源及治疗靶点的探索

以往认识肺腺鳞癌为肺腺癌和肺鳞癌的混合癌，但治疗模式是按照腺癌、鳞癌还是综合考虑两种成分仍存在较大争议，主要原因在于肺腺鳞癌克隆起源仍未完全明确，存在争议。

该研究由三个部分组成。第一部分：28 例经手术病理及免疫组化证实的肺腺鳞癌，进行腺癌成分和鳞癌成分显微切割，对腺癌成分、鳞癌成分以及转移淋巴结分别进行 1 021 个基因二代测序。第二部分：肺腺鳞癌基因图谱与同样进行 1 021 基因测序的 170 例单纯肺腺癌和 62 例肺鳞癌进行基因图谱比对；第三部分：全国多中心回顾性分析 EGFR 状态明确的肺腺鳞癌的 EGFR-TKI 治疗数据。

研究结果显示：①肺腺鳞癌是以 *EGFR*、*TP53* 基因高频突变并伴有明显分支演化、异质性明显的一类肿瘤；②基因组学研究结果提供了强有力证据支持肺腺鳞癌为单克隆起源，28 例患者中有 27 例有共同变异，分别发生在 *EGFR*、*TP53*、*ERBB2*、*PIK3CA* 和 *EZH2* 突变，以及 *EGFR*、*MDM2*、*ERBB2* 拷贝数改变，所有的共有突变在两个组分中都具有较高的等位基因变异系数，其中 6 例患者腺癌成分与鳞癌成分的基因变异完全一致，这些发现有力地说明了腺癌成分和鳞癌成分为单克隆起源；③EGFR-TKIs 对晚期 *EGFR* 突

变晚期肺腺鳞癌疗效良好,可以作为一线标准治疗。研究回顾性分析了 517 例已知 *EGFR* 状态的肺 ASC 的 *EGFR* 突变率以及 EGFR-TKI 对 *EGFR* 突变阳性肺腺鳞癌患者的疗效。*EGFR* 突变率为 51.8%,129 例 *EGFR* 阳性患者接受 EGFR-TKI 治疗,客观缓解率为 56.6%,中位无进展生存期为 10.1 个月,EGFR-TKI 耐药机制 T790M 占了 44.1%;④肺腺鳞癌的基因图谱与腺癌高度相似,但与鳞癌有明显区别。基于上述研究结果,推测肺腺鳞癌的鳞癌成分与真正意义上起源于基底细胞的肺鳞癌有本质的区别,很可能是从腺癌成分转化过来。

转化研究意义:①第一次大样本基因测序揭示肺腺鳞癌肿瘤基因图谱,为今后相关研究确定一个新的基因图谱地标;②基因组学层面提示肺腺鳞癌可能为单克隆起源;③某种程度上改变临床诊疗实践:应当常规检测基因,EGFR 阳性患者可首选靶向治疗。

四、周彩存、任胜祥团队:非小细胞肺癌抗血管联合免疫治疗的临床 - 转化研究

近年来,癌症的免疫治疗取得了突飞猛进的发展。VEGF 通路在肿瘤免疫微环境形成过程中扮演着至关重要的角色,VEGF 和肿瘤微环境中的其他促血管生成因子可下调细胞间黏附分子 1 或血管细胞黏附蛋白 1 表达,从而减少 T 细胞的浸润,同时抑制树突状细胞的成熟,产生抑制性肿瘤免疫微环境。而抗血管生成治疗可以介导肿瘤血管的正常化,从而增加免疫杀伤细胞浸润,减少免疫抑制性细胞浸润,达到重塑肿瘤微环境的目的。抗血管药物联合化疗在临床上的应用也一致存在剂量上的争议,既往有多个研究显示,低剂量贝伐珠单抗(7.5mg/kg)和常规剂量(15mg/kg)可以取得类似的抗肿瘤疗效。

那么什么是抗血管联合免疫治疗的最佳剂量模式呢?周彩存和任胜祥研究团队通过构建小鼠荷瘤模型,使用 VEGFR2-TKI 治疗后发现,低剂量 VEGFR2-TKI 能够促进肿瘤血管正常化、增加 CD8+T 细胞浸润、降低肿瘤免疫微环境中骨髓源性抑制细胞、M2 型肿瘤相关巨噬细胞等免疫抑制性细胞数目,重塑支持性免疫微环境,从而增强免疫检查点抑制剂的抗肿瘤疗效。

基于以上转化研究结果,研究团队先后开展了 Ⅰb 期、Ⅱ 期临床试验。VEGFR2-TKI 阿帕替尼和抗 PD-1 药物卡瑞利珠单抗,在安全性探索和剂量爬坡实验中确定了低剂量 VEGFR2-TKI 联合免疫治疗的安全性和优越性。Ⅱ 期研究将患者分为四个队列,分别入组经治的驱动基因阴性晚期非鳞 NSCLC 患者、经靶向和化疗治疗失败的 EGFR/ALK 突变 NSCLC 患者、经治的非中央型鳞癌患者和初治肿瘤突变负荷(TMB)高的驱动基因阴性晚期非鳞 NSCLC 患者。目前,队列 Ⅰ 的数据已经成熟,抗血管联合免疫治疗取得了 30.9% 的 ORR,mPFS 达到了 5.7 个月,同时 mOS 达 19.2 个月,显著优于二线免疫单药研究的平均数据(ORR 约 18%,OS 约 10 个月)。

对于新的联合治疗方案,生物标志物探索是转化研究的重点。回顾患者的实验室检测数据,传统的免疫治疗标记物 PD-L1 和 TMB 对免疫联合抗血管生成治疗也有一定的疗效和生存预测作用。更有趣的是,对于携带某些免疫原发耐药的标志基因突变(*KEAP1*、*STK11*)的患者,抗血管生成联合免疫治疗反而显示出更好的疗效,这或许提示联合方案有助于克服某些基因突变导致的免疫原发耐药。目前,阿帕替尼联合卡瑞利珠单抗的 Ⅲ 期临床试验正在进行中,团队也计划同步开展转化研究,希望在不久的将来,可以解答这些问题。

五、卢铀、黄媚娟团队:PD-1 敲除工程化 T 细胞治疗晚期非小细胞肺癌的单臂、开放、前瞻性 Ⅰ 期临床研究

CRISPR-Cas9 技术是一种方便、灵活、精准的基因编辑方法,因其重大突破曾获得诺贝尔奖。但它能否应用于临床尚不清楚,因为它编辑后可能会出现脱靶、染色体异位等现象,从而导致不可预测的后果。PD-1 单抗单药或联合化疗成为驱动基因阴性晚期 NSCLC 患者一线标准治疗方案,显著改善了患者生存。我们假设在体外应用 CRISPR-Cas9 技术破坏 T 细胞的 PD-1 基因,然后重新回输这种基因编辑后的 T 细胞可能是一种具有潜在效果的新兴治疗手段。因此卢铀教授团队设计了一项剂量爬坡的"PD-1 敲除工程化 T 细胞治疗晚期非小细胞肺癌的单臂、开放、前瞻性 Ⅰ 期临床研究"以探索 CRISPR-Cas9 技术在人体中应用的安全性、可行性及编辑 T 细胞 PD-1 基因后对于非小细胞肺癌患者疗效。

该研究纳入ⅢB 及Ⅳ期 NSCLC 患者,年龄 18~70 岁,PD-L1 阳性(TPS≥1%),经过三线及以上治疗失

笔记

败后，ECOG 0~2 分，预计生存期≥3 个月。患者免疫组化：PD-L1（SP142，灶区阳性，约 5%）。经充分知情同意后 2017-07-19 患者自愿签署该临床研究知情同意书，经过全面筛选检查，入组成功。

患者基本情况：女性，51 岁，初诊时 ECOG 评分 1 分。2013-06-07 于外院行"左肺下叶切除 + 淋巴结清扫术"，诊断：左下肺黏液性腺癌、肺泡腺癌（中分化）侵及胸膜伴左肺门淋巴结转移术后（pT$_{2a}$N$_1$M$_0$，ⅡA 期，EGFR（−），ALK-V（−）。患者先后接受了吉西他滨联合顺铂辅助化疗、一线培美曲塞联合顺铂 / 卡铂方案化疗 + 左下肺结节 SBRT（50Gy/5f）放疗、二线多西他赛化疗以及三线厄洛替尼靶向治疗，均因肺部病灶进展评价 PD。

患者在第 1 次输注前 3 日接受了环磷酰胺（20mg/kg）治疗，每周期输注 2×10^7/kg 基因编辑后 T 细胞，由第 1、3、5 日分别回输，第 1 日回输输入总细胞数 20%，第 3 日为 30%，第 5 日为 50%，每 28 日重复。2018-08-21 至 2019-01-25 共进行基因编辑 T 细胞治疗 15 个周期。2 个周期（治疗后第 8 周）后 2017-10-19 复查胸部 CT 因胸腔积液增多疗效评价为 PD。4 周后（治疗后第 12 周）在没有干预的情况下复查胸腔积液明显减少。与患者充分沟通后，患者表示仍自愿要求再次进行细胞治疗，继续细胞治疗。后每 2 个周期治疗后进行复查，反复复查疗效评价均为 SD。2018-09-04（治疗后第 52 周）复查 PET/CT 发现仅有 1 个部位代谢摄取增加。2018-12-11 胸部 CT 示：左下肺门肿块，对比 2018-10-09 CT 结果，肿块增大，左侧胸膜肿块增大，胸腔积液量有所增加。考虑肺部病灶长大原因不明，2018-12-17 行纤维支气管镜检查发现曲霉菌感染。经伏立康唑抗真菌治疗后复查胸部 CT：对比 2018-12-11 CT 结果，左侧胸腔积液减少，左肺残肺部分复张。患者继续接受细胞治疗。于 2019-02-01 复查因左肺门肿块增大，左侧胸腔积液增多疗效评价 PD。PFS 17.7 个月。

整个治疗过程中收集 4 次活检标本（治疗前、治疗后第 24 周、治疗后第 54 周及肿瘤进展时第 76 周），第 54 周和治疗前比较，活检结果展示肿瘤残留极少，浸润 T 细胞（CD3$^+$/CD8$^+$T 细胞）和巨噬细胞增加，在肿瘤进展时就基本检测不到浸润 T 细胞。患者输入的 T 细胞的中位 PD-1 编辑效率为 12.5%（范围 1.65%~24.85%）。在外周血中检测到 PD-1 基因编辑 T 细胞的频率变化与输入的 PD-1 编辑 T 细胞的编辑效率一致。此患者直到 17.5 个月时，在外周血中可以检测到持续的独特 TCR 克隆和 TCR 多态性。肿瘤中高频的 TCR 克隆（≥0.1%）在治疗过程中发生了显著的变化，相对应的是 PBMCs 也发生了相应的变化。进一步探索肿瘤组织和编辑的 T 细胞共有的 TCR 克隆，肿瘤中的高频克隆占了基线时肿瘤与编辑的 T 细胞之间共有克隆的 82%。共有克隆数量在疾病稳定时的第 24 周和 54 周时都有增加，但在疾病进展的第 76 周时降低。基因编辑 T 细胞治疗进展后患者又先后接受了五线紫杉醇 + 贝伐珠单抗治疗、六线左肺结节 LDRT（4Gy/2f）+ 右肺结节 SBRT（30Gy/3f）+ 右侧胸壁肿块 LDRT（4Gy/2f）+ 信迪利单抗免疫治疗。患者病情进展迅速，于 2019-07-05 死亡。参加研究后 OS 为 22.8 个月。

（林　根）

● **推荐阅读文献**

［1］HANAHAN D，WEINBERG R A. Hallmarks of cancer：the next generation. Cell，2011，144（5）：646-674.

［2］IMIELINSKI M，BERGER A H，HAMMERMAN P S，et al. Mapping the hallmarks of lung adenocarcinoma with massively parallel sequencing. Cell，2012，150（6）：1107-1120.

［3］HEITZER E，HAQUE I S，ROBERTS C，et al. Current and future perspectives of liquid biopsies in genomics-driven oncology. Nat Rev Genet，2019，20（2）：71-88.

［4］NAM A S，CHALIGNE R，LANDAU D A. Integrating genetic and non-genetic determinants of cancer evolution by single-cell multi-omics. Nat Rev Genet，2021，22（1）：3-18.

［5］LI Y S，JIANG B Y，YANG J J，et al. Leptomeningeal metastases in patients with NSCLC with EGFR mutations. J Thorac Oncol，2016，11（11）：1962-1969.

［6］JIANG B Y，LI Y S，GUO W B，et al. Detection of driver and resistance mutations in leptomeningeal metastases of NSCLC by next-generation sequencing of cerebrospinal fluid circulating tumor cells. Clin Cancer Res，2017，23（18）：5480-5488.

［7］LI Y S，JIANG B Y，YANG J J，et al. Unique genetic profiles from cerebrospinal fluid cell-free DNA in

笔记

leptomeningeal metastases of EGFR-mutant non-small-cell lung cancer：a new medium of liquid biopsy. Ann Oncol,2018,29(4)：945-952.

[8] ZHENG M M,LI Y S,JIANG B Y,et al. Clinical utility of cerebrospinal fluid cell-free DNA as liquid biopsy for leptomeningeal metastases in ALK-rearranged NSCLC. J Thorac Oncol,2019,14(5)：924-932.

[9] YIN K,LI Y S,ZHENG M M,et al. A molecular graded prognostic assessment(molGPA)model specific for estimating survival in lung cancer patients with leptomeningeal metastases. Lung Cancer,2019,131：134-138.

[10] LI Y S,ZHENG M M,JIANG B Y,et al. Association of cerebrospinal fluid tumor DNA genotyping with survival among patients with lung adenocarcinoma and central nervous system metastases. JAMA Netw Open,2020,3(8)：e209077.

[11] ZHENG M M,LI Y S,TU H Y,et al. Genotyping of cerebrospinal fluid associated with osimertinib response and resistance for leptomeningeal metastases in EGFR-mutated NSCLC. J Thorac Oncol,2021,16(2)：250-258.

[12] WANG Z,DUAN J,CAI S,et al. Assessment of blood tumor mutational burden as a potential biomarker for immunotherapy in patients with non-small cell lung cancer with use of a next-generation sequencing cancer gene panel. JAMA Oncol,2019,5(5)：696-702.

[13] WANG Z,DUAN J,WANG G,et al. Allele frequency-adjusted blood-based tumor mutational burden as a predictor of overall survival for patients with NSCLC treated with PD-(L)1 inhibitors. J Thorac Oncol,2020,15(4)：556-567.

[14] LIN G,LI C,LI P S,et al. Genomic origin and EGFR-TKI treatments of pulmonary adenosquamous carcinoma. Ann Oncol,2020,31(4)：517-524.

[15] ZHAO S,REN S,JIANG T,et al. Low-Dose Apatinib Optimizes Tumor Microenvironment and Potentiates Antitumor Effect of PD-1/PD-L1 Blockade in Lung Cancer. Cancer Immunol Res,2019,7(4)：630-643.

[16] ZHOU C,WANG Y,ZHAO J,et al. Efficacy and Biomarker analysis of camrelizumab in combination with apatinib in patients with advanced nonsquamous NSCLC previously treated with chemotherapy. Clin Cancer Res,2021,27(5)：1296-1304.

[17] LU Y,XUE J,DENG T,et al. Safety and feasibility of CRISPR-edited T cells in patients with refractory non-small-cell lung cancer. Nat Med,2020,26(5)：732-740.

笔记

附 录 测试题

单选题

1. 肺癌的发生过程中存在一系列分子生物学的异常,分子生物学机制不包括

A. 原癌基因的活化 　　　　　　　　　　B. 抑癌基因的失活

C. 维生素 B、E 的缺乏 　　　　　　　　　D. DNA 修复基因异常

参考答案:C

2. 以下哪类肺结节不属于亚实性结节范畴

A. 磨玻璃结节 　　　　　　　　　　　　B. 非实性结节

C. 部分实性结节 　　　　　　　　　　　D. 实性结节

参考答案:D

3. Ⅲ B 期的非小细胞肺癌 5 年生存率是

A. 70% 　　　　　　　　　　　　　　　 B. 50%

C. 26% 　　　　　　　　　　　　　　　 D. 13%

参考答案:C

4. 下列关于肺癌预防的说法中错误的是

A. 吸烟是目前公认的肺癌病因中最重要的危险因素

B. 对于重度吸烟者,戒烟不能降低肺癌的发生风险

C. 氡是引发肺癌仅次于香烟的第二大高危因素

D. 石棉、氡、砷、焦油和烟尘等化学物质的职业暴露,会增加患癌风险

参考答案:B

5. WHO 将肿瘤的预防划分为三级,以下说法正确的是

A. 一级预防主要针对危险因素进行干预

B. 二级预防注重于早期发现、早期诊断和早期治疗

C. 三级预防主要是改善患者的生活质量和预后等

D. 以上都对

参考答案:D

6. 根据中华医学会发布的《中国肺癌筛查标准》的推荐,在基线筛查中,对于非钙化的实性结节,大小≥15mm,可考虑如何处理?

A. 进行活检或 PET/CT 检查 　　　　　　B. 进行痰细胞学检查

C. 3 个月后复查 　　　　　　　　　　　D. 6 个月后复查

参考答案:A

7. 以下属于Ⅲ期可切除的 NSCLC 的是

A. 单站纵隔淋巴结短径 <2cm

B. 多站纵隔淋巴结转移

C. 多站纵隔淋巴结融合成团

D. 对侧纵隔淋巴结转移

参考答案:A

8. 常用于治疗非小细胞肺癌的药物是

A. 环磷酰胺   B. 多柔比星   C. 培美曲塞   D. 奥沙利铂

参考答案:C

9. 非小细胞肺癌晚期患者接受多西他赛治疗,为减少多西他赛导致的水钠潴留和超敏反应,所采取的下列预处理方案,正确的是

A. 使用多西他赛前,先口服叶酸片 5mg,每日 2 次,持续 3 日

B. 在使用多西他赛前先口服地塞米松 8mg,每日 2 次,持续 3 日

C. 输注多西他赛前 30 分钟,肌内注射维生素 B_{12} 0.1mg

D. 输注多西他赛前,先肌内注射苯海拉明 25mg,每 8 小时 1 次,持续 3 日

参考答案:B

10. 关于 PACIFIC 研究,以下说法错误的是

A. 免疫治疗组相对安慰剂组有 PFS 获益

B. 免疫治疗组相对安慰剂组有 OS 获益

C. Durvalumab 剂量为 10mg/kg,3 周 1 次

D. 该研究纳入了小部分 ECFR 阳性患者

参考答案:C

11. 对放疗最敏感的肺癌是

A. 鳞癌   B. 腺癌

C. 小细胞癌   D. 大细胞癌

参考答案:C

12. 小细胞肺癌最常见的肿瘤急症是

A. 上腔静脉综合征   B. 副瘤综合征

C. 胸腔积液   D. 肌无力

参考答案:A

13. 肺癌的新辅助免疫治疗是指

A. 术中进行免疫治疗

B. 使用最新的药物进行免疫治疗

C. 对手术患者进行免疫治疗

D. 对某些分期的肺癌患者,在手术治疗之前进行免疫治疗,以提高疗效

参考答案:D

14. 患者行活检术后病理提示肺鳞癌,患者的首选治疗方案为

A. 手术   B. SBRT

C. 化疗   D. 放化疗

参考答案:B

15. 患者行活检术后病理提示肺低分化腺癌,患者的首选治疗方案为

A. 手术   B. 放疗

C. 化疗   D. 靶向治疗

参考答案:A

16. 对于不可手术切除的局部晚期非小细胞肺癌,目前推荐下列哪种免疫治疗药物作为同步放化疗后的巩固治疗

A. durvalumab   B. nivolumab

C. pembrolizumab   D. atezolizumab

参考答案:A

17. 粒细胞刺激集落刺激因子应用常见副作用

A. 自发性出血   B. 高铁血红蛋白血症

C. 骨骼疼痛   D. 血栓形成

笔记

参考答案:C

18. 引起抗利尿激素异常分泌综合征最常见的肺癌病理类型是

A. 腺癌
B. 鳞状细胞癌

C. 大细胞癌
D. 小细胞癌

参考答案:D

19. 肿瘤患者合并深静脉血栓应接受多长时间的抗凝治疗

A. 4 周
B. 2 个月

C. 2~3 个月以上
D. 3~6 个月以上

参考答案:D

20. 急性 DIC 高凝期患者的首选治疗是

A. 应用抗血小板药物
B. 积极抗纤溶治疗

C. 及早应用肝素
D. 消除病因、治疗原发病

参考答案:D

多选题

1. 对于局部晚期非小细胞肺癌,CSCO 指南推荐的同步化疗方案包括

A. 顺铂 + 依托泊苷
B. 卡铂 + 紫杉醇

C. 顺铂 + 培美曲塞
D. 卡铂 + 培美曲塞

E. 顺铂 + 多西他赛

参考答案:ABCDE

2. 常见的肺癌病理分型包括

A. 腺癌
B. 鳞状细胞癌

C. 小细胞肺癌
D. 大细胞神经内分泌癌

E. 大细胞癌

参考答案:ABCDE

3. 下列哪些属于 NSCLC 的驱动基因改变

A. *EGFR*
B. *ALK*

C. *MET*
D. *ROS-1*

E. *IgH* 重排

参考答案:ABCD

4. 以下属于 EGFR-TKIs 耐药机制的有

A. *EGFR* T790M 突变
B. 上皮 - 间充质转化

C. *MET* 扩增 /*HER2* 扩增
D. 小细胞转化

E. *BRAF* 突变

参考答案:ABCDE

5. 下面关于小细胞肺癌预防性脑照射,说法正确的是

A. 预防性脑照射是放化疗后完全或部分缓解的局限期小细胞肺癌的标准治疗

B. 广泛期小细胞肺癌无论是否进行 PCI,均应该进行脑部影像学检测

C. 预防性脑照射同步化疗不增加毒性

D. 预防性脑照射剂量越高,生存期越长,脑转移率越低

E. 使用美金刚可减少患者的神经毒性

参考答案:ABD

6. 关于非鳞癌非小细胞肺癌,顺铂联合培美曲塞是临床常用的用药方案,"四川汇宇·海玥"是同时通过欧盟 GMP 认证、中欧双线生产供应、且通过一致性评价的培美曲塞,下列用法用量正确的是

A. 使用培美曲塞前应给予常规给予叶酸、维生素 B_{12} 和地塞米松预处理,以减轻不良反应

笔记

313

B. 培美曲塞 500 mg/m², 第 1 日; 顺铂 75 mg/m², 第 1 日, 每 3 周为 1 个周期, 共 4 周期

C. 联合化疗时, 应先静脉滴注培美曲塞, 滴注 10 分钟以上, 30 分钟以内完成

D. 静脉滴注培美曲塞结束约 30 分钟后再给予顺铂, 顺铂应避光输注, 避免使用含铝针头、注射器、套管或静脉装置, 静脉滴注 1~2h, 降低铂类给药速度可降低过敏反应的发生率

E. 在使用顺铂前及在 24h 内患者应充分水化, 以保证良好的尿排出量减少肾毒性

参考答案: ABCDE

笔记

61